肺部小结节诊断与治疗

Diagnosis and Treatment of Small Pulmonary Nodules

主　编　林　强

副主编　蒋永宝　叶贻刚　林之枫

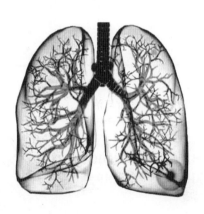

人民卫生出版社

图书在版编目（CIP）数据

肺部小结节诊断与治疗 / 林强主编 . —北京：人民卫生出版社，2015

ISBN 978-7-117-21266-3

Ⅰ. ①肺… Ⅱ. ①林… Ⅲ. ①肺疾病 –诊疗 Ⅳ. ①R563

中国版本图书馆 CIP 数据核字（2015）第 207874 号

人卫社官网	www.pmph.com	出版物查询，在线购书
人卫医学网	www.ipmph.com	医学考试辅导，医学数据库服务，医学教育资源，大众健康资讯

肺部小结节诊断与治疗

主　　编：林　强
出版发行：人民卫生出版社（中继线 010-59780011）
地　　址：北京市朝阳区潘家园南里 19 号
邮　　编：100021
E - mail：pmph @ pmph.com
购书热线：010-59787592　010-59787584　010-65264830
印　　刷：北京盛通印刷股份有限公司
经　　销：新华书店
开　　本：787 × 1092　1/16　印张：20
字　　数：474 千字
版　　次：2015 年 10 月第 1 版　2015 年 10 月第 1 版第 1 次印刷
标准书号：ISBN 978-7-117-21266-3/R・21267
定　　价：118.00 元

打击盗版举报电话：010-59787491　E-mail：WQ @ pmph.com
（凡属印装质量问题请与本社市场营销中心联系退换）

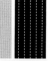

编　　者（以姓氏汉语拼音为序）

操明志（中国人民解放军第 411 医院）　　　乔文亮（上海市第一人民医院）

陈晓峰（上海市复旦大学附属华山医院）　　　秦　雄（上海市第一人民医院）

董静思（四川大学华西医院）　　　　　　　　阮　征（上海市第一人民医院）

董长青（吉林大学第二医院）　　　　　　　　沈　毅（青岛大学附属医院）

傅小龙（上海市胸科医院）　　　　　　　　　宋　勇（南京军区总医院）

黄达宇（上海市华山医院）　　　　　　　　　滕家俊（上海市胸科医院）

姜敏炎（常州市武进人民医院）　　　　　　　王　雷（上海市胸科医院）

蒋　纲（青岛大学附属医院）　　　　　　　　王邵华（上海市华山医院）

蒋　虹（中国人民解放军第 411 医院）　　　王勇杰（青岛大学附属医院）

蒋永宝（宁波大学医学院附属医院）　　　　　伍　宁（上海市华山医院）

李　星（湘潭市第一人民医院）　　　　　　　熊丽纹（上海市胸科医院）

李　钊（上海市第一人民医院）　　　　　　　姚艳雯（南京军区总医院）

李献文（常州市武进人民医院）　　　　　　　叶剑定（上海市胸科医院）

林　强（上海市第一人民医院）　　　　　　　叶贻刚（上海市胸科医院）

林之枫（上海市第一人民医院）　　　　　　　赵　军（上海市华山医院）

刘　标（南京军区南京总医院）　　　　　　　仲　宁（昆山市第一人民医院）

刘　炜（中国人民解放军第 411 医院）　　　周清华（四川大学华西医院）

龙　浩（中山大学附属肿瘤医院）　　　　　　周晓军（南京军区总医院）

马勤运（上海市华山医院）

编写秘书

叶　波（上海市胸科医院）　　　　　　　　　李　钊（上海市第一人民医院）

乔文亮（上海市第一人民医院）

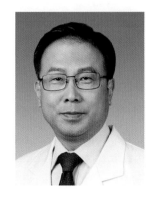

　　林强,祖籍浙江,现任上海交通大学附属第一人民医院胸外科主任,主任医师,博士生导师。中华医学会上海胸心血管外科专业委员会委员、上海市抗癌协会胸部肿瘤专业委员会委员、中华医学会器官移植学心肺移植学组委员、国家级和上海市级继续医学教育项目评审委员会学科组专家成员、上海市医学会医疗事故技术鉴定专家库成员中华医学会会员、国际华人胸腔外科学会会员、日本呼吸器学会会员、中国进修医师杂志编委。

　　在临床一线工作 30 多年,擅长肺癌、食管癌、食管良性疾病、各种贲门部疾病、气管、纵隔肿瘤等胸部疾病的诊断及治疗,尤其擅长肺癌、食管癌的胸腔镜手术以及 3D 胸腔镜手术、高难度的心包内处理血管的各种肺切除术、高位食管癌的全喉切除、上腔静脉综合征的血管置换术等。个人每年手术数达 1000 台左右。

　　国际学术刊物上发表论文 9 篇,其中第一作者 4 篇,通讯作者 5 篇。策划编辑出版了专著(译著等)6 部。主持国家级别的科研项目 2 项。《食管癌的优化治疗》项目,获上海市科技成果奖。

上海市交通大学附属第一人民医院胸外科(以下简称"市一胸外科")有着悠久的历史,于20世纪50年代开创;到20世纪80年代,市一胸外科独立建科,在当时就创造了数项国内第一,我国第一台人工心肺机及第一台心脏起搏器诞生于市一胸外科,且其中一例肺移植患者目前为国内生存期最长;而今天,市一胸外科则是越发强大。林强教授所率领的团队更是于2014年3月完成了3D胸腔镜下肺癌根治术、3D胸腔镜下纵隔肿瘤切除术及国内首例3D胸腔镜食管癌根治术等。在科研方面,市一胸外科相继获得国家自然科学基金、卫生部资助课题、上海市自然科学基金、上海市卫生局科研重点项目和面上项目和上海卫生系统重要疾病联合攻关项目等数项。

林强主任是2012年10月来到市一胸外科,虽然与林强主任共事仅两年,但这两年来目睹其刻苦钻研,笃志好学,让我感慨良多。林强主任从医近三十年来,一直在临床一线工作中拼搏,不断积累经验,持续提高手术技能。林强主任这样的工作精神一直未变,在来到市一的两年时间里,市一胸外科正是凭借林强主任的倾力付出,才能不停地发生着翻天覆地的变化。在做好临床工作的同时,林强主任还积极开展科学研究,并致力于科研成果的临床转化应用,为无数患者解除了病痛之苦。

更难能可贵的是,林强主任不闭门造车,他紧跟着流行病学的变化,在百忙之余,还召集众位优秀专家一起编写《肺部小结节诊断与治疗》。正是由于林强教授本人长期扎根于胸外科临床工作,他更能理解临床医师的所思所想、所忧所惑,因此,才能够做到全书以临床需求为导向,强调科学性与实用性的统一,注重理论与实践的结合,图文并茂,生动具体。编写过程中,林强教授热情邀请多位知名专家加盟,他们的经验、专长,形成了《肺部小结节诊断与治疗》海纳百川、兼容并蓄的风格。相信该书作为目前胸外科领域所关注的热点——肺部小结节临床诊疗的参考用书,可成为大家的良师益友。

第二军医大学附属长征医院　徐志飞

2015年3月

序　二

　　2013年由林强教授主编的《临床胸部外科学》由人民卫生出版社正式出版。时隔两年，欣闻林强教授领衔，近百位医学专家在繁忙的临床、科研和教学工作之余，凝聚众多智慧心血，贡献精湛专业知识，汇集丰富临床经验，群策群力，集思广益，共同编写的《肺部小结节诊断与治疗》一书即将付梓问世，谨应主编之邀，乐为作序。

　　随着人民生活水平不断提高，健康意识日益增强，胸部CT检查渐趋普遍，临床发现肺部小结节病例越来越多。肺部小结节是胸外科常见又较难确诊的疾病，它的诊治一直是临床上的难点、讨论的热点，其病因复杂，临床表现缺乏特异性，具有一定诊断难度，易误诊漏诊，有关统计学结果显示直径大于1cm的肺内单发小结节，恶性病变占到70%以上，这样的数据告诫我们：肺部小结节，不容忽视。临床医师们亟待一部能够专门阐述肺部小结节病变机制、诊断要点、治疗精要，且能够与时代、医学发展相适应的参考书。

　　正是在这样的背景之下，本书顺势而出，较为全面地阐述肺部结节的基础知识，介绍最新的治疗进展，将丰富的肺部小结节外科学知识巨细无遗地介绍给读者，并辅以详细的图表解说，强调基础与实践融合，突出理论和临床并重，与时俱进，反映当今肺部小结节外科学领域的新知识、新技术和新进展，指导胸外科医生作出正确临床诊断，减轻患者痛苦。

　　本书主编林强教授经验丰富、造诣深厚，从医三十年来始终工作在胸外科临床、教学、科研第一线，将全副精力投入到为患者诊治疾病上，尤其在胸外科手术治疗肺癌、食管癌、纵隔肿瘤和各种难治性疾病，以及腔镜手术、纵隔镜检查术、各种胸部微创手术上，创立和实施了一套损伤轻、代价小、康复快、并发症少的有效方法，成为业界公认的学科带头人。特别是担任上海市第一人民医院胸外科主任以来，秉承"公溥仁心，济世臻程"的信念，带领科室同仁们凝心聚力，稳中求进，创新发展，年手术量、对疑难病症的诊治能力、科室的科研能力均有了很大提高。2014年3月11日在林强教授的带领下，手术团队完成了沪上首例3D胸腔镜下食管癌根治手术，创下市一胸外科历史新纪录。在此对他严谨求实、孜孜不倦的治学精和创新进取、精益求精的工作作风表达诚挚敬意，并深感与有荣焉。

　　随着人们对疾病认识的不断深入，胸外科领域中的知识在不断扩展，就如肺部小结节作为近年热议的课题，越来越受到重视，需要胸外科医生们不断学习，不断充实，终生学习是胸外科医生们能保持对疾病高度认知的唯一途径。为此，欣然命笔作序，推荐此书给广大的医务同行。

上海市第一人民医院院长

2015年3月

前 言

2013年，在各位编者的鼎力支持下，《临床胸部外科学》承载着同道们的深切厚望，出版面世。编写该书的目的在于，满足临床需求，让临床医生有一本可供学习、借鉴和参考的工具书；因此，该书在编写时，涉猎了几乎所有胸外科的相关疾病，称其为胸外科领域的百科全书也不为过。该书出版后，很欣喜受到众多读者对该书的肯定，也借此机会感谢各位读者的支持。

正如各位同道所知，肺癌是对人类健康和生命威胁最大的恶性肿瘤。在我国，肺癌已成为恶性肿瘤首位死亡原因。近年来，随着影像技术的进步和体检意识的提高，肺部小结节的检出率逐渐增高，而其中不少是早期肺癌。如何早期诊断肺癌，增加手术根治的机会，从而减少肺癌的死亡率，就显得尤为重要。作为胸外科医师中的一员，有感于这样一种现状，秉承反映最新前沿动态的宗旨，于是邀请了肺部小结节诊断与治疗领域的相关专家，一起来编写这本《肺部小结节诊断与治疗》，以期让各位专家的经验能够及时地分享给广大同道们。

全书共七篇二十八章，主要从流行病学、肺部小结节的诊断、外科治疗、内科治疗、放射治疗、其他辅助治疗，及国内外诊疗策略对比等方面，来全面解析肺部小结节的临床诊断与治疗。与《临床胸部外科学》旨在成为胸外科医生的一本百科全书不同，这本《肺部小结节诊断与治疗》全书只围绕肺部小结节的诊疗展开，可以说该书汇集了目前对肺部小结节诊疗的最新认识，期望该书能给广大同道在肺部小结节的诊疗上带来帮助。

本书在编写上继承了《临床胸部外科学》的特点，全书图文并茂，内容实用，博采众长，重点突出，是编者们集体智慧与经验的结晶，希望能为胸外科医师们的临床实践提供帮助，成为大家学习、工作中有益的参考资料。

最后，衷心感谢为本书的完成付出辛勤劳动和心血的叶波等18位优秀专家，本书的出版离不开他们的无悔支持和热情参与；感谢上海市第一人民医院王兴鹏院长对本书所给予的亲切关怀和悉心指导；徐志飞教授等5位专家分别审阅本书稿件并提出了中肯的修改意见，在此亦表达诚挚谢意。

学海无涯，由于胸部外科学的技术、方法、材料、器械发展迅速，编者虽已多方查证资料，数易其稿，但仍感仓促，本书定有疏漏不妥之处，恳请广大读者和同道不吝赐教，再版时予以修正和补充。

林强

2015年3月

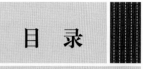

目 录

◎ 第三篇　外 科 治 疗 ◎

◎ 第四篇　内 科 治 疗 ◎

◎ 第五篇　放 射 治 疗 ◎

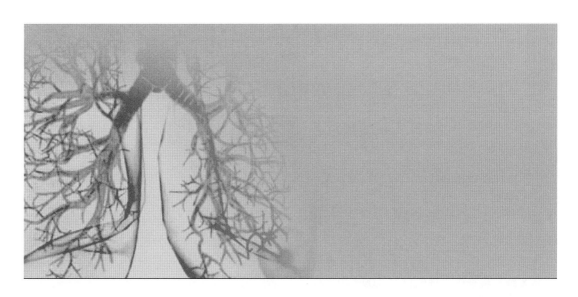

第一篇　基础篇

第一章　孤立性肺结节的流行病学

孤立性肺结节(solitary pulmonary nodule，SPN)是指单一、边界清楚、影像不透明、直径小于或等于3cm、周围为含气肺组织所包绕的肺部结节病变，无肺不张、肺门增大或胸腔积液的表现。孤立性肺结节多数是无意间发现，在胸部X线片检查中出现的概率0.09%~0.20%。随着多层螺旋CT和低剂量CT扫描在肺癌筛查中的广泛应用，孤立性肺结节的检出率明显增高，为8%~51%。结节直径小于1cm的孤立性肺结节被发现的越来越多，其中癌性结节仅为1.1%~12.0%，特别是对于结节直径小于8mm的孤立性肺结节，利用目前的诊断手段进行良恶性鉴别具有一定的难度。目前将结节直径大于8mm、小于或等于3cm的孤立性肺结节称为典型孤立性肺结节，而将小于或等于8mm的孤立性肺结节称为小结节。良性的孤立性肺结节主要是肉芽肿性病变和错构瘤，其中非特异性肉芽肿病变约占15%~25%，感染性肉芽肿病变和错构瘤各占15%，其中感染性肉芽肿病变主要是结核性肉芽肿、隐球菌感染、球孢子菌病等。在恶性的孤立性肺结节中，约47%病理类型为腺癌，22%为鳞癌，8%为转移瘤，2%为小细胞癌。在一般情况下，对于年龄越大、吸烟史越长的患者其孤立性肺结节是恶性的可能性就越大。吸烟是肺癌的危险因素，年龄超过40岁者患肺癌的风险明显增加。男性孤立性肺结节患者，吸烟者的结节恶性风险是非吸烟者的10倍，重度吸烟者可高达15~35倍。对于孤立性肺结节患者，有其他部位的恶性肿瘤病史也是肺部恶性结节的危险因素。有其他部位恶性肿瘤病史的患者，其孤立性肺结节为原发性肺癌的概率高于无其

他部位恶性肿瘤病史者；而对于有肺癌病史的患者，其孤立性结节为转移瘤的可能性更大。Mery等报道1104例孤立性肺结节病例，术后病理检查提示32%为良性结节，58%为非小细胞肺癌，10%为转移瘤；无恶性肿瘤病史患者的孤立性肺结节恶性病变概率为63%，有肺癌病史患者的孤立性肺结节恶性概率为82%，其中非小细胞肺癌占80%、转移瘤占2%；有其他恶性肿瘤病史患者的孤立性肺结节恶性概率为79%，其中非小细胞肺癌占41%、转移瘤占38%。孤立性肺结节越大，其恶性病变的风险越高。有文献研究提示孤立性肺结节的大小与恶性病变概率的关系，结节直径小于5mm、5~10mm和大于2cm的恶性概率分别为小于1%、6%~28%和64%~82%。当结节直径大于8mm时，孤立性肺结节为恶性病变的概率明显增高，美国胸科医师协会(American College of Chest Physicians，ACCP)同样认为当结节大于8mm时，应警惕恶性病变的可能。结节生长速度以结节体积倍增时间来计算，即圆形结节直径增加30%的时间评估。恶性结节倍增时间约为1~18个月，倍增时间小于1个月的结节往往提示感染性病变、梗死、淋巴瘤或快速生长的转移瘤；倍增时间超过18个月往往提示良性病变。对于倍增时间小于1个月的患者，尚需定期随访以完全排除恶性病变的可能。多数恶性结节位于肺上叶，右肺上叶较多见，大约三分之二的转移瘤位于肺下叶，约60%的孤立性肺结节位于肺的周围区域。Ahn等的研究提示，靠近肺裂的非钙化性肺结节的恶性概率较低。胸膜下结节，特别是位于肺中叶或肺下叶的结节，需要警惕肺内淋

巴结的可能。因此,在某些情况下仅仅依靠影像学检查是无法准确判定结节的良恶性,而需要行胸腔镜活检以确诊。

恶性结节常表现为边界不规则或有毛刺、分叶状或伴有胸膜凹陷,良性结节边界较光滑。但约有三分之一的恶性结节或肺转移瘤的边界也较光滑,某些感染性病灶周围轮廓也会呈现为放射状和毛刺状改变。当较大结节伴有空洞时,空洞壁厚度可以协助判断结节良恶性。良恶性结节均可以有空洞样表现,通常恶性结节多于良性结节,恶性空洞多为厚壁空洞,并且常伴有纵隔淋巴结肿大、肺内卫星灶等。鳞癌较多出现空洞,约占80%,其次为腺癌和大细胞癌,而小细胞癌极少出现空洞性表现。Woodring等报道当空洞壁厚度小于1mm时,全部结节均为良性;空洞壁厚度5~15mm时,约有51%的结节为良性、49%的结节为恶性;空洞壁厚度大于15mm时,约有95%的结节为恶性。另外,结节内钙化和脂肪样改变大多也提示良性病变的可能,但是恶性肿瘤坏死伴钙化或液化的现象也偶有发生。

(李星 仲宁)

参考文献

1. Jeong YJ, Yi CA, Lee KS. Solitary pulmonary nodules: detection, characterization, and guidance for further diagnostic workup and treatment. AJR Am J Roentgenol, 2007, 188(1): 57-68.

2. 吴一龙,蒋国樑,廖美琳,等. 孤立性肺结节的处理. 循证医学, 2009, 4(4): 243-246.

3. Albert RH, Russell JJ. Evaluation of the solitary pulmonary nodule. Am Fam Physician, 2009, 80(8): 827-831.

4. Khan AN, Al-Jahdali HH, Irion KL, et al. Solitary pulmonary nodule: A diagnostic algorithm in the light of current imaging technique. Avicenna J Med, 2011, 1(2): 39-51.

5. Gohagan J, Marcus P, Fagerstrom R, et al. Baseline findings of a randomized feasibility trial of lung cancer screening with spiral CT scan vs chest radiograph: the lung screening study of the national cancer institute. Chest, 2004, 126(1): 114-121.

6. Swensen SJ, Jett JR, Hartman TE, et al. Lung cancer screening with CT: mayo clinic experience. Radiology, 2003, 226(3): 756-761.

7. Gould MK, Fletcher J, Iannettoni MD, et al. Evaluation of patients with pulmonary nodules: when is it lung cancer? ACCP evidence-based clinical practice guidelines (2nd edition). Chest, 2007, 132(3 Suppl): 108s-130s.

8. Wahidi MM, Govert JA, Goudar RK, et al. Evidence for the treatment of patients with pulmonary nodules: when is it lung cancer? ACCP evidence-based clinical practice guidelines (2nd edition). Chest, 2007, 132(3 Suppl): 94s-107s.

9. Mayne ST, Buenconsejo J, Janerich DT. Familial cancer history and lung Cancer risk in United States nonsmoking men and women. Cancer Epidemiol Biomarkers Prev, 1999, 8(12): 1065-1069.

10. Bailey-Wilson JE, Amos CI, Pinney SM, et al. A major lung cancer susceptibility locus maps to chromosome 6q23-25. Am J Hum Genet, 2004, 75(3): 460-474.

11. Mery CM, Pappas AN, Bueno R, et al. Relationship between a history of antecedent cancer and the probability of malignancy for a solitary pulmonary nodule. Chest, 2004, 125(6): 2175-2181.

12. Takashima S, Sone S, Li F, et al. Small solitary pulmonary nodules (<or=1cm) detected at population-based CT screening for lung cancer: Reliable high-resolution CT features of benign lesions. AJR Am J Roentgenol, 2003, 180(4): 955-964.

13. Ost D, Fein AM, Feinsilver SH. Clinical practice. The solitary pulmonary nodule. N Engl J Med, 2003, 348(25): 2535-2542.

14. Libby DM, Henschke CI, Yankelevitz DF. The solitary pulmonary nodule: update 1995. Am J Med, 1995, 99(5): 491-496.

15. Scholten ET, Kreel L. Distribution of lung metastases in the axial plane. A combined radiological-pathological study. Radiol Clin(Basel), 1977, 46(4): 248-265.

16. Ahn MI, Gleeson TG, Chan IH, et al. Perifissural nodules seen at CT screening for lung cancer. Radiology, 2010, 254(3): 949-956.

17. Bankoff MS, McEniff NJ, Bhadelia RA, et al. Prevalence of pathologically proven intrapulmonary lymph nodes and their appearance on CT. AJR Am J Roentgenol, 1996, 167(3): 629-630.

18. Taniguchi Y, Haruki T, Fujioka S, et al. Subpleural intrapulmonary lymph node metastasis from colorectal cancer. Ann Thorac Cardiovasc Surg, 2009, 15(4): 250-252.

19. Truong MT, Sabloff BS, Ko JP. Multidetector CT of solitary pulmonary nodules. Radiol Clin North Am, 2010, 48(1): 141-155.

20. Woodring JH, Fried AM, Chuang VP. Solitary cavities of the lung: diagnostic implications of cavity wall thickness. AJR Am J Roentgenol, 1980, 135(6): 1269-1271.

第二章　中国肺癌的流行病学

一、我国肺癌的流行情况

2014年4月14日,中国肿瘤登记中心正式发布了2013年年报(以下简称"年报")。该年报采取了新的内容编排形式,纳入了肿瘤的亚部位和病理分型情况,采用了新的分层分析和标准人口构成,并对全国的发病情况和死亡情况进行了预估,不再只是简单的"中国肿瘤登记地区"数据报告。2013年全国共216个登记处上报资料(2010年的登记数据),年报中采纳了其中145个数据质量较好的肿瘤登记处数据,覆盖人口1.58亿,其中男性8000万,女性7800万,占全国2010年人口统计数据的11.86%。2010年全国登记地区恶性肿瘤发病病例315.7万例,其中男性187.4万例,发病率为274.69/10万,女性12.8万例,发病率为197.24/10万。平均每天确诊8474人,每分钟约6人被诊断为癌症。按寿命74岁计算,中国人一生中罹患肿瘤的累积风险为26.15%(男性)和16.82%(女性)。肺癌、肝癌、消化道肿瘤和乳腺癌居恶性肿瘤发病和死亡榜前列。

城市地区前十位常见肿瘤依次为肺癌(19.7%)、结直肠癌(10.98%)、胃癌(10.59%)、肝癌(8.85%)、乳腺癌(8.43%)、食管癌、子宫颈癌、前列腺癌、子宫体癌和卵巢癌。农村地区前十位常见肿瘤依次为肺癌(19.11%)、胃癌(15.26%)、食管癌(13.53%)、肝癌(12.91%)、乳腺癌(5.75%)、结直肠癌、子宫颈癌、子宫体癌、脑瘤和卵巢癌。

肺癌、消化道肿瘤和肝癌是男性最常见的肿瘤,占所有病例的70%以上(肺癌23%、胃癌15.2%、肝癌13.57%、食管癌10.46%、结直肠癌9.39%(图1-1)。

在2012年,肺癌就已代替肝癌成为我国首位恶性肿瘤死亡原因,肺癌已经连续两年成为人体健康头号杀手(图1-2)。在肿瘤的亚部位和病理分型方面,根据现有资料,肺癌的好发部位为肺上叶,占43.3%,其次为下叶,占30.6%;病理分型肺癌以腺癌最多,占46.8%,其次为鳞状细胞癌,占32.5%。

二、肺癌的生存率

根据美国SEER(Surveillance Epidemiology and End Results)的资料,在美国肺癌确诊后的5年生存率1975~1977年为12.7%,1996~2004年为15.7%,欧洲确诊肺癌后的5年生存率为8~12%,而发展中国家为5~12%。总的来说女性肺癌比男性肺癌生存率高,非小细胞肺癌比小细胞肺癌要高。我国近年来城乡前10位恶性肿瘤构成来看,肺癌已代替肝癌成为我国首位恶性肿瘤死亡原因,占全部恶性肿瘤死亡的22.7%。且发病率和死亡率仍在继续迅速上升。目前我国肺癌发病率每年增长26.9%,如不及时采取有效控制措施,预计到2025年,我国肺癌患者将达到100万,成为世界第一肺癌大国。

三、肺癌的病因学

报告指出,从病因学看,肺癌的发病和死亡主要归因于吸烟以及空气污染、室内氡污染、厨房油烟等。

(一)吸烟

近几十年来,全球肺癌的发病和死亡人数呈明显上升趋势。国际癌症研究机构(international agency for research on cancer,

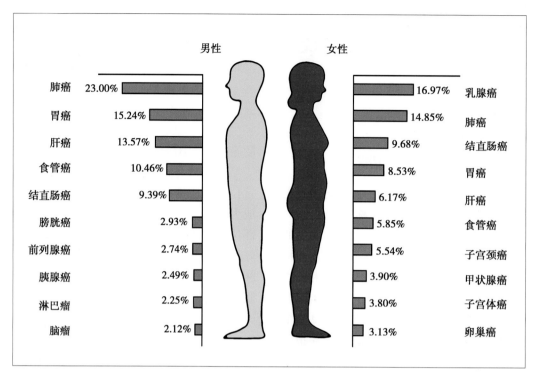

图 1-1　发病前十位恶性肿瘤构成

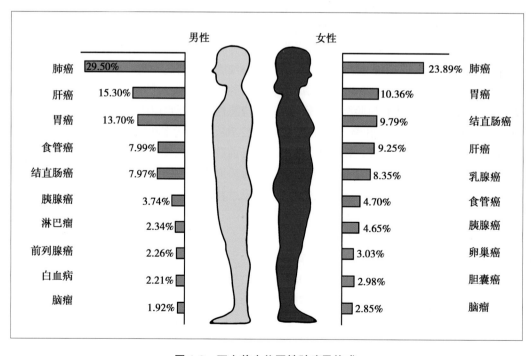

图 1-2　死亡前十位恶性肿瘤及构成

IARc）的资料显示 2002 年,全球男性肺癌发病 96 万多例,死亡近 86 万例。发病率和死亡率分别为 35.5/10 万和 21.2/10 万,占恶性肿瘤发病和死亡构成比分别为 16.6% 和 22.3%,发病率、死亡率及二者构成比均居恶性肿瘤第 1 位。在女性,发病率和占恶性肿瘤构成比均为第 4 位,但死亡率和构成比均为第 2 位。2002 年我国男性肺癌发病近 30 万人,女性肺癌发病为 12 万多人。男女年龄标化发病率分别为 42.4/10 万和 19.0/10 万;2002 年我国男性因肺癌死亡人数为 23 万余人,女性死亡近 11 万人,男女年龄标化死亡率分别为 36.7/10 万和 16.3/10 万。男女肺癌年龄标化发病和死亡率均居各类癌症之首。因此,无论是从发病、预后和死亡情况来看,肺癌都是一种严重威胁人民健康和生命的疾病,成为我国在新世纪恶性肿瘤防治的难中之难、重中之重。吸烟是肺癌最主要的致病因素,87% 的肺癌是由于吸烟导致的。2002 年国家吸烟行为调查结果和 1984 年相比,总的人群吸烟率上升了 3.4%,开始吸烟的年龄提前了 3 岁,烟民的日均吸烟量从 10 支增加到 11 支。15 岁以上男性吸烟率为 66.0%,女性吸烟率为 3.08%。现在全世界有 13 亿烟民,而 9 亿在发展中国家,青少年吸烟人数增加,初次吸烟年龄减低,且女性吸烟人数也在增加。在吸烟人群增加的同时,被动吸烟的人群也在扩大。2012 年 5 月,卫生部发布《中国吸烟危害健康报告》,我国烟民总数为 3.5 亿人,被动吸烟人数为 7.4 亿人。目前我国男性烟草使用的流行水平已到高峰,由于吸烟危害的滞后性,加上人口老龄化、城镇工业化的进程,以及生存环境污染和破坏的加剧,可以明确地预计在未来的几十年内,我国肺癌的发病和死亡率仍将继续保持快速上升的趋势。

（二）环境污染

随着世界工业化步伐的加快,特别是发展中国家的快速的工业化的发展,环境污染也在加剧,石棉,重金属,电离辐射的暴露等都是造成肺癌增加的原因。2004 年,空气污染导致全球 16.5 万肺癌患者死亡,其中:10.8 万名患者为户外空气污染致癌;3.6 万名患者为使用固体燃料烹饪和取暖而致癌;2.1 万名患者为二手烟致癌。

（三）氡暴露

氡暴露也逐渐成为诱发肺癌的主要原因,据估计,2004 年肺癌患者总数的 3%~14% 是由室内氡暴露引起的,这也是许多国家第二大肺癌发病原因。氡引起肺癌的比例预计在 3%~14% 的范围中,氡浓度每升高 $100Bq/m^3$,肺癌风险就增加 16%,氡更容易使吸烟者患肺癌。

（仲宁　董长青）

参考文献

1. 顾恺时 . 顾恺时胸心外科手术学 . 上海:上海科学技术出版社,2003,182-185.

2. 石元凯 . 肺癌诊断治疗学 . 北京:人民卫生出版社,2008,130-135.

3. Carretero A,Elmberger PG,Skold CM,et al. Pulmonary epithelioid hemangioendothelioma:report of a case with fine needle aspiration biopsy. Acta Cytol,2006,50:455-459.

4. Einsfelder B,Kuhnen C. Epithelioid hemangioendothelioma of the lung（IVBAT）—clinicopathological and immunohistochemical analysis of 11 cases. Der Pathologe,2006,27:106-115.

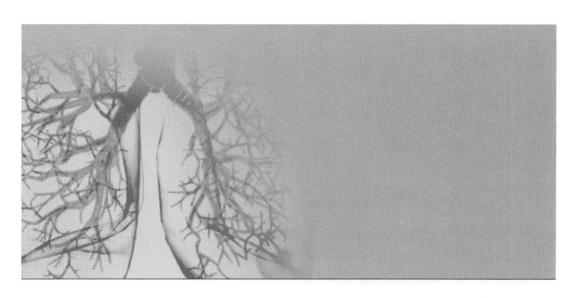

第二篇　诊断学

第一章　肺部小结节的 CT 诊断及鉴别

随着 CT 的普及应用和肺癌筛查的广泛开展，肺部孤立结节的检出率越来越高。在影像学上，结节较为显著的差异是密度的不同，据此通常将其分为实性孤立结节和磨玻璃结节（ground-glass nodule，GGN），正确识别和鉴别肺结节的良恶性已成为影像诊断工作的重点和难点。

在检出的结节中，实性结节的影像鉴别征象要点，在以往的各类影像专著和研究论文中，介绍较多，主要是病灶的分叶、毛刺和钙化等征象，在此仅作简要介绍，本节重点是对近期 CT 发现和描述的磨玻璃影/结节的定义、影像特点和鉴别要点等详述，以期对 GGO/GGN 有正确的认识。

第一节　肺孤立性实性结节

肺孤立性实性结节（solid pulmonary nodules SPN）是指结节呈软组织密度影，CT 肺窗影像上，病灶较密实，纵隔窗病灶仍依稀可见。实性结节的主要影像鉴别征象：肺癌病例有分叶、毛刺及胸膜蝶形凹陷；依据发生部位分为中央型、周围型，中央型结节常合并炎症和段或叶的不张，因此孤立实性结节往往位于肺野中外带，如是肺癌大多为周围型，鉴于此特点，当病灶直径达 0.8~1cm，胸片有时能发现。需鉴别的常见病变包括：

1. 炎性假瘤　肿块边缘清晰，锐利，可有长条索影，CT 各层面形态变化较大。

2. 结核瘤　边缘光整或平直成角，邻近肺野片状影，胸膜不规则增厚，粘连，周围有斑点状钙化影。

3. 肺隔离症　常发生于左下叶后基底段，密度较低，形态不规则，CT 增强扫描有明显强化，MRI、主动脉造影有利于明确诊断。

第二节　肺磨玻璃阴影

一、肺磨玻璃阴影的历史认识

肺磨玻璃阴影（ground-glass opacity，GGO）概念最早由 Klein Gamsu 于 1989 年提出，基于对肺泡间隔及次级肺小叶病理生理的理解，是指肺泡间隔及次级肺小叶的渗出、水肿及增生导致的病理改变，高分辨 CT 影像上有弥漫性和局灶性两种表现；20 世纪 90 年代初，GGO 被用来描述一些弥漫性肺部疾病比如过敏性肺泡炎症、肺水肿、肺泡蛋白沉积症（pulmonary alveolar proteinosis，PAP）、急性呼吸窘迫综合征、闭塞性细支气管炎症合并机化性肺炎及部分肉芽肿性疾病，因为影像征象不具特异性，其作为炎性或增生性病理的影像学表现，GGO 并不被临床关注。直到研究和随访发现部分表现为 GGO 影像的病灶与早期肺腺癌有密切关系，GGO 征象才重新被影像诊断医生重视和关注。

二、肺磨玻璃阴影影像

肺磨玻璃阴影指肺野内淡薄如云絮状略高密度阴影，有磨砂玻璃样阴影及磨玻璃征象等多种描写称谓。高分辨 CT 影像中，正常肺组织的 CT 值约为 800~850Hu。在病理情况下，如肺泡腔或腺泡内有液体潴留或出血、局灶性间质炎性浸润、肉芽组织形成或肿瘤浸润时，可致肺泡组织内气体含量减少，局部肺组织密度增加，在 CT 影像上表现为局部肺组织 CT 值增高。因此此 GGO 是一种非特异性影像表现，炎症、出血、局灶性纤维化、不典型腺瘤样增生和早期浸润性肺癌等各种原因造成肺泡含气量下降或肺泡未被完全填充均可显现的影像改变，在肺窗上呈局限性云雾状密度影，病灶内血管和支气管影仍依稀可辨，纵隔窗上病灶往往不能显示或仅能显示磨玻璃样病灶中的实性成分，纯磨玻璃阴影（pGGO）表现为边缘清楚的均一半透明密度，而混合磨玻璃阴影（mGGO）呈现为磨玻璃样病灶伴有中央条状、片状、带状致密影。

三、磨玻璃阴影的分类

根据分布范围，GGO 可分为弥漫性和局灶性两大类。有时将局灶性、边界较清晰的磨玻璃病灶称为磨玻璃结节（GGN）。按照高分辨 CT 下病灶内部实性成分比例的特点，把磨玻璃病灶分为单纯磨玻璃结节（pGGO）、含有实性成分的混合磨玻璃结节（mGGO）；病灶内的实性成分不包括病变内的血管、支气管，把结节内含大泡样结构归为特殊类型。

四、显示 GGO 的技术要求

由于 CT 的普遍应用，GGO 在肺部影像的检出率日益增加，低剂量胸部 CT 能有效发现有无病灶，但并不能完全反映局灶性 GGO（fGGO）的特征，因低管电流，使图像噪声增大，容易造成假象、征象失真或缺失，尤其对部分有基础肺疾病的人群，如：陈旧性肺结核、肺气肿、肺纤维化。因此，对于低剂量 CT 筛查发现或可疑的 GGO，应常规行高分辨 CT 扫描以明确显示病灶形态、密度特征。MPR 后处理技术、高分辨率算法靶重建结合标准算法 MPR 可以更直观；根据病灶的密度及基础肺条件，常规肺窗（1500，-500）及纵隔窗（340，40）结合多种

中间窗位对病灶的形态特征显示有较大参考意义。必要时对肉眼不能察觉的细微密度差别作增强时间 - 密度曲线及结节内密度 CT 值分布直方图，可较为敏感地反映随访中病灶的细微变化。

五、磨玻璃阴影的诊断和鉴别诊断思路

磨玻璃阴影表现各异，有时鉴别诊断有一定困难。结合病灶的形态和密度，将磨玻璃密度病灶分为纯磨玻璃阴影、混合磨玻璃阴影、弥漫性磨玻璃阴影三大类，后者影像学上表现为弥漫型改变，多见于代谢性疾病，不在小病灶讨论范畴。在归类并鉴别中需关注：

1. 注意患者年龄、临床病史、实验室检查结果、家族史等。

2. 确定病变的一般特征、内部特征及病灶周围影像特征。

3. 观察病灶单发 / 多发、结节 / 非结节、纯磨玻璃密度 / 混合磨玻璃密度（含实性或者含腔隙灶）。

4. 根据病变的基本特征、内部特征及外周征象，推断反映病变的病理基础和组织改变性状。

5. 不同重建平面和薄层靶扫描可显示病变的细微特点。

6. 动态观察病变随访的变化。由于 GGO 病灶往往进展缓慢，故随访不失为鉴别诊断的有效方法。

第三节　磨玻璃阴影常见病变诊断与鉴别诊断

一、磨玻璃结节

根据局灶性病变的密度特征，将边界较清晰的磨玻璃样结节（GGN）分为纯磨玻璃结节 pGGN（pure ground-glass nodule，pGGN）和混合

磨玻璃结节 mGGN（mixed ground-glass nodule, mGGN）。纯磨玻璃结节常见病变包括：

1. 局灶性纤维化　是形成非肿瘤性 GGN 的主要病变。局部的炎症细胞浸润、纤维组织增生、肺泡及其间质的机化、肺泡萎陷等，致其在 CT 上表现为 GGN。

2. 感染　曲霉菌感染、嗜酸细胞性肺炎、隐球菌感染、闭塞性细支气管炎伴机化性肺炎等。通常以病灶密度均匀、边缘模糊、有时合并支气管充气征为特征。

3. 出血性疾病　见于肺泡出血、结缔组织类病变。病灶呈灶性低密度结节，边缘清晰，中心部位见明显扩张充血的血管影，间质无增生，肺泡间隔无增厚。

4. 局灶性肺损伤　支气管镜或经胸壁肺活检造成，局部呈纯磨玻璃密度影表现，可合并气胸，短期内 CT 复查，多会有吸收、消散。

5. 肺腺癌浸润前病变　主要表现为纯磨玻璃密度结节，通常病灶最大径≤5mm 时，以非典型腺瘤样增生（atypical adenomatous hyperplasia，AAH）多见；最大径≤15mm 的纯磨玻璃结节灶，多见于原位腺癌（Adenocarcinoma in situ，AIS）。

mGGN 以恶性病变居多，由于病灶内不同病理改变导致混合密度影像表现，常见主要影像类型及相关病变包括：

1. 磨玻璃 - 实性混合结节　主要以微浸润性腺癌、浸润性腺癌、浸润性黏液腺癌及机化性肺炎多见。常见影像特征包括：血管向病灶聚集，边缘有分叶，密度不均，中心可见实性成分及空泡，增强后实性部分可有轻度强化。

2. 磨玻璃 - 空泡实性混合结节　其常见的病理类型有微浸润性腺癌、腺泡样腺癌及部分炎性病变，病灶中间扩张含气的小支气管形成空泡或扩张的支气管断面；若局部有扩大、融合的肺泡腔，则形成不规则腔隙，常出现于磨玻璃阴影的中间或偏于一侧。

3. 实性 - 周边磨玻璃结节　以炎性结节多见，可表现实性为主周边磨玻璃密度影，呈云雾状围绕，边界不清，边缘长纤维条索影，邻近胸膜可有牵拉。病灶内纤维组织明显增生，部分肺泡腔塌陷、破坏、融合，有残留气腔。

病例分析

病例 1 -------------------------------

【患者基本情况】　女性，46 岁，体检发现右肺磨玻璃阴影（图 2-1）。

【拟诊】　局灶性纤维化。

【诊断要点】　高分辨 CT 显示病灶边缘凹陷呈多边形，部分边界略模糊，对周围的正常肺组织有牵拉作用，邻近肺野血管影及条索影增多。随访过程中，病灶可没有任何变化，结

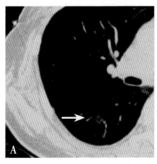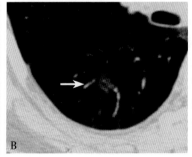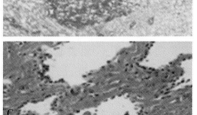

图 2-1　CT 靶扫描和镜下图片

A. 常规扫描；B. 高分辨 CT：右下叶背段纯磨玻璃（pGGO）类圆形结节，部分边缘凹陷呈多边形，边界略模糊（白箭），邻近肺野血管影及条索影增多；C. 病理示病灶内部分纤维增生，肺泡网状结构部分塌陷，局灶肺泡上皮细胞增生

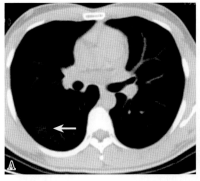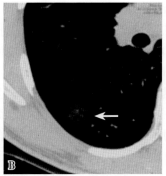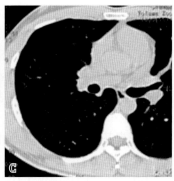

图 2-2　体检 CT 发现磨玻璃影

A. 常规 CT；B. 高分辨 CT 靶扫描显示右下叶背段圆形 pGGO，密度均匀较淡，边缘模糊（白箭），病灶周围肺野未见浸润影及卫星病灶；C. 抗炎后 1 个月随访 CT，病灶吸收（白箭）

节一般较小。

【鉴别诊断】　主要与早期周围型肺癌相鉴别。早期微浸润型腺癌病灶密度相对均匀略高，病灶大多呈圆形结节，边缘清晰，病灶内可见微血管影或有血管进入。本病例常规扫描病灶似呈球形，邻近肺野血管影增多对诊断造成困难，但高分辨 CT 示病灶局部边缘模糊，呈多边形结节，有助于鉴别。

病例 2

【患者基本情况】　男性，33 岁，体检发现类圆形肺磨玻璃阴影，无咳嗽咳痰、发热症状，抗炎 1 个月后随访检查，磨玻璃影完全消失（图 2-2）。

【拟诊】　细菌性感染。

【诊断要点】　高分辨 CT 显示病灶呈圆形，边缘较模糊，密度淡且较均匀。抗炎后 1 个月随访 CT，病灶吸收。在体检中发现的无临床症状的肺部炎症，CT 影像以边界模糊的斑片状 GGO 为特征，有时呈云雾状改变。

【鉴别诊断】　病灶位浸润型结核的好发部位，其影像的主要鉴别在于病灶密度均匀较淡，边缘模糊，高分辨 CT 呈云雾状改变。局灶性肺损伤的影像表现与之相仿，但局灶性肺损伤一般病灶紧贴胸膜下，由于损伤局部渗出增多，病灶密度由胸膜下较高向肺野内逐渐降低改变。临床往往有明确外伤病史，有助于诊断。

病例 3

【患者基本情况】　女性，51 岁，体检发现左肺上叶磨玻璃结节（图 2-3）。

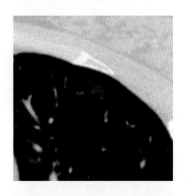

图 2-3　高分辨 CT 示：左肺上叶直径约 5mm 的 pGGN，边界尚清晰，密度均匀略低，边缘光整（白箭），邻近肺野及胸膜均未见异常

【拟诊】　AAH。

【术后病理】　AAH。

【诊断要点】　病灶直径较小，边界尚清晰，部分边缘光整、锐利，密度较低且均匀一致，病灶内未见血管影。

【鉴别诊断】　主要与局灶性纤维化、细菌性感染及浸润型肺癌相鉴别。局灶性纤维化病灶边缘往往略不规则呈多边形，部分边界可模糊，周围正常肺组织可有牵拉改变。细菌性感染一般圆形病灶边缘较模糊，密度淡且均

13

匀,有时呈云雾状。抗炎后随访,病灶变淡甚至完全吸收。

早期微浸润型腺癌病灶密度相对均匀略高,病灶大多呈圆形结节,边缘清晰较锐利,病灶内可见微血管影或血管进入表现。

病例4 ....

【患者基本情况】 女性,81岁,体检发现肺部结节(图2-4)。

【拟诊】 肺原位腺癌(AIS)。

【术后病理】 AIS。

【诊断要点】 磨玻璃结节呈不规则形,边缘清晰,密度尚均匀,内见血管影,邻近胸膜增厚。确诊依据病理特点:癌细胞沿肺泡间隔生长,肿瘤与正常肺实质分界尚清,残存大量气

腔,镜下可见少量淋巴滤泡影和萎陷肺泡。

【鉴别诊断】 本例易与细菌性感染及浸润型肺癌相混淆。如前所述,细菌性感染病灶一般呈圆形或不规则形,边缘大多较模糊,密度淡,有时呈云雾状。抗炎后病灶变淡或完全吸收。微浸润型腺癌病灶密度相对均匀略高,边缘清晰较锐利,病灶内由于微血管影可见颗粒状致密影,有粗血管进入。本类病例与AAH影像上有时较难鉴别,需依赖病理诊断。

病例5 ....

【患者基本情况】 女性,35岁,体检发现右肺混合密度结节(图2-5)。

【拟诊】 微浸润腺癌(MIA)。

【术后病理】 MIA。

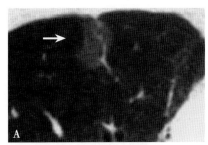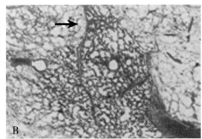

图2-4 左上肺纯磨玻璃结节

A. 高分辨CT示左上肺前段直径约14mm纯磨玻璃(pGGO)结节,类圆形,边界清楚,密度较均匀,其内清晰可见肺纹理中的细小血管影(白箭);B. 病理显示肿瘤大部分区域肺泡结构完整,肺泡间隔增宽,异形的肺泡上皮细胞呈钉突状沿肺泡壁覆壁生长(黑箭)

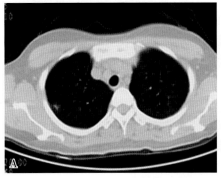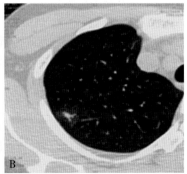

图2-5 右肺上叶混合性结节

A、B. 右肺上叶后段混合密度结节,高分辨CT呈磨玻璃-实性混合结节,实性成分位病灶一侧(白箭),侧后胸膜轻度增厚

【诊断要点】　高分辨CT显示mGGN,边缘模糊,边界不清,病灶偏中央侧见团块状致密影及微血管,实性成分所占病灶比例小于50%,轻度胸膜增厚。

【鉴别诊断】　局灶性纤维化:病灶边缘呈不规则多边形,部分边界略模糊,常见纤维条索影。AIS高分辨CT示密度均匀磨玻璃结节,内可见血管影,病灶边缘清晰。浸润型肺腺癌:结节实性成分体积较大,密度较高、混合,病灶可有分叶,内见血管扭曲,胸膜受牵拉。

病例6 --------------------------------

【患者基本情况】　女性,41岁,体检发现左上肺混合磨玻璃结节(图2-6),无胸痛、咳嗽、咳痰。

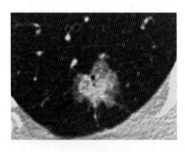

图2-6　左肺上叶高分辨靶扫描可见混合磨玻璃结节,边缘见分叶及纤维条索影(黑箭),密度不均,中心可见实性成分及空泡

【拟诊】　肺腺癌(浸润型)。

【术后病理】　浸润型肺腺癌。

【诊断要点】　结节实性部分直径较大,密度较高、混合,病灶有分叶,内见血管扭曲,胸膜牵拉,显示肿瘤病灶不均匀生长及纤维增生、收缩的特性。

【鉴别诊断】　机化型肺炎:病灶形态不规则,边缘呈多边形,部分边界略模糊,病灶密度致密但不规则,常见多发空泡影及纤维条索影。微浸润腺癌(MIA):mGGN,实性成分所占病灶比例小于50%,边缘模糊,边界不清,可见有轻度胸膜增厚。

病例7 --------------------------------

【患者基本情况】　女性,35岁,体检发现右肺混合磨玻璃结节1周(图2-7),无咳嗽、咳痰及胸痛。

【拟诊】　肺腺癌。

【术后病理】　肺泡出血。

【诊断要点】　混合磨玻璃结节,圆形,边界清楚,边缘锐利,紧贴叶间胸膜但无收缩牵拉。病理示:肺泡腔完整无塌陷,其内充满红细胞,肺泡上皮无增生。

【鉴别诊断】　浸润型肺腺癌,混合磨玻璃结节,实性成分所占病灶比例较大,密度较高,病灶可有分叶,内见血管扭曲,如病灶邻近胸

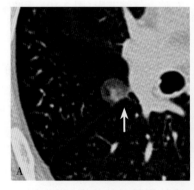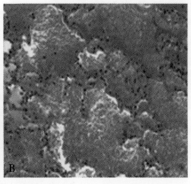

图2-7　右肺中叶混合性结节

A. 高分辨CT示右肺中叶10mm×10mm磨玻璃密度为主的混合磨玻璃(mGGO)结节,圆形,边界清楚,叶间胸膜增厚(白箭);B. 见肺泡腔无塌陷,腔内充满红细胞,肺泡上皮未见增生

膜,则表现胸膜凹陷、牵拉,显示肿瘤病灶不均匀生长及纤维增生、收缩的特性。

二、局灶性磨玻璃阴影(非结节型)

以非结节状形式表现的局灶性磨玻璃阴影,可呈斑片状、长条状或不规则形,以单发或多发表现为主;为 pGGO,常见于重度不典型增生、微浸润腺癌及炎性增生等病例。若局灶性磨玻璃阴影伴有实性圆形、类圆形、小点状结节以及少量片状致密影等,表现为 mGGO。在肺腺癌与 GGO 关系的研究中,发现 mGGO 病理类型以 MIA、伏壁生长腺癌(LPA)及浸润性腺癌等病理类型多见,且存在淋巴结转移可能。若病灶边缘模糊且中心出现真性空洞,以良性感染病变比如机化性肺炎居多。因此,其常见的主要病例除肺腺癌外,还包括细菌性炎症、真菌感染等。

病例分析

病例 1 --

【患者基本情况】 女性,47 岁,咳嗽、咳痰 2 周伴发热 3 天,CT 示右下叶背段片状 GGO,抗炎 1 个月后症状减轻,影像表现无改变(图 2-8)。

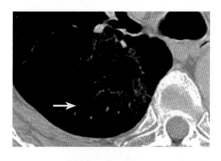

图 2-8　右下叶背段片状 GGO,外侧病灶边缘尚清晰(白箭),范围较大;病灶密度较淡、不均,叶间胸膜略增厚。抗炎后,病灶无改变

【拟诊】 右下肺炎。

【术后病理】 肺腺泡样腺癌(腺泡为主腺癌),切端阴性,未见淋巴结转移。

【诊断要点】 病灶外缘边界清晰,呈节段性分布,范围较大,密度较淡、不均,未引起气道改变,经过抗感染治疗病灶无变化。

【鉴别诊断】 细菌性肺炎,病灶一般呈叶或段分布,形态有时呈圆形或不规则形,边缘大多较模糊,密度淡,呈云雾状。抗炎后病灶变淡或完全吸收。真菌感染大多表现为多发斑片磨玻璃影,边缘模糊密度不均,病变形态不规则。感染性病变起病较急,往往有相关的临床症状,详询病史,有助于鉴别。

病例 2 --

【患者基本情况】 女性,58 岁,体检发现"左肺阴影"(图 2-9)。

【拟诊】 纤维增殖灶。

【术后病理】 不典型腺瘤样增生。

【诊断要点】 病灶表现为局灶性纯磨玻璃阴影,边界模糊不清,病灶中心呈空泡样改变,局部密度均匀,呈局灶分布,无明确边界及结节状表现。

【鉴别诊断】 机化性肺炎,病灶边界不规则或较模糊,密度较高且不均匀,病灶周围常见纤维增生影。微浸润型腺癌,病灶密度不匀,部分密度较高,边界清晰,病灶内可见微血管或小血管进入病灶。

病例 3 --

【患者基本情况】 男性,55 岁,体检发现左肺含气结节影(图 2-10),无咳嗽咳痰。

【拟诊】 肺腺癌。

【病理诊断】 浸润性腺癌。

【诊断要点】 病灶呈单发的混合磨玻璃阴影,形态不规则,内见多个含气腔隙,病灶密度不均,病灶外圈局部呈磨玻璃密度,边界尚可见,部分边缘模糊,轻度分叶及胸膜牵拉。

【鉴别诊断】 化脓性肺炎,病灶边界清晰或外周见云絮状模糊影,密度较高且不均,如有脓性痰液排出,则病灶内可见厚壁空洞。空洞型肺结核,呈类球形结节,病灶周围可见卫星灶,病灶中央空洞内壁光整,有时可见钙化。

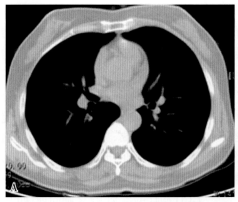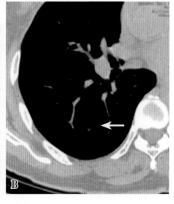

图 2-9　左肺下叶磨玻璃结节

A. 常规 CT 示左肺下叶不规则纯磨玻璃阴影,密度低,边界不清;B. 高分辨 CT 示:
左肺下叶不规则环形纯磨玻璃阴影(白箭),直径约 7mm,边缘模糊不清,中心见
小空泡影

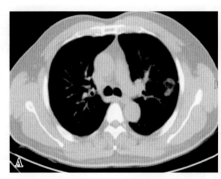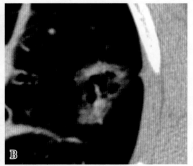

图 2-10　左肺上叶混合磨玻璃结节

A. 常规 CT;B. 高分辨 CT 显示:左肺上叶呈单发、形态不规则混合磨玻璃阴影,内
见不规则含气腔隙,病灶密度不均,轻度分叶及胸膜牵拉(白箭)。外周呈磨玻璃
密度,边界尚清,部分边缘模糊

曲霉菌感染,形成结节灶合并空洞大多可见空洞内可移动的曲菌球,此特征性征象有助鉴别。

病例 4

【患者基本情况】 男性,60 岁,有"肺炎史",咳嗽咳痰,加重 1 周。胸部 CT 见图 2-11。

【拟诊】 右下肺感染性病变。

【病理诊断】 侵袭性肺真菌病。

【诊断要点】 右上肺 mGGO,病灶中央不规则实变影,周围见磨玻璃渗出,边界模糊,其内可见不规则透亮区。此类感染多发生于机体抵抗力低下的患者,以重症患者、肿瘤晚期和免疫抑制患者(白血病、淋巴瘤、器官移植)多见,属于机遇性肺部感染。详询病史有助于诊断。

【鉴别诊断】 细菌性肺炎,病灶一般呈叶或段分布,形态有时呈圆形或不规则形,病灶密度淡且均匀,呈云絮状模糊影。抗炎后病灶变淡或完全吸收。微浸润腺癌(MIA):高分辨 CT 显示 mGGN,病灶偏中央侧见团块状致密影及微血管,轻度胸膜增厚,实验室检查有助于诊断。

病例 5 ————————————

【患者基本情况】 男性,34岁,5个月前曾有咳嗽咳痰伴发热,自述用药后症状好转。胸痛1周就诊。胸部CT如下

【拟诊】 化脓性肺炎。

【病理诊断】 机化性肺炎。

【诊断要点】 混合磨玻璃阴影,从外周至中心分别见磨、实、中心空洞形成,呈楔形,邻近胸膜增厚,无牵拉,中心空洞壁规整,边缘磨玻璃影中见增生纤维条索影。

【鉴别诊断】 急性化脓性肺炎,病灶边界清晰或外周见云絮状模糊影,密度较高且不均,如形成厚壁空洞,往往有液平。此病例病灶形态、分布及空洞极似化脓性肺炎。可能病变较久,抗感染治疗不彻底,形成纤维增生、机化所致,忽略病史,极易混淆。真菌感染,病灶多发为主,形成结节空洞大多可见空洞内可移动的曲菌球特征性表现,可资鉴别。

鉴于现代影像技术的发展,肺部病灶的检出率不断提高,因此影像学的鉴别需区别对待,对小病灶的形态和密度需精准区分,实性结节良恶性鉴别的影像征象并不一定适合于GGO病灶的鉴别,反之则同理;如上所述,GGO是影像学特别是CT影像上对病灶的形态和密度征象的描写,并非特定疾病的定性诊断,GGO的不同形态表现可反映肺组织的病理改

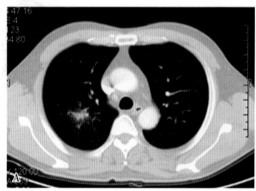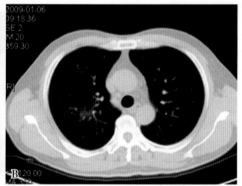

图 2-11 右肺上叶混合性 GGO

A.右肺上叶 mGGO,病灶中心实变影,周围见磨玻璃渗出,实变区形态不规则,其内可见不规则透亮区。临床血 G 试验阳性;B.抗真菌治疗后复查,病灶大部吸收

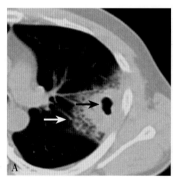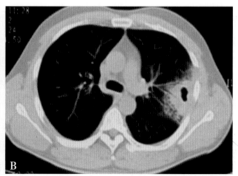

图 2-12 左肺上叶占位

A.左肺上叶团状实变阴影;B.高分辨 CT 示外周磨玻璃样改变,边缘模糊(白箭),病灶内见小空洞,壁厚,内部较规则(黑箭),范围约 4.6cm×6.6cm

变从而提示可能的疾病,需影像诊断医生仔细解读。由于CT的广泛应用,越来越多小GGO病灶被检出,而其中部分为早期肺癌,因此在重视GGO病变的同时,也必须充分认识其病理的多样性,唯此才能够不误诊。

(叶剑定)

参考文献

1. Klein JS,Gamsu G. High-resolution computed tomography of diffuse lung disease. Invest Radio,1989:24:805-812.

2. Lee HJ,Goo JM,Lee CH,et al. Nodular ground-glassopacities on thin-section CT:size change during follow-up and pathological results. Korean J Radiol,2007,8(1):22-31.

3. Gao F,Li M,Ge X,et al.Multi-detector spiral CT study of the relationships between pulmonary ground-glass nodules and blood vessels. Eur Radiol,2013,23:3271-3277.

4. Shrager JB,Gu B,Burt BM,et al. A dominant adeno-carcinoma with multifocal ground glass lesions does not behave as advanced disease. Ann Thorac Surg,2013,96(2):411-418. doi:10.1016/j.athoracsur.2013.04.048. Epub 2013 Jun 24.

5. Veronesi G,Maisonneuve P,Bellom,et al. Estimating overdiagnosis in low-dose computed tomography screening for lung cancer. Ann Intern Med,2012,157:776-784.

6. 陈群慧,张杰,叶晓丹,等.磨玻璃密度肺小腺癌病理亚型的Ultra-HRCT分析.中国医学计算机成像杂志,2011(4):307-311.

7. 李琼,刘士远.Fleischner学会肺非实性结节处理指南.国际医学放射学杂志,2013(1):51-55.

8. Ho Yun Lee,Kyung Soo Lee.Ground-glass Opacity nodules histopathology,imaging evaluation,and clinical implications. J Thorac Imaging,2011,26:106-118.

9. Yu Zhang,Jin Wei Qiang,Jian Ding Ye,et al. High Resolution CT in differentiating minimally invasive component in early lung adenocarcinoma.Lung cancer,2014,84(3):236-241.

第二章 PET/CT 在肺部疾病中的应用价值

第一节 概述

正电子发射断层(positron emission tomography,PET)是一种无创性探测发射正电子的核素在机体内分布的断层显像技术。基本原理是湮没辐射(annihilation radiation),即根据正电子核素衰变产生的正电子与体内的负电子结合产生一对能量相同(511keV)但方向相反的 γ 光子,采用符合探测技术探测这一对光子,得到人体内不同脏器的核素分布信息,由计算机进行图像的断层重建处理,得到人体内标记化合物的分布图像。正电子核素主要依靠回旋加速器生产,如 ^{11}C、^{13}N、^{15}O、^{18}F,它们的半衰期短,分别为 20 分钟、10 分钟、2 分钟、110 分钟。另外一些正电子核素可由核素发生器生产,如 ^{68}Ga(Ge-Ga 发生器)、^{62}Cu(Zn-Cu 发生器)、^{82}Rb(Sr-Rb 发生器)。PET/CT 中心由回旋加速器、热室及 PET/CT 三大部分组成。

PET/CT 是将 PET 和 CT 安装在同一机架上,实现了 PET 与 CT 功能与解剖结构的同机图像融合,双方信息互补,彼此印证,可以提高诊断的灵敏度、特异性和准确性。PET/CT 与常规 PET 相比,具有以下优点:①显著缩短图像采集时间,增加患者流通量,且大多数患者能够耐受双手臂上举,图像质量更佳;②提高病变定位的精确性,如肺癌患者转移纵隔淋巴结的分组、胸膜与肺、肺底与肝顶病变的定位等;③PET/CT 诊断的准确性优于单纯的 PET 或单纯的 CT 以及 PET 与 CT 的视觉融合;④CT 的应用可避免 FDG 摄取阴性肿瘤的漏检,如转移性肺癌小病灶、成骨性骨转移、原发性肝细胞癌等;⑤PET/CT 可从肿瘤组织的血流灌注、代谢、增殖活性、乏氧、肿瘤特异性受体、血管生成及凋亡等方面进行肿瘤生物靶容积(BTV)的定位,指导放射治疗计划的精确制订。自 1998 年全球第一台 PET/CT 原型机在美国匹兹堡大学(UPMC)应用于临床以来,近些年国内 PET/CT 发展迅速,根据 2014 年 1 月全国 PET/CT 配置与使用情况调查资料,我国 PET/CT(包括 PET 单机)装机并临床应用 198 台,2013 年完成临床 PET 显像达 44.6 万例。肿瘤显像是 PET/CT 临床应用的主要适应证,占 80.13%。大量临床研究结果证明,由于 PET/CT 中同机 CT 对病变的精确定位及提供更丰富的诊断信息,将肿瘤 ^{18}F-FDG PET 显像原已高达 85% 左右的诊断正确性又提高了 10%~15%,其价值得到了临床医生较广泛的认可。以美国健康保健经济管理局(HCFA)确定纳入医疗保险的 PET 检查项目为例说明 PET 检查的适应证在逐年增加:1995 年 82Rb 心肌灌注显像;1998 年批准肺癌单发结节的诊断;1999 年肺单发结节的诊断和非小细胞肺癌(NSCLC)分期;2000 年 12 月肺癌、结直肠癌、淋巴瘤、恶性黑色素瘤的诊断、分期及再分期。2001 年增加食管癌、头颈部肿瘤的诊断、分期及再分期。2002 年乳腺癌分期、再分期及监测治疗响应,2003 年既往行甲状腺手术或 ^{131}I 治疗,血清甲状腺球蛋白升高(10ng/ml)而 ^{131}I 扫描阴性的甲状腺癌,2005 年宫颈癌。美国医疗保健和医疗补助中心(CMS)2006 年 5 月开始只要申请医生和患者就肿瘤 PET 显像在 NOPR(国家肿瘤 PET 显像登记)做了登记(最好是提供 PET 数据和结果),都将由 CMS 偿还 PET 费用,它几乎使所有肿瘤患者都能够享受和得益于 PET/CT 这一高科技成就。2009 年 4 月 3 日 CMS 发布了 PET 支付范围的决定,包含了几乎所有肿瘤的初期治疗策略的评价(诊断和分期)以及一些肿瘤治疗后的评价(再分期、探测肿瘤复发和治疗监测),如乳腺癌、宫颈癌、结直肠癌、食管癌、头颈部肿瘤、非小细胞性肺癌、淋巴瘤、黑色素瘤、卵巢癌和多发性骨髓瘤。

^{18}F-FDG(脱氧葡萄糖)是目前临床上最常用的 PET 肿瘤显像剂。Warburg(1930 年)发现恶性肿瘤细胞糖酵解作用增强,并认为是癌细胞的特征之一,恶性肿瘤细胞糖酵解速率异常高于正常或良性病变。肿瘤对 FDG 的摄取基于肿瘤细胞糖酵解的增加,注射后 FDG 被摄入至细胞内,运输 FDG 进入转化的细胞内的一个重要机制是葡萄糖转运蛋白(GLUT)的作用,而且结合于肿瘤细胞线粒体的高活性的己糖激酶(HK)通过使 FDG 磷酸化生成 FDG-6-PO$_4$ 而滞留于细胞内,不能参与进一步的代谢过程。葡萄糖与 FDG 的代谢见图 2-13。另外由于缺氧状态下可以激活葡萄糖的无氧酵解,FDG 的高摄取也可能与肿瘤组织的相对缺氧状态有关。因为所有的具有活力的细胞均需要葡萄糖作为能量供应,因而 FDG 的摄取并不是特异的。了解和认识 FDG 这一示踪剂的局限性,可使临床医生更好地理解检查结果。

当葡萄糖进入活的细胞时,即发生己糖激酶(HK)催化的磷酸化反应,生成的 6- 磷酸葡萄糖分子可以进入进一步的代谢旁路。6- 磷酸葡萄糖可反馈抑制己糖激酶。细胞对葡萄糖的摄取依赖于 6- 磷酸葡萄糖代谢的速率,6- 磷酸葡萄糖在葡萄糖异构酶作用下转化为 6- 磷酸果糖,此异构过程将醛糖转化为酮糖。2- 脱氧葡萄糖(DG)像葡萄糖一样,进入细胞后在己糖激酶的作用下磷酸化生成 FDG-6-PO$_4$,后者不能发生进一步代谢,这是因为 C$_2$ 位置缺乏氧原子的存在,因此以 FDG-6-PO$_4$ 的形式滞留于细胞内。因为这些特点,2- 脱氧葡萄糖能够用于研究细胞葡萄糖的摄取。

肿瘤细胞的葡萄糖代谢非常旺盛,因而 ^{18}F-FDG PET 可广泛用于恶性肿瘤的显像。FDG 通过葡萄糖转运体(GLUT)进入细胞,在己糖激酶(HK)的作用下磷酸化。由于 6 磷酸 -FDG(FDG-6P)的脱磷酸化在肿瘤细胞非常缓慢,产生的 FDG-6P 滞留于肿瘤细胞内。

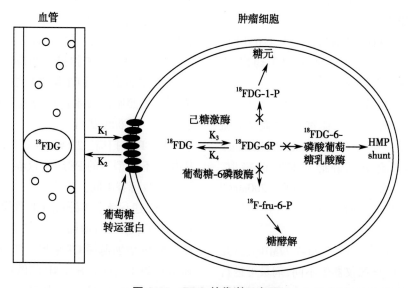

图 2-13　FDG 的代谢示意图

虽然 FDG 不能像葡萄糖一样以相同的方式被代谢，但是与葡萄糖代谢有关的酶的活性和表达水平的改变也将影响 FDG 在肿瘤细胞内的摄取，如 GLUT 表达水平和 HK 活性的增加，以及葡萄糖 -6- 磷酸酶活性的降低。在肿瘤细胞，不同类型 GLUT 和 HK 的表达明显影响糖酵解速率，在各种类型的 GLUTs 中，GLUT1 对葡萄糖和 FDG 的高摄取是必需的一个因素，HK Ⅱ 型主要在快速生长的高糖酵解的肿瘤中表达。肿瘤细胞与正常细胞相比蛋白表达方式的不同引起肿瘤摄取 FDG 的增高。肿瘤细胞因其高的生长速率和糖酵解，呈现对葡萄糖和 FDG 的高摄取。另外快速生长的正常细胞也具有活跃的葡萄糖代谢和有氧糖酵解，因而认为高的葡萄糖代谢率是细胞增生活跃的一个指标，而不单纯是恶性表型的指标。目前已有许多证据表明正常细胞和肿瘤细胞中与葡萄糖代谢有关的基因表达水平存在差异。

^{18}F-FDG PET/CT 常规操作技术：

1. 嘱受检者携带既往和近期检查资料。详细询问患者疾病的发病经过（包括现病史、既往史、家族史、职业、吸烟史等），了解病变的部位、诊断与治疗的经过（如活检结果、手术、放疗、化疗、有无应用骨髓刺激因子及激素、目前的药物治疗情况），尤其是血糖控制情况、近期接触和感染史。

2. 注射 ^{18}F-FDG 之前禁食至少 4~6 小时，不禁水。避免服用止咳糖浆、糖锭类药物，避免静脉输入含葡萄糖的液体。

3. 显像前 24 小时内避免剧烈活动。

4. 检查前测量身高、体重，测试血糖。血糖水平原则上一般应低于 150mg/dl（8.3mmol/L）。血糖升高会降低肿瘤对 FDG 的摄取，并增加本底。大多数情况下血糖 >200mg/dl（11.1mmol/L）要求控制血糖后另行预约检查时间。

5. 静脉注射 ^{18}F-FDG 2.96~7.77MBq/kg（儿童酌情减量），因显像仪器等不同，剂量可进行适当调整。注射部位宜选择已知病变对侧肢体，药物注射后安静休息，不要与人交谈，避免紧张体位。

6. 注射时及注射后嘱患者放松，对精神过度紧张的患者，检查前可用镇静药。患者在注射后取卧位或坐位安静避光休息。

7. 注意保暖，以减少棕色脂肪的摄取。

8. 显像时间一般选择注射药物 60 分钟后进行。肺部结节鉴别诊断完成常规显像后可进行注射 2 小时后的延迟显像。脑显像可于注射 30 分钟后进行，怀疑脑转移者建议先进行全身显像再进行脑显像，可提高脑转移灶的检出率。

9. PET/CT 检查前排空小便，避免尿液污染体表和衣裤。

10. 上检查床前请先取下体表的高密度物质（如腰带、钥匙、项链、首饰、胸罩、硬币等）。

11. 体位　取仰卧位，条件允许的情况下尽量双手上举抱头。

12. 用于预扫描定位和衰减校正、解剖定位的 CT 扫描条件　选择适宜的 mA、kV，扫描时间、层厚、层距等参数进行较低剂量 CT 扫描（如 Siemens Biograph 64 PET/CT 体部扫描预定位参数为 35mA，120kV；衰减校正和解剖定位参数为 100mA，120kV）。一般情况下患者取平静自由呼吸，以尽可能保持 CT 与 PET 图像融合的一致性。PET/CT 体部扫描总 mAs 为 2500~3500，DLP 420~520，CTDIvol 4.8~6.0。

13. 诊断性 CT 扫描　如需要诊断 CT 扫描，应签署同意进行 CT 增强扫描的志愿书，扫描条件按照临床技术操作规范 - 影像技术分册（2003 年）标准执行。

14. PET 扫描　2D 或 3D 采集，1.5~5 分钟 / 床位。不同型号的 PET/CT 仪器，扫描条件的具体参数可有不同。

15. 建议无近期胸部 CT 图像的患者，完成 PET/CT 采集后增加诊断 CT 采集图像。肺结节建议增加薄层 CT 采集。CT 的三维容积显示和 PET 图像的融合（4D 图像）可酌情应用。

16. 放疗计划定位　注意与 CT 模拟定位

的匹配、标志点、成像参数、定位专用床和激光定位系统以及呼吸门控技术在精确放疗中的应用。

17. 再次就诊显像时,注射剂量、显像和图像处理等条件应尽可能与前次保持一致。

FDG PET/CT 常见的假阳性与假阴性及治疗对 FDG 摄取的影响:

常见的假阳性可归纳为以下几类:①局部或全身感染性病灶:如结核病、化脓性疾病、真菌病等;②非特异性炎性病灶:如嗜酸性肉芽肿、慢性胰腺炎、甲状腺炎、食管炎、胃炎及肠炎、非特异性淋巴结炎等;③一些良性肿瘤可不同程度摄取 FDG,如垂体腺瘤、肾上腺腺瘤、甲状腺滤泡状腺瘤、Warthin 瘤等;④手术、放疗或化疗等影响:如手术后炎症、活检、放射性肺炎、化学治疗后骨髓增生或胸腺增生;⑤生理性摄取与伪影;⑥其他:如冬眠心肌、大动脉炎等。

FDG 假阴性主要见于:肿瘤太小(小于 2 倍 PET 系统分辨率)、细支气管肺泡癌、类癌、富黏液成分的肿瘤(如胃癌)、高分化肝细胞癌、肾脏透明细胞癌、前列腺癌、低级别肿瘤(如Ⅰ~Ⅱ级星形细胞瘤等)、成骨性和骨硬化性骨骼转移肿瘤、神经内分泌肿瘤(尤其是高分化肿瘤)、近期曾给予大剂量的类固醇激素治疗、肿瘤坏死、高血糖症、高胰岛素血症等。

治疗对 ^{18}F-FDG 摄取的影响:

(1) 化疗后对 FDG 分布的影响:造血系统(骨髓、胸腺)FDG 摄取增加。骨髓和胸腺的摄取通常在结束化疗后 4~6 周增加,为评价治疗响应,宜在患者化疗前及第三疗程化疗开始前进行 PET 显像比较。

(2) 白细胞集落刺激因子(G-CSFs):促进骨髓造血组织的增生,引起骨髓对 ^{18}F-FDG 的摄取增加,这种骨髓反应随疗程的结束很快下降,建议 PET 可在结束治疗后 5 天进行。

(3) 炎性反应:放射治疗性炎症、感染等。放射治疗后早期 FDG 的浓聚可增加,一般主张评价放射治疗的疗效,PET 检查应在放疗结束后 3~4 个月进行。

(4) 创伤性诊断或治疗:活检、支架置入等。

(5) 手术造成的创伤,如肋骨等对 FDG 的高摄取可持续数月至数年。

(6) 近期大剂量激素治疗时 FDG PET 可出现假阴性。

第二节　PET/CT 肺部疾病检查适应证

1. 早期检出肺癌原发灶及纵隔淋巴结及其远处肿瘤转移灶,有助于肺癌 TNM 分期和治疗后再分期。

2. 肺部单发结节的鉴别诊断。

3. 早期监测和评估放、化疗疗效。

4. 肺癌治疗后肿瘤的纤维化瘢痕或放射性肺炎与肿瘤残余及复发的鉴别诊断。

5. 不明原因的恶性胸腔积液检查。

6. 临床上首先发现肿瘤转移灶或副癌综合征,需要进一步寻找肿瘤的原发灶。

7. 指导肿瘤放疗计划的制订,提供肿瘤代谢信息。

8. 胸膜疾病及纵隔淋巴结肿大鉴别诊断,可为胸腔镜或纵隔镜选择有诊断价值的活检部位。

9. 评估恶性病变的分化程度及预后。

第三节　PET/CT 在肺单发结节(SPN)良恶性鉴别诊断中的应用

据 2001 年符合 EBM 的一组 2572 例综合分析, ^{18}F-FDG PET 鉴别诊断 SPN 灵敏度为 96%,特异性 80%,FDG PET 阴性预测值较高,一般可达 92~96%。PET/CT 实现了解剖结构和功能两者图像的同机融合,将 PET 和 CT 两者的优势互补,因此 ^{18}F-FDG PET/CT 显像被认为是评价肺部结节最可靠的无创性诊断方法（表2-1，图2-14）。

一方面，随着CT技术发展和普及，发现了越来越多的肺结节；另一方面，小于8mm肺实性结节（属于微结节范畴）恶性的可能性较低、活检有难度，对这类微结节CT和FDG PET的

表2-1　FDG PET和PET/CT在肺部单发结节鉴别诊断中的评价

作者	时间（年）	病例数（人）	灵敏度（%）	特异性（%）	准确性（%）	阳性预测值（%）	阴性预测值（%）
Dewan	1995	33	100	78	94	93	100
Duhaylonsod	1995	87	97	82	92	92	92
Gupta	1996	61	93	88	92	95	82
Lowe	1998	89	92	90	91	94	84
文献综合	2001	1255	96	73	90	91	90
Nomori	2004	101	90.5	71.1	83.2	83.8	81.8
Herder	2004	36（SPN≤10mm）	93	77	83	72	94
丁其勇	2005	60	90	93.3	91.7	93.1	90.3
葛全序	2005	27	93.3	75	85.2	82.4	90
陈香	2006	60	93.9	88.9	91.7	91.2	92.3
邱贵华	2006	56	85.7	89.9	72.3		
Yi	2006	119	96	88	93	94	92

注：2005年以后资料均为PET/CT

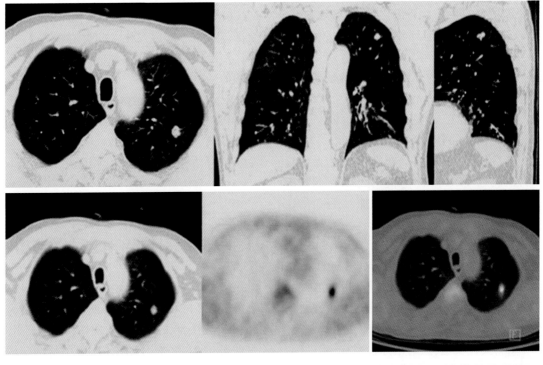

图2-14　男，66岁，左肺上叶类椭圆形结节影，大小约1.2cm×0.7cm，PET示该结节放射性摄取异常增高，SUVmax=2.5，延迟显像SUVmax=4.3。2013-12-20胸腔镜左上肺鳞癌，Ⅱ~Ⅲ级

灵敏度不够。因此,小于 8mm 肺实性结节应以 CT 随诊为主。≥8mm 肺实性结节中恶性病变可能性较高,对于新出现的多个或单个肺结节,FDG PET 的良恶性鉴别诊断的准确性高,灵敏度和特异性分别为 88%~97.7% 和 64.0%~88.9%,因此强烈推荐 FDG PET/CT 检查。纯磨玻璃结节的 FDG PET 显像假阴性率高,有研究甚至发现癌性纯磨玻璃结节的标准摄取值(SUV)低于炎性纯磨玻璃结节。纯磨玻璃肺结节不推荐 PET/CT 检查。部分实性肺结节中癌前病变或肺癌常见。FDG PET/CT 鉴别部分实性肺结节良恶性的研究不是太多,已有的研究显示,在部分实性肺结节中 PET/CT 探查肺癌的灵敏度在 48%~89%,且需要降低 SUV 诊断截止点以提高灵敏度。以 SUV1.2 作为截止点,PET/CT 在部分实性肺结节中诊断肺癌的灵敏度为 62%、特异性为 80%。虽然如此,如果 CT 随诊 3 月的≥8mm 部分实性肺结节仍无法作出诊断,应该进行 FDG PET/CT 检查;较大的部分实性肺结节比小结节更可能是恶性的,如果部分实性肺结节≥15mm,应该立刻行 PET/CT 或活检,甚至手术切除。

FDG PET 对肺癌的诊断阳性预测值较低,这是因为其假阳性存在,活动期炎症或感染过程,如结核、曲霉病、炎性假瘤、肉芽肿等都

可摄取 FDG。肺结核在我国较为常见,每年均有新发病例,在与肺部肿瘤鉴别诊断时应予重视。FDG PET 显像陈旧性结核与稳定期结核病灶一般不摄取 FDG,显像阳性的肺结核往往是增殖性病变或以增殖性病变为主的结核结节,此类病变有大量的类上皮细胞、朗汉斯巨细胞和淋巴细胞等,外缘包有网状纤维,这些细胞代谢旺盛,摄取 FDG 而呈阳性。结核 FDG PET 表现呈现多样性(图 2-15),在 PET 肿瘤诊断中应警惕结核存在的可能性。背景不清晰的多发高代谢病灶结合 PPD 试验阳性,应考虑到结核的可能,可进行抗结核治疗,并进行密切临床随访观察。以下几种方法有助于肺结核与肺癌的鉴别诊断。①PPD 试验。②肿瘤标志物测定,如血清 CEA、NSE、CYFRA21-1、SCC、VEGF 等。③双时相显像(dual time point):一般以 SUV=2.5 作为良恶性鉴别界值。恶性病变 FDG 摄取随时间延长而增加,相反良性病变 FDG 摄取下降或保持不变。Hickeson 等对 141 例肺结节患者进行双时相检查,结果示双时相显像明显提高 FDG PET 诊断肺结节的准确性,双时相与单时间点诊断的灵敏度分别为 95.7%、88.3%,阳性预测值分别为 92.8%、91.2%。我们对 32 例肺癌患者和 15 例肺良性病变患者行双时相显像,结

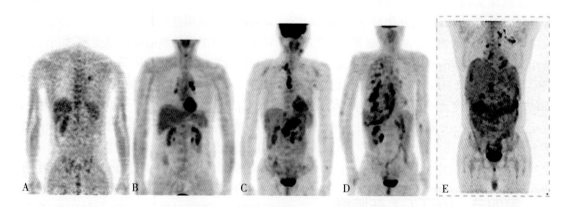

图 2-15　结核 FDG PET 表现的多样性

A. 肺单发结节 FDG 浓聚;B. 陈旧性肺结核,肺内结核病灶及肺门淋巴结 FDG 浓聚;C. 左颌下结核性淋巴结炎、纵隔淋巴结、腹膜后淋巴结 FDG 浓聚;D. 结核性胸膜炎 FDG 沿胸膜弥散浓聚;E. 广泛性腹膜、腹腔淋巴结、纵隔淋巴结及左侧锁骨区淋巴结 FDG 浓聚

果示以 SUV 升高 >30% 为阈值,良恶性鉴别诊断灵敏度、特异性和准确性分别为 90%、100% 和 93.3%,但是结核和肉芽肿病变双时相显像 SUV 通常可以明显升高,有的结核病灶 SUV 升高 >70%,与恶性病变很难鉴别。④ ^{11}C- 醋酸、^{11}C-Choline 显像:台北荣民总医院刘仁贤等应用 FDG 和 ^{11}C- 醋酸(ACE)联合 PET 显像诊断肺结核,10 例活动期结核 FDG 阳性而 ACE 均为阴性,FDG 结合 ACE PET 诊断灵敏度为 100%,特异性为 83%,单纯 FDG PET 诊断结核的特异性仅为 44%。Hara 等研究发现,14 例结核患者 ^{18}F-FDG 的 SUV 随着病灶体积的增大而增高,而 ^{11}C- 胆碱的 SUV 一直稳定在 2 左右,但 97 例肺癌患者两种显像剂的 SUV 均升高。我们初步临床应用结果表明,^{11}C-Choline 与 ^{18}F-FDG 联合显像有助于 SPN 鉴别诊断。田嘉禾等 ^{18}F-FLT 和 ^{18}F-FDG 肺结节多中心前瞻性研究表明,55 例患者中 16 例为肺部恶性病变,16 例为结核,23 例为肺部良性病变,^{18}F-FDG 灵敏度和特异性分别为 87.5% 和 58.97%,^{18}F-FLT 灵敏度和特异性分别为 68.75% 和 76.92%,两种显像剂联合应用灵敏度和特异性分别为 100% 和 89.74%,以 ^{18}F-FLT 与 ^{18}F-FDG SUV 比值 0.40~0.90 作为阈值可以很好地鉴别上述 3 个组别。

在临床实践中,细支气管肺泡癌、类癌、含黏液成分高的肿瘤、高分化肿瘤及小病灶(<1cm)等可出现假阴性。对 <2cm 低 / 无代谢肺结节,观察肺结节的形态比代谢更为重要,要重视薄层 CT 及 MPR 矢状面 / 冠状面重建。当结节目前难以定性时,应用 CT 对肺结节进行定期随访复查,必要时可进行积极的探查手术。

第四节 PET/CT 在肺癌 TNM 临床分期中的应用

非小细胞型肺癌(NSCLC)有否淋巴结转移对诊断、治疗方案选择和患者的预后至关重要,准确的分期可以避免不必要的治疗,达到减少医疗费用,延长生存期和提高生活质量的目的。美国临床肿瘤指南(NCCN)中已将 PET/CT 显像作为肺癌临床分期检查非创伤性检查方法之一(包括 I a 期病例),国内临床路径也将 PET/CT 检查列入肺癌术前评估的可选择项目之一。晚期 NSCLC CT 未显示远处转移迹象,建议 PET 检查;临床可手术的 NSCLC,胸部 CT 发现纵隔淋巴结最小径 ≥1cm 或 PET 检查阳性者,建议纵隔镜活检。对 PET 发现的肾上腺或肝脏孤立性病灶者,如肺部有手术条件需行活检排除转移;对 PET 发现骨骼病变而原发肺部病变可以手术,需组织学或其他影像学证实为骨转移。PET 可确定 CT 假阴性的结果和一些隐匿性的转移灶,从而影响分期和治疗。^{18}F-FDG PET 可灵敏地检出正常大小的转移淋巴结,发现传统分期未发现的局部和远隔转移以及第二原发癌,有效地减少不必要的开胸,PET 检查结果影响 40%~70% 肺癌患者的临床治疗决策。

PET/CT 集中了 PET 反映肿瘤的生物学特性和 CT 的清晰解剖结构两方面的优势,显著提高诊断和分期的准确性。PET/CT 肺癌分期诊断能够为肺癌的诊断和治疗节约费用,主要是因为准确的分期诊断:①在常规 CT 阴性患者中发现纵隔淋巴结受累,避免不必要的外科手术;② CT 提示纵隔淋巴结受累,如果 PET 显像阴性则术前不必行纵隔镜;③发现远处转移,避免不必要手术及其并发症治疗产生的费用。由于 PET 显像提高了分期诊断的准确性,所以 PET 显像后可避免不必要的其他检查费用以及提供个体化的治疗方案。我们总结了华山医院 PET 中心 997 例 PET/CT 诊断中有转移的肺癌病例,转移情况为:①常见部位淋巴结转移:纵隔淋巴结 62.8%(626/997)、肺门淋巴结 44.1%(440/997)、锁骨区淋巴结 15.8%(158/997)、颈部淋巴结 6.2%(62/997);②少见部位淋巴结转移:腹股沟淋巴结 0.6%(6/997);

③常见脏器转移：骨骼 29.1%（290/997）、肺内结节 22.8%（227/997）、胸膜结节 17.4%（173/997）、脑 14.2%（142/997）、肝脏 8.2%（82/997）、肾上腺 7.4%（74/997）；④少见部位：皮下结节 1.3%（13/997）、胰腺 0.8%（8/997）、肾脏 0.6%（6/997）、脾脏 0.4%（4/997）、心包结节 0.4%（4/997）、甲状腺 0.3%（3/997）、肌肉 0.3%（3/997）；⑤罕见部位：左侧眼底 1 例，右侧乳腺 1 例。其中 3.9%（39/997）肺癌病例有少见部位转移，0.2% 肺癌病例患者有罕见部位转移。

（一）T 分期

T 分期主要依靠能提供精细解剖结构的 CT，PET 反映肿瘤的代谢情况，在鉴别肺部病变的良恶性有优势。PET/CT 根据 CT 的解剖信息评价肺癌对胸壁、周围血管支气管及纵隔的侵犯，又结合 PET 提供的生物学信息提高了对 T 分期的准确性（表 2-2）。Lardinois 等研究 40 例 NSCLC 患者，结果显示，对肿瘤原发病灶，CT、PET、PET 和 CT 联合诊断、整合性 PET/CT 诊断正确率分别为 58%、40%、65%、88%；分期不正确的比例前三者分别为 22%、20%、22%，而 PET/CT 只有 2%。另外，PET/CT 对胸壁和纵隔受侵犯情况的检测也优于其他三种方法。Antoch 等研究结果也同样显示 PET/CT 对肺癌 T 分期的评价比单独的 PET 和 CT 更精确。PET/CT 由于能准确显示肺内、胸膜及纵隔内病变的肿瘤活性程度，还能为穿刺活检或胸腔镜活检选择最佳的部位，提高这些创伤性检查的成功率。

值得注意的是，由于 PET/CT 的扫描是在浅呼吸状态下获得的，由于呼吸运动的影响，肺内 1cm 以下的小结节因容积效应可能被遗漏，而且受 PET 分辨率的影响这些小结节 FDG 常表现为假阴性。而肺内小结节的检出和准确定位对于肺癌的分期具有重要意义：与原发灶同一肺叶内或同侧不同肺叶内的转移结节为 T4，而原发灶对侧一个肺叶的转移结节为 M1a。Allen-Auerbach 等对 142 例肺癌患者进行研究，发现 34% 患者的标准胸部 CT 扫描较

PET/CT 多发现 125 个肺小结节（$3.4 \pm 1.6mm$，大小 1~9mm），所有这些结节均未见 FDG 摄取。因此认为常规的 PET/CT 检查对 NSCLC 的分期提供的信息还不足，建议 PET/CT 诊断时需仔细对照近期的标准胸部 CT 图像，必要时可在检查结束后加做标准胸部 CT 采集。近来有研究认为吸气末低剂量 CT 扫描（120kV，$20mAs_{eff}$）已能显著提高对肺小结节的检出率，因此可在常规显像后加低剂量标准 CT 扫描（low-dose MDCT），从而在准确诊断疾病的同时最大限度减少患者的辐射剂量（表 2-2）。

（二）N 分期

CT 主要依靠淋巴结的大小判断转移，一般以 10mm 为标准，而有的转移淋巴结体积并不增大，因此区分肿大的淋巴结是否由肿瘤转移或炎性增生引起，小的淋巴结有否肿瘤的转移尚有缺陷，因而限制了 CT 的诊断价值。研究表明 PET 在淋巴结分期上优于 CT，但是单纯 PET 对淋巴结的准确定位有一定困难，近肺门区的异常放射性浓聚的淋巴结很难区分究竟是在肺门还是纵隔内（即 N1 或 N2 的鉴别），特别对伴有肺不张或术后解剖结构改变的患者，由于纵隔偏移，单个异常放射性浓聚的淋巴结就更难准确定位。而按国际肺癌 TNM 分期标准，肿瘤转移至同侧肺门为 N_1 期，转移至同侧纵隔内为 N_2 期。对 T_1M_0 患者来说，N_1、N_2 的确定分别为肿瘤Ⅱa、Ⅲa 期，两者决定的治疗方案不同，对患者预后的影响也有很大差异。PET/CT 既可以发现异常的淋巴结又可以对淋巴结进行精确定位，这种精确定位可以提高对 N_1 和 N_2 的分辨力，使其对淋巴结的分期更准确（图 2-16）。已有多项研究发现 PET/CT 对纵隔淋巴结的分期优于单独的 PET 和 CT 或 PET 和 CT 的联合分析（表 3）。Alongi 等系统性回顾了对 NSCLC 的纵隔淋巴结转移分期的检查，对比了 ^{18}F-FDG PET 和 CT，汇总了 1998 年至 2005 年的 13 篇临床研究，PET 总共包含 665 个患者，CT 包含 660 个患者。经 Meta 分析汇总后，PET 的灵敏

表 2-2 FDG PET/CT 对肺癌 T 分期的评价

作者	时间(年)	病例数	检查手段	准确性(%)
Lardinois	2003	40	PET/CT	98
			PET	80
			CT	78
Antoch	2003	27	PET/CT	96.3
			PET	74.1
			CT	70.4
Shim	2005	106	PET/CT	79
			CT	86
崔勇	2005	49	PET/CT	90
			CT	74
张成琪	2005	66	PET/CT	92.4
			CT	74.2
宋吉清	2005	54	PET/CT	92.6
			CT	74.1
De Wever	2006	50	PET/CT	86
			PET	68
			CT	46

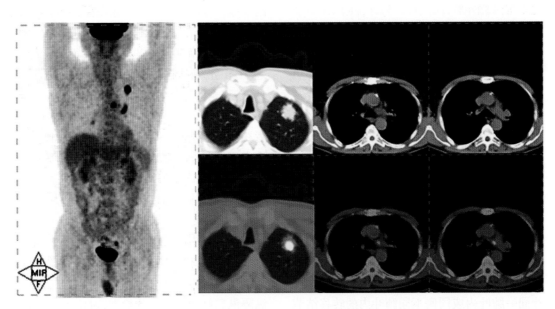

图 2-16 男,59 岁,左上肺前段肿块,大小 4cm×3cm×2.5cm,病理腺癌,乳头状及实体腺癌伴黏液混合亚型,中低分化,上叶管口淋巴结、主动脉弓下及弓旁组淋巴结见癌转移。病理分期 $pT_2N_2M_0$,Ⅲa 期

度为 83%（95%CI,75%~91%），特异性为 87%（95%CI,80%~95%）。而 CT 的灵敏度为 68%（95%CI,58%~79%），特异性为 76%（95%CI,67%~86%）。受试者工作曲线下面积（SROC 的 AUC）显示，$AUC_{PET} = 0.909$，$AUC_{CT} = 0.794$。不过，PET/CT 在诊断淋巴结转移时要注意与炎症、结核、结节病等导致的假阳性鉴别。研究认为，对于 CT 显示有钙化或密度高于周围大血管的淋巴结即使 PET 阳性也考虑良性淋巴结。而对于没有钙化的 PET 阳性淋巴结，即使在 1cm 以下也应考虑肿瘤转移。Kim 等以此为标准发现所有 16 个肺癌患者的 23 组阳性淋巴结均获得正确诊断。

对于 CT 等常规检查诊断 T_1N_0 的肺癌临床医生一般不会选择行纵隔镜检查，因为此类患者淋巴结转移的概率仅 5%~15%。但也有研究发现其转移率可达 22%。PET/CT 的高阴性预测值有助于筛选不需要行纵隔镜检查的 T_1 患者，而 PET/CT 发现的阳性淋巴结可指导纵隔镜等微创活检。另外，主肺动脉窗、前纵隔及隆突下后方的淋巴结是标准颈部纵隔镜较难到达的部位，经颈纵隔镜约有 8% 的假阴性率，其中 57% 以上的假阴性是这些难采样部位的淋巴结所导致的。如果 PET/CT 检出这些部位的高代谢淋巴结，可指导对这些淋巴结进行其他的活检方法，如前纵隔镜、经皮或经气管穿刺活检、食管超声内镜检查指导的细针穿刺（EUS-FNA）等，提高分期的准确性。

近年来随着 PET/CT 的价值越来越被临床医师认可，PET/CT 中 CT 的性能在不断提高，如 16 层、64 层 MSCT，已由开始的作为一种衰减校正方法发展至现在的可以提供诊断性信息的 diagnostic CT。MSCT 空间分辨力高，并具有强大的后处理能力，包括多平面重建（multiplanar reformation, MPR）、表面遮盖显示（shaded surface display, SSD）、容积重建技术（volume rendering, VR）、仿真内镜（virtual endoscopy, VE）等。更有意义的是，目前的 PET/CT 融合技术能将 PET 的功能信息与 MSCT 提供的三维信息如仿真纵隔镜、支气管镜等融合，获得四维容积融合图像（4D），进一步提高 T、N 病变的定位和诊断的准确性。

（三）M 分期

肺癌远处转移对决定能否手术及其预后起关键作用，常见的转移部位为肝、肾上腺、骨骼和脑等。终末期肺癌患者尸检发现，肺癌胸外转移占 93%，常见转移部位有肝（10~40%）、肾上腺（18~38%）、脑（8~15%）、骨骼（38%）、腹膜后淋巴结（11~29%）、肾（16~23%）等。PET/CT 在肺癌 M 分期诊断中的价值体现在从拟手术切除的肺癌患者中发现常规影像学检查不能发现的远处转移灶，确定肺癌的可切除性，制订合理的治疗方案。对于 II-III A 期患者而言，PET/CT 显像毫无疑问在确定肺癌可根治性治疗上非常有效。Antoch 等研究结果显示，CT 检测出 4 个患者的 14 个转移灶，PET 检测出 2 个患者的 4 个转移灶，PET/CT 检测出 4 个患者的 17 个转移灶。Lardinois 等发现 PET 和 PET/CT 均能发现未知的远处转移病灶 8 例，但 PET 只能正确定位其中 6 例，另 2 例联合 PET 和 CT 分析也未能定位，而 PET/CT 对这 2 例都可以明确定位。

肺癌肝内转移通常为非孤立性病灶，而且多数病灶由 B 超或 CT 检查可得到诊断。对 NSCLC 分期的研究显示 PET 比 CT 对肝脏转移更准确，主要因为前者特异性高。一项对多种类型肿瘤的研究显示 PET 的灵敏度、特异性分别为 97%、88%，而 CT 分别为 93%、75%。PET 价值在于能鉴别诊断常规显像不明确的病灶，如一项研究显示，PET 提示 11 例患者肝转移可能，其中 2 例常规显像阴性，9 例常规显像诊断不明确，另外 PET 排除 4 例常规显像可疑的病灶。值得注意的是肝脓肿、肝脏寄生虫病等也可出现 FDG 摄取的假阳性。

一般双侧的肾上腺肿大或肿块基本可以确定为转移，如为单侧肿块则需排除腺瘤后方可诊断。20% 的 NSCLC 患者明确诊断时已有肾上腺肿块，其中 2/3 为无症状的肾上腺腺瘤。这种孤立的肾上腺肿块的性质决定肺部肿瘤的手术指征,常需进一步穿刺或活检检查(病理),PET 是一种评价肾上腺占位的有效方法,对肾上腺转移的检出灵敏度高。以肾上腺放射性摄取高于肝脏作为诊断肾上腺转移的准确性可达到 92% 以上,部分肾上腺腺瘤可能导致假阳性。CT 上诊断不明确的病灶如果 PET 上阴性通常不是转移灶。但对肾上腺的小病灶判断时要特别小心。Yun 等建议把肾上腺病灶的摄取程度与肝脏的摄取作比较分析,可提高诊断的特异性。腺瘤常是低摄取,等于或低于肝脏的摄取,而转移灶常是高摄取。但即使是后一种情况,如果要排除患者接受积极性治疗的可能性仍需对 FDG 摄取阳性的肾上腺病灶作病理证实。PET/CT 由于能同时提供 CT 信息,更进一步提高了诊断的确定性和准确性,可检出部分由于瘤内出血或坏死导致的 PET 假阴性的转移瘤。

^{99m}Tc 标记的亚甲基二磷酸盐(^{99m}Tc-MDP)骨显像是临床诊断骨转移灶的常规方法,其灵敏度高,大约为 90%,但缺乏特异性,如外伤、代谢性骨病、骨质疏松、关节病、关节炎等均可出现骨显像的假阳性。肺癌骨转移中溶骨性

改变更多,文献资料显示 PET 诊断肺癌骨转移的灵敏度与骨显像相似,但其特异性更高,可达 98%(图 2-17)。美国 NCCN 关于肺癌诊疗指南中指出对肺癌的骨转移诊断 ^{18}F-FDG PET 可取代骨显像。但是通常意义的全身 PET 显像并不包括下肢和颅骨,因此这些部位的转移病灶 PET 会遗漏。美国第 51 届核医学年会中提出真正意义的全身显像(true whole body),Osman 等报道 84 例非小细胞肺癌有 25% 的骨转移病灶位于常规采集视野之外(包括下肢16.6%、上肢 4% 和颅骨 4.6%)。我们建议对晚期肿瘤全身转移及黑色素瘤应进行 TWB PET 显像。

^{18}F-FDG PET/CT 对脑转移的检测没有优势可言。因为正常脑组织葡萄糖呈高代谢,PET 检测脑内转移的灵敏度低,PET 不太适合检测脑内的转移。当一些较小的脑转移灶(<5mm)位于高代谢活性的大脑皮质时,PET较难分辨,而且脑转移瘤在 PET 的表现也呈多样性,可以表现为高、低代谢活性或与正常脑皮质活性相同,还可以出现中心代谢缺损,周边环状高代谢,周边脑组织往往因脑水肿而代谢减低。对肺癌怀疑有脑转移患者,脑部 PET

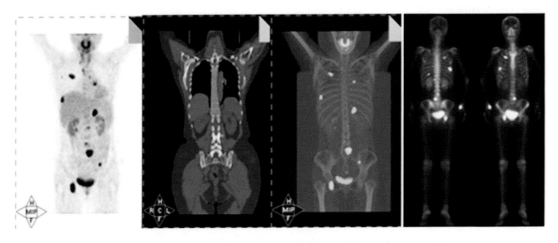

图 2-17 女,45 岁,左下肺腺癌术后 1 年余,pT$_2$N$_2$M$_0$。术后化疗 7 个疗程,PET/CT 示左肺门、纵隔淋巴结、左肾上腺及右侧第 4 前肋、第 8 后肋、L$_2$、L$_4$、L$_5$ 椎体、左侧髂骨及右侧坐骨多发性 FDG 代谢增高灶,诊断左肺癌治疗后多发转移。同期 ^{99m}Tc-MDP 骨显像示右侧第 4 前肋、第 8 后肋、左第 10 后肋、L4、L5 椎体、右侧坐骨多发性浓聚

显像建议在全身检查结束后进行(延迟显像),这样可提高脑转移灶的检出率。我们认为延迟显像、^{11}C-Choline、^{11}C-MET 以及 CT 上脑转移的异常影像如脑内异常密度灶、指状水肿等对脑转移诊断均有一定的帮助(图 2-18),但对高度怀疑脑转移而 PET/CT 检查阴性者,建议增强 MRI 检查,MRI 被认为是脑内转移灶诊断的最佳方法。

PET 还能检测出不易被重视部位的转移灶,如常规 CT 隐匿部位的肺内小结节病灶、软组织内的病灶、皮下结节、腹膜后淋巴结或触诊阴性的锁骨上淋巴结等转移灶(表 2-3)。

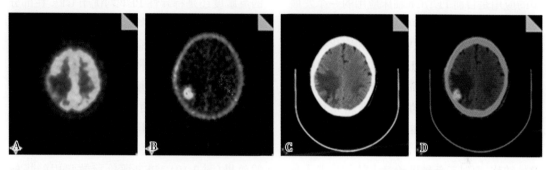

图 2-18　男,53 岁,小细胞肺癌行左肺全切手术,术后行放化疗。11 个月后发现脑转移,行放疗和伽马刀治疗,FDG PET/CT 右顶叶转移灶未见明显放射性摄取增高

A. ^{11}C-Choline PET 显像示病灶放射性摄取异常增高;B. ^{11}C-Choline PET;C. CT;D. 融合图像,提示有活性的肿瘤组织存在

表 2-3　FDG PET/CT 在肺癌分期中的评价

作者	时间(年)	病例数	检查手段	准确性(%)	灵敏度(%)	特异性(%)	阳性预测值(%)	阴性预测值(%)
Lardinois	2003	37	PET/CT	84				
			PET	87				
			CT	64				
Antoch	2003	27	PET/CT	93	89	94	89	94
			PET	89	89	89	80	94
			CT	63	70	59	50	77
Shim	2005	106	PET/CT	84	85	84		
			CT	69	70	69		
崔勇	2005	49	PET/CT	97.9	100	96.4	95.5	100
			CT	69.3	61.9	75	65	72.4
张成琪	2005	66	PET/CT	92.4	80.09	97.14	96.11	84.7
			CT	72.7	56.48	71.02	63.21	64.93
Halpern	2005	30	PET/CT	83				
			PET	57				
Fischer	2006	29	PET/CT		93	100		
	SCLC		PET		93	83		
Low	2006	41	PET/CT		92.3	95		
Kim	2006	150(均 T$_1$)	PET/CT	94	42	100	100	94
巩合义	2006	58	PET/CT	90.6	96.9			

第五节 PET 在肺癌疗效评价及指导治疗中的应用

^{18}F-FDG PET/CT 在肿瘤疗效监测和评价中的应用是目前 PET/CT 临床应用的一个发展方向,PET/CT 可作为肿瘤在体监测化疗敏感性和耐药性的影像标志物,预测肿瘤化疗反应性,在早期区分治疗无反应肿瘤,并根据个体肿瘤对放化疗的反应不同调整治疗的方案,以达到个体化治疗的目的。Ⅲ期肺癌尤其是化疗有效的患者通过新辅助治疗能够达到提高手术完全切除率的目的,并降低局部复发率及远处转移,而对于新辅助治疗无效的患者会延误病情,增加了以后的治疗难度,因此尽早了解肺癌患者对治疗的反应,采取进一步治疗方案对改善预后及其生活质量有重要意义。临床最常用的 CT 评价疗效的主要指标是肿瘤体积的改变,而治疗后早期肿瘤体积常没有明显变化;PET 是从肿瘤代谢水平上对肿瘤细胞活力进行评价,理论上对治疗有反应的肿瘤细胞其代谢活性必定降低,因此无论是监测疗效的灵敏度还是特异性 PET 均优于 CT。在部分小细胞肺癌,某些化学药物的治疗可导致癌细胞产生抗药性,这类患者在化疗后虽然 X 线胸片可显示肿瘤范围的缩小,但如果 FDG 在肿瘤局部的摄取异常增高,常提示化疗无明显效果,并可能产生肿瘤的抗药性;相反,另一些患者在化疗后肿瘤范围未见明显变化,但局部 FDG 摄取明显减低,仍提示治疗方案有良好的效果(图 2-19)。PET 评价疗效常用的指标为治疗前后的 SUV 变化率(ΔSUV)〔(治疗前 SUV– 治疗后 SUV)/ 治疗前 SUV〕。Cerfolio 等

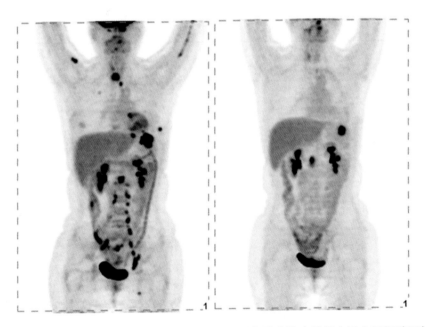

图 2-19 患者,女性,42 岁。2008 年 12 月 5 日因左肺癌治疗后于中国人民解放军第 411 医院 PET/CT 中心行 PET/CT 随访发现左下胸腔软组织、左侧背侧胸膜、右上肺尖段小结节、左上纵隔及降主动脉旁淋巴结、骨骼多发、左侧胸廓外侧肌肉、右侧肱骨上段内侧肌肉、左侧胸壁软组织影、腹膜后多发淋巴结、左侧腹股沟淋巴结 FDG 代谢异常增高,考虑肿瘤转移所致。患者经过头部伽马刀治疗、化疗 4 程、胸部放疗后,于 2009 年 6 月 23 日 PET/CT 随访,左侧背侧增厚胸膜、C1~C2 椎体、L1 椎体水平腹膜后淋巴结 FDG 代谢异常增高,考虑治疗后有活力的肿瘤组织存在,但是大部分病灶消失

研究发现,新辅助治疗前后的 ΔSUV 与治疗后肿瘤中非活性的肿瘤细胞数目呈正性相关,而且这种相关性优于治疗前后 CT 所示肿瘤体积的变化(Δ 体积)。当 ΔSUV 在 80% 以上时其预测肿瘤完全缓解的灵敏度、特异性和准确率分别为 90%、100%、96%。在他们最近的一项研究中以 ΔSUV 高于 75% 作为肿瘤完全缓解的标准,ΔSUV 高于 55% 作为肿瘤部分缓解的标准。Pottgen 等研究也发现,化疗前后 SUV 的下降程度与疗效密切相关,疗效好的患者 SUV 的降低更显著,而且 SUV 显著下降及治疗有效的患者复发率明显低于治疗无明显效果的患者。

新辅助治疗后纵隔淋巴结特别是 N2 淋巴结的正确评价是指导进一步治疗的重要依据。经过放化疗后由于解剖结构的改变、纤维瘢痕的存在以及炎症的影响,纵隔镜手术困难,影响其诊断灵敏度,且手术风险增加。De Leyn 等研究发现,诱导化疗后的淋巴结再分期 PET/CT 的灵敏度、特异性和准确性分别为 77%、92%、83%,而纵隔镜分别为 29%、100%、60%,PET/CT 的灵敏度及准确性均优于纵隔镜。Cerfolio 等对 93 例 N2 期的 NSCLC 新辅助治疗后的再分期进行评价,PET/CT 再分期的准确性优于单独的 CT,该研究认为当转移淋巴结的 ΔSUV 超过 50% 预示该淋巴结已经没有活性肿瘤细胞。虽然 PET/CT 的再分期的准确性优于 CT 和纵隔镜,但特异性不如纵隔镜,仍存在假阳性,因此对于 SUV 未见明显降低的淋巴结在条件允许的情况下仍需要活检证实。PET/CT 对于指导进行创伤性检查并提高检查的阳性率具有非常重要的意义。另外,PET/CT 还能检出胸外的转移病灶避免无效手术。

放疗可直接或间接地损伤肿瘤细胞,引起 DNA 损伤或非 DNA 病变,而与放射损伤的修复有关的几个生化旁路是消耗 ATP 的过程,糖酵解与有氧氧化是细胞内产能的主要途径,因此放疗后一段时间内肿瘤细胞代谢虽然减低但细胞损伤可导致继发反应的糖代谢增加,两者互相抵消使肿瘤的 FDG 浓聚程度保持不变甚至增加;化疗后全身骨髓等组织可出现反应性增生,放射性摄取增高,因此评价疗效时还需注意 PET/CT 检查适宜时间的选择,通常认为放化疗前及放疗后 2~3 月或第三化疗疗程开始前分别行 PET/CT 显像对疗效的评价比较准确。

按照治疗效果分为完全缓解(CR)、部分缓解(PR)、病灶稳定(SD)和疾病进展(PD)。CT 疗效的评估标准:CR 指所有已知病灶消失并保持最少 4 周。WHO 标准的 PR 指肿瘤两个最大径乘积减少 50%,并保持 4 周以上;RECIST 标准指肿瘤最大单径之和减少 30%,并保持 4 周以上。WHO 标准定义 PD 为双径乘积增加 25% 或出现新病灶,RECIST 标准指最大单径之和增加 20% 或出现新病灶。所有其他病灶归为病情稳定 SD,判定为 SD 至少须经 2 周期化疗。PET 疗效评估标准为:完全有效(CR):全部病灶 FDG 摄取完全消失。部分有效(PR):肿瘤 FDG 摄取减少≥50%,无新的 FDG 摄取灶。疾病稳定(SD):肿瘤 FDG 摄取减少 <50%、>25%,无新的 FDG 摄取灶。疾病进展(PD):肿瘤 FDG 摄取增加≥25% 或出现新 FDG 摄取灶。由于分子影像学的发展以及 PET 在疗效监控中的积极意义,近期制定的 PERCIST 把 PET/CT 纳入评估系统中,为临床应用提供了新的应用参考,并且与以往的标准有诸多不同之处(表 2-4)。

多项研究显示 PET 可能提供更有价值的预后信息,因为恶性程度较高引起低生存率的肿瘤往往显示为 FDG 高摄取。已出现多项研究探索 ^{18}F-FDG PET 在 NSCLC 治疗反应监测中的作用。Ichiya 等认为 FDG PET/CT 所检测的肿瘤代谢减低与肿瘤的病理反应一致。MacManus 等认为在治疗完成后,由 PET 评估为有反应的肿瘤比 CT 评估的有更好的生存预后。Weber 认为在治疗过程中的早期,如在化疗 1 周期后,PET 评估也许有提示预后的价值。

表 2-4　EORTC 与 PERCIST1.0 的比较

特征	EORTC	PERCIST1.0
基线病灶可测性	1. 以治疗前扫描所得病灶大小定义肿瘤大小,根据 FDG 高摄取勾画代表有活力的肿瘤。记录整个肿瘤的摄取值。 2. 在随后的扫描和定位中,应尽可能接近原来的肿瘤体积来测量相同的 ROI 体积。记录配准方法。 3. 摄取值应该根据肿瘤 ROI 计算每个像素每秒计数测量平均值及最大值,以 MBq/L 为单位。 4. 记录 FDG 摄取范围的改变。例如,肿瘤正交尺寸包括最长的肿瘤尺寸的增加。 5. 部分容积效应可能影响 FDG 摄取的测量。从解剖影像得到的肿瘤大小与 PET 扫描仪的分辨率有关,记录这种可能性。	1. 可测量的靶病灶是摄取最高的单个肿瘤病灶"肿瘤中直径最大 1.2cm ROI 体积"(SUL 最大值)。SUL 最大值至少比肝脏 SUL 平均值 +2 标准差大 1.5 倍(正常的肝右叶 3cm 球形 ROI)。如果肝脏为非正常,原发肿瘤要摄取 >2.0× 血池的 SUL 平均值,以 1cm ROI 在胸主动脉 Z 轴上测量超过 2cm。 2. 在治疗后要评价有 SUL 最大值的肿瘤。虽然通常肿瘤与基线最大的 SUL 最大值是在同一区域内,但是它不需要。 3. 摄取值需要测量最大值和最大单体素肿瘤的 SUL,其他 SUV 指标,包括在 50% 或者 70% SUV 最大值的 SUL 平均值,可以作为科研探索的数据收集起来;在体素的基础上,收集超过肝脏 SUL 平均值 2 个标准差的 TLG(见下文) 4. 在有 5 个可测量的靶病灶时,这些参数通常作为科研探索的数据记录。通常是摄取最高的病灶,它们往往也是最大的,并且每个器官不超过 2 个。
摄取标准化	扫描仪提供可重复的数据。报告需要提供足够和明确的数据,使得测量在各中心之间可重复。经验阈值为 25%,但是需要用重复分析确定适当的阈值使得统计学上有意义。	正常肝脏 SUL 必须在基线的 20% 以内(并且 <0.3 SUL 平均单位)而且在随访研究中是可评估的。如果肝脏是不正常的,血池 SUL 必须在基线的 20% 以内(并且 <0.3 SUL 平均单位)而且在随访研究中是可评估的。基线采集的扫描时间和随访采集的扫描时间必须分别为 15 分钟。通常在注射后平均 60 分钟,但是不少于注射后 50 分钟采集。使用同一个扫描仪,或者同一中心内相同扫描模式、注射剂量、采集协议(2D 或者 3D)以及重建软件。扫描需要提供可重复和适当校正的数据。
客观反应	CMR:肿瘤 ^{18}F-FDG 摄取完全消退是指与周围正常组织难以区分。 PMR:化疗后肿瘤 ^{18}F-FDG SUV 减小至少 15% ± 25%,并且在超过 1 周期治疗后 >25%;PMR 并不要求肿瘤 FDG 摄取灶范围减少。	CMR:在可测量的靶病灶中,[18]F-FDG 摄取的完全消退是指低于肝脏平均放射性摄取和与周围背景血池水平难以区分。相对于背景血池水平所有其他病灶都消失。SUL 减少的百分比应该以测量的区域记录,记录在治疗开始后的第几周(例如,CMR-90,4)。没有新的典型肿瘤 FDG 摄取病灶。如果由 RECIST 判定为进展,必须以随访证实。 PMR:可测量的目标肿瘤 ^{18}F-FDG SUL 最大值减少至少 30%。SUL 绝对减少必须至少为 0.8 SUL 单位。所测量的病灶通常为基线时的同一病灶。但是也可以是另一个病灶,该病灶必须是之前就存在了并且在治疗后是最活跃的病灶。虽然 ROI 通常与基线完全相同,但是也可以不完全相同。SUL 没增高、目标大小或者非靶病灶 >30%(例如,在 RESCIST 或者 IWC 无 PD)(如果是解剖上的 PD 必须由随访证实)。PMR 并不要求 FDG 摄取减少的程度。SUL 减少的百分比应该以测量的区域记录,记录在治疗开始后的第几周(例如,CMR-40,3)。没有新病灶。

续表

特征	EORTC	PERCIST1.0
客观反应	SMD：肿瘤 ^{18}F-FDG SUV 升高 <25% 或者减少 <15% 并且没有肉眼可见肿瘤 FDG 摄取灶扩大(20% 最长径)。 PMD：基线病灶区域，肿瘤 ^{18}F-FDG SUV 升高 >25%；肉眼可见的肿瘤 FDG 摄取灶扩大(20% 最大径)或者出现新 FDG 摄取的肿瘤转移灶。	SMD：不是 CMR，PMR 或 PMD。记录靶病灶代谢的 SUL 最大值，最近治疗的开始时间，以周为单位(例如，SMD-15,7)。 PMD：典型肿瘤转移并且并非感染或治疗效应所致摄取时，与基线相比 ^{18}F-FDG SUL 最大值升高 >30%，升高 >0.8 SUL 单位。或者：肉眼可见的肿瘤 FDG 摄取灶扩大(75% 无 SUL 减少的 TLG 体积)。或者：新典型肿瘤 FDG 摄取增高灶并且与治疗效应或者感染无关。PMD 除了新内脏器官病灶外，应该由 1 个月内的随访确认。除非 PMD 与 RECIST1.1 判定的疾病进展明显相关。PMD 应该报告包括 SUV 最大值改变的百分比，(治疗后的时间，以周为单位)，新病灶存在 / 消失和他们的数量(例如，PMD，+35,4,新:5)。由于 SUL 是连续变量，根据一些任意反应类别限定的数字划分反应标准会失去很多数据。因此，PERCIST 保留了每个报告分类的 SUV 最大值减少百分比。PERCIST 要求从治疗开始的时间作为报告的一部分。例如，CMR 90,1，很可能比 CMR 90,10 好，特别如果后来，患者是 SMD 20,1。PET 反应测量也许需要在不同时间点测量，可能是治疗类型依赖的。PERCIST 1.0 只评估摄取最高病灶的 SUL 最大值。这是该方法可能的局限性，但是病灶和它们的反应总体上强相关。需要更多的数据来决定要评估多少病灶。一项建议包括 5 个摄取最高的病灶，或者以 RECIST 1.1 为标准可测量的病灶。报告摄取增高最大的单病灶 SUL 改变的百分比或者摄取减少最小的。需要更多的研究定义评估要多少病灶是最佳的。
	不可测量的病灶：CR，所有已知疾病消失，≥4 周确认。PR，由减少≥50% 来评估，≥4 周确认；PD，由存在的病灶增加≥25%；NC，不符合 PR 和 PD 标准。	非靶病灶：CMR，所有 FDG 代谢增高病灶消失；PMD，非靶病灶 FDG 摄取明显进展或者新典型肿瘤 FDG 代谢增高病灶出现；非 PMD：残留 1 个或者更多非靶病灶或肿瘤标志高于正常。
总体反应		1. 在可测量的病灶中，从治疗开始到疾病进展或复发，记录最好的反应。 2. 在可测量或者不可测量的非靶病灶中，非 PMD 将减少 CR 到靶病灶到总体 RMR。 3. 非靶病灶的非 PMD 不会在靶病灶中减少 PR。
反应持续时间		1. 总体 CMR：从第一次符合 CMR 评估标准的日期起；到第一次发现复发的日期。 2. 总体反应：从第一次发现 CMR 或 PMR 标准的日期起；到第一次发现复发的日期。 3. SMD：从开始治疗的日期到第一次发现 PMD 的日期。

　TLG：总病灶糖酵解；CMR：完全代谢反应；PMR：部分代谢反应；PD：病情进展；SMD：病情代谢稳定；PMD：病情代谢进展；CR：完全缓解；PR：部分缓解；NC：无变化。SUL：去脂肪体重 SUV 值

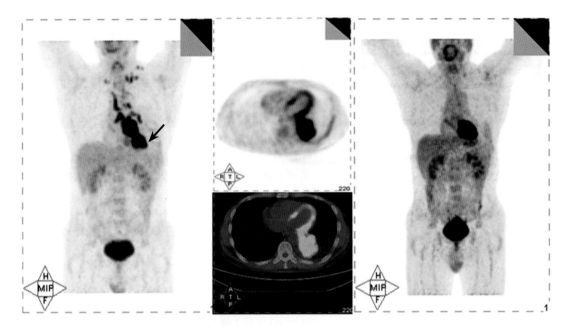

图 2-20 男性,56 岁,CT 左肺 3cm×10cm×3cm 大小肿块,左侧胸腔积液,支气管镜检查病理为鳞癌。PET/CT 左肺下叶肿块、左肺门、纵隔及双侧锁骨区淋巴结多发代谢增高灶(黑色箭头为心肌影)。行放射治疗后 2 个月后复查,上述病灶代谢活性显著降低,病情明显好转

第六节 PET 在肺癌预后评价中的应用

因为 FDG 代谢与肿瘤细胞的生长率和增殖能力相关,所以可应用 PET 葡萄糖代谢率来评价肺癌的预后。Schiepers 等用 FDG PET 显像对 148 例肺癌患者的预后进行评价,21 例死亡患者中,7 例 PET 阴性,14 例 PET 阳性,PET 阴性者无病灶生存时间较 PET 阳性者要长,FDG PET 阴性与低死亡率和无病灶生存时间长相关。Ahuja 等报道 155 例 NSCLC 患者,排除肺癌临床分期、病理类型、治疗方式等因素的影响,结果显示 118 例患者的 SUV<10,其平均中位生存期为 24.6 个月,37 例患者的 SUV>10,其平均中位生存期仅为 11.4 个月。D'Amico Thomas 等对 57 例术前行 PET 显像的 NSCLC 患者进行研究,I 期患者如 SUV<5.0,5 年生存率达 80%,若 SUV>5.0,5 年生存率

为 17%。Downey 等对 100 例 NSCLC 的研究也发现,SUV<9 和 SUV>9 的 2 年生存率分别为 96% 和 68%。PET 对治疗后患者的预后评价也有价值,研究认为对经过治疗的患者,若 PET 结果阳性,其生存时间中位数为 12 个月,若 PET 阴性,则其存活率达 85%,随访时间中位数为 34 个月(P=0.002)。

我们对 210 例肺癌患者的预后进行 FDG PET 显像研究,98 例患者 SUV>8,其中位生存时间为 14 个月,112 例患者 SUV≤8,其中 67% 的患者在随访终止时仍健在,高 SUV 组的预后明显比低 SUV 组差(P<0.0001)。多因素分析显示 SUV 和分期一样是肺癌患者的独立预后因子,SUV 每升高"1",死亡风险将升高 6%。我们还发现 SUV 对各期肺癌的预后价值不同,对 I~II 期及 III 期患者 SUV 有预后价值,而对 IV 期没有预后价值。I~II 期与 III 期比较,SUV 对 III 期患者的预后价值更大(图 2-21)。SUV 对肺癌的预后价值对临床治疗决策将有重要意义。目前临床中治疗方案的选择往往

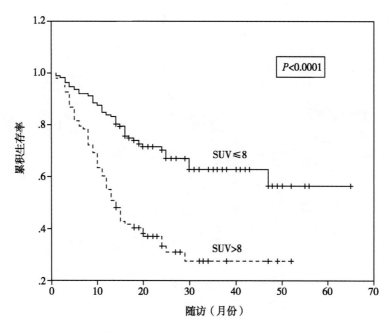

图 2-21　210 例肺癌患者不同 SUV 的生存曲线图（Kaplan-Meier 分析）

根据患者的 TNM 分期,而即使分期相同的肿瘤其预后及复发危险也不同,利用 FDG PET 显像有希望将相同分期患者进一步划分不同危险组,采取更个性化的治疗方案。Ohtsuka 等对 98 例 I 期肺腺癌的研究发现,高 SUV 组的复发率明显高于低 SUV 组,SUV 是比肿瘤分化程度及分期更有意义的复发影响因子。

第七节　PET 在其他肺部 疾病中的应用

一、淋巴瘤

淋巴瘤（lymphoma）是发生于淋巴结或结外淋巴组织的全身性恶性肿瘤,分为霍奇金病（Hodgkin's disease HD）和非霍奇金淋巴瘤（non-Hodgkin lymphoma,NHL）。HD 在淋巴瘤中占 25%~30%。但在临床上大约有 85% 的 HD 有胸部病变,其中 90% 累及纵隔淋巴结;NHL 中大约有 40% 开始就有胸内病变,但不到 10% 的患者只累及纵隔。HD 与 NHL 在胸部 CT 上主要表现为纵隔淋巴结肿大或由肿大淋巴结融合而形成的不规则肿块。HD 通常累及多组淋巴结,血管前组和气管旁组淋巴结受累达 84%~98%,而在 NHL 仅累及一组纵隔淋巴结者较 HD 相对常见,约占 40%,多为中纵隔和肺门淋巴结肿大。原发的纵隔大 B 细胞型淋巴瘤典型表现为前纵隔巨大分叶状肿块,常伴有坏死。FDG PET/CT 在淋巴瘤中的应用价值在于淋巴瘤的诊断、分期及再分期、疗效评价及监测（包括化疗、放疗以及生物免疫治疗）、预后评价等。

纵隔淋巴瘤受累的淋巴结可以是单发,但常为多发,多发者可分散存在,境界清楚或模糊,亦可融合成不规则肿块,甚至前、中纵隔的淋巴结融合成一片,包绕浸润血管、气管等纵隔结构。除上纵隔淋巴结外,其他部位的淋巴结肿大包括肺门淋巴结、隆突下淋巴结、心膈角淋巴结、内乳淋巴结和后纵隔淋巴结。当肿瘤较大时可发生坏死和囊性变。肿大的淋巴结内发生钙化者少见。增强扫描多为均匀一致强化。淋巴瘤亦可侵犯胸膜、心包和肺组织（图 2-22）。

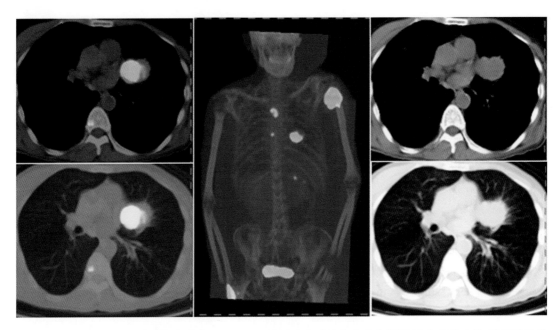

图 2-22　女,69 岁,自述左侧肩部疼痛,PET/CT 可见肺内及肺外多发病变(纵隔内多发淋巴结、胰尾脾门处腹腔淋巴结、左侧肱骨上段、右侧肩胛骨、胸骨、椎体多发、右侧股骨颈),病理为非 Hodgkin 淋巴瘤。CT 示左肺上叶舌段心包旁肿块影,大小约 3.5cm×4.6cm,CT 值 40Hu,边界光滑,PET 上其放射性摄取异常增高,SUVmax 为 26.9

二、结节病

结节病(sarcoidosis)是一种原因不明的全身性、非干酪性肉芽肿性疾病,可常引起肺门和纵隔淋巴结的肿大。淋巴结肿大是结节病最常见的胸部表现,发生于 75%~80% 的患者中。淋巴结的肿大以 4R、10R、5、7 区多见,占 60% 以上,此外还可见内乳淋巴结及腋窝淋巴结肿大。结节病的病理特点是以上皮细胞、多核巨细胞为主,并有淋巴细胞浸润的肉芽肿,无干酪坏死。结节病的诊断主要依据病理检查和 Kveim 试验。CT 表现:肺门与支气管旁淋巴结肿大,多组淋巴结受累,其典型表现是两侧肺门淋巴结对称性增大为主,伴有或不伴有纵隔淋巴结肿大。纵隔淋巴结受累最常见于气管旁组和主肺动脉窗组,孤立性纵隔淋巴结肿大而无肺门淋巴结肿大者比较少见。前纵隔或后纵隔淋巴结可有肿大,此时,总是伴有中纵隔淋巴结肿大。肿大的淋巴结呈圆形、卵圆形软组织影,密度均匀,边缘清楚,肿块大小常在 2cm 左右,少数病例可见肿大的淋巴结互相融合成较大软组织结构,边缘不清(图 2-23)。结节病肿大淋巴结的少数病例还可呈浓密状钙化或斑点状或蛋壳样钙化。增强扫描肿大淋巴结呈轻、中度均匀一致性强化,分布比较对称。李德鹏等报道 24 例结节病患者的 ^{18}F-FDG PET 显像结果,病灶均分布于双侧肺门和纵隔,呈结节形串珠状连接,其中 1 例还伴有左侧腋窝 ^{18}F-FDG 摄取增高灶,5 例有症状患者,结节大小为 (2.16±0.67)cm,SUV 为 2.68±0.58,19 例无症状患者,结节大小为 (1.55±0.21)cm,SUV 为 1.46±0.24,前者结节大小明显大于后者(t=3.54,P<0.01),SUV 明显高于后者(t=7.38,P<0.01),24 例中 CT 检查仅发现 1 例肺门及纵隔病变而提示为结节病。

三、胸腺瘤

胸腺瘤(thymoma)是前纵隔常见的肿瘤之

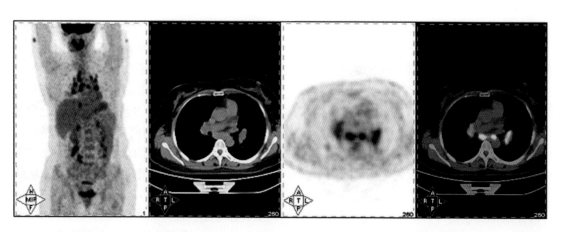

图 2-23 女性,50 岁。双肺多发结节,肺门淋巴结增大,疑为转移。近期肩部发现皮下结节。CT 示双肺多发小斑片、结节影,PET 示部分病灶可见 FDG 代谢轻度增高,SUV 最大值 0.5~3.5。纵隔多发淋巴结及双侧肺门淋巴结 FDG 代谢增高,SUV 最大值为 5.4,延迟显像 SUV 无明显改变。双侧上肢皮下可见小结节影,SUV 最大值为 2.9。纵隔镜证实为结节病

一,约占前纵隔肿瘤的 50%。好发于中年人,青少年少见。病理上主要由淋巴细胞和上皮细胞构成,可分为上皮性(占 45%)、淋巴性(占 25%)和淋巴上皮性(占 30%)。根据胸腺瘤的组织学表现不能可靠地区分其良恶性,确定胸腺瘤良恶性通常是根据肿瘤的侵犯范围,故称其为侵袭性胸腺瘤和非侵袭性胸腺瘤更为合适,约 30% 的胸腺瘤为侵袭性胸腺瘤。侵袭性胸腺瘤按病理可分为三期:Ⅰ期为肿瘤限于胸腺体内;Ⅱ期为肿瘤穿透包膜至胸腺周围脂肪内,但尚未侵犯邻近器官;Ⅲ期为肿瘤穿透胸腺包膜并侵及邻近器官。约有半数的Ⅲ期胸腺瘤在胸膜上有转移,多呈现局部浸润性生长,沿邻近的胸膜与心包进展。胸腺瘤一般表现为前纵隔内圆形、椭圆形或分叶状软组织密度肿块,大小不一,小的仅有 1~2cm,有的仅表现为胸腺边缘的局部隆起,大的可达 10cm 以上。多数密度均匀,少数可见肿瘤内有钙化,但这并不意味着肿瘤是良性的。部分肿瘤发生囊性变,形成低密度区,表现为囊实性肿块,囊变广泛时似囊肿。肿块边界多光滑,小的肿块往往位于中线一侧或叶内,大的胸腺瘤往往位于中线两侧,甚至深入到中后纵隔内,多不对称。增强扫描肿块见轻度均匀强化,囊变坏死区则无增强。侵袭性胸腺瘤其边缘不规则,境界不清楚,侵犯并推移邻近结构,向中线两侧生长。肿块常较大,密度不均匀,可见低密度区,增强扫描更明显。也有的侵袭性胸腺瘤很小。最易受侵犯的纵隔器官是气管、大动脉和静脉、纵隔胸膜和心包,如发现其边缘不规则,是纵隔受侵犯的可靠征象。肿瘤与纵隔结构之间脂肪层的消失,不是非常可靠的纵隔器官受侵犯的征象。但肿块边界清楚,光滑,与邻近纵隔结构之间有明确脂肪间隙者,则可认为病变为非侵袭性。胸腺癌与胸腺瘤一样起源于胸腺上皮细胞,但是要少见得多,约占胸腺上皮细胞性肿瘤的 20%,为侵袭性,比侵袭性胸腺瘤更易引起远处转移,经常转移的部位是肺、肝、脑和脊髓,胸腺癌与胸腺瘤在 CT 上难以鉴别,除非纵隔内可见淋巴结或有远处转移。其 CT 的典型表现是有或不伴有低密度的大肿块。胸腺癌比胸腺瘤较少引起胸膜种植。胸腺癌可基于组织学表现作出恶性的诊断。

四、胸膜间皮瘤

胸膜间皮瘤可分为局限型胸膜间皮瘤和弥漫型间皮瘤,前者多为良性,后者多为恶性。弥漫型间皮瘤多表现为胸膜面多发结节状放

射性摄取异常增高,其邻近广泛性增厚性胸膜放射性摄取片状增高。PET/CT 在胸膜间皮瘤上的价值不仅在于评价其恶性程度,而且可以评价恶性间皮瘤的病变范围,探测胸膜间皮瘤远处播散及全身转移灶情况,有助于进行术前分期,为避免不必要的开胸手术提供了准确而客观的依据。Baldini 等报道,接受纵隔治疗的恶性间皮瘤患者首次复发的平均时间为 20 个月,非综合治疗患者的平均复发时间为 11 个月,复发部位包括外科手术切口、胸壁、隔膜、新生胸膜、心包、纵隔和恶性胸腔积液,此外还包括横膈、腹膜、腹膜后、腹膜后淋巴结及中枢神经系统等远处转移。

第八节 非 ^{18}F-FDG 肿瘤显像剂研究

一、^{11}C-醋酸

肿瘤摄取 ^{11}C-醋酸的机制目前尚不清楚,它主要参与三羧酸循环,反映细胞内有氧代谢,低度恶性、生长缓慢的肿瘤细胞以有氧代谢为主,而恶性程度高的肿瘤细胞以乏氧代谢为主。^{18}F-FDG PET 对高分化肝细胞癌(HCC)灵敏度低,而 ^{11}C-醋酸对分化良好的 HCC 诊断效果较好,可以弥补 FDG 的不足,一般认为两者联合应用是 HCC 诊断非常灵敏的方法。Ho 等研究结果表明 ^{18}F-FDG PET 诊断 HCC 的灵敏度为 47.3%,^{11}C-醋酸灵敏度为 87.3%,两种示踪剂联合应用对 HCC 检测的灵敏度可达到 100%。由于 ^{11}C-醋酸在脑皮质摄取不明显,所以其对脑转移灶的检测要优于 FDG。^{11}C-醋酸不经肾脏排泄,可用于诊断前列腺癌、肾细胞癌,正常脑组织 FDG 代谢增高,低级别胶质瘤多表现为低代谢,与炎症等良性病变难以鉴别,^{11}C-醋酸可用于脑肿瘤诊断。^{11}C-醋酸对恶性程度较低的肾皮质肿瘤显像阳性率较高,可弥补 ^{18}F-FDG 显像的不足。霍

力等对 29 例疑肾脏肿瘤患者进行 ^{11}C-醋酸显像,13 例 Ⅰ~Ⅱ 级原发肾皮质肿瘤阳性率为 76.9%,而 ^{18}F-FDG 显像仅为 30.8%。Ho 等报道 7 例肾血管平滑肌脂肪瘤的 16 个病灶均呈现 ^{11}C-醋酸的高摄取,其 SUV 明显高于肾细胞癌。^{11}C-醋酸在探测前列腺癌及局部淋巴结转移方面比 FDG 更具有优势,Oyama 等研究表明 ^{11}C-醋酸 PET 对前列腺癌原发灶诊断的阳性率为 100%,而 ^{18}F-FDG 阳性率为 83.3%,SUV 分别为 3.27~9.87 和 1.97~6.34。^{11}C-醋酸的与血清前列腺特异抗原有明显相关性($r=0.864,P<0.005$)。^{18}F-FDG PET 探测前列腺癌远处转移灶比 ^{11}C-醋酸 PET 更有优势。

二、^{18}F-FMISO

肿瘤细胞乏氧是影响放疗和化疗的一个主要因素。^{18}F-FMISO 在低氧水平下被还原而与大分子共价结合,可滞留于低氧但仍有代谢活性的细胞内。^{18}F-FMISO 分布的范围与鼻咽癌放疗的疗效有好的相关性,治疗反应好的患者中,88% 没有 FMISO 的聚集,或其分布范围比 FDG 小,93% 放疗效果差的患者中,肿瘤有较高的 FMISO 摄取,而且 FMISO 分布范围大于 FDG。FMISO 的缺点是在乏氧细胞内的摄取较低而从正常细胞内清除较慢,因此有必要延迟显像的时间。

三、^{11}C-Choline

对肺癌淋巴结转移灶的检测灵敏度低于 ^{18}F-FDG;可降低炎性病变的假阳性率,有利于脑转移灶的检测。但 ^{11}C-Choline 和 ^{18}F-FDG PET 均不能检出细支气管肺泡癌等代谢较低的 SPN。^{18}F-氟甲基胆碱(^{18}F-FCH)具有与 ^{11}C-Choline 类似的肿瘤 PET 显像效果主要用于脑肿瘤和前列腺癌的诊断。

四、氨基酸显像

PET 常用的氨基酸显像剂包括 ^{11}C-L-甲硫氨酸(^{11}C-methionine,^{11}C-MET)、O(2-[^{18}F]

氟代乙基)-L- 酪氨酸(^{18}F-FET) 等。^{11}C-MET
在肿瘤细胞中浓聚高，在大脑内的本底低，
可用于脑肿瘤复发、放射性坏死的鉴别诊断，
也可用于前列腺癌的诊断。Chung 等研究显
示，对于 ^{18}F-FDG 低摄取或等摄取的脑肿瘤，
^{11}C-MET PET 的灵敏度和特异度可分别达到
89% 和 100%，其中对胶质瘤的灵敏度为 92%。
^{11}C-MET 的高摄取并不直接代表肿瘤蛋白质合
成的增加，而是与 L 形氨基酸载体介导的氨基
酸转运速率增加有关。有研究证实 ^{11}C-MET
的摄取与 Ki-67 蛋白的表达、增殖细胞核抗
原以及局部微血管的密度呈相关性，表明
^{11}C-MET 可作为肿瘤活性增殖的一个标志。此
外，肿瘤的组织学类型也影响到 ^{11}C-MET 的摄
取，相对于同等级的星形细胞瘤，少突胶质细
胞瘤摄取 ^{11}C-MET 的能力更高。^{11}C-MET 也有
其自身的局限性，Sunada 等报道 ^{11}C-MET PET
对于良性的脉络丛乳头状瘤可表现为高摄取
的假阳性结果。脑内急性缺血灶及炎性病灶
也可摄取 ^{11}C-MET。

五、^{18}F- 氟脱氧胸苷(^{18}F-FLT)

FLT 是胸苷的类似物，通过被动扩散和
Na^+ 依赖性转运体两种方式被细胞摄取，在胸
苷激酶 -1(TK-1) 催化下磷酸化形成 FLT- 单
磷酸而滞留于细胞内。由于 3' 端被 ^{18}F 替代，
^{18}F-FLT 不能参与 DNA 合成而蓄积在细胞内
不被降解，用于肿瘤显像。^{18}F-FLT 是 TK-1
的底物，其摄取依赖于 TK-1 的活性，因此可
间接反映细胞 DNA 合成，作为肿瘤细胞增
殖显像剂。^{18}F-FLT 鉴别脑肿瘤复发或坏死
较 ^{18}F-FDG 敏感，与 Ki-67 相关程度 ^{18}F-FLT
(r=0.84) 高于 ^{18}F-FDG (r=0.51)。国内田嘉禾等
^{18}F-FLT 和 ^{18}F-FDG 肺结节多中心研究结果表
明，55 例患者中 16 例为肺部恶性病变，16 例
为结核，23 例为肺部良性病变，^{18}F-FDG 灵敏
度和特异性分别为 87.5% 和 58.97%，^{18}F-FLT
灵敏度和特异性分别为 68.75% 和 76.92%，
两种显像剂联合应用灵敏度和特异性分别为

100% 和 89.74%，以 ^{18}F-FLT 与 ^{18}F-FDG SUV
比值 0.40~0.90 作为阈值可以很好地鉴别上述
3 个组别。

六、^{18}F-FES

^{18}F-FES 为雌二醇类似物，可用于乳腺癌
受体显像。研究发现若乳腺癌原发灶或转移
灶 ^{18}F-FES 摄取高，则预示内分泌治疗有效。
雌激素拮抗剂治疗后乳腺癌原发灶或转移灶
对 ^{18}F-FES 的摄取较治疗前显著下降。

七、^{18}F-NaF

^{18}F-NaF 是美国药典批准的放射性药物，
可以应用 PET 探测多种常见肿瘤(包括乳腺
癌、肺癌、前列腺癌)的骨转移。^{18}F-NaF PET
探测肿瘤骨转移优于或者相当于目前影像学
技术。^{18}F-NaF PET/CT 由于结合形态和功能
方面的特征性改变，可使可疑性诊断的概率
降低。

八、其他

^{18}F 或 ^{11}C-Annexsin V 是具有应用前景的
检测细胞凋亡的 PET 显像剂。^{64}Cu 或 ^{68}Ga 等
正电子核素标记反义寡核苷酸进行反义显像
的研究受到国内外研究者的关注。正电子标
记基因和标记基质有单纯疱疹病毒胸腺嘧啶
核苷激酶基因(HSV-tk)/ 核苷衍生物及大肠埃
希菌胞嘧啶脱氨基酶基因 //SSFP 等，可用于基
因治疗时体内基因表达监测，其中关于(HSV-
tk)/ 核苷衍生物的研究最多。

第九节　前景与展望

1. 重视非 FDG 放射性药物的研制与应
用　FDG 是临床最常用的 PET 显像剂，由于
其肿瘤显像的非特异性以及某些肿瘤的低灵
敏性，对个别肿瘤的诊断和鉴别诊断需要几种
显像剂的合理联合应用。

2. 重视诊断性 CT 的应用 包括合理选择 CT 采集和重建参数以及应用造影剂、各种后处理软件等。如增强 CT 多期显像有助于病灶性质的鉴别诊断，对 FDG 摄取阴性的肿瘤的诊断价值尤为明显，CT 造影剂与 PET 显像剂的联合应用无疑会提高对病变的诊断效能。

3. PET/CT 技术的不断进步将提高其空间分辨率及成像速度，减少伪影，提高融合精确度。

4. PET/CT 在肿瘤的诊断、临床分期中的价值已有众多文献报道，重视其在临床治疗决策的影响、放射治疗生物靶区制订、疗效监测和预后评估中的应用价值，为个体化的肿瘤治疗提供科学依据。

5. 在临床实践中如何正确合理有序地选择多模式分子影像技术（multimodality molecular imaging），包括 PET/MRI 等，制订科学的疾病诊治临床路径，仍需要进一步探索。

（赵军）

参考文献

1. 廖美琳 . 肺部肿瘤学 . 上海：上海科学技术出版社，2008.

2. 潘中允 . PET 诊断学 . 北京：人民卫生出版社，2005.

3. 潘中允，屈婉莹，周诚，等 . PET/CT 诊断学 . 北京：人民卫生出版社，2009.

4. 赵军，林祥通 . 关于 PET/CT 临床应用的若干问题 . 中华核医学杂志，2005，25：69-71.

5. 屈婉莹，郑建国，林嘉滨 . PET/CT 临床应用优化选择的思考 . 中华核医学杂志，2006，26：327-329.

6. 中华医学会核医学分会 . 肺占位病变 ^{18}F-FDG PET/CT 显像技术操作和临床应用指导原则（试行版 2008）. 中华核医学杂志，2008，28：359-360.

7. Lardinois D，Weder W，Hany TF，et al. Staging of Non-small-cell lung cancer with integrated positron-emission tomography and computed tomography. N Engl J Med，2003，348：2500-2507.

8. 赵军，林祥通，管一晖，等 . 结核病 ^{18}F-FDG PET 图像表现的多样性 . 中华核医学杂志，2003，23 (增刊)：37-39.

9. 赵军，林祥通，管一晖，等 . 双时相 PET 显像在肺癌良恶性病变鉴别诊断中的应用 . 中华核医学杂志，2003，23：8-10.

10. Tian JH，Yang XF，Yu LJ，et al. A multicenter clinical trial on the diagnostic value of dual-tracer PET/CT in pulmonary lesions using 3′-Deoxy-3′-^{18}F-Fluorothymidine and ^{18}F-FDG. J Nucl Med，2008，49（2）：186-194.

11. Bruzzi JF，Munden RF. PET/CT imaging of lung cancer. J Thorac Imaging，2006，21：123-136.

12. Yi CA，Lee KS，Kim BT，et al. Tissue characterization of solitary pulmonary nodule：comparative study between helical dynamic CT and integrated PET/CT. J Nucl Med，2006，47：443-450.

13. 陈香，赵军，管一晖，等 . PET/CT 评价肺部不同大小单发结节的价值 . 实用肿瘤杂志，2006，21：179-182.

14. 任树华，赵军，管一晖，等 . ^{18}F-FDG PET/CT 显像对肺癌临床治疗决策的影响 . 中华核医学杂志，2009，29：289-292.

15. Shim SS，Lee KS，Kim BT，et al. Non-small cell lung cancer：prospective comparison of integrated FDG PET/CT and CT alone for preoperative staging. Radiology，2005，236：1011-1019.

16. Alongi F，Ragusa P，Montemaggi Paolo，et al. Combining independent studies of diagnostic fluorodeoxyglucose positron-emission tomography and computed tomography in mediastinal lymph node staging for non-small cell lung cancer. Tumori，2006，92：327-333.

17. Cerfolio RJ，Bryant AS，Winokur TS，et al. Repeat FDG-PET after neoadjuvant therapy is a predictor of pathologic response in patients with non-small cell lung cancer. Ann Thorac Surg，2004，78（6）：1903-1909.

18. Pottgen C，Levegrun S，Theegarten D，et al. Value of ^{18}F-fluoro-2-deoxy-D-glucose-positron emission tomography/computed tomography in non-small-cell lung cancer for prediction of pathologic response and times to relapse after neoadjuvant chemoradiotherapy. Clin Cancer Res，2006，12：97-106.

19. Cerfolio RJ，Bryant AS，Ojha B. Restaging patients

with N2(stage Ⅲa)non-small cell lung cancer after neoadjuvant chemoradiotherapy: a prospective study. J Thorac Cardiovasc Surg, 2006, 131: 1229-1235.

20. De Leyn P, Stroobants S, De Wever W, et al. Prospective comparative study of integrated positron emission tomography-computed tomography scan compared with remediastinoscopy in the assessment of residual mediastinal lymph node disease after induction chemotherapy for mediastinoscopy-proven stage ⅢA-N2 Non-small-cell lung cancer: a Leuven Lung Cancer Group Study. J Clin Oncol, 2006, 24: 3333-3339.

21. Eschmann SM, Friedel G, Paulsen F, et al. Is standardized ^{18}F-FDG uptake value an outcome predictor in patients with stage Ⅲ non-small cell lung cancer? Eur J Nucl Med Mol Imaging, 2006, 33: 263-269.

22. Kramer H, Post WJ, Pruim J, et al. The prognostic value of positron emission tomography in non-small cell lung cancer: Analysis of 266 cases. Lung cancer, 2006, 52: 219-224.

23. 陈香, 赵军, 管一晖. ^{18}F-FDG PET 显像在肺癌预后评价中的应用。中华核医学杂志, 2007, 27 (5): 269-272.

24. Chung JK, Kim YK, Kim SK, et al. Usefulness of ^{11}C-methionine PET in the evaluation of brain lesions that are hypo-or isometabolic on ^{18}F-FDG PET. Eur J Nucl Med Mol Imaging, 2002, 29 (2): 176-182.

第三章　肺部小结节的超声诊断

第一节　概述

近十多年来,随访人民健康意识的不断普及和 CT 扫描技术与分辨率和的不断提高,肺部结节的检出率也在相应增加。超声诊断在这方面受其声学原理的影响——即肺组织是一个充满气体的脏器,人体软组织与气体的声阻抗差别极大,声束难以穿透肺组织而在表面出现近似全反射的强回声,使得超声对肺部疾病的诊断有很大的局限性。其实肺部疾病的超声诊断早在 20 世纪 50 年代已有研究,但也直到近十多年报道不断增加,包括对肺部结节的二维灰阶超声诊断、彩色多普勒超声诊断、超声造影诊断、超声弹性诊断以及超声引导下细胞及组织学检查。但对于肺部小结节系统的超声诊断尚未见相关报道,至此,我们也仅根据有关的文献及笔者自己的一些经验来向

读者简要阐述以下相关内容。

一、肺脏解剖概要

肺脏为不规则的半圆锥体,上为肺尖,突出于胸廓上口,底向下,依附膈肌。肺脏左右各一,正常肺组织较松软,富有弹性,左肺高而窄,右肺低而宽。左肺由左侧斜裂将其分为上、下两叶,右肺则由斜裂将其分为上叶与下叶,并以横裂将中叶与上叶相分开。肺组织由各级支气管和同气体交换的大量肺泡所构成,因肺泡内含有大量气体,比重仅为 0.345~0.746。

二、正常肺组织声像图

由于肺组织是含气脏器,超声在肺表面大量反射,因此通过肋间观察时,可见壁层胸膜后方呈一片强回声,上下两肋与胸膜线构成的特征性图像——蝙蝠征(the bat sign)(图 2-24)。有时也可见由多次反射引起的逐渐减

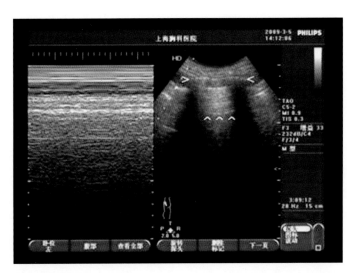

图 2-24　正常肺部超声图像(图左:"海滩征",图右:"蝙蝠征"及 A 线)

弱的横条状回声带,从声像图上不能显示出肺裂和正常肺内血管。另外还有三个同样重要的征象可以观察到:第一个是肺滑动征(lung sliding),由呼吸运动时肺与胸壁发生相对运动而产生;第二个是在 M 型超声检查时,肺滑动现象所产生的特有征象——"海滩"征(the seashore sign);第三个是超声 A 线,即从胸膜线开始可以观察到与胸膜线平行、重复的数条高回声线,其间距等于皮肤到胸膜线的距离。

三、临床意义

超声诊断肺部小结节的意义在于辅助 CT 等其他影像学检查判断肺部结节的良恶性以及恶性结节的术前分期,为后续治疗提供支持与依据。尤其是超声引导下肺结节的穿刺能安全、准确、经济、创伤小的前提下得到病变组织。

第二节　肺部结节的常规超声诊断

一、仪器和频率

1. 仪器　目前尚无专用的肺部探测超声成像仪,常规采用的彩色超声诊断仪均可用于肺部的二维及彩色血流评估。

2. 探头及频率　检测肺内病变以较低频率为佳,常规 2~5MHz 凸阵探头即可,若检查胸膜及胸壁有时需要高频线阵探头,频率 7~14MHz。

二、探测方法

1. 探测前准备　不需要作特殊准备,但应带好相关胸部影像学检查片。

2. 体位　根据探测要求与病灶部位而定。如病灶靠近前胸壁者,一般采取仰卧位;靠近后背者,则多采取俯卧位。

3. 探测途径和方法　检查时根据病灶所在叶段先行在大致目标区域扫差,寻找到目标后冻结图像测量大小:长 × 宽 × 厚(mm);根据回声强弱记录(与周围不张的肺组织比较):强回声、高回声、等回声、低回声、无回声。根据回声分布:均匀与不均匀。

4. 彩色血流分型　病灶的血流信号的丰富程度根据周围型肺肿块的血流信号大小,数量及形状依次分为 4 个等级:

0 级,无血供,彩超示肿块无血流信号;

Ⅰ级,血供不丰富,彩超示肿块周边仅见 1~2 个点状或细短棒状血管;

Ⅱ级,血供较丰富,彩超示肿块内部见 3~4 个点状血管或 1 个较长血管;

Ⅲ级,血供很丰富,彩超示肿块内多条异常彩色血流,呈多个点状、网状或片状。

5. 测量动脉收缩期最大峰值流速(peak systolic velocity,Vp)、阻力指数(resistive index,RI)和搏动指数(pulsatility index)。同一根血管测量时,尽量避开两端,在 1/3、2/3 处分别测量一次,取平均值作为血流参数值。适当调节彩色增益,声束与血流夹角 <60°。

三、肺结节声像图

1. 肺恶性肿瘤　在胸壁、胸膜后方与肺组织强回声之间呈现形态不规则或分叶状轮廓的病变,内侧缘往往为虫蚀样或伪足样改变。由于结节较小(最长径小于 3cm),结节内坏死较少见,而往往表现为均匀的低回声,部分病灶内部可见点状或短线状气体样强回声。中央型肿块往往在不张的肺组织内可见异常低回声,有球体感及占位效应。有时可见支气管充液像;血流信号多表现Ⅱ级以下且为低阻血流速度曲线。在周围型中超声实时观察可对结节是否侵犯壁层胸膜做出判断,若病灶随呼吸与壁层胸膜之间出现相对运动则表示壁层胸膜尚未受累及,若不随呼吸而移动则要考虑壁层胸膜已经受累。另外通过二维超声可直观发现周围型病灶对胸壁肌层及肋骨的侵犯,表现为肋间肌不均质低回声,增厚,肌纹理消失,肋骨的强回声皮质连续中断,骨质破坏等(图2-25)。彩色血流发现肺部肿块出现胸壁来源的动脉血流。

2. 肺结核 亦称结核瘤。是一种被纤维膜包围的干酪样病灶。病灶直径常大于2cm。多成圆形或椭圆形,偶尔亦可分叶状,边界清晰,有纤维组织产生的类似包膜回声。病灶中央部分的干酪样物质常呈现高回声,当有液化时,出现无回声或弱回声。在液化区与周壁之间有低回声的厚壁,可与肺癌的液化空洞相鉴别。当结核球与支气管相通时,也可出现气液平。有钙化时,可出现强回声伴后方声影。

3. 支气管囊肿 肺支气管囊肿在肺的良性肿瘤中最常见,为先天性的瘤样病变,内含黏液。声像图上常显示一个相应的无回声区,周围一圈规则整齐的包膜,远侧回声有增强,侧壁回声有失落。囊肿与支气管相通时出现液平。彩色多普勒内部无血流信号。

四、临床意义

利用单纯二维声像图鉴别病灶的良恶性

意义并不大,因为图像的特异性并不高。相对而言,在评估肿瘤对壁层胸膜(T_2)及胸壁(T_3)的侵犯上超声图像比CT或MRI更敏感、更准确。

另外彩色多普勒超声在鉴别肺部良恶性结节中也被认为是一种有效的方法。多个研究都表明恶性肿瘤有较低的阻力指数和搏动指数,而良性病灶的两者参数值更高。上海市胸科医院就126例原发性肺癌中不同类型与大小血流参数结果表明,非小细胞肺癌与小细胞肺癌的血流参数比较两者在Vp方面的比较差异无统计学意义($P>0.05$),但两者在RI方面的比较差异有统计学意义($P<0.05$),小细胞肺癌RI(0.83)高于非小细胞肺癌RI(0.66)。本研究中47例直径<50mm的肺癌与79例直径>50mm的肺癌血流参数比较,两者在Vp方面的比较差异无统计学意义($P>0.05$),但两者在RI方面的比较差异有统计学意义,直径>50mm肺癌的RI(0.63)低于直径<50mm的肺癌(0.74)($P<0.05$)(图2-26、图2-27)。

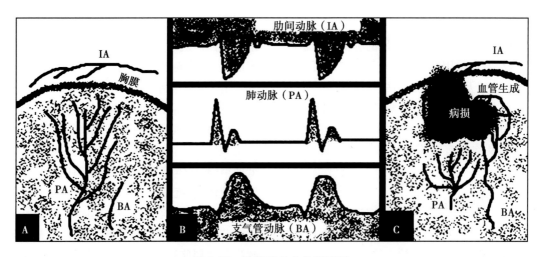

图 2-25 肺部病灶血供模拟图

A.正常肺组织动脉分布图;B.肋间动脉(IA)血流波形,肺动脉(PA)血流波形,支气管动脉(BA)血流波形;

C.周围型肺癌侵犯胸壁,新生的肿瘤血供来源于支气管动脉及肋间动脉

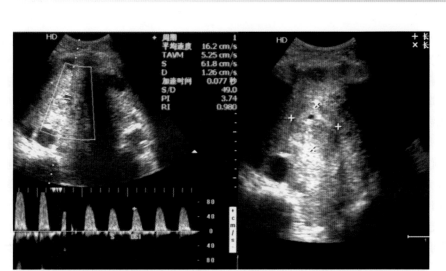

图 2-26　中央型小细胞肺癌血流示意图示左下肺中央型 SCLC 伴肺不张,瘤体大小 40mm×36mm×36mm,Vp=61.8cm/s,RI:0.98

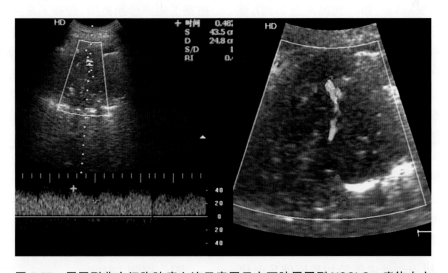

图 2-27　周围型非小细胞肺癌血流示意图示右下肺周围型 NSCLC。瘤体大小 64mm×58mm×60mm,Vp=43.5cm/s,RI:0.48

第三节　肺部结节的超声造影及弹性成像

由于超声造影及弹性超声是近些年来发展起来的超声新技术,在肺部结节中的报道较少。故将两种新技术合并在一节内简要说明。

一、超声造影的原理及现状

超声造影(contrast enhanced ultrasound,CEUS)是近年来在国内、外发展起来的超声新技术,该技术通过外周静脉注射超声造影剂,来增强人体器官、组织、病变的血流散射信号,实时动态地观察组织的微血管灌注信息,以提高病变的检出率并对局性灶病变的良恶性进行鉴别,是超声医学一次划时代的飞跃。该检

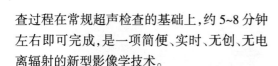

查过程在常规超声检查的基础上，约 5~8 分钟左右即可完成，是一项简便、实时、无创、无电离辐射的新型影像学技术。

超声造影的特点在于它的实时动态显示，可观察到病灶的整个血流灌注过程，这有助于医生对病灶进行鉴别诊断以及发现更多更小的病灶（尤其亚厘米级的肿瘤病灶）。如就目前应用最为成熟的肝脏方面，超声造影与增强 CT 或 MRI 有着很好的诊断一致性。

超声造影不需要像 CT 事先设定固定扫描时间，其可全程动态观察病灶增强过程，避免信息遗漏，减少了病灶的误诊和漏诊，肿瘤定性更准确。患者就诊当天即可作出明确诊断。

国内目前常规使用的超声造影剂声诺维（英文名 SonoVue，第二代超声造影剂），该超声造影剂作为血池示踪剂，其平均直径为 2.5μm，90% 的微泡直径小于 6μm（与单个红细胞相似），因此超声造影能观察脏器的血流动力学情况，包括大血管及微小血管的分布和灌注，敏感性和特异性均高于多普勒成像。目前这类超声造影剂在美国、加拿大、一些欧洲国家、日本和中国已成功应用于心肌灌注成像和肝脏、肾脏、乳腺等多种肿瘤显像。Gorg 等在 2005~2007 年陆续报道了超声造影应用在肺、胸膜病变，讨论了不同肺胸膜病变超声造影的增强表现，得到了有价值的信息。

二、超声弹性成像的相关原理及现状

超声弹性成像（ultrasonic elastography，UE）的概念最早是由 Ophir 等在 1991 年提出，但直至 2004 年才出现可以在超声仪上使用的设施与软件。国内外学者通过其在人体多个脏器及血管等领域进行了有益探索。弹性是人体组织的基本物理特性之一，不仅正常人的各种组织弹性有很大差别，就是同一脏器的正常组织与病理组织结构的弹性模量具有较大不同。超声弹性成像就是应用超声手段测定组织弹性参数的技术。其基本原理就是对组织施加一个内部或外部的激励，使被测组织以位移、应变、速度的再分布方式产生一个响应，从而可根据所测组织内部应变的大小或弹性参数来判定组织的硬度，即所测组织内部应变若较小，提示组织较硬；所测组织内部应变大，则提示组织柔软。此时结合数字信号处理或数字图像处理的技术，分析组织受压时组织形变前后超声或射频信号的变化，就能测得该组织内部应变，弹性模量等力学参数。弹性成像也可用磁共振技术获取。

超声弹性成像是一种对组织力学特征成像的新技术。从原理上来说，超声弹性成像可以应用于任何可用超声探测成像的、可以接受静态或动态压力的组织系统。作为一种全新的成像技术，它扩展了超声诊断理论的内涵，拓宽了超声诊断范围，弥补了常规超声的不足，能更生动地显示、定位病变及鉴别病变性质，使现代超声技术更为完善，被称为继 A 型、B 型、D 型、M 型之后的 E 型（elastography）模式，在临床实践中逐渐显现出的独特的应用价值，有着广阔的应用前景。目前多运用于甲状腺、乳腺、肝脏、前列腺等方面。

三、仪器和频率

1. 仪器　需配有造影软件及弹性软件的高档超声诊断仪。

2. 探头及频率同前。

四、探测方法

1. 探测前准备同前。

2. 体位同前。

3. 造影方法　对常规超声发现的肺部病变进行大小、部位、特征和检查体位的记录，开始造影前对入选患者知情同意并训练患者适当配合呼吸。准备工作完成后，首次经肘前静脉团注 2.4ml 造影剂，随后快推 5ml 0.9% 氯化钠注射液（注射全过程 <2 秒）。所有患者均知情同意经静脉应用造影剂。注射造影剂后即刻用实时灰阶谐波超声成像扫查病灶，连续观察病灶持续 5 分钟并存储图像。然后对储

存图像回放分析,观察目标区域的开始增强时相、模式和程度。

(1) 研究内容:对 CEUS 诊断各种肺癌准确性的研究。观察目标区域的开始增强时相、模式和程度。观察记录目标区始增时间(time to enhancement,TE):注射造影剂后感兴趣区内出现第一个微泡的时间;达峰时间(time-to-peak,TTP):注射造影后感兴趣区内增强强度达最大时所需时间;开始消退时间(regression time,RT):达峰后局部病灶增强强度明显减低为准。

(2) 超声造影增强

增强时相:肺部超声造影实时增强过程分为两个时相:①肺动脉期,注射造影剂后 6 秒内;②气管动脉期,注射造影剂 6 秒以后。

增强模式:根据造影剂分布情况分为三型:①Ⅰ型(均匀增强型);②Ⅱ型(不均匀增强型);③Ⅲ型(周边增强型)。根据造影剂增强程度分为三型:①Ⅰ型(高增强型);②Ⅱ型(低增强型);③Ⅲ型(无增强)。

4. 弹性评分　目前弹性评分尚无统一,各个研究者以硬组织色阶所占的百分比分为 4~8 分不等,但常用 5 分制。3 分以上代表恶性。

五、肺结节超声造影

肺恶性肿瘤:由于肺结节的超声造影研究报道较少,各研究组在入选患者及病理类型的差异,使得造影参数在各个研究组之间仍有差异。但可以达成一致的是恶性结节较良性结节 TE 时间普遍长,Gorg 等研究发现恶性肿瘤 TE 大于 6s,这是因为恶性结节大多数是支气管动脉供养,而良性病灶多是肺动脉供养。笔者进行过两例肺恶性肿瘤的超声造影,1 例鳞癌与 1 例肉瘤,TE 时间分别为 13 秒(图 2-28)与 9 秒(图 2-29)。符合上述结论。

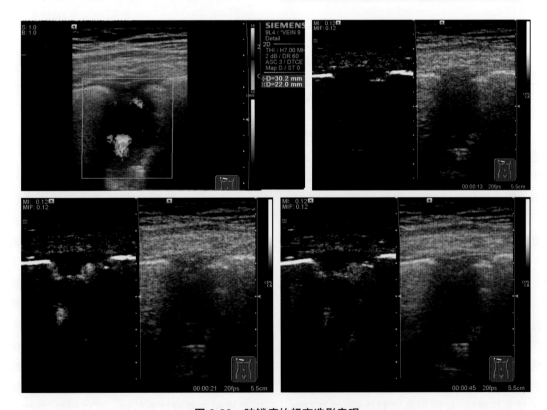

图 2-28　肺鳞癌的超声造影表现
左上图示:病灶内的彩色血流分布;右上图示:超声造影后病灶内 13 秒出现微泡;左下图示:21 秒时病灶内造影剂达峰值;右下图示:45 秒始造影剂消退

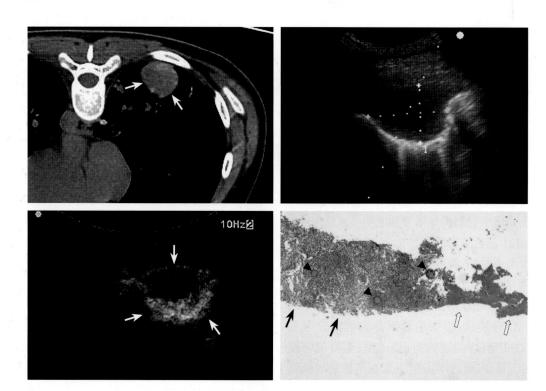

图 2-29　肺结核

左上图示:CT 提示右下叶外周型结节;右上图示:二维超声示 38mm×25mm 的低回声结节胸膜线消失,提示壁层胸膜累及;左下图示:注射造影剂后 22 秒时病灶显示周围强化型;右下图示:超声引导下穿刺病理结果[HE 染色低倍镜下(40×)显示]白色箭头代表病灶中央区为广泛的干酪样坏死组织,病灶周围区域黑色长箭头及短箭头分别代表肉芽肿性炎症和朗罕氏细胞

肺结核:解放军 309 医院的曹兵生教授报道了 21 例近胸膜的结核造影结果,发现 12 例出现环状增强,5 例均匀增强,4 例不均匀增强。但这组结核的 TE 平均为 14 秒。

支气管囊肿:该疾病造影结果为增强程度Ⅲ型,即无增强。是囊肿内部无血液供给所致。

六、肺部结节超声造影的临床意义

可以看出超声造影已经在肺结节血流灌注方面作出一定贡献,但由于研究较少,在各项造影参数之间还有一定差异,尚无一致的疾病参数 cutoff 值供临床使用。但这也将是今后研究的方向。当然,造影可以明确显示坏死区与非坏死区,从而指导穿刺活检,提高穿刺取材的成功率与准确率,减少不必要的重复穿刺;同时也可以快速显示肿瘤消融的完全性。

七、肺结节的弹性成像及临床意义

目前肺部结节的超声弹性经验极少,Sperandeo 等人于 2014 年报道经胸超声弹性成像评估肺结节。61 个直径 2~5cm 的肺恶性结节中,通过弹性硬度 5 分制评分,鳞癌的硬度(4.67 ± 0.492)大于其他类型肺癌也大于肺炎($P<0.05$)。作者认为当前弹性在区分肺部肿瘤中还有局限性,但能提供肺结节的硬度信息,并佐证肺穿刺病理的准确性。同年 Adamietz 等人报道了一共 18 个常规超声无法显示的肺内转移瘤(最大径小于 3cm 的)弹性情况,令人兴奋的是该组病变均可以通过高频下弹性超声发现结节轮廓。可以想象,弹性超声今后会在肺部占位性病变、肺纤维化以及术中定位小结节中有更为广泛的天地(图 2-30)。

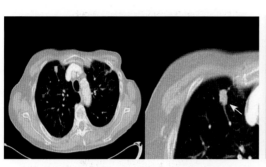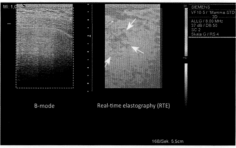

图 2-30　肺部小结节弹性声像图表现

左图示：CT 示肺部小结节（乳腺癌病史）；右图示：二维灰阶超声未显示病灶，而弹性超声显示病灶呈红色编码结节（箭头）注：红色代表硬物质

第四节　超声引导下肺结节穿刺活检

一、仪器和频率

1. 仪器　无特殊要求，如需要在超声造影下引导穿刺该设备需配备造影软件。

2. 探头及频率　同前，部分操作者习惯用配有穿刺指引架的专用探头。

二、探测方法

1. 探测前准备　带好相关胸部影像学检查片。患者术前常规检查血常规、出凝血时间，感染四项，包括乙型肝炎病毒表面抗原（HBsAg）、丙型肝炎病毒抗体（抗-HCV）、人类免疫缺陷病毒 HIV1+2 型抗体（抗-HIV）及梅毒螺旋体抗体（抗-TP）。有以下情况列为禁忌：①不能控制咳嗽或不配合者；②有出血倾向的患者；③拟穿刺部位周围有肺大疱；④患有严重的肺动脉高压者；⑤肺内阴影怀疑棘球囊肿、动脉瘤或动静脉畸形者；⑥其他，如心肺储备功能极差的垂危患者等。

2. 体位　同前。

3. 穿刺设备　穿刺用针根据病灶大小和患者情况，尽量使用组织枪，否则可采用细针抽吸。

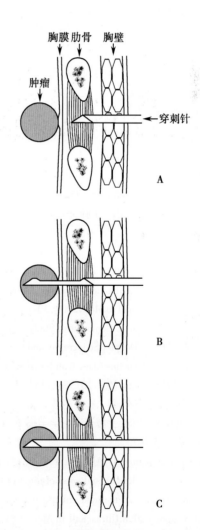

图 2-31　贴胸膜的肺部小结节活检示意图

A. 表示为了防止穿过病灶而引起气胸，在穿刺针未进入病灶前即停住；B. 在计算好射程后触发扳机；C. 小病灶活检成功，穿刺针未穿透病灶

4. 超声引导下肺结节穿刺和临床意义　从大量文献报道及笔者自身肺穿刺经验认为:肺结节穿刺是一项安全、准确、经济、无辐射的诊断方式。超声引导下肺穿刺其气胸、咯血等并发症远低于其他影像引导技术,尤其对于特殊部位,如膈肌上、肺尖部等更是作为首选方式。其意义在于准确了解病灶的性质,从而确定下一步治疗的方式(图2-31)。

同时在小结节术前检查中,超声应常规检查锁骨上淋巴结,对于可疑淋巴结应给予穿刺活检明确病理;另外对于小结节合并少量胸腔积液的患者,我们还应该对于胸腔积液进行超声引导下抽吸化验,从而间接推测小结节性质并且给予恶性小结节准确分期,指导外科医生下一步治疗方案。

(王雷)

参考文献

1. 周永昌,郭万学.超声医学.第4版.北京:科学技术文献出版社,2003:851-852.

2. 王雷,陈明.床旁超声在肺部疾病诊断中的应用.同济大学学报(医学版),2010,31(增刊):76-78.

3. Reissig A,Görg C,Mathis G.Transthoracic Sonography in the Diagnosis of Pulmonary Diseases:a Systematic Approach. Ultraschall in Med,2009,30:438-458.

4. Sripathi S,Mahajan A. Comparative Study Evaluating the Role of Color Doppler Sonography and Computed Tomography in Predicting Chest Wall Invasion by Lung Tumors. J Ultrasound Med,2013,32:1539-1546.

5. 王雷,陈明,谢晓奕,等.彩色多普勒超声对原发性肺癌的诊断价值.上海交通大学学报(医学版),2010,30:745-747.

6. Claudon M,Cosgrove D,Albrecht T,et al. EFSUMB study group. Guidelines and good clinical practice recommendations or contrast enhanced ultrasound (CEUS)-update2008.Ultraschall in Med,2008,29:28-44.

7. Choi BI,Kim TK,Han JK,et al. Vascularity of hepatocellular carcinoma:assessment with contrast-enhanced second harmonic versus conventional power Doppler US. Radiology,2000,214:381-386.

8. Owen DR,Shalhoub J,Miller S,et al.Inflammation within carotid atherosclerotic plaque:assessment with late-phase contrast-enhanced US.Radiology,2010,255:638-644.

9. Albrecht T,Blomley MJK,Burns PN,et al.Improved detection of hepatic metastases with pulse-inversion US during the liver-specific phase of SHU 508A:multicenter study.Radiology,2003,227:361-370.

10. Görg C,Bert T,Kring R.Contrast-Enhanced Sonography of the Differential Diagnosis of Atelectasis. Ultrasound Med,2006,25:35-39.

11. Görg C,Bert T,Kring R.Contrast-Enhanced Sonography for Differential Diagnosis of Pleurisy and Focal Pleural Lesions of Unknown Cause.Chest,2005,128:3894-3899.

12. Görg C.Transcutaneous contrast-enhanced sonography of Pleural-based Pulmonary lesions.European Journal of Radiology,2007,64:213-221.

13. 罗建文,白净.超声弹性成像的研究进展.中国医疗器械信息,2005,11:23-31.

14. Ophir J,Cespedes I,Ponnekanti H,et al. Elastography:a quantitative method for imaging the elasticity of biologicial tissues. Ultrasonic Imaging,1991,13:111-134.

15. Fleury Ede F,Assunção-Queiros Mdo C,Roveda D Jr. Breast carcinomas:variations in sonoelastographic appearance. Breast Cancer(Dove Med Press),2014,6:135-143.

16. Huang ZP,Zhang XL,Zeng J,et al. Study of detection times for liver stiffness evaluation by shear wave elastography. World J Gastroenterol,2014,20:9578-9584.

17. Cao BS,Liang YM,Li XL,et al.Contrast-Enhanced Sonography of Juxtapleural Pulmonary Tuberculoma. J Ultrasound Med,2013,32:749-756.

18. Moon HJ,Kim EK,Yoon JH,et al. Clinical implication of elastography as a prognostic factor of papillary thyroid microcarcinoma. Ann Surg Oncol,2012,19:2279-2287.

19. Dudea SM,Giurgiu CR,Dumitriu D,et al. Value of ultrasound elastography in the diagnosis and management of prostate carcinoma. Med Ultrason,2011,13:45-53.

20. Sperandeo M, Trovato FM, Dimitri L, et al. Lung transthoracic ultrasound elastography imaging and guided biopsies of subpleural cancer: a preliminary report. Acta Radiol, 2014, pii: 0284185114538424.

21. Adamietz BR, Fasching PA, Jud S, et al. Ultrasound Elastography of Pulmonary Lesions-A Feasibility Study. Ultraschall in Med, 2014, 35: 33-37.

22. Liao WY, Chen MZ, Chang YL, et al. US-guided Transthoracic Cutting Biopsy for Peripheral Thoracic Lesions Less than 3cm in Diameter. Radiology, 2000, 217: 685-691.

23. Kendirlinan R, Ozkan G, Bayram M, et al. Ultrasound guided fine-needle aspiration biopsy of metastases in nonpalpable supraclavicular lymph nodes in lung cancer patients. Multidiscip Respir Med, 2011, 6: 220-225.

第四章 气管镜在肺部小结节诊断中的作用

随着胸部计算机体层扫描(CT)在胸部疾病诊断中的广泛应用,肺部小结节的发现逐年增多。尤其是 2011 年美国国立肺癌筛查研究(NLST)公布了低剂量螺旋 CT 可降低肺癌死亡率后,CT 的应用在肺部筛查中愈发得到推荐。但随之而来的问题是,恶性结节在筛查出的可疑结节中并非占主要部分。仍以 NLST 研究为例,约 27% 的筛查人群发现了大于 4mm 的肺部结节,而大部分结节(96%)经过后续的检查发现并非肿瘤,因此对小结节的进一步明确诊断尤其重要。

自 Gustav Killian1897 年发明首个硬质气管镜开始,气管镜检查逐渐成为肺部疾病诊断和治疗的重要角色。在其发展过程中,因硬质气管镜检查范围有限,操作风险相对大,随着光导纤维的出现,气管镜向可弯曲的软性纤维支气管镜发展,因具有可达到气管远端,操作范围更广,且患者仅局麻便可进行操作等优势,使得纤支镜在肺部疾病诊断中占据着重要地位。而 19 世纪 80 年代开始,联合了电荷耦合器,用电缆代替纤维束传像的电子支气管出现,较纤支镜具有可视显示屏,图像清晰,操作更方便等特点。而在临床应用中,纤维支气管镜和电子支气管镜的检查统称为支气管镜检查。

气管镜检查通过细长的支气管镜经口或鼻、声门进入气管和支气管以及更远端,直接观察气管和支气管的病变,根据病变进行相应的检查和治疗,由此具有直观、易操作、风险低等特点。而随着纤维支气管镜检查技术和设备的发展和开拓,这项检查在多种肺部病变的诊断中具有了更简便、更准确的特点。本篇将对目前在肺部结节诊断中常用和最新的气管镜检查和诊断技术逐一阐述。

一、传统气管镜检查

传统纤维支气管镜即普通白光纤维支气管镜,其设备通常包括:前端部、弯曲部、插入部、目镜部及导光软管和导光连接部组成。而电子支气管镜包括:结构与纤支镜相似的支气管镜、视频处理系统、监视器及电子计算机存储装置(图 2-32)。传统气管镜检查的诊断手段包括支气管灌洗、刷检、经支气管镜活检,后者包括气管内活检、经气管镜透壁肺活检(TBLB),经气管针吸活检(TBNA)等。

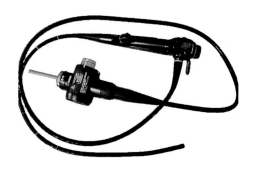

图 2-32 支气管镜结构示意图

支气管灌洗和刷检通常对疾病的诊断提供细胞学证据。而 TBLB 可分为非 X 线及 X 线引导两种,前者主要用于弥漫性病变的诊断,而 X 线引导下的 TBLB 多用于周围型肺内病变。气管镜联合 TBNA 主要是在气道腔内对腔外的病变进行穿刺,是一种非直视的活检方法,利用 WANG 氏针可对肿大的淋巴结进行穿刺活检,而靠近气管旁的病灶同样可进行穿刺活检,大大增加了气管镜活检范围。

现有数据显示,传统纤维支气管镜检查的肺部结节诊断率为36%~68%,其中恶性病变的诊断率为44%~68%,而良性病变的诊断率仅有12%~41%。某些因素如咳嗽、咯血及气喘等症状,结节大于2cm,病变位于一侧肺野的内2/3,及支气管充气征的存在均可增加诊断率,尤其是后者,若在胸部CT上可看到气管的某段穿过或者指向可疑结节内,诊断的阳性率可增加至60%~90%,而没有该征象时,阳性率仅有14%~30%。

为探索传统气管镜对肺部结节的诊断作用,Susan C. van't Westeinde在2012年对NLESON研究中的阳性患者进行气管镜检查,CT筛查阳性的415位患者中,308人共318个可疑肺部结节接受了传统气管镜检查,最终结果显示,普通气管镜的敏感性仅为13.5%,特异性达100%。值得一提的是,有1%的肺癌患者可能表现为CT扫描阴性,却能够经气管镜检查诊断为肺癌。

因传统气管镜在肺部结节诊断尚存在薄弱之处,Fleischner学会指南在推荐CT扫描发现的大于8mm的结节的进一步检查时,推荐选择CT再次扫描、PET或者活检作为手段,而非支气管镜检查。同样美国胸科医师学会(ACCP)2012年最新指南上推荐只有当CT显示支气管充气征的结节或者在具有新技术的内镜中心方才考虑选择气管镜进一步评估。

二、超细气管镜

在临床应用中,可弯曲支气管镜虽然能够进入较远端的支气管内,但是对于相对外周的病变及小病变可获取的范围仍不够理想。为了突破气管镜对外周病变的诊断范围,超细气管镜应运而生。它的出现是为了能够进一步进入小气道内观察和活检外周病变组织,从而增加其诊断率。

普通气管镜的外周直径约6mm,而超细气管镜的外周直径可细至2.7mm,其工作管腔直径仅0.8mm,可使得0.7mm的细胞刷通过进行刷检。研究显示,经超细气管镜检查的17名患者中,5位患者已经确诊周围型肺癌,传统气管镜检查未见异常,而超细气管镜可进入第九级支气管内,成功获得病变的恶性细胞。研究数据指出,超细气管镜在1.5~7cm病变的诊断阳性率有64.7%。

近年来,超细气管镜的工作管腔也逐渐发展至1.2~1.7mm宽度,允许小的活检钳进入,从而进行组织的获取。研究者对35个直径在10~40mm范围内的外周病变进行1.2mm宽的超细气管镜检查,最终诊断率为60%,其中3名患者凭超细气管镜检查方确诊。

尽管尚未有随机临床试验对超细气管镜和普通气管镜的诊断率之间的差别进行验证,但是超细气管镜能够进入更末梢的气道内,为经气管穿刺活检提供了更直接的途径,并减少进入错误气管内进行活检的概率,为其临床应用提供充足的理论依据。

三、自发性荧光气管镜

自发性荧光气管镜检查(AFB)是在普通气管镜基础上利用蓝色激光替代普通白光进行检查,根据细胞自发性荧光和电脑成像系统相结合的一种检查技术。其装置包括白光和荧光部分,白光的结构和原理与传统气管镜一样,荧光成像部分主要分为照射光源、摄像系统、监视器和分光分析系统。

AFB支气管镜是氙灯发出白光,经滤镜过滤产生蓝光,照射到气管黏膜上产生荧光。人体组织内含有一些能够产生荧光反应的物质,称为荧光载体。不同组织辐射荧光的波长和强度决定于荧光载体的含量、入射光的最长吸收、反射值及入射光源自身的特性。

在检查过程中,如图2-33所示,正常组织的荧光载体在蓝色激光下(波长442nm)辐射出荧光,表现为绿色,其实这种荧光是由绿光(波长520nm)和红光(波长630nm)形成的混合光,但因为绿光较强,而红光较弱,因此混合后形成以绿光为主的荧光。不典型增生、原位

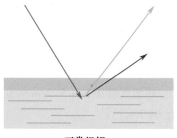

正常组织

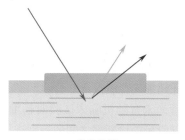

病变组织
（组织增生和原位癌）

图 2-33　不同组织在荧光镜下的成像原理

癌及早期浸润癌主要表现为上皮组织增厚和组织充血,其中的荧光载体含量减弱,导致荧光辐射光减弱。同时因为组织充血,其中血红蛋白含量丰富,增强了绿光的吸收,因此主要表现为红棕色荧光。由此 AFB 可通过镜下颜色的不同对气管表面黏膜的早期病变进行诊断,敏感性增高,从而有助于早期癌变的检出(图 2-34)。

AFB 的检查风险较低,整体并发症发生率约 5%,其中包括 0.24% 的死亡率。其诊断肺部结节的成功率在于肿瘤的大小。小于 2cm 的组织获取率在 25%~50% 左右,而大于 2cm 的病灶其组织获取率可达到 60%~83%。

McWilliams 等人的一项研究探索了荧光气管镜检查在肺癌筛查研究中的作用,结果发现支气管镜在评估肺部孤立结节中的诊断率为 51%~76%,并且与结节的大小及位置密切

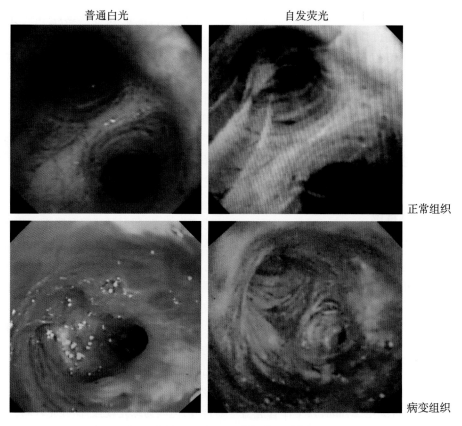

普通白光　　　　　　　　　　自发荧光

正常组织

病变组织

图 2-34　正常组织和病变组织在荧光镜检查下的成像

相关。2011 年 Sun 通过荟萃分析对比了 AFB 联合白光气管镜检查对比单纯白光检查在气管外新生物的诊断作用,结果显示,相较于单纯的白光检查,AFB 联合后可明显增高气管外肿瘤的诊断的敏感性达 2.04 倍。在 NLST 研究中,McWilliams 对参与者进行了荧光气管镜的检查以发现有无中央气道的病变,结果显示 22 位影像学阴性的患者中有 8 位(18%)由此诊断了肺癌,从而为 AFB 在早期肺癌中的诊断提供了有力的依据。

四、气管镜内超声(EBUS)

仅能对气管表面及管腔内结构进行观察是支气管镜检查的主要限制之一,对于气管管壁和管腔外的病灶,只能通过间接表现进行观察和活检,如黏膜表面颜色的改变、局部黏膜的充血、水肿、支气管腔外压性狭窄等。因主要依靠临床经验,缺乏对病灶的直接观察和直视下取材,气管镜对此类病灶的诊断准确性大大受限。在这种情况下,支气管镜内超声(EBUS)因可以提供对气管外病变的超声直视为诊断提供了巨大的帮助。

通常情况下,肺组织具有较强的反射声波的特点,而肺部新生物与周围组织的密度较低,因此当进行超声检查时,可以对支气管管壁的厚度、管壁内肿瘤浸润的范围和深度进行充分的显示。气管镜内超声(EBUS)的装置除普通气管镜装置外,主要包括产生和接受声波的传导器,将组织反射的声波转变为二维超声图像的处理器,以及装有水的球囊以提供更好的图像。该技术通过在气管镜内置入细的超声管道,将超声探头推向病变所在部位进行检测,一旦确定病变处,便利用探针进行组织获取(图 2-35)。

表 2-5 列出了目前已发表的 EBUS 诊断外周病变的数据。而有研究指出该技术的整体诊断阳性率可达到 77%,而诊断率与探针所处位置密切相关,在病灶内比病灶旁明显增高(76% 比 46%),而病变大小对诊断率的影响似

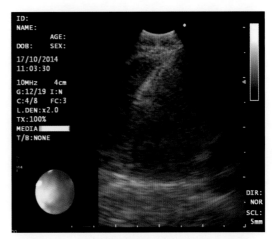

图 2-35　气管镜内超声(EBUS)活检示意图

乎不大,小于 3cm 的病变阳性率为 77%,而小于 1cm 的病变诊断阳性率为 76%,两者无明显差别。最近的一项荟萃分析研究对 EBUS 的能力进行了分析,结果指出 EBUS 在肺癌诊断中的点特异性可达到 100%,而敏感度有 73%。阳性似然比 26.84(12.6~57.2),阴性似然比 0.28(0.23~0.36)。研究的异质性主要在于不同研究之间的敏感性,并且恶性诊断率依赖于研究的人群量和病变大小(表 2-5)。

与普通气管镜相比,Ko Pen Wang 教授总结了其中心经传统气管镜 TBNA 活检对比 EBUS-TBNA 活检的肺癌患者,发现 EBUS-TBNA 的淋巴结活检阳性率更高。而与荧光气管镜相比,EBUS 优势在于对小于 2cm 的结节的诊断率增高,诊断范围进一步包括纵隔及气管周围病变,大大消除了额外手段介入的需求。从理论上而言,EBUS 将传统气管镜的活检技术变为"可视化",从而减少了相应并发症如出血、气胸等的发生。

五、导航支气管镜检查

最近一项新技术被称为虚拟气管镜检查(VB),这是种新的介导技术,利用 CT 扫描构建支气管树的图像,临床医师在实际操作中通过该图像导航用极细的气管镜对真实的支气管树进行检查。主要是将薄层螺旋 CT 连续扫

表 2-5　目前已发表的 EBUS 诊断外周肺部病变的数据

作者	年份（年）	方法	结节数	平均大小	恶性率	整体诊断率	病变小于 2cm 诊断率	病变小于 3cm 诊断率
Herth	2002	EBUS+ 荧光	50	3.3	90%	80%	—	—
Shirakawa	2004	EBUS+ 荧光	50	—	48%	34%	—	—
Kikuchi	2004	EBUS+ 荧光	24	1.8	92%	58.3%	53%	58.3%
Kurimoto	2004	EBUS ± 荧光	150	—	67%	77%	72%	73%
Paone	2005	EBUS	87	—	70%	76%	71%	75%
Asahina	2005	EBUS, VB, 荧光	30	1.9	76%	63.3%	44%	63%
Chung	2007	EBUS	158	2.5	—	49%	—	—
Eberhardt	2007	EBUS	39	2.6	78%	69%	78%	72%
Dooms	2007	EBUS	50	3.7	≥74%	68%	18%	—
Yoshikawa	2007	EBUS	123	3.1	87%	62%	30%	44%
Yamada	2007	EBUS ± 荧光	158	2.1	70%	67%	49%	67%
Fielding	2008	EBUS+ 荧光	140	2.9	53%	66%	—	—
Asano	2008	EBUS+ 虚拟	32	2.1	88%	84.4%	73%	79%
Chao	2008	EBUS+TBNA	182	3.5	77%	78%		

描所获得的图像数据,利用计算机软件进行处理,从而对支气管表面具有相同显像像素值的部分进行三维重建,再次利用计算机的模拟气管镜腔内观察,予以人工上色和亮度,最终获得了类似于气管镜进入管腔内的直视观察效果的动态图像,此即 VB 数据。而虚拟气管镜导航(VBN)则将上述所获得了 VB 数据输入气管镜导航软件,由此标定值病变处,制定了活检路径。与上述的电磁导航不同的是,VB 技术不依赖于传感器所提供的实时的正电子信号,它可以重构患者的支气管树,提供模拟的气道腔图像,自动生成路径,由此选择最佳的可进入目的病灶的路径,不仅可以显示如支气管狭窄、气管畸形等气道异常,而且可以由此引导气管镜活检,大大提高了气管镜在肺部外周病变的诊断。

Ishida 等人在日本多个临床中心随机对 199 位患者的小于 3cm 的外周病灶进行 VB 联合 EBUS 活检或者单独 EBUS 活检,这是一项直接和前瞻性探索了 VB 联合 EBUS 活检价值的研究,结果显示在 VB 联合 EBUS 组 80% 的患者获得了病理学诊断,而单独 EBUS 组仅有 67% (P=0.032)。根据目前的临场应用,VB 对比传统的气管镜检查,具有定位准确,操作快速,减少重复检查和活检次数,减少辐射,同时避免了盲穿,在提高诊断准确率的同时,降低了并发症的发生率。

另一项在临床上逐渐被广泛应用的新技术电磁导航支气管镜(ENB),即利用电磁导航至淋巴结进行活检。这项技术装置主要包括四大部分:虚拟气管镜软件、电磁平板、多方向可操纵导管以及可以精确跟踪电磁场位置和方向传感器的可定位探头。ENB 操作的关键步骤是操作前需获取高质量的 CT 连续扫描图像,根据相对应的数值,输入软件中重构图像。在屏幕上可显示多层面的图像,包括轴向、冠状位和矢状位的图像以及重建出的 3D 支气管树。在操作过程中,可对先前所获取的多层 CT 图像进行实时重建及覆盖。操作时患者需麻醉,胸前放置电极,定位板放置于身下,进入定位导管,标记与 CT 相匹配的病变处,构建出获取目标淋巴结的多种途径,屏幕上图像进行引导,沿软件所设定的路线到达目的病灶,由此进行进一步的气管内活检或经气管针吸活检。

对比其他气管镜技术,ENB 的最大优点在于安全及准确性。经报道,该技术的诊断阳性率达到 67%~85%,并且高度依赖于前文所提及的支气管充气征的有无。而气胸发生的风险与传统的经气管活检技术较低,远低于经皮肺穿刺活检,低氧血症及少量出血偶见报道。表 2-5 中 Eberhardt 联合了 ENB 及 EBUS 对 120 位患者进行活检,气胸发生率 5%。

在临床应用中,ENB 目前主要用于传统气管镜无法到达的外周病变的诊断和淋巴结组织活检。已有许多研究数据支持其在肺部疾病诊断中的有效性。Jensen 进行了 92 例患者 ENB 检查,结果显示对于肺部结节(平均大小 2.6cm),ENB 总体诊断为 65%,小于 2cm 的结节诊断率为 50%,而大于 2cm 的诊断率可达到 76%,与结节所处位置无明显相关性。

这些新技术的出现,为气管镜在肺部小结节的诊断中提供了更广、更准、更快的可能,当然,目前对这些技术的临床应用证据充分性尚不如 EBUS、荧光气管镜,在临床中的使用可能需要更多的数据进行支持。

六、总结

CT 引导下的经皮肺穿刺在小结节诊断中具有较高的准确性,并且耗费低,所以在肺部小结节的诊断中占有重要的地位,但是不容忽视的是,肺穿刺同样存在气胸、出血风险高、辐射强、存在盲穿可能性等不良反应。气管镜因其可以直视、风险较低、辐射小等特点,在肺部结节中的诊断作用同样占据着重要的位置。

过去的几十年,支气管技术日益发展并逐步应用于临床,气管镜已不再局限于普通光镜和探头,各种介导方法的合并使用大大扩展了气管镜的应用范围,将不可见转变为可见,将

可见变得全面,从而提高了气管镜检查在肺部结节的诊断率。当传统气管镜无法达到的外周病变,极细气管镜开拓了镜检的视野,可以进入更深更远。荧光气管镜检查为气管黏膜病变包括早期病变提供了更精准的观察和取材。EBUS 联合使用确保了 TBNA 过程了实时观察可能,而最新的 VB 和 ENB 技术可以对复杂的支气管树进行精准的重现和操作过程中的导航,使得气管镜具有了定位准确,操作快速,减少检查次数,减少辐射等优点。

最近一项荟萃分析对气管镜在肺部小结节中的作用进行了评估,结果提示不管气管镜结合何种介导方法,其诊断率都要优于传统的经气管镜技术,其操作过程中的风险发生率也较经皮肺穿刺更低。每项新技术各有利弊,若能将这些技术结合在一起,便可能很好地发挥其优点,从而提高气管镜对肺部结节的诊断率。

(姚艳雯　宋勇)

参考文献

1. National Lung Screening Trial Research Team, Aberle DR, Adams AM, et al. Reduced lung-cancer mortality with low-dose computed tomographic screening. N Engl J Med, 2011, 365:395-409.

2. Silvestri GA. Bronchoscopy for the solitary pulmonary nodule:friend or foe? Chest, 2012, 142:276-277.

3. Gasparini S, Ferretti M, Secchi EB, et al. Integration of transbronchial and percutaneous approach in the diagnosis of peripheral pulmonary nodules or masses. Experience with 1,027 consecutive cases. Chest, 1995, 108:131-137.

4. Baaklini WA, Reinoso MA, Gorin AB, et al. Diagnostic yield of fiberoptic bronchoscopy in evaluating solitary pulmonary nodules. Chest. 2000, 117:1049-1054.

5. van't Westeinde SC, Horeweg N, Vernhout RM, et al. The role of conventional bronchoscopy in the workup of suspicious CT scan screen-detected pulmonary nodules. Chest, 2012, 142:377-384.

6. Gould MK, Fletcher J, Iannettoni MD, et al. Evaluation of patients with pulmonary nodules:when is it lung

cancer? ACCP evidence-based clinical practice guidelines (2nd edition). Chest, 2007, 132: 108S-130S.

7. Hergott CA, Tremblay A. Role of bronchoscopy in the evaluation of solitary pulmonary nodules. Clin Chest Med, 2010, 31:49-63, Table of Contents.

8. Tanaka M, Takizawa H, Satoh M, et al. Assessment of an ultrathin bronchoscope that allows cytodiagnosis of small airways. Chest, 1994, 106:1443-1447.

9. Rooney CP, Wolf K, McLennan G. Ultrathin bronchoscopy as an adjunct to standard bronchoscopy in the diagnosis of peripheral lung lesions. A preliminary report. Respiration, 2002, 69:63-68.

10. Bose S, Ghatol A, Eberlein M, et al. Ultrathin bronchoscopy in the diagnosis of peripheral cavitary lung lesions. J Bronchology Interv Pulmonol, 2013, 20:167-170.

11. Wang Y, Wang Q, Feng J, et al. Comparison of autofluorescence imaging bronchoscopy and white light bronchoscopy for detection of lung cancers and precancerous lesions. Patient Prefer Adherence, 2013, 7:621-631.

12. Sawabata N, Yokota S, Maeda H, et al. Diagnosis of solitary pulmonary nodule: optimal strategy based on nodal size. Interact Cardiovasc Thorac Surg. 2006, 5:105-108.

13. Sheski FD, Mathur PN. Endobronchial ultrasound. Chest, 2008, 133:264-270.

14. McWilliams A, Mayo J, MacDonald S, et al. Lung cancer screening: a different paradigm. Am J Respir Crit Care Med, 2003, 168:1167-1173.

15. Sun J, Garfield DH, Lam B, et al. The value of autofluorescence bronchoscopy combined with white light bronchoscopy compared with white light alone in the diagnosis of intraepithelial neoplasia and invasive lung cancer: a meta-analysis. J Thorac Oncol. 2011, 6:1336-1344.

16. McWilliams AM, Mayo JR, Ahn MI, et al. Lung cancer screening using multi-slice thin-section computed tomography and autofluorescence bronchoscopy. J Thorac Oncol, 2006, 1:61-68.

17. Asano F, Matsuno Y, Tsuzuku A, et al. Diagnosis of peripheral pulmonary lesions using a bronchoscope insertion guidance system combined with endobronchial ultrasonography with a guide sheath. Lung Cancer, 2008, 60:366-373.

18. Steinfort DP, Khor YH, Manser RL, et al. Radial probe endobronchial ultrasound for the diagnosis of peripheral lung cancer: systematic review and meta-analysis. Eur Respir J, 2011, 37:902-910.

19. Shinagawa N, Yamazaki K, Onodera Y, et al. CT-guided transbronchial biopsy using an ultrathin bronchoscope with virtual bronchoscopic navigation. Chest, 2004, 125:1138-1143.

20. Ishida T, Asano F, Yamazaki K, et al. Virtual bronchoscopic navigation combined with endobronchial ultrasound to diagnose small peripheral pulmonary lesions: a randomised trial. Thorax, 2011, 66:1072-1077.

21. Dale CR, Madtes DK, Fan VS, et al. Navigational bronchoscopy with biopsy versus computed tomography-guided biopsy for the diagnosis of a solitary pulmonary nodule: a cost-consequences analysis. J Bronchology Interv Pulmonol, 2012, 19:294-303.

22. Wang Memoli JS, Nietert PJ, Silvestri GA. Meta-analysis of guided bronchoscopy for the evaluation of the pulmonary nodule. Chest, 2012, 142:385-393.

第五章　CT引导下经皮肺穿刺活检

肺部小结节的定义可以参照孤立性肺结节（SPN）的定义：孤立性肺结节（SPN）指的是单一的、球形、边界清楚的、影像不透明的、直径≤30mm、周围完全由含气肺组织所包绕，没有肺不张、肺门增大或胸腔积液的肺部结节。根据直径，SPN还能分为两类：直径≤8mm的亚厘米结节和>8mm且≤3cm的典型SPN。从CT影像看肺部结节是否存在磨玻璃样变，也可对肺部结节进行进一步分类，包括纯磨玻璃样结节，纯实质样结节或混杂磨玻璃样结节（表2-6）。

表2-6　肺部不同结节及其特征

肺部结节	特征
肺部肿块	直径>3cm，病灶局限，通常为恶性
孤立性肺结节（SPN）	单一、球形、边界清楚、影像不透明、直径≤30mm、周围完全由含气肺组织所包绕，无相关的肺不张、肺门增大或胸腔积液
亚厘米结节	直径≤8mm，良性病变可能大
磨玻璃样结节（GGN）	肺部病灶呈磨玻璃样
纯磨玻璃样结节（PGGN）	病灶内部无实性成分
混杂磨玻璃样结节（MGGN）	病灶内含部分实性成分，呈软组织密度

随着CT技术的发展和普遍使用，特别是低剂量螺旋CT应用于肺癌早期筛查，SPN的检出率由早前的0.2%提高至8%~51%，一般而言，结节的恶性概率随着结节直径的增大而增加。研究表明，直径小于5mm的肺结节恶性概率为0%~1%，直径在11~20mm恶性概率有33%~64%，而直径大于20mm的肺结节恶性概率达到64%~82%。

因此对于肺部小结节的诊治策略我们可以参考《肺部孤立小结节的诊治及随访共识》［上海医学，2013，36（5）：385-386］，在此不赘述，本文仅以肺部小结节的CT定位下穿刺这一操作环节为重点，加以详述及扩展。

一、禁忌证和适应证

肺部小结节的CT定位下肺穿刺，这个特定的子集是包含于CT定位下肺穿刺之内的，其适应证及禁忌证自然无异，然而笔者认为在穿刺之前应首先考虑禁忌证，其次再考虑适应证为宜，以免产生思维定势，甚至视而不见，造成不必要的后果。

1. 禁忌证

绝对禁忌证：患者不合作、严重凝血机制障碍不能纠正的、肺棘球蚴病、血管性病变（如动静脉畸形、动脉瘤等）。

相对禁忌证：视患者情况决定穿刺与否。

2. 适应证　适应证的前提：①在做CT下肺穿刺之前，应先行痰细胞学检查、纤维支气管镜检查或超声支气管镜检查等，也包括仔细的体格检查，发现有无浅表的肿大淋巴结可供穿刺或活检，即由简入繁，由创伤性小、危险性小的操作为先，再考虑相对创伤性大，相对危险性大的操作。②有些孤立的病灶，在完善其他相关检查后，高度怀疑肿瘤，有手术指征而且患者又坚决要求手术时，可不做穿刺而直接手术，以避免穿刺过程中造成的潜在的种植播散的危险。

由上所述,适应证就是无创检查及创伤性较 CT 下穿刺小的检查不能明确而适合做 CT 下穿刺检查的。如患者已无手术指征,高度怀疑肿瘤而又需明确病理指导治疗时,CT 下穿刺不失为一种手段,避免无奈的临床诊断,也避免了不必要的疑问和麻烦。

二、穿刺前检查项目

血常规,凝血指标,肝炎病毒全套检测、HIV 检测、梅毒检测(穿刺时注意自我防护,避免针刺伤),心电图,肺功能,胸部 CT(最好增强),可以:①分清病灶和避开心脏、大血管或血管;②两肺下叶,近背侧的病灶,需排除肺隔离症;③大片的肺实变或较大的病灶,了解血供情况避免误伤血管。

(一)CT 定位

这是穿刺检查术前的一项非常精确的工作,它的准确与否,直接关系到穿刺术的成败。首先要仔细阅读胸部 CT 的影像资料,也可将数字影像图像输入 CT 机中,作为定位依据,找出欲穿刺的靶目标(病灶)。先将金属标志置于病灶相对应的预估体表投影点,行定位像扫描,从而测得金属标志位与病灶皮肤投影点的 X 轴及 Y 轴的位置差,修正金属标志物的位置。再行局部靶扫描,获取精确的穿刺点与病灶间的距离和角度,并在皮肤上予以标注。我们一般采用低剂量扫描模式以减少患者的射线剂量。

穿刺定位点应避开骨性结构、肺大疱、心脏、大血管以及胸廓内血管等解剖结构。测出皮肤穿刺点与胸膜间的直线距离,注意利多卡因行局部浸润麻醉的深度要略小于该距离。以免导致未穿刺前就已发生气胸。然后再次精确测量皮肤穿刺点与靶病灶间的距离、角度。若皮肤穿刺点与靶病灶存在头足向及内外向的角度也应同时标出。

人体体表为非平面,故穿刺进针时视线角度会受一定影响或误导,目标理想层面进针路径几乎与实际路径无一一致,只是差别或多或少。CT 横断面水平方向的角度可以一目了然,但不管是横断面水平方向,还是头足侧方向的偏向度,都需要穿刺操作者自行细微调节,而且,进针距离越长,偏差越大。这种细微调节,方向性及角度性的把握,是操作者在操作过程中及数量积累中逐渐掌握的。

近年来 CT 定位磁导航引导下经皮肺穿刺技术,也已被广泛应用,它是经计算机系统定位导航引导的新技术,引进了呼吸门控,故又被称为四维 CT 导航穿刺技术。其基本原理是将 CT 影像数字信息输入计算机系统,然后在靶病灶上下 20 cm 范围内行区域扫描。该系统会给出一个穿刺点至靶病灶的立体穿刺路径,让带磁导航的穿刺针沿设计路径进入。该系统还具有监测患者的呼吸的功能,将呼吸因素设计在路径中。该系统的临床应用大大地提高了穿刺术的成功率,从而减少了并发症的发生。

除此之外,在一些肺癌术后复发或者存在肺实变或肺不张的病例中,往往肺部结节或肿块与周围组织分辨不清,我们可以通过 PET-CT 的应用,结合代谢与影像的分析,从而指导 CT 下肺穿刺的准确性。举例如下,患者肺癌术后,左侧少量胸腔积液伴胸膜不规则增厚,增厚的胸膜与肺组织交界处似有结节,通过 PET-CT 的 FDG 代谢显像,从而明确了病灶确切位置,为后续的 CT 下肺穿刺到位与否提供了佐证。

(二)穿刺前器械准备

除外常规准备器具,这里主要介绍的是穿刺所用的抽吸针和活检切割针,以及手术前小病灶穿刺定位引导针,因为这关系取材的准确性和可靠性,也可尽量减少反复穿刺对患者造成的伤害。

1. 抽吸针 上海市胸科医院呼吸科采用日本的 Dr.j 脊柱穿刺针及 Galilin 针(图 2-36),一般规格为 20G×9cm、20G×12cm、20G×15cm 共 3 种规格,针的长度视穿刺时所

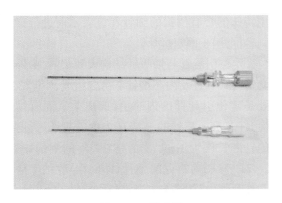

图 2-36 抽吸针

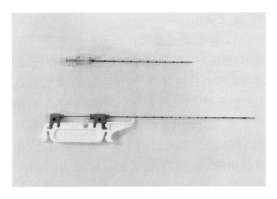

图 2-38 巴德切割针同轴套管定位针(上)及切割针(下)

需进针深度而定,不必过长,因为抽吸针本身较细,针越长,抽吸的阻力越大,并不能更多地获得抽吸标本。另外针越长,角度越难控制。此针每 1cm 有 1 格刻度,便于穿刺时了解进针深度。最早我科使用其他抽吸针并无刻度指示,这时需要一把消毒好的量尺,量好长度再进针,较繁琐。抽吸针获取的主要为细胞学标本,也可抽吸出部分组织或以细胞块形式送检病理及基因检测,从而明确诊断。

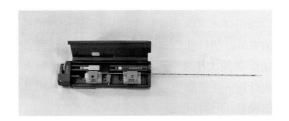

图 2-39 巴德切割针——装入触发弹簧装置

2. 切割针 可采用意大利 Galilin 切割针、日本尼普洛切割针、巴德切割针,依操作者喜好自行选择。一般 18G×10cm 的尺寸已足够送检病理,切割针长度尺寸的选择亦是视进针深度而定,较大的病灶可选择 16G×10cm 的切割针,通常情况切割针可获得 1~2cm 的组织学标本(图 2-37~图 2-41)。

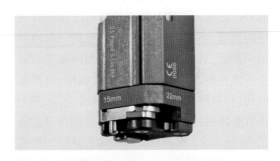

图 2-40 巴德的切割针——取样槽的长度可调节15mm 或 22mm

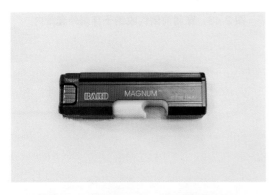

图 2-37 巴德切割针——触发弹簧装置

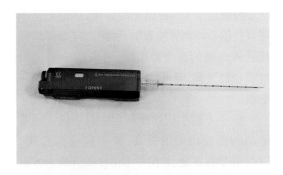

图 2-41 巴德的切割针——同轴定位针、切割针、触发弹簧装置(已安装)

重要提示：

（1）在穿刺之前应详细看一下切割针的说明书，切割针的取材原理是有凹槽的内芯先进入需要取材的部位，然后触发，外套管再进入取材部位，方将内芯与外套管之间的组织切割下来，这好比儿童玩具中的一个中空的模具（外套管），揿入橡皮泥（组织）中再拔出，橡皮泥就取出来了。所以，在切割取材时，切不可用手紧捏切割针的外套管，这是无法取得目标部位的组织样本的（同轴定位针应用后无此影响）。

（2）切割针的内芯凹槽一般长度为2cm，即组织样本可取2cm长度，但不要忘记凹槽前的0.5cm的针头部分，也就是说，要取活检的病灶必须大于2.5cm才不至于切割针会穿破病灶进入正常肺组织，除非可以取材1cm样本的设置，下面详细说一下。

一把尼普洛切割针有2cm和1cm取样槽的设置选择，所以可以进行最小1.5cm病灶的活检。巴德的切割针同样也具有2种取样规格的选择，不同的是，前者是完整的一次性使用切割针，后者可分拆，切割针和同轴套管针是一次性的，触发弹簧装置是机械的，可反复使用，价格略贵，但动能大，切割有力，尤其一些较坚韧的病灶，少见病如硅沉着病患者的硅结节（阻力大）、纵隔肿瘤和中间有坏死的肿瘤组织等，因有套管，可反复活检，取材满意，阳性率高；而一般肺癌病灶对于穿刺熟练者，此两种切割针，并无明显差异，前者反简便些。

因此对于1.5cm以下的病灶，理论上是不建议行活检切割针检查的，否则这样会穿透病灶进入远端的正常肺组织，造成进一步的出血和（或）气胸，但可用套管针抽吸获取组织和细胞。

3. 手术前小病灶穿刺定位引导针　随着早期肺癌检出率的提高，微小病灶如GGO、GGN等早期发现、早期手术治疗的开展。术前穿刺定位、固定病灶（利于术中找到病灶；利于术后病理标本取样）也被提出了要求，我们应用特殊的带有倒钩的细针在患者术前进行穿刺定位，用于固定病灶。

定位引导针与抽吸针结构大致相同，由外套管的穿刺针及内芯细针2部分组成，不同之处是定位引导针的内芯更细、更柔软而有韧性，针芯进入病灶的一端有210°的折返，折返的针芯长度为1cm，形成一个柔性的倒钩（图2-42）。穿刺前折返的细针（即倒钩）收纳于穿刺外套管内（图2-43），当定位引导针进入病灶经CT显像确认后（图2-44），退出外套管，倒钩失去外套管的约束，自行形成倒钩（图2-45），固定于病灶内，达到了术前定位的目的（图2-46）。

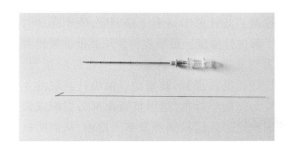

图2-42　上，穿刺外套管针；下，倒钩的内芯

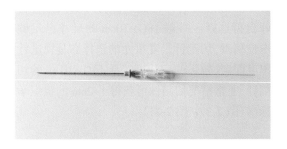

图2-43　穿刺前倒钩收纳于穿刺外套管内

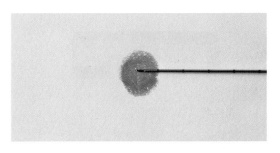

图2-44　整个穿刺定位引导针到达橙色区域的病灶

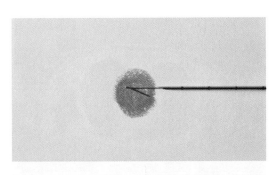

图2-45　退出外套管,内芯倒钩失去外套管的约束,自行形成倒钩

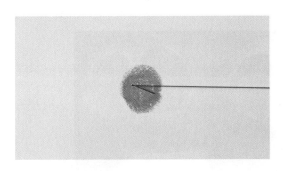

图2-46　完全移除外套管针后的倒钩内芯,定位于橙色病灶内

（三）穿刺时关于患者是否需要屏气的问题

由于患者屏气前需吸气,不能保证每次肺容积的一致性,另一方面患者屏气时间无法持续过久,所以我科一般不建议患者屏气。多建议患者尽量不去深呼吸,以平静浅呼吸为主,正常节律,尽量幅度小的前提下,CT扫描,了解病灶在此种呼吸情况时的位置变化范围以指导穿刺针的进针角度,即使为小病灶,一般也不建议患者屏气。

（四）穿刺体位

根据患者病灶位置,我科基本采取患者平卧或俯卧位,一般不取侧卧位,主要是侧卧位本身不稳定或由于患者自身的前后晃动,加之CT扫描及定位的检查移动,患者姿势较难保持不变,除非患者强迫体位（如胸椎转移或肋骨转移导致的疼痛,患者无法平卧或俯卧,则取侧卧位）。至于俯卧还是仰卧,视病灶距前后胸壁哪侧更近而定。

三、穿刺操作过程中

定位点部位需测量皮肤至胸膜的直线距离,这是利多卡因局部浸润麻醉的最大深度,这里再次提醒进针只能略浅,不能突破胸膜,导致穿刺针未进入病灶之前已发生气胸。

定位点至病灶目标部位的直线距离亦需测量,这是穿刺针进入的深度,因为穿刺针上有长度刻度,穿刺时只要方向正确,进针深度一目了然,不需要再二次计算。

1. 角度　距离测量好,再测量穿刺进入的角度,角度不仅仅是CT横断面水平方向的角度,还包括头侧脚侧的偏向度。举例如下,病灶很小且位于骨性结构后方,即使改变体位或姿势也不能使病灶显露于肋间隙中进行穿刺,那只能将穿刺针倾斜进入,45°角甚至70°角,进针的距离已不是先前量好的最短直线距离,针的跨度也不仅限于单个CT层面,可以3个甚至更多。

由于以上距离及角度的因素,在麻醉后,穿刺针破胸膜前需再进行一次CT扫描确认角度正确与否,当然,病灶足够大或者难度不大,则可跳过扫描,直接突破胸膜到达病灶（选择性扫描）。

2. 注意　角度的调整最好在穿刺针未过胸膜前调整好,真正过了胸膜却未能到达病灶,再做硬性调整,损伤较大,易气胸,往往也调整不好。

穿刺针到达病灶后进行CT扫描确认（必须扫描）,注意避开血管,由于为小结节穿刺,应尽量选择病灶较密实的部位穿刺,可通过CT的纵隔窗和肺窗的影像切换,确认哪个层面为最佳穿刺部位。

小结节病灶一般以抽吸为主（①创伤较活检小;②有的病灶只能抽吸,无法活检）,一人辅助固定好抽吸针,一人拔出内芯,接50ml塑料针筒负压吸引,负压为30~40ml左右,来回2~3次转动穿刺针,再用针筒抽吸,反复上述过程数次,直到看到针管和(或)针筒内有标本吸出,持续负压拔出抽吸针,涂片送检,同时可能有组织抽出,送检病理。如样本不多,再次穿刺。

若病灶大于 1.5cm 或必须要组织学标本,则可用切割针进行操作,操作流程基本同前(图 2-47~ 图 2-57),而且可以利用切割针配套的同轴定位针,在活检后再做抽吸送检细胞学检查,而不必机械地先抽吸再活检。

特别注意:不要重复使用一次性器材,避免种植、播散。

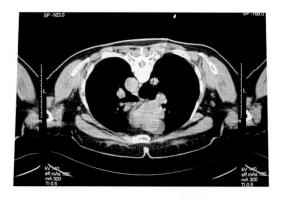

图 2-47　肺内带脊柱旁结节(腺癌)

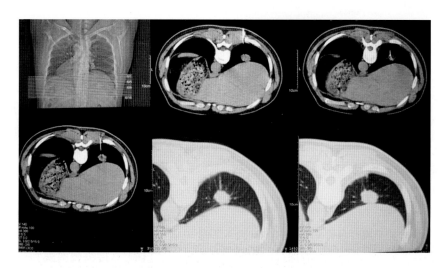

图 2-48　近膈肌处病灶(腺癌)

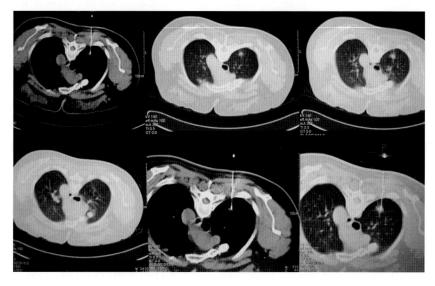

图 2-49　右上肺(腺癌)

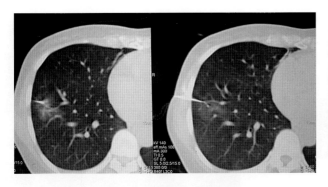

图 2-50　GGO（腺癌）

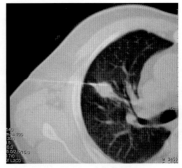

图 2-51　中外带（腺癌）

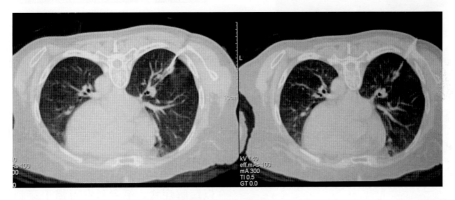

图 2-52　腺癌

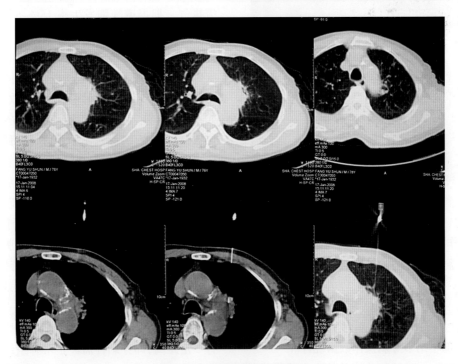

图 2-53　纵隔旁病灶（腺癌）

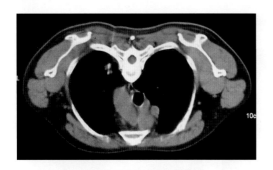

图 2-54　腺癌(纵隔窗)

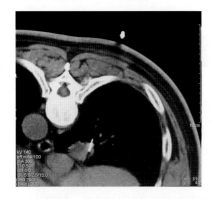

图 2-55　未找到癌细胞(炎症,抗炎后吸收)

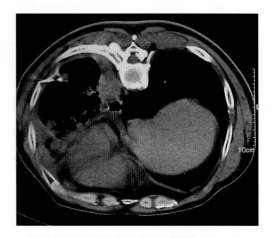

图 2-57　腺癌(纵隔窗)

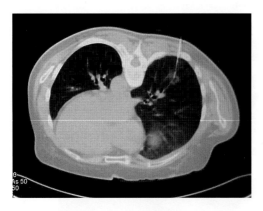

图 2-56　腺癌(肺窗)

　　操作完成,需了解有无气胸、血胸、肺内有无出血等情况,CT 再次扫描(必须扫描)。

四、并发症处理

　　以上海市胸科医院呼吸科进行的 790 例 CT 下肺部小结节穿刺操作数据统计。

　　1. 气胸　对于肺功能差的患者或是病灶离胸膜有一定距离并有反复穿刺的患者,穿刺后有可能发生气胸,少量气胸不需要特殊处理,密切观察患者症状及时复查胸片即可,一般对于大于 20%~30% 的气胸则需引流处理。少数严重肺功能差的患者,气胸 15%~20% 也会出现明显气促,这时也需进行插管引流,以缓解症状。笔者科室习惯于穿刺前即备好 arrow 管一套,一旦发现气胸,即在穿刺部位引流排气。据报道气胸发生率 15%~60% 不等,需要治疗者 5%~25%。

　　患者穿刺时如前所述,我科多采取平卧或仰卧位,气体多位于穿刺点下,气体位置未变化,CT 及时复查,及时插管引流,效果迅速。如不及时,患者体位变化则质量轻的气体积聚位置会发生变化,导致重新定位、消毒铺巾、局麻、穿刺引流,多费周折。另外 arrow 管插好后马上抽气,量尚少的话可以马上抽尽后夹管观察;若量多抽不尽,则可接水封瓶引流,进一步回病房观察病情变化。在本科室所作的 790 例肺小结节穿刺中,CT 扫描发现气胸 124 例(15.70%),大多数观察随访,不需要特别处理,其中需穿刺引流排气的共 24 例(19.35%),多在 1~4 天内拔除引流管。

　　2. 肺部穿刺径路部位出血　病灶离胸膜有一定距离,即穿刺针需经正常肺组织才能到达病灶的,穿刺后 CT 复查多能见出血灶,为穿刺径路出血,出现概率主要和穿刺针粗细以及病灶是否紧贴胸膜及距离有关。

3. 咯血　大多数穿刺抽吸针操作几乎无明显咯血,患者多为少量痰血或无痰血,而肺门处病灶及急性感染性病灶因病灶部位血管多,穿刺后多有咯血。切割针活检的咯血量一般较穿刺针多,一般一至数口,量为 20~30ml,多在穿刺后即刻或数分钟后出现。在 790 例中咯血的 4 例(0.51%),大多自行好转,少数以酚磺乙胺、氨甲苯酸、注射用血凝酶当天处理即可,无一例应用的。

4. 血胸　在 790 例穿刺病例中未发生血胸。

5. 胸膜反应　多见于年轻人或女性,患者一般会出现头晕、出汗、血压下降、四肢湿冷等休克症状,一般平卧片刻即可好转。在 790 例穿刺病例中未发生胸膜反应。

6. 穿刺部位种植转移　应注意抽吸时拔针的持续负压,以及切割后外套管的复位,尽量避免所取标本脱落于穿刺径路内。禁止穿刺针、切割针反复使用(除有套管),避免种植。本科室所穿刺的 790 例中只有 1 例发生种植转移,该患者穿刺明确为肺癌后,未进行任何治疗,在半年后在穿刺点部位出现种植转移。

7. 空气栓塞　在 790 例穿刺病例中未发生空气栓塞。

8. 皮下气肿　在 790 例穿刺病例中未发生皮下气肿。

五、影响 CT 下肺穿刺准确性的因素

穿刺的准确性在于能否到达病灶并取得足够所需的标本以供检验。

因此病灶的大小与位置很重要,当然也包括操作者的熟练程度和经验。病灶越大,越靠近胸壁,周围亦无重要脏器或血管,就越容易穿刺,也容易获得更多的标本,比如可以通过切割针获取更多的组织样本。但最好穿刺病灶周边部位,而不要取病灶的中间,因为部分大的病灶,中间坏死液化多,阳性率低。相反,

病灶越小则意味着穿刺难度的增加,病灶越远离胸壁,越靠近重要脏器或血管,则穿刺的风险增加,自然获取的组织标本也越少。但一旦穿刺到位,阳性率较高。另外由于呼吸活动度的影响,近膈肌的肺内病灶,随着一次呼吸的变化,病灶的位移总和(X 轴 +Y 轴)可能会达 5~6cm 之多,这需要操作者的经验以及患者的配合才能完成穿刺。一些病灶内的液化坏死部分也会影响检查的准确性,应尽量避免穿刺到这些区域,或者条件允许的话,可行切割针活检以获取更完整的样本。总之,对于恶性病变的诊断,其准确性在 90% 以上,而对于良性病变的诊断,则要低一些。除此之外,我们还要更多考虑假阴性的问题,有些病灶可能有坏死,可能有实变的肺组织混杂其中,因此对于疾病的诊断,必须结合病史、体检、检验报告、影像学分析综合考虑,当对于穿刺病理报告有疑问或不符时,需再次进行穿刺检查。

总之,CT 引导下经皮肺部小结节穿刺分辨率高、定位准确,对肺组织损伤小、并发症少,安全、可靠,尤其对于常规纤维支气管镜检查或超声支气管镜(EBUS)检查不能达到的病灶或不能耐受的患者,可采用 CT 下穿刺,而且相比较于外科手术(纵隔镜或剖胸探查)创伤性小、费用低,患者易于接受。目前 CT 引导下经皮肺部小结节穿刺是一项安全可靠的检查方法,并且已逐渐应用于早期肺癌的术前定位引导。

(叶贻刚　滕家俊　熊丽纹)

参考文献

1. Ost D, Fein AM, Feinsilver SH. The solitary pulmonary nodule. N Engl J Med, 2003, 348(25):2535-2542.
2. 吴一龙,蒋国樑,廖美琳,等. 孤立性肺结节的处理. 循证医学, 2009, 9(4):4, 243-246.
3. Wahidi MM, Govert JA, Goudar RK, et al, Evidence for the treatment of patients with pulmonary nodules: when is it lung cancer?: ACCP evidence-based clinical practice guidelines(2nd edition). Chest, 2007, 132(3 Suppl):94S-107S.

4. 上海市医学会呼吸病学分会肺癌学组．肺部孤立小结节的诊治及随访共识．上海医学，2013，36(5)：385-386.

5. Tsukada H，Satou T，Iwashima A，et al.Diagnostic accuracy of CT-guided automated needle biopsy of lung nodules.AJR Am Roentgenol,2000,175(1)：239-243.

6. Geraghty PR，Kee ST，McFarlane G，et al.CT-guided transthoracic needle aspiration biopsy of pulmonary nodules：needle size and pneumothorax rate. Radiology,2003,229(2)：475-481.

7. Priola AM，Priola SM，Cataldi A，et al.Accuracy of CT-guided transthoracic needle biopsy of lung lesions：Factors affecting diagonostic yield.Radiol Med (Torino),2007,112(8)：1142-1159.

8. Ng YL，Patsios D，Roberts H et al. CT-guided percutaneous fine-needle aspiration biopsy of pulmonary nodules measuring 10mm or less.Clin Radiol,2008,63(3)：272-277.

9. F Laspas，A Roussakis，R Efthimiadou，et al. Percutaneous CT-guided fine-needle aspiration of pulmonary lesions：Results and complications in 409 patients. J Med Imaging Radiat Oncol,2008,52(5) 458-462.

10. 于波．CT 导引下经皮肺穿刺对于肺癌疾病的诊断意义．中国肿瘤临床，2008,35(12)：688-689.

11. 于霞,陈岩,李玉．CT 引导经皮肺穿刺活检诊断肺疾病(附 230 例报告).山东医药,2008,48(15)：45-46.

12. Nishita Kothary，Laura Lock，Daniel Y. Sze，et al. Computed Tomography-Guided Percutaneous Needle Biopsy of Pulmonary Nodules：Impact of Nodule Size on Diagnostic Accuracy. Clin Lung Cancer,2009,10(5)360-363.

13. 肖卫,蕾茹.CT 引导下经皮肺穿刺活检的临床诊断价值.中国现代医学杂志,2009,19(18)：2865-2865.

14. 赵雪峰,张朋,赵剑虹.肺部肿块 103 例 CT 引导下经皮肺穿刺分析.第四军医大学学报,2009,30(17)：1583.

15. 刘宝东,支修益,刘磊等．比较 CT 引导下两种穿刺针在经皮肺穿刺活检术中的临床应用.中国医学影像学杂志,2009,(5)：375-376.

16. 廖美焱,周云峰,田志雄.CT 引导下经皮肺穿刺切割活检术后并发症的相关因素分析.武汉大学学报：医学版,2009,30(6)：778-783.

17. 黄艳,王红阳.增强 CT 联合 CT 引导下经皮肺穿刺技术在纵隔占位诊断中的临床研究.现代预防医学,2011,38(10)：1990-1991.

18. 熊丽纹,滕家俊,李榕,等.CT 引导下经皮胸部病灶穿刺的临床应用分析.中国癌症杂志.2013,(2)：144-148.

19. 张亦飞,田东波.经皮肺穿刺活检对肺部阴影诊断的意义、相关并发症分析.中外医学研究.2014,12(22)：116-117,118.

20. 宋新宇,陈世雄,曾凡军,等.CT 引导下经皮肺穿刺在肺弥漫性病变中诊断价值.临床肺科杂志,2013,18(5)：880-881.

第六章 肺癌的肿瘤标志物

一、概述

全世界肿瘤发病率正在逐年上升，而肺癌是世界上最常见的恶性肿瘤之一，现已居恶性肿瘤死亡原因的首位。2013 年，在美国约有 20 万新发病例，占所有肿瘤新发病例的 14%。近年来，随着我国经济社会飞速发展，人口老龄化、城市化、工业化进程不断增速，肺癌这种以往发达国家的高发癌种在我国发病率也有明显上升的趋势，2006 年起，我国大部分地区肺癌的发病率和死亡率也已升至各种恶性肿瘤之首，其在过去 30 年间上升了 465%。据 2009 年的统计数据，北京市居民中肺癌占全部恶性肿瘤死亡的比率高达 31.1%。尽管各种诊断技术正在不断提高和创新，但肺癌发病隐匿，多数患者就诊时已属晚期，总体 5 年生存率低于 15%，已有症状者则低于 10%。但是，如果在肺癌发展的早期，进行手术治疗，可以明显提高非小细胞肺癌患者 5 年生存率至 73%。早期治疗率低，丧失最佳治疗时机，是导致肺癌疗效差及病死率高的主要原因。正因为肺癌的疗效优劣与其能否早期诊断密切相关，故临床实际工作中，及早诊治肺癌，定能提高肺癌患者的生存率，具有重大意义。同时，由于肺癌患者治疗有效率较低，如能预测患者对治疗的反应，制定相应的治疗方案，或许可以极大程度地减轻患者的负担与痛苦。一直以来，肺癌的 TNM 分期是指导治疗和判断预后的主要因素，但是，经常出现相同分期的患者在同样策略治疗下，疗效和预后却迥然不同的现象，因此，医学工作者在不断探索着更为合理的指导治疗和预后的因素。

肿瘤防控的关键在于"早期发现、早期诊断及早期治疗"，这不仅可以提高痊愈的机会，还可以节约大量的晚期治疗费用。如何提高肺癌早期诊断的能力，已经成为医学研究的热点之一。许多学者终其一生致力于肺癌早期诊断的研究，也取得了很大进展。但是，传统的检查方法如影像学、纤维支气管镜、细胞学、组织病理等对早期肺癌的诊断常常缺乏特异性或费用太高而不能有效地用于肺癌的筛查和早期诊断。虽然目前低剂量螺旋 CT 的普遍应用，提高了早期肺癌的检出率，但其过高的假阳性率，使得对这些阳性发现的鉴别诊断仍是临床医学难题之一；并且，低剂量 CT 检查存在一定程度的过度诊断问题；此外，反复的放射性影像学检查也存在诱发肿瘤的危险。众多学者们渴望找到一种快速、简便、相对无创的检测方法，去揭示肿瘤在体内存在和发展状态。人类血液中有着丰富的分子物质，可以很好地反映机体的生理和病理状态，而且样本容易获得，因此，血液学检测可以成为一种理想的肿瘤无创检测手段。相比传统检查方法而言，人们更寄希望于血液学检测，可以起到更多早期诊断的作用。

从 1846 年 Bence-Jones 发现本周蛋白，并将其作为多发性骨髓瘤的实验室诊断依据至今，肿瘤标志物研究已经有了 100 多年的历史。随着 1963 年甲胎蛋白、1965 年癌胚抗原的发现，肿瘤标志物的测定得以广泛应用于临床。但是，肿瘤标志物(tumor markers，TM)的概念，最早在 1978 年，由 Herberman 提出，是指肿瘤在发生和增殖过程中，由肿瘤细胞生物合成、释放或者是宿主对癌类反应所产生的一类物质。它们的存在或量变可以提示肿瘤的性质，了解肿瘤组织的发生、细胞分化和细胞功能，以进行肿瘤的诊断、分类、判断预后及指导治疗。理想的肿瘤标志物应具备以下特征：①由肿瘤细胞产生，并可在血液、组织液、分泌液或肿瘤组织中检测出；②在正常机体和良性疾病组织中不能检测出；③某一肿瘤的肿瘤标志物能在该肿瘤大多数病例中检测出；④在临床尚无明确肿瘤证据之前就能被检测出；⑤肿瘤标志物的量值能反映肿瘤大小；⑥在一定程度上能有助于估计疗效、预测肿瘤复发和转移等。但在现行检测的肿瘤标志物中，绝大多数不但存在于恶性肿瘤中，也存在于良性肿瘤、胚胎组织，甚至正常组织中。所以，目前多数学者致力于发现敏感性和特异性均较高的肿瘤标志物，也取得了一定成果。

近年来，肿瘤标志物的研究已经成为生命科学研究的热点，美国国家标准与技术研究院（NIST）早在 1999 年就提出了"癌症生物标志物验证的程序和标准"，为肺癌的早期诊断带来了新的解决方法。肺癌血清肿瘤标志物检测，在肿瘤的普查、诊断、判断预后和转归、评价疗效和随诊等方面占有越来越重要的位置，多年前就已经成为除传统检查方法之外，重要的辅助诊断手段。当肺癌肿瘤标志物中的一种或几种发生异常增高时，往往提示患者体内肺癌的发生或治疗后肺癌的复发和进展。目前，肿瘤标志物检测，已逐渐成为临床筛选及早期诊断肺癌的首选方法。依托分子生物学、基因组学、蛋白质组学、代谢组学等学科的迅猛发展，肺癌肿瘤标志物的研究也取得了较大进展。随着研究的不断深入，除 CEA 为代表的经典蛋白标志物外，新的肿瘤标志物，包括 DNA（突变、微卫星不稳定性、甲基化）、mRNA、microRNA、LncRNA、循环肿瘤细胞（CTC）等，应用于临床，不仅帮助早期诊断，而且在肺癌治疗后的随访、预后判断等方面成为可依赖的有效方法。

目前，以常用的肺癌肿瘤标志物为例，无

论 CEA、Cyfra21-1、还是 NSE，单独检测存在一定局限性，多种标志物的联合检测，可以显著提高诊断的敏感性和特异性，据文献报道，可高达 90%。说明肺癌标志物的联合检测具有不可替代的优越性。另外，对于孤立肺结节的鉴别诊断，多种肿瘤标志物可与影像学检查手段联合，以进一步提高诊断的准确性，进而使早期肺癌尽早接受治疗、使良性肺疾病最大限度免于过度治疗。甚至目前前沿研究领域，结合患者的个体状况、根据不同肿瘤特性设计相应的蛋白、基因、甲基化、单核苷酸多态、microRNA 芯片、LncRNA 芯片，正用于易感人群的筛查，以期为临床医生提供更具参考价值的诊疗信息。国内已经尝试应用 12 种肿瘤标志物（C-12）芯片，应用于肺癌的诊断，收到了良好的效果。诸如此类多种标志物联合检测的尝试还很多，如新发现的肿瘤标志物与经典标志物的联合等。这些探索无疑可以积极推动肿瘤标志物作为无创手段，逐渐接近并达到有创检查手段的效能。

二、肺癌肿瘤标志物在肺癌诊断中的作用

肿瘤标志物的检测目的在于：发展一种简便、无创的手段来早期诊断并区分肿瘤类型，使患者及时得到最合适的治疗并监测病变的发展、消退和复发等。目前，在广泛分析了多种肿瘤标志物之后，普遍认为，几种标志物在肺癌的诊断和预后判断中有较高的敏感性和特异性，即：临床最常用的肺癌肿瘤标志物有癌胚抗原（CEA）、细胞角蛋白 19 片段（Cyfra21-1）、神经元特异性烯醇化酶（NSE）、鳞状细胞癌相关抗原（SCC-Ag）、促胃液素释放肽前体（ProGRP）等。但是，到目前为止，美国食品药品管理局批准用于临床的肿瘤标志物中，尚无肺癌相关蛋白标志物。上述标志物为我过临床常规使用的肺癌相关血清学标志物。下面以这些肿瘤标志物为例，介绍肿瘤标志物在肺癌诊断中的作用。

（一）癌胚抗原

CEA 是胚胎抗原的代表，是存在于癌组织和胚胎组织中的一种高分子糖蛋白，它是一种黏附分子，是免疫球蛋白超家属，执行癌细胞间及癌细胞基质胶原之间的黏附反应，在肿瘤生长和转移中起着十分重要的作用。1965年由 Gold 等在大肠癌组织中被发现并命名，开始作为肠道系统的 TM。CEA 在胚胎期表达（3~6 个月的胎儿血清中也可以检测到），正常成人不表达，伴随肿瘤发生又重新表达，属于肿瘤相关抗原。其本质上是腺癌的标志物，因此是对肺癌尤其是肺腺癌诊断有较高敏感性和特异性的标志物，并且其血清水平随肺癌 TNM 分期的增高而增高。

作为最早应用于肺癌诊治，也是目前最常用的肺癌肿瘤标志物。CEA 有助于 NSCLC 的鉴别诊断，尤其是与细胞角蛋白 19 片段（Cyfra21-1）联合检测。有文献报道，CEA 对 NSCLC 诊断的 ROC 曲线下面积可以达到 0.97。应该指出的是，有研究证实，许多肿瘤细胞都可产生 CEA，在一些良性肿瘤、非肿瘤疾病也可一过性升高，甚至吸烟者中也会出现假阳性，因此降低了其在肺癌临床实际诊断中的重要性。所以有研究者发现，血清或血浆 CEA 水平的高低，不能满足于肺癌诊断的要求。目前在肺癌的临床应用中，多数报道认为血清 CEA 水平与肺癌组织学类型有关，腺癌最高，鳞癌次之，小细胞肺癌（SCLC）最低。有研究统计，35%~60% 的不同类型肺癌患者 CEA 高于最正常范围，并且在癌性胸腔积液检测时，几乎无假阳性。

（二）细胞角蛋白 19 片段

细胞角蛋白，是多基因多肽，是角蛋白丝的主要成分，是构成细胞骨架的重要组成部分。细胞角蛋白 19 分子量较低，只有 40kD，可以由正常的上皮表达。细胞角蛋白 19 片段有两个亚片段，分别为 21 和 1（故命名为 Cyfra21-1）是由正常呼吸道上皮细胞等表达的，源于上皮细胞肿瘤，如肺鳞癌。Cyfra21-1 存在于肺癌、食管癌等上皮起源的肿瘤细胞胞浆中，当肿瘤细胞溶解或坏死时，Cyfra21-1 可被释放入血，其患者血清值可明显增高，可用酶联免疫发和电化学发光法测得。有学者提出，Cyfra21-1 是 NSCLC 最有价值的血清肿瘤标志物，对肺鳞癌、腺癌、大细胞癌的敏感性分别为 84.6%、74.3%、75.3%，其水平在肺癌、良性肺疾病及健康人之间存在显著差异，提示可作为肺癌诊断的首选标志物。但 Cyfra21-1 也可以在多种肿瘤中表达，其机制可能与基因突变有关，也影响了其诊断肺癌的特异性。

在健康人群中，受试者体内 Cyfra21-1 水平与年龄、性别、吸烟有关。有研究显示，Cyfra21-1 在肺癌中的阳性率较其他 TM 高，可达 60%~85%。Cyfra21-1 对 NSCLC 的敏感性达 50%~65%，特异性可达 96%。Niklinski 等研究显示 Cyfra21-1 对鳞癌的敏感性（76.5%）较腺癌（47.8%）和 SCLC（42.1%）显著高（$P<0.01$，$P<0.05$），对鳞癌 I~IV 期患者的敏感性分别为 60.0%、88.8%、80.0% 及 100%。对鳞癌而言，Cyfra21-1 的敏感性显著高于 SCC（47.1%，$P<0.5$），对腺癌而言，Cyfra21-1 的敏感性及准确性高达 75.4% 及 78.1%。因此，Cyfra21-1 对鳞癌的诊断价值高于 SCC。该研究还显示，Cyfra21-1 水平与淋巴结转移数目呈正相关，Cyfra21-1 浓度及检测敏感性随病情进展而升高。在 I、II 期患者中，Cyfra21-1 水平增高提示微小转移灶的存在，应加强治疗和检查力度。

（三）鳞状细胞癌相关抗原

鳞状细胞癌相关抗原（SCC-Ag）是肿瘤抗原 TA-4 的一个组分，最早由 Kato 和 Torigoe 从宫颈鳞癌中分离，最初用做宫颈癌的肿瘤标志物，血清 SCC 检测在宫颈鳞状细胞癌的阳性率最高。后来发现 SCC-Ag 也存在于肺、咽、食管、口腔等多个部位的肿瘤中，特别是鳞状细胞癌。肺鳞癌患者中 SCC-Ag 阳性率为 40%~60%，而其他类型的肺癌中 SCC-Ag 阳性率极低。

因此,SCC-Ag 是肺鳞癌较特异的标志物。SCC-Ag 有助于肺癌的鉴别诊断和分型,尽管其敏感性(30%~50%),低于 CEA,但特异性高于 CEA,为 89%~100%,有研究发现,SCC 高于 2ng/ml 的患者中 85% 为鳞癌。另外有研究表明,SCC-Ag 增高与 TNM 分期的联系尚存在争议,但血清高浓度的 SCC-Ag 可以提示预后不良。初始 SCC-Ag 水平与肺鳞癌患者的生存期密切相关,可作为判断肺鳞癌预后和检测疾病进展的指标。尽管它不完全适用于筛查和辅助诊断,但具有更好的特异性,可以能用于组织学分型。

(四)神经元特异性烯醇化酶

烯醇化酶是普遍存在于哺乳动物组织中的糖酵解酶。神经元特异性烯醇化酶(NSE)存在于神经内分泌细胞和神经元肿瘤中。小细胞肺癌(SCLC)即为一种神经内分泌起源肿瘤,因此,NSE 是 SCLC 最有价值的血清肿瘤标志物之一,敏感性可达 40%~70%,特异性达 65%~80%。在局限期,有 40%~70% 的 SCLC 患者 NSE 增高,在广泛期则有 83%~98% 患者 NSE 增高。NSE 血清水平随疾病的进展程度而改变,其水平高低可用来评估癌灶的大小和侵袭的范围,还有人将其作为脑转移的信号。另外,有 11.7%~38% 的非小细胞肺癌患者也会出现 NSE 增高,这说明,部分患者的肿瘤也属于或肿瘤中的部分成分属于神经内分泌来源。高水平的 NSE(>100μg/L),并怀疑患恶性肿瘤的患者,提示患有 SCLC 可能性很大,但还需与其他神经内分泌肿瘤、肝癌、淋巴瘤等进行鉴别诊断;NSE 中等程度的升高也见于良性肺病、胰腺癌、胃癌、结直肠癌和乳腺癌;NSE 与前促胃液素释放肽检测联用能提高鉴别诊断准确性。

(五)促胃液素释放肽前体

促胃液素释放肽前体(ProGRP)是一个相对稳定的激素促胃液素释放肽(gastrin releasing peptide,GRP)的前体。SCLC 肿瘤细胞释放 GRP,而且 GRP 可能会进一步刺激 SCLC 细胞生长。但其在血液中非常不稳定(半衰期为 2 分钟),测定其血清浓度非常困难,因而一度难以用于常规检测。近年来 GRP 的前体检测取得了进展(ProGRP 普遍存在于非胃窦组织、神经纤维、脑和肺的神经内分泌细胞中,健康人血清 ProGRP 浓度较低,参考上限为 50pg/ml),成为 SCLC 一项新的可靠的标志物,具有良好的特异性和敏感性,可以用来鉴别 SCLC 和 NSCLC。在其他恶性肿瘤中,ProGRP 很少升高或仅仅轻度升高,然而肾脏疾病可导致其升高至 300ng/L,但在其他良性疾病中不升高;ProGRP 水平 >200ng/L,高度怀疑肺癌,若无肾功能损害 ProGRP 水平 >300ng/L,则高度怀疑 SCLC。

NSE 已在临床应用多年,是目前 SCLC 首选的实验室诊断指标,它在 SCLC 中的阳性率为 60%~81%,但诊断的特异性有待提高,7%~42% 的非小细胞肺癌和 11%~14% 的非恶性肿瘤患者,NSE 呈假阳性。ProGRP 是近年来研究较多的具有临床应用前景的肿瘤标志物,多项研究表明,它在鉴别 SCLC 和其他肺部疾病方面具有较高的敏感度(76%)和特异度(97%),阳性预测值为 94%,阴性预测值为 87%,可以将其应用于常规人群的筛查。目前研究表明,ProGRP 有助于鉴别诊断 SCLC,当使用单一标志物是,建议优先使用 NSE,但若需结合其他标志物提供更多信息时,ProGRP 则为首选。但也有研究发现,ProGRP 在 SCLC 早期就可以被释放入血,并且浓度很高,但与肿瘤进展不完全相关。

三、肺癌肿瘤标志物在肺癌预后判断和治疗后监测中的应用

肿瘤标志物在肺癌的早期诊断和鉴别方面的应用已经十分广泛。在肺癌患者的预后判断和治疗后的动态监测方面,肿瘤标志物仍然发挥了极其重要的作用。无论在抗肿瘤治疗前、治疗中还是治疗后,同一期别的两组一般条件相似的肺癌患者之间肿瘤标志物的差

异，往往预示了不同的预后。在肺癌患者接受抗肿瘤治疗后，监测肿瘤标志物的变化十分重要，肿瘤标志物中的一种或几种异常增高时，可能预示着肿瘤的复发或进展。并且，这种肿瘤标志物异常增高的情况，往往会先于影像学的阳性发现，这就意味着，肿瘤标志物治疗后的动态监测具有极其重要的作用，甚至可以有望成为术后动态随访监测的常规初筛手段。

（一）CEA

国内外数十项研究结果证明，患者不同治疗时期血清或血浆 CEA 浓度均是非小细胞肺癌患者的预后影响因素。不同的 CEA 浓度差别，意味着患者具有不同的总体生存期（OS）和（或）无进展生存期（PFS）。例如，日本学者研究证实，即便是 I 期非小细胞肺癌患者，术前血清 CEA 浓度的差别，就可以预示不同的预后：术前血清 CEA 浓度正常组，术后五年生存率为 88.3%，而术前血清 CEA 浓度高于正常组，术后五年生存率为 76.3%。Arrieta O 等研究发现，血清高水平 CEA 是脑转移的危险因素并与早期 NSCLC 的不良预后相关，当 CEA≥40ng/ml 时，是 NSCLC 较低生存率的独立危险因素。CEA 半衰期为 5~7 天，手术病例若肿瘤切除彻底，一般在 2 周内血中浓度即可恢复正常，否则要考虑肿瘤残留可能。国外有学者调查了 207 例 I 期 NSCLC 患者血清 CEA 水平，结果发现术前血清 CEA 升高者 5 年生存率为 49%，而 CEA 正常患者 5 年生存率为 72%，术前升高而术后不下降者，5 年生存率仅为 18%，提示 CEA 可用于评估肺癌患者的预后。术后 CEA 血清浓度反映了肿瘤转移的可能性，未显著降低者肿瘤复发或转移的危险较高。

2003 年，有学者首次报道，CEA 在非小细胞肺癌术后随访中监测，可以作为对复发的早期诊断。CEA 作为一种细胞黏附因子，可能与肿瘤的浸润、转移有关，所以目前认为，CEA 可能有助于推测肺癌的复发与转移潜能。CEA 基础高于 5ng/mL 的患者术后肿瘤局部复发的

危险性较大，无病生存期短于 CEA 浓度正常者。国内部分学者发现，CEA 水平的动态变化，能反映非小细胞肺癌患者的治疗效果，在随访过程中，若 CEA 急剧升高，提示骨转移、脑转移等远处转移的发生，且往往先于影像学诊断。但是，国外数项研究结果发现，患者体内肺癌组织中 CEA 的检测结果，无法用于预后的判断，而且，在小细胞肺癌患者血清中 CEA 浓度，几乎没有临床价值。未来的研究方向在于：为了提高判断的准确性，应同时检测包括 CEA 在内的多种有效肺癌预后标志物，将其联合用于肺癌患者的预后判断。

（二）Cyfra21-1

在 NSCLC 患者中，CYFRA21-1 水平与肿瘤大小及淋巴结转移数目呈正相关，与患者的生存时间呈负相关。日本有研究报道，两组一般状况一致的 I 期非小细胞肺癌患者，术前血清 Cyfra21-1 正常患者，术后五年生存率为 92.8%，而术前 Cyfra21-1 高于正常值患者，术后五年生存率为 75.4%。Muley T. 等报道，大多数肺癌患者手术后 1 天 CYFRA21-1 浓度便下降到显著低于术前的水平。所以有学者认为，Cyfra21-1 是一个很有意义的阴性指标，如果治疗效果好，血清 Cyfra21-1 水平会很快下降或恢复至正常水平，否则提示肿瘤没有完全去除或有多发性肿瘤的存在，疗效和预后较差。Cyfra21-1 是手术后肺癌患者的一项独立预后因素：术后 2 周，切除彻底的患者血清 Cyfra21-1 水平可降至正常人水平，而 Cyfra21-1 水平下降幅度较低者预后较差；Cyfra21-1 水平升高的患者，其无病生存期短于 Cyfra21-1 水平正常的患者。术后定期复查监测 Cyfra21-1 有助于早期发现复发、转移，具有重要价值。若可以将 CEA 与 Cyfra21-1 结合检测，可提高诊断、预后判断、复发转移监测的敏感性，必要时可以结合影像学手段。

（三）SCC-Ag

SCC-Ag 是一种 48kD 的糖蛋白，其抗原成分与丝氨酸蛋白酶抑制剂家族有一定的同源

性。SCC 对肺癌诊断的敏感度低,不适合于肿瘤的筛查和辅助诊断,但在监测病程和肿瘤复发方面有一定应用价值。SCC 的半衰期为 1 天,肿瘤切除后,血清 SCC 浓度可在 2 天内下降到正常范围内,但若有残存肿瘤组织,则 SCC 浓度仅轻微下降。SCC 浓度再次升高往往提示肿瘤复发。有研究发现,在肺鳞癌患者的手术前后动态观察研究中,行根治术的患者术后 72 小时内 SCC-Ag 可以转阴,而行姑息切除或探查术的患者术后 SCC-Ag 仍高于正常,且 SCC-Ag 血清水平不受吸烟影响,因此,SCC-Ag 可用于早期观测手术效果。术后患者出现复发和转移时,SCC-Ag 水平的升高亦早于临床症状和影像学表现。2008 年,日本学者研究已经显示,SCC 和 Cyfra21-1 可作为非小细胞肺癌的标志物进行辅助诊断和术后监测,但 SCC 敏感性较低,仅为 13%。

(四) NSE

NSE 的预后判断价值在 SCLC 和 NSCLC 的多变量试验研究中已被证实,对 SCLC 的复发的监测也具有重要意义。SCLC 组织中有过量的 NSE 表达,可比其他类型肺癌和正常对照高 5 倍以上。有研究报道,NSE 水平与其对治疗的反应性之间也有良好的相关性。另外有学者研究了 NSE、CEA 水平与 SCLC 的关系,发现在 SCLC 患者血清中 NSE 水平明显升高,且 NSE 水平与疾病的进程、预后相关。多元回归分析也表明 NSE 是判断 SCLC 生存率的最佳指标,单独一项 NSE 的水平变化即可判定患者的预后,随后的一些研究也进一步证实了上述观点。因此,目前已公认 NSE 可作为 SCLC 一种高特异性、高灵敏性的肿瘤标志物。国内也有研究者发现,对于接受化疗的 SCLC 患者,可以将 NSE 和 CA125 进行联合检测,可达到与影像学基本一直的疗效评价结果。为了达到更好的准确性,国内有学者将 SCLC 患者治疗前后血清 NSE 和 Cyfra21-1 进行联合检测,可以良好的反应疗效,并且在随访中监测二者的变化,发现二者联合,可以很好地提示肿瘤复发。

(五) ProGRP

患者 ProGRP 血清水平与治疗反应之间也有良好的相关性。目前,RroGRP 用于疗效监测尚不多见,但已经有学者发现,ProGRP 是 SCLC 患者年龄、性别和分期之外的一项独立预后因素。也有学者声称,通过研究发现,对于以顺铂为基础进行化疗的 SCLC 患者,血清 ProGRP 浓度与预后并不相关。但国外学者发现,对与治疗有效的 SCLC 患者,血清 ProGRP 浓度较治疗前明显降低,与 NSE 显现较好的一致性,并且在肿瘤复发时,血清浓度升高。多项研究支持上述结果,并且推荐 ProGRP 可以用于治疗后复发的动态监测。尽管 SCLC 患者血清 ProGRP 浓度与分期无完全相关性,但有研究证实,广泛期的小细胞肺癌患者,血清 ProGRP 浓度明显高于局限期患者,这也说明,此标志物可以在一定程度上反映肿瘤的进展。在临床应用过程中仍要注意的是,当肾衰竭发生时,ProGRP 可以大幅升高。小细胞肺癌肿瘤标志物的研究尚不完善,目前有许多针对小细胞肺癌的肿瘤标志物研究正在进行中(表 2-7、表 2-8)。

(六) 影响肿瘤标志物水平的因素

许多良性病变如良性肿瘤、炎症、退行性疾病、免疫性疾病,以及吸烟、年龄等因素甚至情绪变化,都会引起体内蛋白水平的变化,也会引起肿瘤标志物水平的升高。一般而言,良性病变引起的标志物水平升高程度较轻,但有些急性炎症会引起标志物血清水平显著升高。这都需要与恶性肿瘤引起的肿瘤标志物血清水平增高相鉴别。在临床工作中,当患者出现标志物血清水平增高时,应立刻请患者进行全面检查。如未能发现疾病进展或复发的影像学证据,应缩短复查时间,动态观察标志物水平的变化。不能盲目治疗,也不能延误治疗时机。

四、不断探索新型肺癌肿瘤标志物

近年来,除传统已经应用与临床的肿瘤标志物之外,随着表观遗传学、蛋白组学等的发

表 2-7 各种肿瘤标志物对各型肺癌诊断的敏感性（%）

标志物	肺鳞癌	肺腺癌	小细胞肺癌	肺癌（总）
CEA	26~45	35~78	8~54	40~50
SCC	26~46	10~12	8~10	30~50
Cyfra21-1	70~80	35~54	28~45	39~85
CA125	45~55	38~61	29~35	30~61
NSE	26~45	23~42	50~79	45~74

表 2-8 各种肿瘤标志物对各型肺癌诊断的特异性（%）

标志物	肺鳞癌	肺腺癌	小细胞肺癌	肺癌（总）
CEA	57~77	62~81	59~76	50~80
SCC	68~95	25~35	12~19	35~72
Cyfra21-1	46~90	66~72	64~69	60~90
CA125	45~67	33~58	54~81	67~79
NSE	45~59	48~61	72~89	73~85

展,已有不少新型肿瘤标志物被发现,如各种蛋白质、DNA、MicroRNA、循环肿瘤细胞（CTC）和代谢产物等。同时,由于分子靶向治疗的不断进展,很多新的基因、抗体等不断进入肺癌标志物的行列,并在肺癌患者的诊断、预后、预测疗效等方面起着重要作用。Sozzi G 等的一项对照研究发现,与正常重度吸烟者相比,肺癌患者外周血中有高水平的循环游离DNA存在,其可能的来源是肿瘤细胞的大量凋亡,提示游离DNA也可作为潜在的肿瘤标志物。另外有学者研究发现,评估肿瘤患者血中游离DNA含量,可间接提示患者的死亡率。microRNA（miRNA）是一种大小为21~23碱基的单链小分子RNA,参与基因转录后调控,其几乎参与体内所有的基本信号转导途径,未来也有成为肺癌理想标志物的潜在前景。

在多种恶性肿瘤中,血清microRNA表达可发生显著变化,目前已在多种肿瘤包括肺癌中开展了初步研究,其中,microRNA21是血清中第一个被发现的microRNA标志物,它可作为NSCLC早期诊断的标志物,并与某些药物的化疗敏感性有关。microRNA在肺癌的早期检测、预后和化疗敏感性方面具有重要

作用。Roth C 等利用表达谱芯片方法发现两种microRNA在肺癌患者血清中下调,根治术后升高至正常人水平,且大细胞肺癌与其他类型肺癌血清水平也有显著差异,提示可能成为潜在的肺癌肿瘤标志物,并能够在一定程度上区分肺癌类型。Nagrath S 等利用微芯片技术检出肺癌、前列腺癌、胰腺癌、结肠癌、乳腺癌外周血中的循环肿瘤细胞,表明循环肿瘤细胞在恶性肿瘤研究、诊断和监测方面有较好前景。许多新型标志物在未来临床应用方面具有较大前景。血液中肿瘤标志物监测在肺癌早期诊断、判断预后,以及观察疗效、动态监测复发和转移等方面具有重大临床价值,且监测方便,相对低成本,也有较好的临床应用前景。另外,血浆中 $p16$ 甲基化状态、血清中黏蛋白1基因、外周血肺特异性X蛋白、血液和组织液中表皮生长因袭受体（EGFR）突变情况等标志物,同样具有极其广泛的研究应用前景。

五、多种肺癌肿瘤标志物联合检测

血清学TM的应用,对肺癌的早期诊断、临床分期、预后判断和疗效观察等起了很大的帮助作用。目前影像学、组织细胞学和生物化

学构成肿瘤诊断三个重要方面。TM 的检测属于生物化学诊断，较影像学费用低廉，较细胞学简便无损伤，患者易于接受，便于推广。但迄今为止尚未发现一种特异性、敏感性均十分理想的 TM，单项指标的检测仍有一定局限性。因此多数学者更倾向于联合检测多项 TM，以利于肺癌的正确诊断。另外，在肺癌患者疗效评价和治疗后复发监测方面，单一 TM 的效能始终有限，期待多种标志物联合检测，可以弥补单一 TM 在敏感性和（或）特异性上的不足。由于肺癌组织来源的复杂性，肿瘤抗原表达具有异质性，甚至同一单一肿瘤标志物往往难以代表肿瘤的特性，多种肿瘤标志物联合检测可能有助于诊断水平的提高，并能对非手术患者提供一定的病理依据。各项肿瘤标志物单独检测其敏感性和特异性不理想，联合检测多项标志物可大大提高诊断、预后价值，因此，临床上很多学者对于肿瘤标志物的联合检测也进行了大量研究。

不同研究示，联合检测 CEA+Cyfra21-1 对肺癌的敏感性和特异性分别为 66%~80% 和 69%~82%；Cyfra21-1+NSE 的敏感性和特异性分别为 44%~72.4% 和 52%~75%；CA125、CA153、CA199 及 CEA 联合诊断肺癌敏感性为 77.6%（46/58），特异性为 82.4%（42/51）。CA125+CEA 对肺癌的敏感性和特异性分别为 72% 和 79%；而 CA125+NSE+CEA 分别为 82% 和 78%；CEA+NSE 分别为 76% 和 79%；血清 CAl53+CYFRA21.1 联合检测敏感度为 84.94%，特异度为 84%；联合检测 CYFRA21-1+NSE+CEA 对晚期 NSCLC 和 SCLC 患者阳性率达 95% 以上；Cyfra21-1+SCC-Ag+CEA 对所有肺癌患者阳性率 >90%；SCC-Ag+CEA+NSE 阳性率为 80%~85%。各组不同研究所得到的结果有一定差距，但各组多种标志物联合检测结果的敏感性及特异性均高于单独标志物检测结果。

不仅如此，多种肿瘤标志物的联合比较，还有助于肺癌病理类型的推测。例如：SCLC

患者的 NSE 水平明显高于肺鳞癌和肺腺癌患者，而 Cyfra21-1 水平则明显低于肺鳞癌和肺腺癌患者。根据此特点，有研究提出可以通过 NSE 与 Cyfra21-1 的比值（N/C）来预测肺部恶性肿瘤的病理类型。结果：SCLC 中有 81.8% 的患者 N/C≥4.0，而 NSCLC 中有 77.2% 的患者 N/C≤4.0，区别的总体符合率为 78.5%。这无疑对就诊过程中难以得到可靠病理诊断或细胞学诊断的肺癌患者有较大帮助。

六、评语

血清肿瘤标志物检测在肺癌的早期诊断、判断预后，以及观察疗效、复发及转移监测等方面都具有重大的临床价值，且检测方便，患者负担轻，应进一步推广其临床应用；但同时，目前尚未发现正常组织中绝对不存在的肿瘤特异成分，常用的血清肿瘤标志物可因妊娠、吸烟、年龄、良性病变等因素而变化，临床上应全面考虑，合理应用。肿瘤标志无作为无创检测手段，还可以与包括 CT 在内的影像学手段联合应用，对与鉴别良恶性难辨孤立肺结节的良恶性有很大帮助。

尽管随着基因组学、蛋白质组学技术、肺癌分子分型、分子分期研究的不断发展，发现了许多新的肺癌标志物，但这些新型标志物并不完全是肺癌所特有的，还需进行大量的临床应用评价。期待今后积极探究对肺癌特异性和敏感性俱佳的 TM，并且进行大样本的临床应用评价，不断完善肺癌 TM 的临床应用指南和建议，以便更好地指导临床实践（表 2-9、表 2-10）。

表 2-9 常用肿瘤标志物参考范围

检测项目	正常参考范围
CEA	0~18ng/ml
Cyfra21-1	0~3.3ng/ml
SCC	0~1.5ng/ml
NSE	0~18ng/ml

注：由于各医学中心使用的检测仪器并不统一，上述范围仅供参考，临床工作中请结合各自医疗机构的检测参考范围进行判别

表 2-10 小细胞肺癌肿瘤标志物临床应用现状

标志物	筛查	预后判断	亚型分类	疗效判断	监测复发
NSE	N	Y	N	Y	I
CgA	N	Y	N	Y	—
NCAM	N	Y	N	Y,E	—
ccCK18	N	Y	N	Y	—
Cyfra21-1	N	Y	N	C	C
TPA	N	Y	N	Y	—
ProGRP	N	Y	N	—	Y
CEA	N	C	N	Y	Y
CK-BB	N	Y	N	Y	Y
LDH	N	Y	N	Y	Y
SCC+NSE+ProGRP	Y	Y	N	Y	Y

注:Y:可以;N:尚不能;I:精确判断;E:个别案例;C:存在争议;—:尚无确切数据

(董静思 周清华)

参考文献

1. Siegel R, Ma J, Zou Z, et al. Cancer statistics. CA Cancer J Clin, 2014, 6:9-29.

2. Chen WQ, Zheng RS, Zeng HM, et al. Trend analysis and projection of cancer incidence in China between 1989 and 2008. Zhonghua Zhong Liu Za Zhi, 2012, 34:517-524.

3. Jmeal A, Tiwaeir RC, Murray T, et al. Cancer statistics. CA Cancer J Clin, 2004, 54(1):92-119.

4. Herberman RB. Summary of discussion on general assays for immunodiagnosis of human cancer. Development in Cancer Research. New York: Elsevier/North-Holland Publishing Co., 1979:3-5.

5. Padda SK, Burt BM, Trakul N, et al. Early-stage non-small cell lung cancer: surgery, stereotactic radiosurgery, and individualized adjuvant therapy. Semin Oncol, 2014, 41:40-56.

6. 余秉翔, 刘庆锋, 陈良安, 等. 胃泌素释放肽前体作为小细胞肺癌标记物的临床研究. 中国肺癌杂志, 2003, 6(3):209-210.

7. 余时沧, 钱桂生. 肺癌相关标志物在肺癌早期诊断中的应用. 中华肺部疾病杂志, 2010, 3(6):397-401.

8. 王震, 梅晓冬. 5 种肿瘤标志物联合检测对肺癌的诊断价值. 临床肺科杂志, 2011, 16(3):389-390.

9. Hanash SM, Pitteri SJ, Faca VM. Mining the plasma proteome for cancer biomarkers. Nature, 2008, 452:571-579.

10. Ruibal A, Nuñez MI, Rodríguez J, et al. Cytosolic levels of neuron-specific enolase in squamous cell carcinomas of the lung. Int J Biol Markers, 2003, 18:188-194.

11. Trape J, Pérez de Olaguer J, et al. Biological variation of tumor markers and its application in the detection of disease progression in patients with non-small cell lung cancer. Clin Chem, 2005, 51:219-222.

12. 刘明军. 肺癌肿瘤标志物的临床应用与研究进展. 医学综述, 2011, 17(22):3409-3411.

13. Henderson RA, Finn OJ. Human tumor antigens are ready to fly. Adv Immunol, 1996, 62:217-256.

14. Tomita M, Shimizu T, Ayabe T, et al. Prognostic significance of tumour marker index based on preoperative CEA and CYFRA 21-1 in non-small cell lung cancer. Anticancer Res, 2010, 30:3099-3102.

15. Hanagiri T, Sugaya M, Takenaka M, et al. Preoperative CYFRA21-1 and CEA as prognostic factors

in patients with stage I non-small cell lung cancer. Lung Cancer,2011,74(1):112-117.

16. Grunnet M,Sorensen JB. Carcinoembryonic antigen (CEA)as tumor marker in lung cancer. Lung Cancer,2012,76:138-143.

17. Hatzakis KD,Froudarakis ME,Bouros D,et al. Prognostic value of serum tumor markers in patients with lung cancer. Respiration,2002,69(1):25-29.

18. Arrieta O,Saavedra Perez D,Kuri R,et al. Brain metastasis development and poor survival associated with carcinoembryonic antigen(CEA) level in advanced non-small cell lung cancer:a prospective analysis. BMC Cancer,2009,22(9):119.

19. Ardizzoni A,Cafferata MA,Tiseo M,et al. Decline in serum carcinoembryonic antigen and eytokeratin 19 fragment during chemotherapy predicts objective response and survival in patients with advanced nonsmall cell lung cancer. Cancer,2006,107(12):2842-2849.

20. Alatas F,Alatas O,Metinta M,et al. Diagnostic value of CEA,CA15-3,CA 19-9,CYFRA 21-1,NSE and TSA assay in pleural effusions. Lung cancer,2001, 31(1):9-16.

21. 张昕,张湘茹.肺癌肿瘤标志物的临床价值.癌症进展,2005,3(2):159-162.

22. Jaques G,Bepler G,Holle R,et al.Prognostic value of pretreatment carcinoembryonic antigens,neuron-specific enolase,and creatine kinase-BB levels in sera of patients with small cell lung cancer. Cancer,1988,62(1):125-134.

23. Sunaga N,Tsuchiya S,Minato K,et al. Serum pro-gastrin-releasing peptide is a useful marker for treatment monitoring and survival in small-cell lung cancer. Oncology,1999,57(2):143-148.

24. Thomas,L. Clinical Laboratory Diagnostics:Use and Assessment of Clinical Laboratory Results. Verlagsgesellschaft mbH:Germany,1998.

25. Petrović M1,Bukumirić Z,Zdravković V,et al. The prognostic significance of the circulating neuroendocrine markers chromogranin A,pro-gastrin-releasing peptide,and neuron-specific enolase in patients with small-cell lung cancer. Med Oncol,2014,31(2):823.

26. Harmsma M,Schutte B,Ramaekers FC. Serum markers in small cell lung cancer:Opportunities for improvement. Biochim Biophys Acta 2013;1836:255-272.

27. Picardo AL,Diez M,Torres A,et al. Analysis of the prognostic significance of cytosolic determination of CA125,CEA,SCC in patients with NSCLC. Cancer,1996,77(6):1066-1072.

28. Pollan M,Varela G,Torres A,et al. Clinical value of p53,c-erbB-2,CEA and CA125 regarding relapse,metastasis and death in resectable non-small cell lung cancer. Int J Cancer,2003,107(5):781-790.

29. Tomita M,Shimizu T,Ayabe T,et al. Prognostic significance of tumour marker index based on preoperative CEA and CYFRA 21-1 in non-small cell lung cancer. Anticancer Res,2010,30(7):3099-3102.

30. Matsuoka K,Sumitomo S,Nakashima N,et al. Prognostic value of carcinoembryonic antigen and CYFRA21-1 in patients with pathological stage I non-small cell lung cancer. Eur J Cardiothorac Surg,2007,32(3):435-439.

31. Nisman B,Biran H,Heching N,et al. Prognostic role of serum cytokeratin 19 fragments in advanced non-small-cell lung cancer:association of marker changes after two chemotherapy cycles with different measures of clinical response and survival. Br J Cancer,2008,98(1):77-79.

32. Nitta T,Fukuoka M,Masuda N,et al. Significance of serum neuron-specific enolase as a predictor of relapse of small cell lung cancer. Jpn J Clin Oncol,1995,25(5):179-183.

33. Wang QZ,Xu W,Habib N,et al. Potential uses of microRNA in lung cancer diagnosis,prognosis,and therapy. Curr Cancer Drug Targets,2009,9(4):572-594.

34. Wojcik E,Kulpa JK,Sas-Korczynska B,et al. ProGRP and NSE in therapy monitoring in patients with small cell lung cancer. Anticancer Res,2008,28(5B):3027-3033.

35. Fukai R,Sakao Y,Sakuraba M,et al. The prognostic value of carcinoembryonic antigen in $T_1N_1M_0$ and $T_2N_1M_0$ non-small cell carcinoma of the lung. Eur J Cardiothorac Surg,2007,32(3):440-444.

36. Hanash SM, Baik CS, Kallioniemi O. Emerging molecular biomarkers—blood-based strategies to detect and monitor cancer. Nat Rev Clin Oncol, 2011,8:142-150.

37. Sozzi G, Conte D, Leon M, et al. Quantification of free circulating DNA as a diagnostic marker in lung cancer. J Clin Oncol, 2003, 21:3902-3908.

38. Blasberg JD, Pass HI, Goparaju CM, et al. Reduction of elevated plasma osteopontin levels with resection of non-small-cell lung cancer. J Clin Oncol, 2010, 28:936-941.

39. Nagrath S, Sequist LV, Maheswaran S, et al. Isolation of rare circulating tumour cells in cancer patients by microchip technology. Nature, 2007, 450:1235-1239.

40. National Lung Screening Trial Research T. Reduced lung-cancer mortality with low-dose computed tomographic screening. N Engl J Med, 2011, 365:395-409.

41. Tarhini AA, Stuckert J, Lee S, et al. Prognostic significance of serum S100B protein in high-risk surgically resected melanoma patients participating in Intergroup Trial ECOG 1694. J Clin Oncol, 2009, 27:38-44.

42. Berendsen HH, de Lei L, Poppema S, et al. Clinical characterization of non-small-cell lung cancer tumors showing neuroendocrine differentiation features. J Clin Oncol, 1989, 7(11):1614-1620.

43. Kulpa J, Wójcik E, Reinfuss M, et al. Carcinoembryonic antigen, squamous cell carcinoma antigen, cyfra 21-1, and nse in squamous cell lung cancer patients. Clin Chem, 2002, 48(11):1931-1937.

44. 中华人民共和国卫生部 .2006 年中国卫生事业发展情况统计公报 .

45. 中华人民共和国卫生部 . 第三次全国死因调查主要情况 .

46. Anderson NL, Anderson NG, Pearson TW, et al. A human proteome detection and quantitation project. Mol Cell Proteomics, 2009, 8(5):883-886.

第七章　早期肺癌的分期

第一节　肺癌分期的概况

肺癌是一种相当复杂的疾病,在临床上明确肺癌之后,临床医生必须马上对肺癌累及的解剖范围作出客观评价,制订出个体化的最合适患者的治疗计划并对其预后作出判断,并在诊治过程及终点评估治疗结果。所有的这些临床决策过程中最为关键的依据就是肺癌的分期。

肺癌由于从组织学上有腺癌、鳞癌、大细胞癌和小细胞癌的不同,从分子生物学上有不同的基因(如表皮生长因子)异常突变与否等,从影像学上有中央型、周围型、肿块、小结节、微结节、GGO(ground glass opacity)的区别,从病理学上有癌前病变不典型瘤样增生(AH)、原位癌(TIS)、微浸润性癌(MIC)、浸润性癌等不同进展及淋巴结微转移、跳跃式转移、隐匿性转移的不同,现行的肺癌分期方法主要包括临床诊断分期(cTNM)、外科评价分期(sTNM)、手术后病理分期(pTNM)、再治分期(rTNM)、尸检分期(aTNM)、纵隔淋巴结免疫组织化学分期(iTNM)以及尚不成熟的分子分期(mTNM-mStage)。

自从1944年法国医师首次提出了可用原发肿瘤(T组分)、区域淋巴结(N组分)和是否有远处转移(M组分)来概括描述癌瘤的解剖范围。经过国际抗癌联盟(UICC)和美国癌症联合委员会(AJCC)分别于20世纪60、70、80年代的不断讨论、修订和完善,着重于临床需要,以预后为最终判断标准,按疾病解剖范围,

将肿瘤大小、局部淋巴结是否转移和远处转移与否三大要素进行组合排列,形成了一套国际上公认的、不断演变进展的原发肿瘤 - 区域淋巴结 - 远处转移即所谓的 TNM 分期系统,并于 1997 年颁布了第 6 版肺癌国际分期系统。此后随着分期手段的增加,如薄层 CT、PET-CT以及纵隔镜、超声内镜等技术的发展,以及全球肺癌研究合作的不断增加而丰富的病例数和数据库,国际肺癌研究会(IASLC)提出修订肺癌 TNM 分期的建议,现行最新的第 7 版肺癌 TNM 新分期标准已于 2009 年正式发布。

经过半个多世纪的验证,TNM 分期系统已成为肺癌临床研究的基本标准之一。

第二节　TNM 分期标准及其临床含义(第 7 版肺癌国际分期系统)

一、TNM 系统

1. T　代表原发肺部病灶,根据肿瘤大小,对周围器官组织的直接侵犯与否及范围又可分为:

(1) T_X:原发肿瘤不能评价;或痰、支气管肺分泌物、冲洗液中找到恶性细胞,但影像学或支气管镜中不能发现病灶。

(2) T_0:没有原发肿瘤的证据;根据转移性淋巴结或远处转移能肯定来自肺,但肺内未能找到原发病灶,或治疗有效后肺内病变全部消失。

(3) T_{is}:原位癌。病变局限于黏膜,未及黏膜下层。

(4) T_1：①肿瘤最大直径小于等于3cm，周围为肺脏或脏层胸膜所包绕。②纤支气管镜中没有累及叶支气管及以近（即病变范围的远端未侵犯到叶支气管）。

- T_{1a}：肿瘤最大径≤2cm
- T_{1b}：肿瘤最大径>2cm且≤3cm

(5) T_2：肿瘤最大直径>3cm；或不论肿瘤大小但侵及脏层胸膜；或累及肺门伴不张或阻塞性肺炎，其范围应小于一侧全肺；纤支镜中显示肿瘤的近端在叶支气管以近，但距离隆突至少2cm。

- T_{2a}：肿瘤最大径≤5cm，且符合以下任何一点：

肿瘤最大径>3cm；

累及主支气管，但距隆突≥2cm；

累及脏层胸膜；扩展到肺门的肺不张或堵塞性肺炎，但不累及全肺。

- T_{2b}：肿瘤最大径>5cm且≤7cm。

(6) T_3：肿瘤大小或范围符合以下任何一点：肿瘤最大径>7cm；或与原发灶同叶的单个

或多个卫星灶；或不论肿瘤大小，有较局限的肺外侵犯，如胸壁（包括肺上沟瘤）横膈、隔神经、纵隔胸膜、壁层心包；或肿瘤在主支气管内，距隆突<2cm，但未侵及隆突者；或伴全肺的不张或阻塞性炎症。

(7) T_4：不论肿瘤大小，但有广泛的肺外侵犯，包括纵隔、心脏、大血管、气管、喉返神经、食管、椎体、隆突或病变位于隆突；或有与原发病灶同叶的单个或多个卫星灶。

2. N　代表区域性（即胸内）淋巴结的转移。

(1) N_X：胸内区域淋巴结无法评价。

(2) N_0：胸内区域无淋巴结转移。

(3) N_1：转移或直接侵犯到同侧支气管旁和（或）同侧肺门及肺内淋巴结。

(4) N_2：转移到同侧纵隔淋巴结和（或）隆突下淋巴结。

(5) N_3：转移到对侧纵隔淋巴结或对侧肺门淋巴结、对侧或同侧的前斜角肌或锁骨上淋巴结（表2-11）。

表2-11　肺癌胸膜腔内淋巴结分组定位

淋巴结分组	解剖定位
N_2 淋巴结	所有的 N_2 淋巴结均在纵隔
胸膜内最高纵隔淋巴结（highest mediastinal nodes）	位于头臂（左无名）静脉上缘水平线以上的淋巴结，该水平线是指静脉升向左侧穿过气管前方中线处
上气管旁的淋巴结（upper paratracheal nodes）	位于主动脉弓上缘切线的水平，第一组淋巴结下缘线之间的淋巴结
血管前淋巴结	血管前淋巴结：右侧位于上腔静脉前方，左侧以升主动脉与左头臂静脉的相交线为界
气管后淋巴结	位于气管后方的一组淋巴结；位于中线淋巴结列入为同侧淋巴结
下气管旁淋巴结	位于气管中线一侧、主动脉弓上缘切线的水平线和上叶支气管上缘处穿过主支气管的延长线之间又包含在纵隔胸膜内的淋巴结。在右侧包括了奇静脉淋巴结；左侧的一边以动静脉韧带为界。进一步以奇静脉上缘为界，把下气管旁淋巴结分为4s（上）和4i（下）两个亚组
主动脉下淋巴结（主-肺动脉窗）	位于动脉韧带和左肺动脉第一分支间且包含在纵隔胸膜内的淋巴结
主动脉旁淋巴结（升主动脉或膈神经）	位于升主动脉和主动脉弓或无名动脉前方一侧且又在主动脉弓上缘切线水平线以下的淋巴结
隆突下淋巴结	位于隆突下，但不包括位于肺内动脉或支气管周围的淋巴结

续表

淋巴结分组	解剖定位
食管旁淋巴结(低于隆突)	沿隆突以下的食管旁分布的淋巴结
肺韧带淋巴结	位于肺韧带以内,包括下肺静脉后壁和低位的淋巴结
N_1 淋巴结	所有的 N_1 淋巴结均在纵隔胸膜返折侧脏层胸膜内
肺门淋巴结	位于纵隔胸膜返折远侧最接近肺叶的淋巴结,右侧包括随着与中间支气管的淋巴结影像学上肺门阴影和叶间淋巴结共同形成
叶间淋巴结	位于两叶之间的淋巴结
叶淋巴结	附着于叶支气管远侧的淋巴结
段淋巴结	附着于段支气管的淋巴结
亚段淋巴结	亚段支气管周围的淋巴结

3. M 代表远处转移。

(1) M_X:远处转移无法评价。

(2) M_0:无远处转移。

(3) M_1:有远处转移。

● M_{1a}:对侧肺叶的转移性结节;或胸膜转移结节;恶性胸腔积液或恶性心包积液

● M_{1b}:胸腔外远处转移,要标明转移部位。

二、TNM 分期

隐匿癌 $T_x N_0 M_0$

0 期 $T_{is} N_0 M_0$

I A 期 $T_{1a,b} N_0 M_0$

I B 期 $T_{2a} N_0 M_0$

II A 期 $T_{1a,b} N_1 M_0$;$T_{2a} N_1 M_0$;$T_{2b} N_0 M_0$

II B 期 $T_{2b} N_1 M_0$;$T_3 N_0 M_0$

III A 期 $T_3 N_1 M_0$;$T_{1-3} N_2 M_0$;$T_4 N_{0-1} M_0$

III B 期   任何 T、N_3、M_0;$T_4 N_2 M_0$

IV 期   任何 T,任何 N,$M_{1a,b}$

第三节 早期肺癌的分期

一、早期肺癌的概念

早期肺癌是相对于肺癌中、晚期而言,是肺癌临床实践研究过程中提出的一个临床概念,由于肺癌的临床诊治荟萃了内科、外科、肿瘤科、放疗科、影像科、病理科多学科医师以及分子生物学学者的共同参与,各学科结合自身学科特征针对早期肺癌的划分在大同的基础上仍然存在小异。

对外科医师而言,早期肺癌的定义为直径≤2cm 的周围型肺癌,且没有明显外侵和转移。对影像科医师而言,2cm< 直径 <3cm 的肿块、≤2cm 的结节、4~10mm 的小结节(腺泡结节)、<4mm 的微结节(粟粒结节)及 GGO 结节,证实为肺癌的均为早期肺癌。而腺癌中的原位腺癌(AIS)(<3cm 以前的细支气管肺泡癌)、微浸润性腺癌(MIA)(<3cm 贴壁为主型,浸润灶 <5mm)、浸润性腺癌(<3cm,浸润灶 >5mm),均被病理科医师认为是早期肺癌。

二、早期肺癌分期的方法

肺癌分期治疗已属共识,准确地分期攸关正确治疗方案的制订,早期肺癌亦是如此。

现行的早期肺癌分期方法主要包括临床分期(Ctnm-Cstage),病理分期(Ptnm-Pstage),此外尚有不成熟的分子生物学分期(mTNM-mStage,包括纵隔淋巴结免疫组织化学分期)。

早期肺癌的临床分期的准确率有限,远远低于病理分期的准确率。而早期肺癌分期的具体方法可分为非外科分期方法和外科分期方法两大类,其中外科方法获得的早期肺癌的分期,是目前早期肺癌能获得的最准确分期方法。

（一）早期肺癌的非外科分期方法

1. X 线胸片（PCR）　PCR 与 pTNM 分期的一致率为 62.6%。准确率为 44.8%。

2. 计算机断层扫描（CT）　CT 对肺癌纵隔淋巴结转移的诊断敏感性为 57%，特异性为 80.2%。但早期肺癌尚未有纵隔淋巴结转移，虽然淋巴结的大小不能作为肺癌淋巴结转移的可靠参数，但应用图像后处理技术，CT 可为临床提供更直观、逼真、可靠地信息，使早期肺癌临床分期的诊断敏感性、特异性和准确性均相应提升。

3. 磁共振成像（MRI）　MRI 对肺癌 N_2 的诊断敏感性为 71%，特异性为 84%，准确性为 83%，阳性预测值为 81%，阴性预测值为 84%。如应用磁共振短时反转恢复技术，评价肺癌 N2、N3 的诊断准确性可达 97.4% 和 97.6%。如果应用动态增强 MRI 测量病灶最大强化斜率及峰值到达时间，发现有纵隔淋巴结无转移者最大强化斜率小于转移病灶者，峰值到达时间亦明显延迟。

4. 单光子发射型计算机断层扫描（SPECT）　SPECT 对肺癌纵隔淋巴结转移的诊断效能较高，敏感性、特异性、准确性分别为 85.19%、93.62% 和 90.54%，指标较为均衡，对纵隔淋巴结转移阴性者的早期肺癌术前评估有一定的临床参考价值。

5. 正电子断层发射扫描（PET）　PET 在早期肺癌诊断和分期中日渐重要，对非小细胞肺癌纵隔淋巴结的诊断敏感度、特异度、准确度、阳性预测值和阴性预测值分别为 94.1%、79%、81.6%、49.3% 和 98.4%，但 PET 对纵隔淋巴结的假阳性而将早期肺癌患者分期高估，显然使之失去应有的手术根治机会。PET 仍然不能完全取代外科分期技术来判断治疗早期肺癌。

（二）早期肺癌的外科分期方法

1. 纵隔镜　该技术主要包括经典的经颈纵隔镜检查术（SCM）和电视辅助纵隔镜检查术（VAM）。纵隔镜是评估肺癌手术前纵隔淋巴结状况最准确的手段，敏感性、特异性高达 90% 和 100%，对提升肺癌术前分期水平有重大意义，某些发达国家已将之作为肺癌治疗前的常规检查和分期进标准。由于早期肺癌纵隔淋巴结均为阴性，纵隔镜在早期肺癌分期中应用意义不大，但有研究显示，即使 CT 下纵隔淋巴结无肿大（<1cm）的 I 期病变的早期肺癌仍然需要进行纵隔镜检查，因为 II 期病变纵隔淋巴结隐性转移的发生率为 6.9%~11.1%。

2. 胸腔镜（VATS）　早期的前瞻性非随机比较研究结果显示：胸腔镜的并发症率高于纵隔镜（$P<0.05$），且有中至重度疼痛，故建议在可及范围内，应首选纵隔镜行纵隔肿物或淋巴结活检。对临床 N_0 早期肺癌和 N_1 患者，胸腔镜的假阴性率高达 25%，应用意义不大，而对临床 N_2 患者，胸腔镜的诊断准确率为 63%。胸腔镜的检查范围局限于单侧纵隔，但对隆突后淋巴结、下纵隔淋巴结而言，可考虑胸腔镜，作为纵隔镜检查术的补充手段发挥其优势。然而近来由于胸腔镜设备完善及外科医师技术的提高，胸腔镜在早期肺癌的微创手术切除中比重日渐增加至绝对优势，在早期肺癌淋巴结清扫时行系统性淋巴结清扫或特异性（选择性）淋巴结清扫已无技术难度，这对早期肺癌的外科病理分期起到了革命性的进步。

3. 食管腔内超声引导针吸活检（EUS-FNA）　该技术可作为肺癌外科分期的辅助手段，弥补纵隔镜检察术的部分盲区和空白。

4. 气道腔内超声引导针吸活检（EBUS-FNA）　利用超声波的无创穿透特征，结合内镜技术，经支气管腔内了解腔外状况，对淋巴结的分辨率较高（2~3mm），甚至能辨别淋巴结的细微结构，对于临床早期肺癌的诊断准确性能提供较大的补充。

5. 传统常规开胸手术　该技术方法在早期肺癌的诊治中可以切除病灶，并行系统性淋巴结清扫或特异性（选择性）淋巴结清扫，是对早期肺癌的外科病理分期的经典方法。但随着胸腔镜微创技术的发展,应用比例已经大幅下降。

三、早期肺癌的分期

早期肺癌正确的分期和病理学诊断不仅是制订早期肺癌治疗计划的基础,而且是预后的决定性因素。目前国内外对早期肺癌的分期日渐趋向统一采用的美国癌症联合会(AJCC)和国际抗癌联盟(UICC)根据国际肺癌研究会(IASLC)提出修订肺癌 TNM 分期的建议于 2009 年正式发布的 TNM(肿瘤、淋巴结、转移)分期法第 7 版。

早期肺癌 TNM 具体的分期为:

0 期	$T_{is}N_0M_0$
I A 期	$T_{1a,b}N_0M_0$
I B 期	$T_{2a}N_0M_0$

四、早期肺癌分期的意义

早期肺癌的 TNM 分期将对早期肺癌或非早期肺癌未来的治疗模式带来深远的改变。Okada 等用肺段切除治疗 2cm 以下非小细胞肺癌,显示患者的 5 年生存率为 96.7%,而治疗 2~3cm 的肺癌 5 年生存率仅为 85.7%,该研究认为无论选用楔形切除或肺段切除,肿瘤直径小于 2cm 的肺癌预后明显好于≥2cm 的肺癌。Sawabata 等和 Yoshida 等的研究提示对于肿瘤直径≤2cm 的周围型肿瘤,和(或)术前 CT 示肿瘤呈 GGO,无肺门、纵隔淋巴结转移,手术切缘病理学证实无肿瘤残留,可有选择的实行局限性肺切除术(肺段切除术或楔形切除术)。对于新分期中 $T_{1a}N_0M_0$(肿瘤最大径≤2cm)的 I A 期患者,尤其是老年和 PS>2 分的患者,可探讨局限性手术切除价值。Gu 等的研究提示,没有淋巴结微转移的 I 期肺癌术后复发率为 7%,而有微转移的则高达 45%,这部分有可能为 N_1 或 N_2 的肺癌患者被降低为 N_0,TNM 分期有可能为 II 期或 III 期而被降低为 I 期,影响了 I 期早期肺癌的研究结果。目前术后辅助化疗在完全手术切除的 I B 期中争议较大,在 II 期和 III A 期淋巴结阳性的研究中存在生存获益。新分期将肿瘤最大径 5~7cm 和 >7cm 的原 T_2N_0 从 I B 期分别定义为 II A 期($T_{2b}N_0$)和 II B 期(T_3N_0),值得进一步探讨书后辅助化疗在这些病例中的意义。

早期肺癌的 TNM 分期将早期肺癌患者精确分期后个体化外科手术治疗,从而导致治疗模式的根本改变。

(蒋虹 操明志)

参考文献

1. 矫文捷,沈毅,赵艳东,等. 非小细胞肺癌合并额外小结节诊治分析. 中华外科杂志,2013,51(4):367-368.

2. Xu F,Wang C,Qi L,et al. Does the extent of lymph nodes dissection affect the prognosis of resected stage I A non-small cell lung cancer? Clin Transl Oncol,2014,16(1):77-84.

3. Xu F,Qi L,Yue D,Wang C. The effect of the extent of lymph node dissection for stage I A non-small-cell lung cancer on patient disease-free survival. Clin Lung Cancer,2013,14(2):181-187.

4. Matsumura Y,Hishida T,Yoshida J,et al. Reasonable extent of lymph node dissection in intentional segmentectomy for small-sized peripheral non-small-cell lung cancer:from the clinicopathological findings of patients who underwent lobectomy with systematic lymph node dissection. J Thorac Oncol,2012,7(11):1691-1697.

5. 刘洋,朱建权,张连民,等. 表皮生长因子受体突变状态对非小细胞肺癌术后生存期的影响. 中华外科杂志,2012,50(12):1082-1086.

6. Soukiasian HJ,Hong E,McKenna RJ. Video-assisted thoracoscopic trisegmentectomy and left upper lobectomy provide equivalent survivals for stage IA and IB lung cancer. J Thorac Cardiovasc Surg,2012,144(3):S23-S26.

7. Donahue JM,Morse CR,Wigle DA,et al. Oncologic efficacy of anatomic segmentectomy in stage IA lung cancer patients with T_{1a} tumors. Ann Thorac Surg,2012,93(2):381-387;discussion 387-388.

8. D'Amico TA,Niland J,Mamet R,et al. Efficacy of

mediastinal lymph node dissection during lobectomy for lung cancer by thoracoscopy and thoracotomy. Ann Thorac Surg,2011,92(1):226-231;discussion 231-232.

9. 钟文昭,董嵩,李磊,等. 国际肺癌研究协会/美国胸科学会/欧洲呼吸学会肺腺癌的国际多学科分类. 循证医学,2011,11(4):193-225.

10. 周文勇,陈晓峰,张雷,等. 微小 N2 非小细胞肺癌胸腔镜肺叶切除与同期开胸手术对照研究. 中华外科杂志,2011,49(9):820-824.

11. 王长利,岳东升,张真发,等. 非小细胞肺癌1638 例治疗及预后探讨. 中华外科杂志,2011,49(7):618-622.

12. Travis WD,Brambilla E,Noguchi M,et al. International Association for the Study of Lung Cancer/American Thoracic Society/European Respiratory Society:international multidisciplinary classification of lung adenocarcinoma:executive summary. Proc Am Thorac Soc,2011,8(5):381-385.

13. Saito Y,Kawai Y,Takahashi N,et al. Survival after surgery for pathologic stage ⅠA non-small cell lung cancer associated with idiopathic pulmonary

fibrosis. Ann Thorac Surg,2011,92(5):1812-1817.

14. Shao W,Wang W,Xiong XG,et al. Prognostic impact of MMP-2 and MMP-9 expression in pathologic stage IA non-small cell lung cancer. J Surg Oncol,2011,104(7):841-846.

15. Misthos P,Sepsas E,Kokotsakis J,et al. Prognosis of stage pⅢA non small cell lung cancer after mediastinal lymph node dissection or sampling. J BUON,2009,14(1):45-49.

16. 乔贵宾,曾伟生,彭丽君,等. 同侧肺多结节非小细胞肺癌的外科治疗. 中华外科杂志,2009,47(14):1052-1054.

17. 马锴,王天佑,何宝亮,等. 手术切除的 T4 卫星灶非小细胞肺癌的预后分析. 中华外科杂志,2009,47(2):120-122.

18. Ono T,Minamiya Y,Ito M,et al. Sentinel node mapping and micrometastasis in patients with clinical stage ⅠA non-small cell lung cancer. Interact Cardiovasc Thorac Surg,2009,9(4):659-661.

19. Solomon B,Pearson RB. Class IA phosphatidylinositol 3-kinase signaling in non-small cell lung cancer. J Thorac Oncol,2009,4(7):787-791.

第八章　肺癌的组织病理学和分子病理学

第一节　肺癌的组织病理学

一、概述

肺癌是我国发病率和死亡率最高的恶性肿瘤之一,肺癌的起源和组织学类型复杂,异质性强。多年来,传统观点一直将肺癌根据细胞大小和形态特征分为小细胞肺癌(SCLC)和非小细胞癌(NSCLC),其中20%为SCLC,80%为NSCLC,NSCLC包括大约40%的腺癌,30%的鳞状细胞癌和10%的大细胞以及较为少见的肉瘤样癌。近年来,肺癌的流行病学谱系逐渐发生变化,其中腺癌的发病率呈逐年上升,鳞癌的发病率呈逐渐下降趋势。近10余年来,肺癌的组织学分类取得了显著的进展,其中最令人瞩目的是2011年国际肺癌研究学会(IASLC)、美国胸科学会(ATS)和欧洲呼吸学会(ERS)公布了肺腺癌的国际多学科分类方案。SCLC和大细胞神经内分泌癌在免疫表现、分子遗传学改变和预后方面有很多相似之处,都属于高级别神经内分泌癌,而大细胞癌经免疫组织化学和分子学手段证实大部分病例可以进一步分类为腺癌和鳞癌。预计在2015年WHO将发布第五版肺癌的病理学分类,本章节仍然以第4版(2004年)WHO肺癌分类为基础,同时总结了肺癌病理学研究领域的新进展。

二、肺腺癌的组织病理学(表2-12)

1. 浸润前病变(preinvasive leisions)

(1) 非典型腺瘤样增生(atypical adeno-

表 2-12　2011 年 IASLC/ATS/ERS[※]
多学科肺腺癌分类

浸润前病变
不典型腺瘤样增生
原位腺癌(以往≤3cm的细支气管肺泡癌)
非黏液性
黏液性
黏液/非黏液混合性
微浸润性腺癌(≤3cm贴壁为主型肿瘤,浸润灶≤5mm)
非黏液性
黏液性
黏液/非黏液混合性
浸润性腺癌
贴壁为主型(以前的非黏液性细支气管肺泡癌,浸润灶>5mm)
腺泡为主型
乳头为主型
微乳头为主型
实性为主型伴黏液产生
浸润性腺癌变型
浸润性黏液腺癌(以前的黏液性细支气管肺泡癌)
胶样型
胎儿型(低度和高度)
肠型

[※]IASLC/ATS/ERS:国际肺癌研究学会/美国胸科学会/和欧洲呼吸学会

matous hyperplasia,AAH):通常为小于0.5cm的单个病灶,由Ⅱ型肺泡或Clara细胞不典型增生所致,细胞间有间隙,可为圆形、立方、矮柱状或鞋钉状,影像学上呈现毛玻璃样影。区分非典型腺瘤样增生的细胞类型和分级不具有临床意义。应当注意的是：AAH 的诊断是对切除标本而言，而对穿刺活检小标本只能诊断为 AAH 样病变，不除外浸润，需全面取材观察后确诊病变程度。

（2）原位腺癌（adenocarcinoma in situ，AIS）：通常为≤3cm 的局灶性小腺癌，癌细胞沿着已存在的肺泡壁结构生长，缺少乳头、微乳头和肺泡内瘤细胞，无间质、血管和胸膜的浸润。AIS 以非黏液型为主，黏液型则非常少。当诊断黏液型 AIS 时应首先排除多中心发生或播散而来的浸润型黏液腺癌的可能。罕见情况下，结直肠黏液腺癌转移至肺时也可以表现为沿肺泡壁生长。

2. 微小浸润型腺癌（minimally invasive adenocarcinoma，MIA）　指单发性≤3cm 以贴壁生长为主的腺癌，其任何切面的最大浸润深度总是≤5mm，判定其是否出现浸润的根据是出现了贴壁生长方式以外的组织学结构（腺泡样、乳头状、微乳头状和／或实性生长）或瘤细胞浸润到肌纤维母细胞的基质中。当肿瘤细胞进入淋巴管、血管或侵及胸膜或出现了肿瘤性坏死时则不再诊断为 MIA，而诊断为浸润性癌。

3. 浸润性腺癌（invasive adenocarcinoma）

（1）附壁生长为主型腺癌（lepidic predominant adenocarcinoma，LPA）：LPA 的形态学表现与 AIS 和 MIA 相似，但至少一个视野下浸润癌成分最大直径≥5mm，浸润癌的判断标准与 MIA 相同，即出现贴壁生长方式以外的组织学类型或者肿瘤细胞浸润肌纤维母细胞间质；如果肿瘤侵犯血管、淋巴管或胸膜或者出现肿瘤性坏死，则诊断为 LPA。LPA 专指非黏液性腺癌，用以区别浸润性黏液腺癌（相当于以前的黏液性 BAC）。

（2）腺泡为主型腺癌：腺癌主要成分由具有中心管腔的圆形或卵圆形腺体构成，肿瘤细胞胞浆和管腔内可含有黏液，有时肿瘤细胞聚集成圆形结构，核极性朝向外周而中央腺腔不明显。具有筛状结构的腺癌归类为腺泡为主型腺癌。

（3）乳头为主型腺癌：腺癌主要成分由具有纤维血管轴心的分枝乳头构成。如果腺癌呈贴壁生长而肺泡腔内充满乳头结构，该肿瘤应归类为乳头状腺癌，这种情况下肌纤维母细胞间质不是诊断的必要条件。

（4）微乳头为主型腺癌：肿瘤细胞形成无纤维血管轴心的乳头状细胞簇，与肺泡壁连接或彼此分离，或呈环状腺样结构"漂浮"在肺泡间隙内。肿瘤细胞小，立方形，核有轻度异型。脉管或间质侵犯常见，可见砂粒体。微乳头为主型腺癌预后差，即使早期诊断仍然预后不良。

（5）实体为主型腺癌伴黏液分泌：肿瘤主要由片状多角形细胞组成，缺乏可辨认的腺癌结构，如腺泡、乳头、微乳头或贴壁生长。如果肿瘤呈 100% 实性生长，每 2 个高倍视野中有 1 个视野至少有 5 个肿瘤细胞含有黏液，黏液可通过组织化学染色证实。

4. 浸润性腺癌的亚型

（1）浸润型黏液腺癌：该类型腺癌相当于以前的黏液型细支气管肺泡癌，肿瘤由含有黏液的杯状细胞或柱状细胞组成，细胞异型性不明显，肺泡腔隙常充满黏液。与非黏液性腺癌一样，浸润性黏液腺癌常常显示形态学的异质性，表现为贴壁生长、腺泡、乳头、微乳头以及实性结构的相互混合，浸润间质时肿瘤细胞常显示胞浆内黏液减少和异型性增加。浸润性黏液腺癌区别 AIS 和 MIA 的指标有：肿瘤 >3cm，浸润灶 >0.5cm，多个癌结节，肿瘤界限不清楚，以及周围肺组织内粟粒状播散。浸润性黏液腺癌常呈多中心、多肺叶或者双侧肺累及。混合性黏液性和非黏液性腺癌罕见，诊断标准是黏液性和非黏液性成分都超过 10%。

（2）胶样腺癌：该类型腺癌与胃肠道相同名称的腺癌一样，具有分隔的含有黏液的肿瘤性上皮岛。肿瘤性上皮可能分化很好，有时肿瘤细胞漂浮在黏液池之中。胶样腺癌常混合有其他组织学类型,当肿瘤显示胶样癌为主同时伴有其他成分时,仍然需要按照"5%增加"的方法记录其他组织学类型。过去分类中罕见的黏液性囊腺癌归类为胶样腺癌。

(3) 胎儿型腺癌:肿瘤表现为富于糖原的、无纤毛细胞组成的小管而形成的腺样结构,常出现特征性的核下空泡,腺腔内可见桑葚体。大多数胎儿型腺癌为低级别,预后较好,少数病例为高级别。当胎儿型腺癌混合其他成分时,仍然按照"××为主型"原则进行分类。

(4) 肠型腺癌:这类腺癌具有结直肠腺癌的形态学和免疫组织化学特征。肠型腺癌由腺样和(或)乳头样结构组成,有时形成筛状结构,通常肿瘤细胞呈高柱状,假复层排列,可见管腔内坏死以及显著的核碎片,差分化时形成更多的实性结构。与转移性结直肠腺癌比较,肠型肺腺癌常显示组织学异质性,表现为混合其他常见的组织学类型,如贴壁生长等。肠型腺癌表达至少一种肠型分化标记(如CDX-2、CK20或MUC2),半数病例表达TTF-1,CK7呈一致性表达。对于形态学与结直肠腺癌相似但免疫组织化学不表达肠型分化标记的肺原发性腺癌,使用"肺腺癌伴肠形态学特征"比"肺腺癌伴肠型分化"这一术语更加合适。

三、肺鳞癌的组织病理学

1. 浸润前病变(preinvasive leision)

原位癌(carcinoma in situ):癌组织局限在支气管黏膜上皮内,达黏膜上皮的全层,表现为复层鳞状上皮细胞层次增多,排列紊乱,极性消失。癌细胞大小不等,核圆形,可见核分裂象。与发生在宫颈及其他部位的原位癌一样,支气管原位癌可以累及黏膜下腺体,但没有突破基底膜而向下方间质内浸润生长。原位癌的诊断是在行肺叶切除的标本上经全面取材和观察后确诊的,小的支气管活检组织不宜诊断原位鳞癌。

2. 浸润性鳞状细胞癌(invasive squamous cell carcinoma)　肺浸润性鳞状细胞癌的组织

学分类与2005年WHO头颈部肿瘤中鼻咽癌的组织学分类相对应,分为非角化型、角化型和基底样鳞状细胞癌。

(1) 角化型鳞状细胞癌(keratinizing squamous cell carcinoma):肿瘤呈明显的鳞状细胞分化,大部分肿瘤细胞有细胞间桥和(或)角化珠,细胞核大、深染、多形,呈不规则的片状和巢状,形态上与头颈部黏膜角化性鳞状细胞癌相似。

(2) 非角化型鳞状细胞癌(non-keratinizing squamous cell carcinoma):肿瘤细胞排列成不规则的岛状、片状或梁状。癌巢与不同数量的淋巴细胞和浆细胞混杂在一起。非角化型鳞癌可以进一步分为分化型和未分化型,未分化型表现为肿瘤细胞呈大的合体样,细胞边界不清,核圆形或卵圆形,空泡状,可见位于中央的大红核仁,该类型更为常见。分化型表现为肿瘤细胞呈复层和铺路石状,呈丛状生长。瘤细胞界限较清楚,偶见角化细胞。

(3) 基底样鳞状细胞癌(basaloid squamous cell carcinoma):肿瘤由基底样癌和鳞癌两种成分组成,基底样癌成分位于癌巢的周边部,呈明显的栅栏状排列。瘤细胞胞质少,核致密、深染,核浆比例高,核分裂象多见,核仁不明显。癌巢中央多见粉刺样坏死,还可以见到含有PAS和阿尔辛蓝阳性物质的小囊状腔隙。鳞癌成分常常表现为角化型癌,也可以伴有梭形细胞成分。基底样鳞状细胞癌的诊断标准是基底样成分必须超过50%。

此外,过去将鳞癌还分为乳头状亚型、透明细胞亚型和小细胞亚型,其中乳头状亚型发生于支气管近端,表现为外生性或支气管内生长。通常与HPV感染有关,这类肿瘤预后较好,属于角化型鳞状细胞癌。透明细胞亚型和小细胞亚型非常少见,而透明细胞或小细胞成分可以见于许多鳞癌,因此不再单独分类。

3. 腺鳞癌　指一类显示鳞状细胞癌和腺癌两种成分的癌,其中每种成分至少占全部肿瘤的10%,如果腺癌成分少于10%,则诊断为鳞癌伴有局灶的腺癌。

四、肺神经内分泌肿瘤的组织病理学

肺神经内分泌肿瘤（neuroendocrine neoplasm，NET）包括典型类癌（typical carcinoid，TC）、不典型类癌（atypical carcinoid，AC）、小细胞癌（small cell lung cancer，SCLC）、大细胞神经内分泌癌（large cell neuroendocrine carcinoma，LCNEC）及复合型神经内分泌癌（包括复合型小细胞癌和复合型大细胞癌）。大多数 NETs 表达神经内分泌标记如嗜铬粒蛋白（CgA）、触突素（Syn）和 CD56。

1. 典型类癌（typical carcinoid，TC） 肿瘤显示神经内分泌分化的特征性生长方式，包括器官样、小梁状、岛状、栅栏状、带状或菊形团状排列。瘤细胞具有一致的细胞学特点：中度嗜酸性细颗粒状胞质，核染色质细颗粒状。TC 指核分裂少于 2 个 /10HPF 并缺乏坏死的类癌。

2. 非典型类癌（atypical carcinoid，AC） 肿瘤显示神经内分泌分化的特征性生长方式，且核分裂 2~10 个 /10HPF 和（或）伴有坏死的类癌。

3. 小细胞癌（small cell carcinoma，SCC） 一类有少量胞质、细胞界限不明显、细颗粒状的核染色质、核仁缺乏或不明显的小细胞恶性上皮性肿瘤。小细胞癌的形态学特征与其他 NETs 相同，其组织结构包括巢、小梁、周围栅栏状和菊形团形成，片状生长方式也很常见。肿瘤细胞通常小于三个静止的淋巴细胞，具有圆形、卵圆形或梭形的核，胞质少，染色质呈细颗粒状，核仁缺乏或不明显。核分裂象常见，平均超过 60 个 /10HPF。根据定义小细胞癌属于高级别肿瘤，因而不适合对其进行分级。

复合性小细胞癌：小细胞癌同时伴有一种附加成分，这种附加成分可以是任何一种组织类型的非小细胞癌，通常是腺癌、鳞状细胞癌或大细胞癌，而梭形细胞癌或大细胞癌不常见。在复合性小细胞癌和大细胞癌中，大细胞成分至少大于 10%。

4. 大细胞神经内分泌癌（large cell neuroendocrine carcinoma，LCNEC） 这类肿瘤具有神经内分泌分化的形态特征，如器官样巢、小梁状、菊形团和栅栏状排列。瘤细胞一般较大，胞质量中等到丰富。核仁通常明显。核分裂常见。常见大片坏死。神经内分泌分化需要免疫组织化学标记如 CgA、Syn、CD56 证实。如果染色明确，一个阳性标记即可诊断。

复合性大细胞神经内分泌癌：指伴有腺癌、鳞状细胞癌、巨细胞癌和（或）梭形细胞癌成分的大细胞神经内分泌癌。大细胞神经内分泌癌也可以发生与小细胞癌的复合，但这类肿瘤被归类为小细胞癌的复合亚型。

五、肺大细胞癌的组织病理学

大细胞癌是一种未分化非小细胞癌，缺乏小细胞癌、腺癌或鳞状细胞癌分化的细胞和结构特点。典型的大细胞癌细胞核大，核仁明显，胞质量中等。根据定义大细胞癌是一类分化差的肿瘤。是一个除外出现鳞状细胞癌、腺癌或小细胞癌成分的排除性诊断。大细胞癌的组织形态学有多种表现，包括大细胞神经内分泌癌（详见神经内分泌肿瘤）、基底细胞样癌、淋巴上皮瘤样癌、透明细胞癌和伴横纹肌样表型的癌。近年来，随着免疫组织化学标记和分子学检测方法的广泛应用，越来越多的实验证据表明大细胞癌可以根据其免疫表型进行分类，从而满足肺癌个体化治疗的需要。

1. 基底细胞样癌 这类肿瘤显示实性结节或相互吻合的伴有周围栅栏样的梁状，呈侵袭性生长方式。肿瘤细胞较小、单形性的立方形到梭形，核染色质中等，呈颗粒状，缺乏或有点状核仁。胞质少，核分裂象多见（15~50/10HPF）。缺乏鳞状分化，粉刺样坏死多见。

2. 淋巴上皮样癌 这类肿瘤显著的特征是合体细胞样生长方式，大的空泡状核，明显的嗜酸性核仁和大量淋巴细胞浸润。有明显的推挤性边界，弥漫片状的浸润方式。明显的淋巴细胞反应,包括成熟的淋巴细胞,经常混合有浆细胞和组织细胞,偶尔有嗜中性粒细胞和嗜酸性粒细胞。

3. 透明细胞癌 这类肿瘤具有大的多角形肿瘤细胞,伴有水样透明或泡沫状的胞质。瘤细胞可含有或不含有糖原。需要与来自肾、甲状腺和唾液腺的转移性透明细胞癌鉴别。

4. 伴有横纹肌样表型的大细胞癌 这类肿瘤至少 10% 的肿瘤细胞由横纹肌样细胞组成,特点是细胞质内有嗜酸性小球。伴有横纹肌样表型的单纯大细胞癌很少见,可见小灶状腺癌成分,并且可以看到阳性的神经内分泌标记。在其他分化差的非小细胞肺癌中可以见到局灶的伴有横纹肌特征的细胞。

5. 大细胞神经内分泌癌和复合型大细胞神经内分泌癌 详见肺神经内分泌肿瘤部分。

六、肺肉瘤样癌的组织病理学

肉瘤样癌是一组分化差的、含有肉瘤或肉瘤样(梭形和 / 或巨细胞)分化的非小细胞癌。组织学类型包括多形性癌、梭形细胞癌、巨细胞癌、癌肉瘤和肺母细胞瘤。

1. 多形性癌 指一类分化差的含有梭形细胞和(或)巨细胞或只有梭形细胞或巨细胞成分组成的非小细胞癌,这些非小细胞癌可以是鳞状细胞癌、腺癌或大细胞癌。梭形细胞和(或)巨细胞成分至少应占肿瘤的 10%。

2. 梭形细胞癌 这种亚型被定义为一类只由梭形肿瘤细胞组成的非小细胞癌。它和多形性癌的梭形细胞成分相同,呈巢状和不规则的束状排列,无腺癌、鳞状细胞癌、巨细胞癌或大细胞癌的特殊排列方式。肿瘤细胞具有明确恶性细胞特征如核深染及明显的核仁。肿瘤内有弥漫散在分布和局部密集的淋巴浆细胞浸润和渗出。

3. 巨细胞癌 是一组由高度多行的多核和(或)单核肿瘤性巨细胞组成的非小细胞癌。与多形性癌的巨细胞成分相同,肿瘤全部由巨细胞组成,没有腺癌、鳞状细胞癌或大细胞癌

的特殊排列方式。肿瘤由大的、多核和奇异的细胞组成。细胞核具有多形性,通常为分叶状。肿瘤细胞失去黏附,相互分离。间质有丰富的炎细胞浸润,通常为侵入肿瘤细胞内的中性粒细胞。

4. 癌肉瘤 该亚型定义为一种伴有癌和分化性肉瘤成分(如恶性软骨、骨或横纹肌)的混合性恶性肿瘤。肿瘤在组织学上是双向性的,由明确的非小细胞癌和含有分化成分的真正肉瘤混合组成。最常见癌的成分为鳞状细胞癌(45%~73%),其次为腺癌(20%~31%)和大细胞癌(10%)仅 20% 的病例中可能发生一种类似于所谓高级别胎儿性腺癌的上皮成分,但缺乏肺母细胞瘤中母细胞瘤样的间质。恶性间质通常形成癌肉瘤的主体,只能见到小灶状的癌。这些肉瘤大部分通常是分化差的梭形细胞肉瘤,但仔细寻找总能看到特殊的肉瘤样分化,最常见的是横纹肌肉瘤,其次是骨肉瘤或软骨肉瘤或混合性骨和软骨肉瘤。能够见到不止一种分化的间质成分。

5. 肺母细胞瘤 是一种含有类似于分化好的胎儿性腺癌的原始上皮成分和原时间叶成分,偶尔有灶性骨肉瘤、软骨肉瘤或横纹肌肉瘤的双向性肿瘤。肺母细胞瘤在组织学上显示有恶性腺体的双向分化形式,这种恶性腺体呈小管状生长,与胎儿支气管类似并包埋于肉瘤性的胚胎样间充质中。富于糖原的、无纤毛的小管和原始间至于胚胎肺发育过程中的假腺样阶段相似。

七、其他少见类型肺癌的组织病理学

肺癌的少见类型主要包括唾液腺型癌,如腺泡细胞癌、黏液表皮样癌和腺样囊性癌等,这类肺癌与发生在唾液腺所对应的癌有着相同的组织学表现。

八、评语

肺癌的组织学类型多样,过去许多年来,肺癌的组织学分类一直强调形态学特征,但由

于异质性强,肺癌的组织学分类一直存在较大争议。第4版(2004年)WHO肺癌分类出版后的10年来,肺癌的组织学分类不断调整和发展,主要进展体现在:① 2011年IASLC/ATS/ERS公布了肺腺癌的国际多学科分类方案;该分类仍然以形态学为基础,强调浸润对肺腺癌生物学行为和预后的影响。而对于浸润性腺癌,则强调不同类型或生长方式及其所占比重对于肺腺癌生物学行为和预后的影响。②肺鳞状细胞癌分为非角化型、角化型和基底样鳞状细胞癌,与WHO头颈部肿瘤和女性生殖道肿瘤的组织学分类保持一致。③肺小细胞癌和大细胞神经内分泌癌具有相似的免疫学特征、分子遗传学改变、治疗和预后,同属于高级别神经内分泌癌。④近年来,随着免疫组织化学标记的广泛应用以及肺癌个体化治疗的强烈需求,大细胞癌的免疫学分型正逐渐被接受。大细胞癌根据免疫学表型分为大细胞癌伴有腺癌表型、大细胞癌伴有鳞癌表型和大细胞无或伴有不确定的免疫学表型等不同类型。此外,近年来随着分子生物学研究的进展,肺癌的组织学分类在形态学的基础上更加重视免疫学表型和分子遗传学改变,同时更加注重多学科之间的信息交流和整合,用以满足肺癌的个体化治疗的需要。

第二节 肺癌的分子病理学

一、概述

近年来,肺癌分子生物学领域的研究取得显著进展,以腺癌为例,*EGFR*、*KRAS*和*EML4-ALK*等单癌基因突变是部分肺腺癌最显著的分子学特征,不同突变类型肺腺癌的生物学行为、治疗反应性和预后也不相同,*EGFR*突变型和*EML4-ALK*融合突变型肺腺癌患者可以接受TKIs类药物的靶向治疗,从而显著改善患者的预后;而*KRAS*突变型肺腺癌患者则出现

TKIs拮抗,这类患者目前还不能从TKIs治疗中获益。在部分鳞癌和高级别神经内分泌癌中,一些非常具有潜在治疗价值的分子靶点正在逐渐被发现。肺癌正逐渐从传统的形态学分类发展到包括组织学、分子学遗传学和临床表现在内的多学科综合性分类,用以满足肺癌个体化治疗的需要。

二、肺腺癌的分子病理学

肺腺癌常见的染色体改变包括3p、4q、5q、6q、8p、9和13q的杂合性缺失(LOH)和5p、8q、14q、20q等扩增。大约50%的肺腺癌出现3p的LOH,主要集中在3p25、3p21.3和3p14三个区域,该区域包含位于3p14.2的FHIT,3p21.3的VHL和RARB等多个抑癌基因。13%的肺腺癌出现14q扩增,主要发生于14q13.3区域,该位点包含NKX2-1基因,编码谱系限制性转录因子TTF-1。肺腺癌中染色体1q的改变也很常见,这可能是腺癌比鳞癌血行播散能力更强的原因,因为1q区也与转移形成有关。近年来,肺腺癌分子学研究领域最令人瞩目的进展是发现多个驱动基因(driver oncogenes)改变,包括*EGFR*、*KRAS*突变以及EML4-ALK融合基因等,这些驱动基因大多数属于酪氨酸受体激酶,是酪氨酸激酶抑制剂(tyrosine kinase inhibitors,TKIs)治疗的理想靶点。

(1)*EGFR*突变:*EGFR*突变发生在18-21外显子(E18-21),包括3种突变形式:E19框内缺失、E20插入突变以及E18-21单核苷酸替代突变,其中E19缺失(746-750)和E21点突变(L858R)占全部突变的90%左右。EGFR突变多见于东方人群,特别是东亚裔年轻的、不吸烟的女性患者,占所有肺腺癌的40%左右,而西方人群(高加索人)相对少见,约为5%~10%。*EGFR*突变与肺腺癌的不同组织学亚型存在相关性,研究发现*EGFR*突变主要见于终末呼吸单位型肺腺癌,这类腺癌具有Ⅱ型肺泡上皮细胞/Calar细胞特征,常常一致性表

达甲状腺转录因子1(TTF-1),组织学类型包括原位腺癌、微浸润性腺癌、贴壁生长为主型腺癌、乳头为主型腺癌等,而一些黏液分泌型腺癌如浸润型黏液腺癌、胶样腺癌等 EGFR 突变率非常低,相反,这类腺癌常常出现 KRAS 突变。EGFR 突变的肺腺癌患者是酪氨酸激酶阻滞剂(EGFR-TKIs)如易瑞沙、特罗凯治疗的适宜对象,但 EGFR 不同位点突变的生物学功能不同,E19 缺失和 E21 点突变预示患者对治疗有良好的反应性,E20 点突变(T790M)是形成 EGFR-TKIs 继发性耐药的重要机制之一,其他少见突变形式的临床意义还有待于进一步验证。此外,同一位点的不同突变形式对 EGFR-TKIs 治疗的反应性也存在差异。EGFR 突变在预测患者预后方面也有一定价值,EGFR 突变的肺腺癌患者预后要好于野生型患者。

(2) KRAS 突变:KRAS 突变主要发生在 2 号外显子的 12/13 密码子,少见于 61 密码子。KRAS 突变与吸烟有显著相关性,多见于男性患者,在西方患者中突变率大约为 30%,而在东方患者中突变率较低,大约 10% 左右。肺腺癌中 KRAS 突变常见于浸润性黏液腺癌、胶样癌等伴有黏液产生的腺癌。迄今为止,KRAS 突变本身还不是肺腺癌治疗的靶分子,许多临床研究发现 KRAS 突变患者不能从 EGFR-TKIs 治疗中获益,是 EGFR-TKIs 耐受的重要机制之一,因此检测 KRAS 突变可以作为一项预测 TKIs 耐受的分子指标,用于判断其他靶向药物的疗效以及预测患者的预后。在大多数肺腺癌中,EGFR 与 KRAS 突变相互排斥,并且有各自不同的临床病理特征,EGFR 和 KRAS 同时突变的病例非常少见,因此在筛选 TKIs 治疗对象时可以首先检测 EGFR 突变,如无 EGFR 突变,可以进一步检测 KRAS 突变,以便了解肺癌发病的分子学机制。

(3) EML4-ALK 融合基因:自从 2007 年 Soda 首次报道 NSCLC 中存在 EML4-ALK 融合基因以来,国内外学者对 ALK 重排在 NSCLC 中的发病机制、临床病理特征、检测方法以及靶向治疗方面进行了广泛而深入的研究。2011 年 8 月获得美国食品及药物管理局(FDA)批准了 ALK/MET-TKI 药物——克唑替尼用于 ALK 融合突变型 NSCLC 的临床治疗。在肺腺癌中,ALK 最常见的融合形式是 EML4-ALK,其他少见融合形式包括 TFG-ALK 和 KIF5B-ALK。大约 5% 的肺腺癌存在 EML4-ALK 融合基因,多见于年轻的、不吸烟或少量吸烟的患者,与 EGFR 和 KRAS 突变不同,EML4-ALK 融合基因在种族以及性别方面的差异不显著。组织学类型主要见于腺癌并具有两种显著组织学特征:一是实体型腺癌伴有印戒细胞成分,二是筛状结构伴有显著的细胞外黏液产生。一般认为肺腺癌中,EML4-ALK 融合与 EGFR 和 KRAS 突变相互排斥,EML4-ALK 融合基因的患者不能从 EGFR-TKIs 治疗中获益。大约 1% 的肺腺癌同时存在 EML4-ALK 融合基因与 EGFR 突变,患者对 EGFR-TKIs 和 ALK/MET-TKIs 联合治疗有效。

(4) ROS1 融合基因:ROS1 基因重排见于大约 3% 的肺腺癌,主要见于不吸烟或少量吸烟的年轻患者,在不吸烟的患者中,ROS1 基因重排占 6%。ROS1 与 ALK 有 49% 的同源序列,ROS1 重排的肺腺癌患者可以获益于 ALK 靶向抑制剂(如克唑替尼)的治疗,这类也可以接受 ALK/MET 多激酶抑制剂的治疗。

(5) 其他少见突变类型肺腺癌:EGFR、KRAS 突变和 EML4-ALK 融合基因是肺腺癌最具有代表性的靶分子,但仅占全部肺腺癌的 50% 左右,其他分子改变包括 c-MET、RET、HER2、BRAF、PIK3CA 等,这些类型的分子改变相对少见,分别占全部肺腺癌的 1%~5% 不等,但由于具有明确的分子遗传学通路,并且大部分属于受体酪氨酸蛋白激酶,因此仍然可以作为 TKIs 类药物治疗的适宜人群。

三、肺鳞状细胞癌的分子病理学

肺鳞癌的分子遗传学改变与腺癌不同,肺腺癌常见的单基因突变如 EGFR、KRAS 突变和

EML4-ALK 融合基因在鳞癌的发病机制中似乎不扮演重要角色。研究认为 *EGFR* 在肺鳞癌的突变率很低(<5%),并且对 EGFR-TKIs 治疗的总体反应率(overall response rate,ORR)也较低(<20%),而 *EML4-ALK* 融合基因在肺鳞癌中更为少见(<1%)。在肺鳞癌中,分子学的改变主要表现为等位基因缺失和染色体的扩增。常见的等位基因缺失涉及 3、5、9、13 和 17 号染色体,这些缺失位点包括多种已知的抑癌基因,如 *TP53*(17p)、*RB1*(13q)和 *APC*(5q)。染色体扩增涉及 2p、3q、5p、7、8p、8q、11q、12q、13q、14q、17q、19p、19q 和 20q 等片段,其中染色体端粒 3q 区扩增是鳞癌最常见也是最重要的改变,大约 86% 的鳞癌出现该区域的扩增,而在腺癌中仅有 21%。3q 区扩增包括多个重要基因如 *PIK3CA*、*TERC*、*SOX2*、*TP63* 和 *EPHB3*。鳞癌中 3p 区的等位基因缺失也很常见,并且参与鳞癌的早期环节。该区域包括的抑癌基因有 *RASSF1A*、*FUS1*、*VHL* 和 *FHIT*。9p 缺失涉及 9p21.3 和 9p24.1 两个位点,这些位点包括抑癌基因 CDKN2A 和 PTPRD。CDKN2A 的杂合性缺失出现在鳞癌的早期环节,该基因编码两个重要的细胞周期调控蛋白 p16INK4a 和 p14ARF,其中 p16INK4a 在鳞癌的早期环节(特别是吸烟者)出现失活。

目前研究发现可以用于肺鳞癌个体化治疗靶点的驱动基因改变较少,发生率也较低,主要包括:①*FGFR1* 扩增,*FGFR1* 是 *FGFR* 家族成员之一,是一种酪氨酸跨膜激酶受体。21%~41.5% 的鳞癌出现 *FGFR1* 的扩增,而在非鳞癌病例中,FGFR1 扩增可能低于 5%,表明 *FGFR1* 扩增可能是肺鳞癌特有的分子标志。*FGFR1* 扩增与吸烟显著相关,吸烟患者 *FGFR1* 扩增率显著高于不或者曾经吸烟者。目前有多项以 *FGFR1* 为靶点的临床研究正在进行中,其中多韦替尼治疗 *FGFR1* 扩增的肺鳞癌正在进行Ⅲ期临床试验。②*PI3KCA* 突变,大约 4%~6.5% 肺鳞癌出现 *PI3KCA* 突变,突变主要发生在外显子 9 和 20,在肺鳞癌

比腺癌中常见。尽管前期研究发现肺鳞癌中 *PI3KCA* 突变与 *EGFR* 和 *KRAS* 突变并不相互排斥,但应用免疫标记将低分化腺癌排除后,*PI3KCA* 突变的肺鳞癌中并没有合并 *EGFR* 和 *KRAS* 突变,表明可能是部分肺鳞癌的驱动基因。在肺鳞癌中 *PI3KCA* 扩增比突变更为常见,33% 的鳞癌发现 *PI3KCA* 扩增,而在腺癌和小细胞癌中分别为 6.2% 和 4.7%。PI3KCA 扩增与突变的关系,其临床病理意义以及适合可以作为 TKI 治疗的靶点仍需要继续研究。③PDGFRA 扩增,4% 的鳞癌出现 PDGFRA 扩增,可以接受多激酶抑制剂的靶向治疗,如舒尼替尼(sunitinib,索坦)、帕唑帕尼(pazopanib)。④*DDR2* 突变,大约 3.8 的肺鳞癌发现 *DDR2* 突变,这部分患者有望获益于达沙替尼的治疗。其他较为少见的驱动基因改变包括大约 3% 的 *ERBB2* 突变和(或)2% 的扩增,大约 2% 的 *BRAF* 突变等。

腺鳞癌的分子学研究较少,现有的研究表明腺鳞癌的分子学改变与腺癌类似,如 EGFR 突变(20%)、ALK 融合基因(20%)等。

四、肺神经内分泌肿瘤的分子病理学

肺 NETs 具有一些相同的分子异常,但与类癌相比较,高级别的神经内分泌癌(SCLC 和 LCNEC)出现更高频率的分子学改变,这种显著性差异表明类癌与 SCLC 和 LCNEC 有着不同的分子遗传学通路。p53 突变在 TC 中极为罕见,但存在于 25% 的 AC,59% 的 LCNEC 和 71% 的 SCLC。3p、13q、9p21 和 17p 的 LOH 在 TC 中很少见,在部分 AC 中出现,然而在 SCLC 和 LCNEC 中发生的频率显著高于 AC。其中 3p 缺失是 SCLC 最显著的分子学改变,该位点包括多个抑癌基因,如位于 3p12 的 *DUTT1*,3p12-13 的 *ROBO1*,3p14.2 的 *FHIT*,3p21 的 *CTNNB1、FUS1、HYAL2、MLH1、RASSF1A*,以及 3p21.3 的 VHL 和 RARB。40% 的 AC 出现 3p 的 LOH 主要发生在 3p14.3-21.3,TC 很少出现 3p 的 LOH。此外,SCLC 出现特征性的 MYC

扩增,RARB(50%)和 RASSF1A(85%)的甲基化,但在类癌中并不常见。11q 缺失在类癌和高级别神经内分泌癌中相似,分别为 28% 和 32%,11q 也是类癌中最常见的染色体缺失,在 AC 中缺失比 TC 中更常见,其中 11q13 含有 MEN1 基因,该基因突变导致 MEN1 综合征。

五、肺大细胞癌的分子病理学

由于大部分大细胞癌的免疫表型属于腺癌和鳞癌,因此大细胞癌在分子学改变方面也与 NSCLC 相似,形态学特征方面缺少鳞癌和神经内分泌癌特征的大细胞癌在临床和基因组改变方面与实体型无明显区别。例如 1q21-22 和 8q 的扩增,3p12-p14、4p、8p22-p23 和 21q 的缺失。分子遗传学方面,KRAS 突变、TP53 突变和 RB 通路改变(p16ink4 丢失,cyclinD1 或 cyclinE 高表达)的发生频率与其他 NSCLC 相同,40%~43% 的大细胞癌存在 KRAS 突变,EGFR 和 ALK 改变很少见,EGFR 突变为 2%,而 ALK 融合基因为 5%。大约三分之一的大细胞癌出现鳞癌的分子学特征,如 DDR 突变,FGFR1 扩增。

六、肺肉瘤样癌的分子病理学

多种分子学研究已确定肉瘤样癌的上皮和肉瘤样成分具有相同的分子谱系,包括相同形式的获得性等位基因缺失、X 染色体失活、微卫星分析以及 TP53、KRAS 和 β 连环蛋白(β-catenin)突变。不同类型的肉瘤样癌都有 8q、7、1q、3q 和 19 号染色体获得,支持这类肿瘤具有共同的前期病变。肺母细胞瘤出现 β-catenin 基因突变导致其蛋白异常定位于细胞核 / 质,以及不同频率的 TP53 突变,不发生 KRAS 突变,而其他类型的肉瘤样癌则没有 β-catenin 基因突变。

七、评语

驱动癌基因是指肿瘤维持其恶性生物学表型而依赖于某个或某些活化癌基因的现象,

驱动癌基因在肿瘤细胞中持续性发挥功能,但不存在于正常细胞中。因此,以驱动癌基因为治疗靶点,可以使靶向药物特异性地杀伤肿瘤细胞,而不损伤正常细胞。最近 10 余年来,成功将 EGFR 突变、EML4-ALK 融合基因等代表的驱动基因作为治疗的靶点是肺癌研究领域最令人鼓舞的进展之一。目前,大于 70% 的肺腺癌已经找到明确的驱动癌基因,这些患者可以接受 TKIs 的治疗并能显著改善其生存期。大约 40% 的肺鳞癌也已经发现驱动癌基因,相关靶向药物正在研发或临床试验阶段。随着更先进的分子学技术(如二代测序)的广泛应用,将会有更多的驱动癌基因被发现并成为肺癌个体化治疗的新的靶点。

第三节 肺部小结节的组织病理学和分子病理学

一、肺部小结节的组织病理学和分子病理学

肺部小结节是指肺内 1~3cm 大小的实质性病变,周围由正常肺组织包绕,与肺不张没有关系。肺部小结节包括肿瘤、炎症、发育异常等多种良恶性病变,具有多种病理表现,其中 70%~80% 是非肿瘤性病变,包括炎性肉芽肿、炎性假瘤、真菌感染、结节状肺炎和脓肿等。肿瘤性病变中良性肿瘤相对少见,占全部小结节病变的 10% 左右,其中大部分为硬化性血管瘤,其他少见的包括错构瘤等。

肺硬化性血管瘤主要见于成年人(中位年龄 46 岁),女性多见,占大约 80%,在东亚发病率显著高于西方国家。大多数肿瘤为孤立的、外周性的病变。肿瘤由两型细胞组成:表面细胞和上皮圆形细胞,表面细胞呈立方状,具有 Ⅱ 型肺泡上皮的分化特征。圆形细胞小,有明显的边界,细胞核圆形或卵圆形,形态温和,位于细胞中央,染色质细而分散,缺乏清楚的核

仁,胞质嗜酸性或呈空泡状。硬化性血管瘤特征性组织学表现包括乳头状、实性、硬化性和出血性结构,并可见胆固醇裂隙、慢性炎症、含铁血黄素、泡沫细胞、钙化、坏死和成熟脂肪组织。但上述组织学特征只有在手术切除标本中才能充分显现,对于小活检标本,鉴别肺硬化性血管瘤和低级别腺癌非常困难。分子学研究显示硬化性血管瘤的两型细胞具有同样的单克隆形式,表明两型细胞都可能起源于呼吸道多潜能原始上皮细胞而不是一种错构瘤。

肺错构瘤通常发生于老年人,高峰发病率在61~70岁,男性多见。大多数错构瘤位于外周肺,通常小于4cm,大约10%发生在支气管内。错构瘤主要由分叶状成熟的软骨构成,由脂肪、平滑肌、骨和纤维血管组织围绕。呼吸道上皮通常陷入间叶成分形成的小叶间的裂隙。错构瘤最明显的分子学改变是高移动组蛋白(high-mobility group,HMG)突变,HMG是一种非组蛋白家族的染色质相关蛋白,该蛋白主要作用是调节染色质结构和基因表达。其他常见的分子改变还包括6p21和12q14-15区域内的基因突变。

肺部小结节中肺癌所占比例文献报道较不一致,从1.1%~12%不等。但随着CT扫描的广泛应用,更多的肺癌以"肺部小结节"为主要临床表现被发现并诊断。对于大于3cm的结节,除非确诊为良性病变否则都不能排除肺癌,实际上,93%~97%的大于3cm的结节都是恶性的。通常认为肺癌的可能性随着肿块的大小增加而增加,研究发现大于1cm、1.1~2.0cm、2.1~3.0cm以及大于3.0cm的病变,肺癌的可能概率分别为0.52、0.74、3.7。在肺癌中,腺癌是肺部小结节最常见的组织学类型,其次是鳞癌,而小细胞癌、大细胞癌和肉瘤样癌罕见,类癌占恶性小结节中的1%~5%。影像学上表现为磨玻璃样影(ground-glass opacity,GGO),大小在3cm以内的小结节通常为腺癌,纯磨玻璃样影的病理改变通常包括AAH和AIS,但部分GGO组织学表现为浸润

性腺癌,其中最常见的组织学类型为LPA,乳头为主型和腺泡为主型腺癌也较为常见,而实体为主型腺癌伴黏液产生以及胶样腺癌影像学上多表现为实性结节。分子学方面,EGFR突变以及扩增是这类肺腺癌最常见的分子学改变,多项研究显示EGFR突变见于AAH和AIS,而浸润性腺癌常常同时伴有EGFR突变和扩增。周围型鳞癌是表现为肺部小结节的肺癌中第二种常见类型,组织学类型表现为角化型或者非角化型鳞癌,而基底样鳞癌较少见。目前对这部分鳞癌的分子学研究较为少见,现有的研究资料显示在临床病理特征、免疫表型以及分子遗传学方面,小的(<3cm)外周型鳞癌与中央型鳞癌没有显著性差异。大约1%~2%的周围型鳞癌表现为肺泡填充式生长。肺泡间隔的原有结构不受破坏,可能处于原位癌阶段,这种类型的鳞状细胞癌预后非常好,当肿瘤小于3cm肺泡填充生长的比例占70%以上时,建议诊断为微小浸润性鳞癌。

二、评语

随着CT扫描的广泛应用,更多的肺癌以"肺部小结节"为主要临床表现被发现,这些小肺癌(<3cm)多处于早期临床分期($T_1N_0M_0$)阶段,临床仅需要单纯手术切除治疗,预后良好。但组织学表现无论是腺癌还是鳞癌,这些肺癌仍然可以发生区域淋巴结乃至远位器官转移,临床表现为进展期肺癌,需要辅助放疗或化疗治疗,预后较差。肿块小于3cm的腺癌的预后还与组织学亚型相关,AAH和AIS 5年生存率达100%,MIA几乎为100%,属于低危险度分级,LPA、乳头、腺泡为主型属于中危险度级别,5年生存率为70%~80%,而微乳头为主型腺癌、实体为主型腺癌伴黏液产生属于高危险度级别,5年生存率仅为60%左右。总之,临床表现为"小结节"的肺癌,应结合其临床表现、组织学类型、危险度分级以及临床分期等综合判断,从而选择最合理的治疗方案。

(刘标　周晓军)

参考文献

1. Ginsberg MS,Grewal RK,Heelan RT. Lung cancer. Radiol Clin North Am,2007,45(1):21-43.

2. Zou XN,Lin DM,Wan X,et al. Histological subtypes of lung cancer in Chinese males from 2000 to 2012. Biomed Environ Sci,2014,27(1):3-9.

3. Travis WD,Brambilla E,Muller-Hermelink HK, et al. Pathology and Genetics:Tumours of the Lung,Pleura,Thymus and Heart. World Health Organisation Classification of tumours. Lyon:IARC Press,2004;9-87.

4. Travis WD,Brambilla E,Noguchi M,et al. International association for the study of lung cancer/ American thoracic society/ European respiratory society international multidisciplinary classification of lung adenocarcinoma. J Thoracic Oncol,2011,6 (2):244-285.

5. Brambilla CG,Laffaire J,Lantuejoul S,et al. Lung squamous cell carcinomas with basaloid histology represent a specific molecular entity. Clin Cancer Res,2014,20(22):5777-5786.

6. Travis WD. Pathology and diagnosis of neuroendocrine tumors:lung neuroendocrine. Thorac Surg Clin, 2014,24(3):257-266.

7. den Bakker MA,Thunnissen FB. Neuroendocrine tumours-challenges in the diagnosis and classification of pulmonary neuroendocrine tumours. J Clin Pathol,2013,66(10):862-869.

8. Mok TS,Wu YL,Thongprasert S,et al. Gefitinib or carboplatinpaclitaxel in pulmonary adenocarcinoma. N Engl J Med,2009,361:947-957.

9. Maemondo M,Inoue A,Kobayashi K,et al. Gefitinib or chemotherapy for non-small-cell lung cancer with mutated EGFR. N Engl J Med,2010,362:2380-2388.

10. Motoi N,Szoke J,Riely GJ,et al. Lung adenocarcinoma:modification of the 2004 WHO Mixed subtype to include the major histologic subtype suggests correlations between papillary and micropapillary adenocarcinoma subtypes,EGFR mutations and gene expression analysis. Am J Surg Pathol,2008,32:810-827.

11. 刘标,时姗姗,周晓军,等. 2011 年肺腺癌新分类在评估组织学类型与分子学改变相关性中的意义. 中华病理学杂志,2012,41(8):505-510.

12. 中国非小细胞肺癌患者表皮生长因子受体基因突变检测专家组. 中国非小细胞肺癌患者表皮生长因子受体基因突变检测专家共识. 中华病理学杂志,2011,40(10):700-702.

13. Kakegawa S,Shimizu K,Sugano M,et al. Clinicopathological features of lung adenocarcinoma with KRAS mutations. Cancer,2011,117(18):4257-4266.

14. Perez-Moreno PD,Brambilla E,Thomas RK,et al. Squamous-cell carcinoma of the lung:molecular subtypes and therapeutic opportunities. Clin Cancer Res,2012,18(9):2443-2451.

15. Heist RS,Mino-Kenudson M,Sequist LV,et al. FGFR1 amplification in squamous cell carcinoma of the lung. J Thorac Oncol,2012,7(12):1775-1780.

16. Thomas A,Lee JH,Abdullaev Z,et al. Characterization of fibroblast growth factor receptor 1 in small-cell lung cancer. J Thorac Oncol,2014,9(4):567-571.

17. Yashima H,Shimizu K,Araki T,et al. Assessment of DDR2,BRAF,EGFR and KRAS mutations as therapeutic targets in non-adenocarcinoma lung cancer patients. Mol Clin Oncol,2014,2(5):714-718.

18. Swarts DR,Ramaekers FC,Speel EJ. Molecular and cellular biology of neuroendocrine lung tumors:evidence for separate biological entities. Biochim Biophys Acta,2012,1826(2):255-271.

19. Pardo J,Martinez-Peñuela AM,Sola JJ,et al. Large cell carcinoma of the lung:an endangered species? Appl Immunohistochem Mol Morphol,2009,17(5):383-392.

20. Hwang DH,Szeto DP,Perry AS,et al. Pulmonary Large Cell Carcinoma Lacking Squamous Differentiation Is Clinicopathologically Indistinguishable From Solid-Subtype Adenocarcinoma. Arch Pathol Lab Med,2013,138(5):626-635.

21. Rossi G,Mengoli MC,Cavazza A,et al. Large cell carcinoma of the lung:clinically oriented classification integrating immunohistochemistry and molecular biology. Virchows Arch,2014,464

(1):61-68.

22. Rekhtman N, Tafe LJ, Chaft JE, et al. Distinct profile of driver mutations and clinical features in immunomarker-defined subsets of pulmonary large-cell carcinoma. Mod Pathol, 2013, 26(4):511-522.

23. Sholl LM. Large-cell carcinoma of the lung: a diagnostic category redefined by immunohistochemistry and genomics. Curr Opin Pulm Med, 2014, 20(4): 324-331.

24. Noguchi M, Morikawa A, Kawasaki M, et al. Small adenocarcinoma of the lung. Histologic characteristics and prognosis. Cancer, 1995, 75:2844-2852.

25. Yim J, Zhu LC, Chiriboga L, et al. Histologic features are important prognostic indicators in early stages lung adenocarcinomas. Mod Pathol, 2007, 20:233-241.

26. Weissferdt A, Kalhor N, Marom EM, et al. Early-stage pulmonary adenocarcinoma ($T_1N_0M_0$): a clinical, radiological, surgical, and pathological correlation of 104 cases. The MD Anderson Cancer Center experience. Mod Pathol, 2013, 26(8):1065-1075.

27. Haruki T, Shomori K, Shiomi T, et al. The morphological diversity of small lung adenocarcinoma with mixed subtypes is associated with local invasiveness and prognosis. Eur J Cardiothorac Surg, 2011, 39(5):763-768.

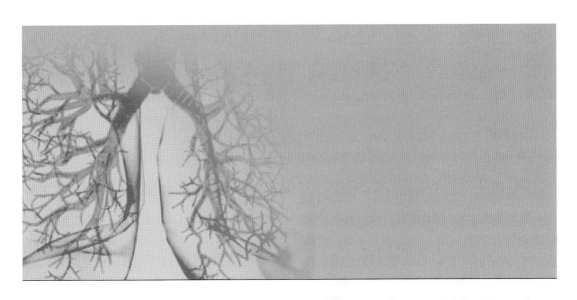

第三篇　外科治疗

第一章　肺结节胸腔镜术前定位的应用

一、概述

低剂量螺旋 CT 技术的普及和发展使越来越多的肺部结节(pulmonary nodules,PN)被检查出来,相对于胸部 X 线片,CT 的阳性检出率成倍的提高。肺部结节的病理类型较多,包括早期肺癌、肉芽肿性病变、炎症、结核、错构瘤等,从影像学进行鉴别诊断相对困难,经皮肺穿刺活检的准确率也不高。

肺部结节因大小和密度的不同,病理类型也有所不同,一般而言,肺部结节随着直径的增大,恶性概率增大,尤其是对于磨玻璃样结节,原位腺癌(AIS)和微小浸润性腺癌(MIA)常表现为磨玻璃样病变,混合性磨玻璃样结节中常含有侵袭性腺癌成分,对于这些患者,可通过早期彻底切除肿瘤而治愈。美国国家肺癌筛查实验(NLST)报道低剂量 CT 筛查能使肺癌患者的死亡率降低至 20.3%,80%~90% 的患者可通过微创手术彻底切除肿瘤而治愈,是近 10 年来肺癌研究最重大的成果之一。

电视胸腔镜手术(video-assisted thoracoscopic surgery,VATS)为肺部结节的诊断和治疗提供了是一种微创、快速、安全、有效的方法。但是 VATS 中常难以充分触诊肺组织,尤其是距离胸膜比较深、体积小、密度较低的肺小结节,术中准确定位取得病理较难且常依赖于术者的经验,VATS 中因无法找到结节而被迫中转开胸的概率不低,甚至在标本切除后也无法精确找到病灶,所以术前定位一方面有利于胸腔镜术中对病灶的定位,另外在标本切除后也可以协助找到病灶,术前定位因此越来越受到临床医生的重视。

二、胸腔镜术前定位的常见方法和材料

近些年来,由于胸腔镜的普及,涌现出了多种方法用于胸腔镜术前肺部结节的定位,概括起来有 CT 引导下带钩钢丝定位、CT 引导下弹簧圈定位、CT 引导下注射生物硬化胶定位、注射放射性物质或者染料定位、B 超术中定位等,下面将分别论述其方法和优缺点。

1. CT 引导下带钩钢丝定位　是临床上应用得最多的种定位方法,使用较多的材料包括巴德乳腺穿刺系统(美国巴德公司,图 3-1),Hook wire 乳腺穿刺系统(美国 Meditech 公司,图 3-2)等。此类定位针系统由套针及内含的尖端带倒钩的钢丝组成,定位前行 CT 扫描确定病灶位置,穿刺针抵达病灶附近释放出倒钩,退出套针完成定位。VATS 中提起定位钢丝,以腔镜直线型切割器切除病灶,取出标本后沿针钩切开寻找病灶从而明确病理。此方法的优点在于定位快速、精确度高、适应面广,即使较深的磨玻璃样结节同样适用,缺点在于属于有创性操作,有一定的并发症发生率(气胸、局部出血、周围组织受损伤等)以及穿刺针脱落和移位的可能。

2. CT 和 DSA 复合引导下弹簧圈定位　材料为血管栓塞弹簧圈(美国库克公司),CT 扫描确定穿刺位置,将弹簧圈置于针芯中,当针尖处于病灶中时由针套内推入弹簧圈完成定位,术中由 DSA 透视下发现不透 X 线的金属弹簧圈而定位病灶。此方法缺点包括气胸、局部出血、辐射以及 DSA 的应用增加了操作的复杂性。

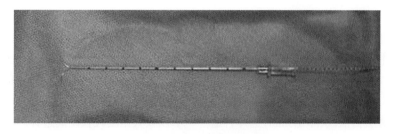

图 3-1 巴德乳腺穿刺系统

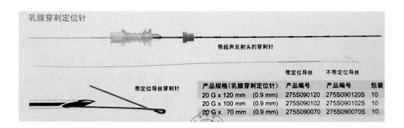

图 3-2 Hook wire 乳腺穿刺系统

3. CT 引导下生物硬化胶定位 术前在 CT 引导下将医用生物胶注射入病灶周围,术中根据医用胶在肺表面穿刺点凝固后形成白色胶体膜确定病灶位置,此方法也属有创性操作,对于深部组织定位具有一定局限性,且生物胶具有刺激性气味,容易引起患者刺激性干咳。

4. 注射放射性物质定位 术前在 CT 引导下将硫酸钡、碘油或者水溶性对比剂注入病灶周围,术中在 X 线透视辅助下操作。或者术前 CT 引导下将放射性锝(^{99}TC)胶体硫核素注入病灶周围进行定位,术中用 γ 探头确定放射性核素区域。同样属于有创性操作,同时增加了辐射的危害。

5. 亚甲蓝定位 术前在 CT 引导下将亚甲蓝注入病灶周围,术中观察穿刺针道内亚甲蓝染色而完成病灶定位。亚甲蓝定位具有方便快捷的特点,但是亚甲蓝易弥散,对时效的要求较高,且更加适合浅表组织的定位,临床上多用亚甲蓝配合 CT 引导下带钩钢丝定位。

6. 术中超声定位 VATS 术中探头用一次性消毒隔离套,探头通过位于胸壁的手术切口进入胸腔,贴在肺表面对特定肺叶进行扫查,从而发现病灶。术中 B 超定位属于无创性操作,但是对 B 超操作要求较高,B 超定位受肺组织内气体的影响,且对于深部组织以及磨玻璃样病灶定位困难。

三、CT 引导下带钩钢丝定位的应用

CT 引导下肺结节带钩钢丝定位由于其适应证广,定位精确度高,成功率大而且对设备的要求较低而成为临床上最常应用的术前肺结节定位方法,除了其有创性操作不可避免的并发症外,带钩钢丝的脱落和移位常常成为影响定位准确和手术成功的重要因素,正确的操作和细节把握极其重要。本中心自 2013 年 10 月至 2014 年 10 月应用巴德乳腺穿刺系统(少数配合亚甲蓝定位)完成肺部结节穿刺定位约 150 例,均获得成功,并发症发生率和定位针脱落或者移位发生率均极低,本文将重点介绍此方法的应用要点。

1. 定位时机 定位应在手术开始前进行,从定位完成到手术开始的时间间隔越短越好,一方面可减少患者因穿刺引起的疼痛等不适,另外及时手术可以处理因穿刺引起的并发症,包括气胸、肺出血、咯血等。尤其对于应用

亚甲蓝定位的患者,间隔时间宜在 30 分钟之内,随着时间延长,亚甲蓝会在胸膜表明弥漫扩散,导致术中无法找到原始的进针点,引起定位的失败。

2. 体表穿刺点和进针路径的选择　穿刺前行胸部 CT 薄层扫描,层厚 1.5mm,选择合适的体位和穿刺部位,确定最佳的进针深度、角度和路径。穿刺路径的选择应该遵守两个基本原则。

(1) 最短距离的原则:应该避开肋骨、肩胛骨等阻挡结构,选取距离结节最短的路径,垂直进针相对于按一定角度进针更加容易控制且精确度更高。

(2) 穿刺路径应局限于段内或者叶内的原则:穿刺路径应该局限于某一肺叶组织或者肺段组织内,特别对于结节位于肺叶交界处,应该仔细辨认相邻的肺组织,以免穿刺过程中误损伤相邻的肺叶,对于结节位于肺段交界处时,应该在穿刺前充分评估可能采取的段切手

术方式,让穿刺路径尽量局限于切除段内,防止相邻肺段组织的损伤。在肺结节的穿刺中,上叶后段结节穿刺难度较大,因为后端处于肋骨和肩胛骨封闭的一个局限空间内,后段结节的穿刺,经常需要避开肩胛骨而从背面或者腋下以较大角度较长距离进针。

示例:患者,男性,72 岁,右肺上叶后段结节(图 3-3)。患者分别以平卧位、俯卧位和侧卧位行 CT 扫描寻找合适的进针位置和路经(图 3-4)。患者最后由侧卧位穿刺定位,术中行上叶后段切除,病理为腺癌。

3. 穿刺定位的一般步骤　胸部 CT 扫描可标识出冠状面,配合体表多排曲形针定位出的矢状面得到穿刺点,常规消毒铺巾,局部利多卡因麻醉后按照 CT 计算出的角度和深度进行穿刺,重复 CT 扫描,确定针尖位置后释放,退出套针,再次扫描明确针钩的位置,完成穿刺定位(图 3-5、图 3-6)。

4. 针尖位置的选择　术前的穿刺定位,

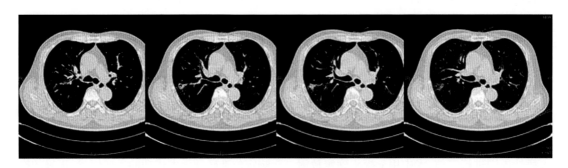

图 3-3　右肺上叶后段结节

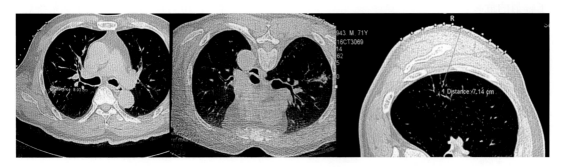

图 3-4　平卧位发现进针距离过深,超过 8cm(左图);俯卧位路径会损伤相邻肺叶(中图);侧卧位进针约 7cm(右图)

不同于穿刺活检,并不要求一定要穿刺到结节本身,根据具体情况的不同可灵活对待,有时穿刺到结节周围,甚至定位到结节所在的平面就足够,因为追求精确度反复调整穿刺位置,除了增加患者的痛苦外,还会增加气胸、肺出血等并发症,针尖释放位置因情况不同大致有以下几种:

(1)定位到结节所在点或者周围:这是最常见的位置,定位精确性有助于术中对切缘的判断,一般切缘距结节 2cm 以上即可。

示例:患者,男性,47 岁,右肺上叶磨玻璃样结节(图 3-7)。患者以俯卧位进针穿刺定位。术中先行楔形切除,病理为腺癌,后行上叶切除。

示例:患者,女性,51 岁,右肺上叶尖后段磨玻璃样结节(图 3-8)。患者以俯卧位进针穿刺定位。定位中因为角度过大误入椎旁组织(图 3-9),调整后抵达磨玻璃样结节后方释放,由于结节离主动脉弓较近,故进针略浅,术中行楔形切除,病理为原位腺癌。

(2)定位到结节所在平面:有时结节位置比较深,或者周围重要的器官和血管,此时不

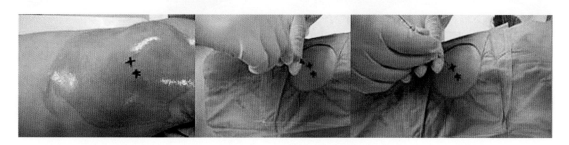

图 3-5　消毒(左图),麻醉(中图)和穿刺(右图)

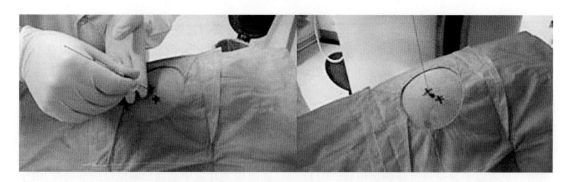

图 3-6　针尖抵达预定位置时释放(左图),退出套针,再次扫描明确针钩位置(右图)

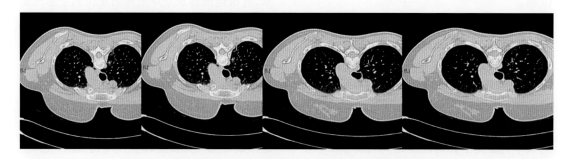

图 3-7　右肺上叶结节,由背部进针,针钩释放于磨玻璃样结节上

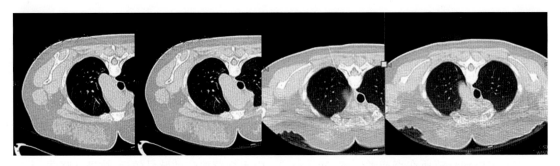

图 3-8 右肺上叶尖后段磨玻璃样结节，由于前方为主动脉弓，故在结节后方一定距离释放

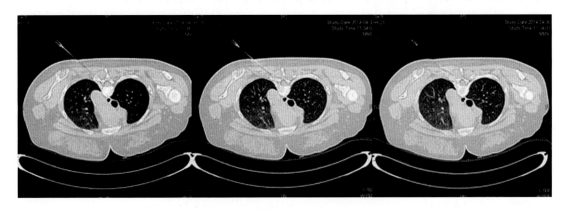

图 3-9 穿刺中因角度过大误入椎旁组织

强求定位到结节所在的点或者周围，仅需定位到结节所在的平面，术中根据具体情况，将定位针所在的平面为分界，将相应的肺组织切除即可。

示例：患者，男性，34岁，右肺上叶尖段磨玻璃样结节(图 3-10)，结节周围有气管和大血管，此时如果追求定位的精确性会有较大的风险。患者以平卧位进针穿刺定位(图 3-11)。术中按照定位平面行尖段切除，病理为原位癌。

(3) 浅表结节的定位策略：临床上经常遇到一些胸膜下较表浅的结节，此类结节本身并不会增加穿刺的难度，但由于针尖钩住的肺组织较少，受呼吸和术中牵拉的影响容易引起穿刺针移位或者脱落。有研究报道，针钩位置距离胸膜在1cm之内出现穿刺针移位或者脱落的概率明显高于针钩位置距离胸膜2cm以上者。所以对于表浅的结节，为避免针尖定位过

浅，可适当增加进针深度。对于表浅的结节，尚可配合亚甲蓝的使用。为避免亚甲蓝引起的刺激性疼痛，可和2%利多卡因配成2∶1的混合液，穿刺定位时针尖到达结节周围时注射亚甲蓝约0.5ml。针尖距离最近的胸膜约1cm为宜，过深或亚甲蓝注射过少会造成显示不清，针尖过浅或亚甲蓝注射过多会导致因肺表面出现大片亚甲蓝而影响定位的准确性，由于亚甲蓝易弥散，故亚甲蓝注射后应尽快开展手术，有报道推荐从亚甲蓝注射定位到手术开始的时间最长不应超过3小时。

5. 常见的并发症以及处理 CT引导下带钩钢丝定位作为一项有创性操作，不可避免的有一定并发症发生的概率，最见的并发症包括疼痛、气胸、肋间或者穿刺肺组织肺出血和周围组织的损失等。气胸是CT引导下带钩钢丝定位最常见的并发症，但是穿刺引起的气胸量一般较少，患者穿刺后多无明显症状，少数略

有胸闷,多可通过吸氧缓解,大部分不需特别处理,也有少数机构报道穿刺后患侧常规放置胸腔引流,为了减少气胸的发生,强调穿刺中应该尽量减少反复的进针和调整。穿刺引起的局部肺组织出血一般量很少,患者多无明显症状。特别强调穿刺针释放后再次行 CT 扫描

的重要性,一方面可明确针钩的位置,另外可以明确是否有气胸、出血等并发症的发生和程度,以便用时处理。

示例:患者,男性,60 岁,左肺上叶结节。患者以平卧位进针穿刺定位(图 3-12)。术中行楔形切除,病理为腺癌。同时可见少量气胸。

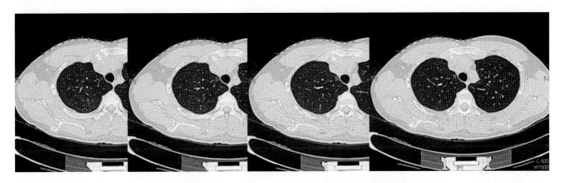

图 3-10　右肺上叶尖段磨玻璃样结节

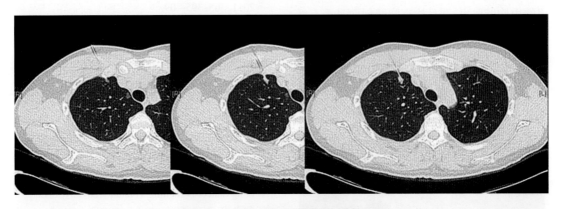

图 3-11　定位于磨玻璃样结节所在平面

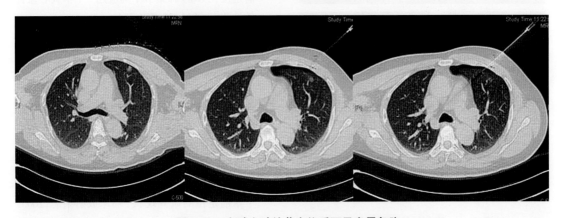

图 3-12　左肺上叶结节定位后可见少量气胸

四、VATS 术前麻醉注意事项

CT 引导下带钩钢丝定位患者因局部肺组织穿刺损伤和穿刺针的体内遗留,其麻醉诱导略有不同,患者给予面罩吸氧,为防止气胸的出现和漏气的加重,应维持低水平的气道压力,控制呼吸囊辅助通气,使气道压力不超过 $15cmH_2O$,f14~20 次,I∶E=1∶2,并尽快建立单肺通气模式。

五、VATS 术中操作注意事项

VATS 手术时,因穿刺针在胸腔会对手术操作有一定的影响,其手术和常规 VATS 手术略有不同,需注意的事项包括:

1. VATS 术中应该首先确认穿刺针的位置　穿刺针常一头固定于肺组织内,另外一头固定于胸壁(图 3-13),手术时应先将穿刺针的尾端由胸壁取出,并且检查胸壁创面是否有活动性出血,术中牵拉翻动肺组织时应轻柔,防止穿刺针的移位和脱落,对于定位较表浅的,可在定位肺组织表面胸膜缝线做额外标记。

2. 腔镜直线型切割器切除肺组织时应确认针尖的位置　特别是对于一些定位较深的穿刺针,切割器切除肺组织时应明确针尖是否在切除的肺组织内,防止误切割穿刺针

3. 标本取出后应检查穿刺针的完整性　对于较小的病灶,沿着穿刺针切开有助于病灶的发现,穿刺针取出后应检查其是否完整,防止穿刺针的体内残留。

(陈晓峰　伍宁)

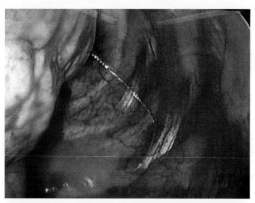

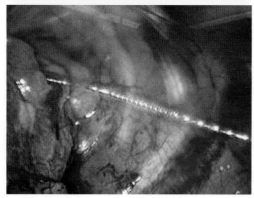

图 3-13　穿刺针体内示意图

参考文献

1. The National Lung Screening Trial Research Team. Reduced Lung-Cancer Mortality with Low-Dose Computed Tomographic Screening. N Engl J Med, 2011, 365: 395-409.

2. 上海市医学会呼吸病学分会肺癌学组. 肺部孤立小结节的诊治及随访共识. 上海医学, 2013, 36(5): 385-386.

3. Wahidi MM, Govert JA, Goudar RK, et al. Evidence for the treatment of patients with pulmonary nodules: when is it lung cancer? ACCP evidence-based clinical practice guidelines (2nd edition). 2007, 132 (3 Suppl): 94S-107S.

4. NCCN Clinical Practice Guidelines in Oncology: Lung Cancer Screening Version 1.2012. NCCN.org.

5. 詹必成, 刘建, 陈亮, 朱全. 美蓝联合 Hookwire 术前定位在 GGO 肺结节中的应用. 中华胸心血管外科杂志, 2011, 27: 753-754.

6. Wang YZ, Boudreaux JP, Dowling A, et al. Pereutaneous localisation of pulmonary nodules prior to video-assisted thoracoscopic surgery using methylene blue and TC-99. Eur J Cardiothorac Surg, 2010, 37: 237-238.

7. 熊磊, 许健, 易俊, 等. CT 引导弹簧圈定位在胸腔镜切除孤立肺结节的应用. 东南国防医药, 2013, 15: 329-331.

8. 姜庆军, 肖湘生, 刘士远. 肺部微小病变 CT 引导下术前定位的研究现状. 临床放射杂志, 2005, 24: 1111-1112.

9. 邱宁雷,张治,庄一平,等.肺部小结节胸腔镜术前 CT 引导下硬化剂定位的临床应用价值.中华胸心血管外科杂志,2012,28:398-400.

10. 邵丰,杨如松,邹卫,等.术前 CT 引导穿刺定位并亚甲蓝染色在胸腔镜治疗肺部小结节中的应用.临床肺科杂志,2012,10:1840-1841.

11. 林志潮,伍硕允,叶敏,等.肺小结节术前 CT 引导下亚甲蓝定位的临床应用.中山大学学报,2013,34:456-460.

12. 王雷,朱蕾,吴卫华,等.术中超声定位肺部结节在胸腔镜手术中的初步体会.中华超声影像学杂志,2013,22:359-360.

第二章 胸腔镜肺叶切除术

第一节 概述

1910年瑞典内科教授雅各贝乌斯（HC. Jacobaeus）首先在局部麻醉下利用X线找到粘连带，再用膀胱镜代替胸腔镜，用电灼器烧断粘连带的方法结局肺结核空洞患者的胸膜粘连问题。1922年以后，胸腔镜人工气胸肺萎陷治疗肺结核风靡欧美大陆。1992年Lewis首先报道VATS辅助施行肺叶切除，采用直线切割器将肺门根部一并钉合切割，即"砍树头"式肺叶切除，手术风险大、并发症多。以后不少学者开始尝试内镜下"解剖式肺叶切除术"，但当时进行全电视胸腔镜手术（video-assisted thoracic surgery，VATS）肺叶切除非常困难，需用6~12cm辅助切口，撑开肋骨，在胸腔镜辅助下直视进行肺切除术。

1990年底，电视内镜技术的发展和内镜缝合切割器的临床应用促成了电视胸腔镜手术的诞生。几年后，VATS手术成功的应用到绝大多数胸外科病的临床诊疗之中，给传统胸外科注入了新的活力。当年，一批中国胸外科医生及时抓住了这一学科发展的新动向，于1992年将其引入国内。如今，VATS技术在我国不断普及和发展，已成为胸外科临床中最常用的新技术。在胸腔镜下完成与传统开胸手术同等质量的胸外手术，已成为21世纪胸外科医师追求的目标。

随着手术经验的积累和大量长期生存率的临床报道，全胸腔镜肺叶切除开始改变着早期肺癌的手术模式。自2006年开始，在美国NCCN肺癌治疗的指引中明确提出"VATS肺叶切除对于可切除的肺癌是一种可行的选择"，这意味着全胸腔镜肺叶切除的适应证已经基本涵盖了目前国际公认的肺癌外科治疗的适应证（ⅠA~ⅡB和部分ⅢA），明确了全胸腔镜在肺癌外科治疗中的地位。

标准的全胸腔镜肺叶切除手术具有如下特点：①手术切口明显缩短，VATS主操作孔切口缩短为3~5cm，胸壁肌肉切断少，出血量小，愈合后瘢痕小；②不撑开肋骨，对肋骨无牵拉，术后恢复快；③完全腔镜下操作，解剖性肺叶切除+纵隔淋巴结清扫；④标本取出方便，手术安全性高，操作时间短。虽然VATS肺叶切除术应用于肺癌一直存在争议，并有其局限性，但在严格掌握适应证的前提下，仍体现了微创的巨大优越性，成为肺癌诊治的重要手段之一。

纵观中国电视胸腔镜外科20年的发展历程，经过国内胸外科同仁的共同努力，全腔镜肺叶切除术已经进入成熟期阶段，由最初的良性病变治疗到现在的肺癌治疗，已经成为了一个里程碑式的发展，成为一个标准手术。以前，对于肺癌早期患者，胸腔镜手术在不违反肿瘤治疗的原则下只是一个可选择的手术方式。但是，现在国内大型医院已经达成一个共识：对于临床诊断肺癌Ⅰ期的患者，首先考虑的就是胸腔镜手术。腔镜手术的切口也由四孔、三孔、二孔向单孔切口演变，虽然减少切口数量，能减轻患者的痛苦，但在一定程度上加大了手术医师的操作难度，现在主流的还是三孔切口就是包括胸腔镜观察孔、3~5cm辅助切口和听诊三角辅助操作孔，切口的减少对手术医生的手术技巧和经验提出更高要求。

手术方式的演变，除了内部手术方式的改变，很大部分的改变就在于手术切口的变化。胸腔镜手术和开胸手术的最大区别就在于切口——对同一个患者，无论医生使用何种手术方法，对两种手术的治疗效果的要求和标准是一样的，但是外部的切口是可以根据医生的技巧和习惯而改变。

目前，一些国内外腔镜手术的开拓者，在不断尝试全胸腔镜肺叶切除支气管袖式成形术，这是一种要求较高的胸外科技术。对病例的选择，手术的技术要求更高，其成功的关键在于术中视野暴露清晰、支气管两端血供良好、残端对合平整及吻合口张力低。相信在未来不断改进中会有越来越多的胸外科医师开展全胸腔镜肺叶切除支气管袖式成形术，全胸腔镜手术将会向更高更难得方向发展，发挥更大的作用，造福更多的患者。

第二节 应用解剖

微创手术与常规开胸手术的稍有不同，因为在进行 VATS 操作时，手术医生必须通过二维的图像显示解剖结构与常规开胸一样，下面分别介绍胸腔的显露方法及各叶的解剖特点。

一、右肺上叶切除术

首先把腔镜指向上叶前中部，卵圆钳向后牵拉上叶肺显露前肺门，上肺静脉是最靠前的肺门结构，优势紧邻肺动脉前干，解剖有一定的难度。3 支肺段静脉通常作为共干切断，也可分别切断，在切断之前一定要确定中叶静脉的位置。膈神经自上腔静脉和心脏前方下行。在分离上肺静脉时要辨认此结构以免误伤。

从后切口向下牵拉肺，可以显露自后方向前汇入上腔静脉的奇静脉。其下方是肺动脉的前干和右主支气管。将奇静脉从这些结构中钝性分离，游离奇静脉有利于完整的淋巴结

清扫。如果显露淋巴结有困难，可以用内镜血管缝合器将奇静脉切断。

向前牵拉肺，显露后肺门。用超声刀或电刀打开后纵隔胸膜后，可见斜行的右主支气管及中间干支气管，在某些患者中，有时先断支气管更可取。

右肺上叶动脉供应主要来自肺门发出的前干以及肺裂内发出的相应上叶后段的升动脉。前段发出尖段和前段动脉，可分别或作为共干切断。注意不要把尖前段共干动脉和主干动脉混淆。

在清扫隆突下淋巴结的过程中，必须注意食管位于左侧主支气管的前方。彻底清除淋巴结后，可用外科止血纱布和直接压迫止血。间断使用热能分离，避免对右主气管膜部或食管造成损伤。广泛清扫气管旁淋巴结至右侧胸膜顶。应显露右锁骨下动脉及静脉。该区域避免使用热能分离，以避免伤及右侧的喉返神经。

二、右肺中叶切除术

与上叶不同，中叶的整个解剖集中在胸腔前部。右肺中叶支气管位于中叶静脉的后方，动脉位于支气管后方或略高于支气管。这种关系十分重要，中叶静脉是右上肺静脉的最下部，最靠前的肺门结构，处理中叶静脉后，即可处理中叶支气管。

中叶支气管位于两个肺段动脉之间的沟内，分出两个段支气管，但在中叶切除时通常看不到这两个段支气管所以，先控制中叶段动脉可能更合适。中叶的动脉一般有两支，都是从叶裂中发出，与下叶背段动脉相对应，有时候中叶动脉也有单根的，起点位于肺动脉的前侧面，与上叶的反升支相对。

三、右肺下叶切除术

在肺裂发育完全时，下叶切除比较容易，首先看到的是后肺门：游离下肺韧带后，在后肺门沿下肺静脉的上、下缘分离，辨认该静脉、

下叶支气管是中间支气管的终端,分成背段支气管和4个基底段支气管,在处理下叶支气管时,需明确中叶支气管的发出部位,以免在分离下叶支气管时扭转中叶支气管,以免误伤中叶支气管。下肺动脉有两个主要分支:基底干与背段支,从斜裂与水平裂发出,基底干发出4~5支走向基底段的分支,背段支则为单根或分为两支。基底干和背段支有时可以一起切断,但通常需要分别切断,有时先处理完毕背段动脉分支后,再处理基底动脉干会更为安全。需要注意的是,在施放血管夹或钉合前确认上叶后升动脉不是发自下叶的背段动脉,两支动脉均需要清晰辨别。中叶副动脉可能发自基底干,也同样应清晰辨别。

四、左肺上叶切除术

左肺上叶切除术风险较大,肺动脉的纵隔支较短,容易损伤,一点撕裂可能引起大出血,需要立即转开胸术。左肺上叶的支气管位于动脉与静脉之间,其切除一般留到最后;把肺叶向后下方牵拉,就能看到上叶静脉,左肺静脉少数情况下是单支,在闭合时需要仔细辨别;左上叶的动脉变异最多,分出1~7支(大多数是3~4支)。左上叶的血管分为前干及后段动脉。前干既粗又短,通常由2根独立分支供应尖后段和前段。后段动脉沿肺动脉曲线,在肺裂中发出,一般1~5支,多数2~3支。上肺静脉常常遮盖前干,有时从后入路解剖操作可能会方便些。淋巴结的清扫,尤其是5、6组淋巴结的处理的最佳路径是肺叶切除开始时左侧胸腔镜入路。在主动脉弓水平将淋巴结从自迷走神经发出的喉返神经处钝性分离。在处理接近主动脉弓上方的淋巴结时,一定注意附近的迷走神经,因为在这一水平的任何损伤都会累及喉返神经。从肺门后侧观察,看清肺动脉的后段分支,清扫邻近的第7~10组淋巴结时。食管位于主动脉深面,很容易通过其纵行的肌肉纤维辨认。从左侧清扫第7组淋巴结时,小心向后拉主动脉及食管以充分显露隆

突下间隙。如果在清扫过程中这一区域出血,首选的办法是用外科止血纱布止血并观察出血点,这类出血多可以夹闭或电凝。保护主动脉与食管之间自上而下走行的迷走神经,沿主动脉表面后侧游离。可以锐性切断一些行至肺门的淋巴结分支以助于对迷走神经的分离。

五、左肺下叶切除术

左肺下叶的解剖较为固定,左侧也没有中叶,采用VATS切除也容易些。一般先控制肺裂和动脉。有时采用先处理下肺静脉更合适,因为静脉切断后可结晶支气管和肺动脉。但需注意的是在钉合下肺静脉前,需确认是否与左上叶静脉是否存在共干进入左心房,以免误伤上叶静脉。

与处理右肺下叶相似,术者应熟知下肺静脉、支气管和从后侧进入肺裂的肺动脉之间的关系。由于左肺动脉较右肺动脉更为直接地进入叶间裂而易于辨认。背段动脉多为单支,也可双支,与舌段动脉相对,而易于辨认,但需要提出的是舌段动脉可有基底段发出,钉合切断时应辨认清楚。下叶支气管位于肺动脉分支一下,切断这些分支就很容易处理。

假如是肺癌手术,在肺叶切除之前清扫淋巴结可能好些,因为静脉和支气管残端会妨碍隆突下的淋巴结清扫。第9组淋巴结几乎总是位于下肺静脉的下缘。当看到这一标志时,下肺静脉就在其上方。在分离下肺韧带时紧贴肺侧下方,以免伤及食管。

第三节　操作技巧及要求

一、总体技术要点

1. 从容操作　大多数情况下,术者需要谨慎、逐步推进,这些手术耗时较长,因此,优化人体工学问题、选择恰当套管切口很重要。

2. 严密止血　控制好渗出和出血,保持

术野清洁,保证视野清晰。

3. 显露良好。

4. 成像清晰　采用优质成像系统(最好采用高清摄像机),获得清晰的手术图像,使术者就像做"显微外科手术"一样。

5. 工具齐全　设备不全无法完成此类手术,不仅需要优质的手用器械,超声刀或能量平台等止血装置。

二、手术医师的站位与操作

手术医师的站位要满足操作,便于观察的原则,主刀医师要面对电视屏幕,站在主操作孔侧,能够方便从操作孔置入器械进行操作;站在胸内病变的对侧,胸内病变在前方,如后纵隔,主刀医师站在患者的腹侧,这样器械与Trocar方向以及病变方向一致,便于操作﹒当然,主刀医师在手术中可以根据操作的需要,进行站位调换。助手一般站在主刀医师的对侧或次操作孔侧,其主要任务是把持、调节摄像头的方向和远近。

通常认为,在手术时,操作器械应该与内镜构成一个三角形,但在实际操作中几乎是不可能的,原因如下:①腔镜下肺叶切除时间较长,双臂展开的姿势容易疲劳,无法持久,容易诱发肩部的疼痛与强直;②手术的解剖区域不止一个(肺门、纵隔、膈肌等),因此器械和内镜都没有一个恒定的最佳位置。我们在临床工作中发现,如果可能的话,从一侧(腹侧或者背侧)操控两个器械可能会更舒服些,而术者对侧的孔用来肺的牵引器或吸引器可能会更好些。

三、切口与镜头

VATS手术一般采用三四个切口,观察孔和1~2个辅操作孔皮肤切开一般1.0~1.5cm,以及一个3~5cm的主操作孔,各个切口的位置根据肺叶切除的不同而稍有不同。观察孔的位置,一般选择在第8肋间腋后、中线之间也有人选择在第9肋,辅操作孔一般选择在第7、

8肋间腋后线附近,其位置可在胸腔镜探查胸腔后确定,以方便手术操作。主操作孔位置一般选择在第5肋间腋前、后线之间,另外可根据手术需要和切除不同的肺叶而选定不同的切口。其选择一般应遵循距肺门近、胸壁损伤少、切口的瘢痕相对美观为原则。

在整个VATS操作过程中,镜头的选择也是十分重要的,它是我们的手术"眼睛",离开镜头那么VATS将变成不可能。由于胸腔的范围空间较大,要想把整个手术野保持在最佳的视野中,用单个光学0°镜几乎是不可能的,加上胸壁有肋骨固定,因此要想把手术视野放在较好的位置,临床上采用的大多是30°镜,如有可能最好使用高清的成像系统,有力于胸腔的精细解剖。有时镜头的血滴污染也是个十分头疼而烦恼的问题。我们采用比镜头大一号的12mm套管取代10mm的套管,另外用清洁棉棒擦拭套管,取得较好的效果。

四、胸腔内粘连的处理

胸腔内粘连影响胸腔镜的手术视野,妨碍操作,还有可能导致术后的引流不畅,造成包裹性的胸腔积液。如果不分离胸腔内的粘连,有时术中的病变部位无法得到充分的显露,有的粘连还影响套管及器械的进入,由于腔镜下视野受限,不分离粘连会导致操作的困难,因此,原则上在主操作开始前,应对所有的粘连进行彻底处理。

胸腔内的粘连可以分成膜性粘连、索条状粘连、胼胝状粘连。膜性粘连比较疏松,较少有血管,容易分离。可以采用钝性或锐性分离,但分离后会有少许渗血,可以不处理。索条状粘连一般均有从体循环胸壁滋生的血管,强行撕断可以引起出血,一般建议电灼烧断。胼胝体粘连的脏层与壁层胸膜粘连较为紧密,有坚韧的纤维组织甚至钙化,多见于陈旧的结核病变,粘连内血运较为丰富,常与胸壁血管和肋间血管有交通,操作很困难。如果胸腔内存在大面积的胼胝体粘连,分离费时,出血较多,需

根据情况考虑是否转为常规开胸手术。在临床实际工作中,胸腔内的粘连往往是混合存在的,因此需要根据粘连的情况,采取相应的操作方法。

五、定位

周边型肺内结节是 VATS 的适应证,无论是单发的还是多发的结节,局部切除进行病理学的检查,确定结节的性质,对指导下一步的治疗方案有重要的意义。有些肺内结节距脏层胸膜较近,并有胸膜皱缩、局部瘢痕形成,在胸腔镜下定位无任何困难;但有些结节在肺实质内,脏层胸膜无相应的征象,给镜下定位、切除带来一定的困难。目前大多数可以用 CT 引导下的结节部位注射亚甲蓝或在结节内穿入带钩的金属丝 Hook wire 定位,并把丝线尾端留在脏层胸膜表面,以这些标记作为肺内结节的定位依据,也有作者在术中用小型超声探头进行结节定位,这些都是简单的定位方法。

在脏层胸膜下的结节,当患者肺实质无肺气肿、肺大疱等基础病变,操作侧肺脏陷满意时,结节可能会突出于脏层胸膜的表面,就会产生视觉定位,然后用卵圆钳或抓钳轻提突起的组织,不断捏拿,卵圆钳对合会有阻力干,结节的质地与肺组织不同,有时可感到"滑动感"。在探查的同时,屏幕上可以观察到胸膜下结节被挤碰移动的现象。最简单、可靠地结节定位方法,是用手指经胸壁切口进入胸腔,直接触摸感受结节所在的位置,但手指的长度有限,通常需要用卵圆钳将肺提起,使其靠近手指,增加手指与肺的接触。

明确肺内结节的位置后,应当及时用卵圆钳或抓钳固定结节,较小的结节可以用卵圆钳夹住,而体积较大的结节应当用器械在其一侧或近肺门侧夹住肺组织,防止结节在进行肺楔形切除时移位。

六、术野显露与牵拉

胸腔镜的镜头是术者的"眼睛",对术者

手术的顺利进行至关重要,要想得到清晰的术野,镜头尽量保持稳定,减少不必要的晃动及左右摇摆,这需要术者与助手长期的配合;肺组织的牵拉可以采用 3mm 的肺钳或特制加长的单关节、双关节卵圆钳,根据手术显露的要求做与术者对侧或上下侧的牵拉,以便使术野得到较好的显露。但使用上述方法也有其缺点:①会撕裂肺组织到肺实质,引起渗血甚至出血。一般出血不会太严重,有时很麻烦。②需要增加另一个操作孔。有人采用内镜下的细长操作钳,头部夹人工做成"花生米",将肺组织推开,简单有效,而且无损伤,但有时稳定性差,需要不断进行调整。

七、肺裂

肺动脉分支是否容易显露,主要取决于肺裂发育是否完善。对于发育完全的患者,处理肺血管和支气管相对要方便些,但对于国人而言,肺裂发育不全甚至没发育的情况比较多见。最令人担忧的是,打开和解剖肺裂可能会产生一些小渗血或出血。这会导致术野的模糊。为保持腔镜下视野的清晰,我们的经验,在肺周围分离时用超声刀或能量平台可能效果会好些。对于肺裂发育不全甚至没有肺裂的较厚部分,采用北大人民医院的"隧道式"处理方法。遇到叶间裂发育不全时,用血管钳利用正常解剖标志在肺动脉鞘外建立人工隧道,使用内镜直线型缝合切开器穿过建立的人工隧道切开发育不全的叶间裂。其技术要点:①前后肺门分离;②叶间裂层面解剖出肺动脉;③打开动脉鞘,向前或后分离,直接分离或用长弯血管钳分离建立肺动脉浅方向的叶间裂"隧道"。还有一种较好的解决方法就是采用华西医院的"单向式"肺叶切除法,不考虑叶间裂发育的好坏,把叶间裂放到最后处理。

八、处理血管

肺血管的处理,在整个 VATS 中很重要。若有可能,尽可能少用血管夹(hemo-lock),因血管夹容易脱落,会造成大出血引起严重后果。有时血管夹还会影响钉合器的操作,对于小的血管,可以使用血管夹,但近端需要2道或3道,近期也有学者夹1道的,但需要加用超声刀(endsurg)或能量平台(ligasure)处理后未见出血的报道。大血管需要用钉合器(EZ60)处理,并发症罕见,有关切断的意外较少,必须先对血管周围进行鞘内游离,间裂钉合器横断的通道,如果切口选择得当,不必使用带关节的钉夹,有时后面的空间游离不充分的话,可以使用合适的软管引导钉合器穿过血管后壁间隙,钉合器必须在没有应力、没有摩擦的情况下就位。对于淋巴结的清扫只能使用电钩、超声刀、能量平台等处理,血管夹很少用到。全程中可以使用吸引器,一方面用于显露还能吸血、吸烟等。

九、血管意外损伤

全腔镜手术时,由于手术的局限性,以及摄像头的放大作用,一旦发生肺动脉主干的大出血,往往是无法控制的,有时是致命性的。对于解剖结构正常的患者发生大血管损伤的可能性较小,如果有肿瘤、炎性或钙化的淋巴结,血管鞘与其深部的大血管无法打开的情况,就应该立即放弃内镜操作,转为常规开胸。

对于小量出血,可以采用血管夹通过12mm的套管插入胸腔立即夹闭,而对于大出血,应当从较大的孔中塞入纱布,暂时压迫止血,吸尽周围积血后,如果VATS技术熟练地话可以尝试用滑线进行连续缝合,但这需要助手的密切配合,如若不行立即中转开胸止血。近期有人报道,对大出血用吸引器进行侧压止血,然后采用缝合的,也有人认为术中预置一块小纱布与胸腔,这样,一旦出现大血管出血就可以立即予以用纱布压迫,可以尽可能减少出血,为中转开胸取得时间。

十、标本取出

我们不建议像其他的外科那样把标本粉碎后取出,因为检查支气管残端及周围淋巴结,确认所有的切缘有无癌至关重要。肺叶组织必须完整取出,需要一个较大而坚固的标本袋,由于肺叶偏大,特别是采用“单向式”手术方法的,标本会由于肺淤血而适度膨胀,因此需适当扩大手术操作孔,一般3~5cm就够了。一般扩大的切开位于腋前线或者腋下。

十一、纵隔淋巴结清扫

对于早期肺癌行胸腔镜下的肺叶切除已经得到国内外同行的共识,而对于早期的肺癌是进行系统性淋巴结采样还是系统性淋巴结清扫,目前还存在争论。但大多数专家认为做系统性清扫可能比较好些。国内外的文献报道,提示没有统计学意义。

1. 系统性淋巴结清扫　包括:①切除肺门和肺内淋巴结。②切除纵隔脂肪,以及包含其中的可被识别与解剖的淋巴结。

参照美国外科医生学会肿瘤学组要求清扫淋巴结的范围如下:

(1) 对于右肺肿瘤,以右上叶支气管、右锁骨下动脉、上腔静脉和气管为界,清除范围内的所有淋巴组织(2R和4R)。

(2) 对于左肺肿瘤,清除膈神经、迷走神经和主动脉弓顶部范围内的所有淋巴组织(第5、6组)。

(3) 无论为何侧,均应清除第7~11组淋巴结。

2. 手术技巧

(1) 第2、4组:右上肺叶切除后,气管旁区仍有可能被余肺遮盖,因此必须用卵圆钳将余肺向下牵拉。调整镜头后,水平切开奇静脉弓两侧纵隔胸膜,提起奇静脉。在奇静脉后由近及远支胸顶清扫淋巴结(第4、2组),整块切除位于奇静脉弓上方,上腔静脉后缘,锁骨下动脉及气管构成的四边形中的胸膜,脂肪组织及淋巴结。解剖时用点凝钩或超声刀,注意不要撕裂损伤起自上腔静脉的小静脉分支。该操作大多数情况下不需切断奇静脉。

（2）第6组和第5组：向下牵拉左上叶，调整内镜位置，辨认膈神经和迷走神经，切开主动脉肺窗表面的纵隔胸膜。注意保留这些神经，在过度肥胖的患者要看到这些神经有时很困难。轻轻打开纵隔胸膜，解剖纵隔脂肪，辨认出喉返神经起始处。如果必要，切断动脉韧带可能显露会更好些。切除所有位于迷走神经和膈神经之间的淋巴结，以及所有邻近迷走神经和位于其后方的（第5组）淋巴结。

（3）第7组：和开胸一样，从左侧解剖第7组淋巴结难度不确定，因隆突下位于食管与两个支气管之间的沟较深，尤其在镜下的显露有时会困难。

当第8组和第9组淋巴结切除以后，切开纵隔胸膜，直至主动脉弓。找到迷走神经，用钝头器械将食管牵向后方，暴露隆突下淋巴结核右侧支气管。小心解剖淋巴结，避免任何可能引起麻烦的渗血，逐步清扫隆突。避免过度牵拉淋巴结，以防损伤支气管动脉。清扫右侧支气管内侧时，有必要用点力将左肺向前牵拉。

右侧解剖隆突下淋巴结相对容易些，因为正对术野，不需要牵拉支气管和周围的器官。和左侧一样，从下向上解剖后，中间支气管和右主支气管的后面清晰可见。淋巴结从外周向隆突下清扫，有时食管会和一些淋巴结紧密接触。使用电凝及超声刀时一定要注意勿损伤食管。

（4）第8组和第9组：肺下韧带淋巴结及时食管旁淋巴结清扫比较简单。提起下肺韧带，用电凝钩沿肺下韧带膈肌附着处开始，向上清扫9组，延续到食管旁淋巴结（8组）。这些淋巴结紧邻脆弱的食管及下肺静脉，因此应谨慎解剖，使用电凝或超声刀。

（5）第10组：叶支气管旁的淋巴结尤其是右肺上叶支气管起始部淋巴结有时较难切除，因为国人的结核或肺部炎症患者较多，有时淋巴结钙化明显，更加增加了淋巴结切除的难度。该组淋巴结往往与支气管粘连，分离淋巴结应该由近及远，注意不要损伤支气管，也不

要撕裂支气管动脉。

（6）第11组和第12组：叶间淋巴结一般处于游离状态，与周围的血管几乎没有粘连，切除比较容易，在肺叶和肺裂解剖时常能遇到。手术时需要小心，避免撕裂，弄碎淋巴结。因为小的出血或渗血会使术野模糊不清，而在此处止血也很费事，为了避免出血可用电凝钩或超声刀解剖。假如发生较大渗血可以经操作孔使用小纱布压迫就行。

第四节　适应证及禁忌证

一、手术适应证

胸腔镜下的微创手术，最初主要应用于肺的良性病变，随着技术的进步，胸腔镜下肺叶切除的适应证也有所扩大，现在一些先驱者开展 VATS 下的袖式肺叶切除甚至全肺切除术。主要适应证如下：

1. **肺部良性疾病**　支气管扩张症、肺囊肿、肺脓肿、肺部真菌病、肺结核或其他分枝杆菌感染、肺隔离症、肺大疱导致的毁损肺、先天性动静脉瘘、肺硬化性血管瘤等。

2. **肺部恶性疾病**

（1）早期非小细胞肺癌Ⅰ期病变（$T_1N_0M_0$，$T_2N_0M_0$），患者全身情况好，能耐受单肺通气。

（2）肿瘤未侵及主支气管、胸壁、膈肌以及壁层心包的Ⅱ期肺癌患者。

（3）由于腔镜技术的提高，以往的一些相对手术禁忌证逐渐成为了手术适应证：①直径超过5cm的肿瘤，以往是禁忌，现已证实可以尝试腔镜下完成；②肿瘤侵犯支气管，需要做袖式支气管成形手术的，大部分患者可以在 VATS 下完成；③以往认为是手术禁忌的 N_2 淋巴结转移，但越来越多的文献证实，胸腔镜下完全可以达到与开胸手术相同的效果，只要淋巴结与周围重要的支气管及血管之间有间隙，淋巴结没有融合的话，可以尝试在胸腔镜下完成手术。

3. 肺转移瘤 原发病灶控制良好，没有肺外转移，病变局限于一个肺叶或一侧肺内，手术能够切除所有病灶，但无法无法通过有限的肺切除，如楔形切除等完成时，可以通过胸腔镜肺叶切除完成。

4. 其他肺部恶性肿瘤 类癌、肺母细胞瘤、平滑肌肉瘤、脂肪肉瘤等。

二、手术禁忌证

（一）绝对禁忌证

1. 侵犯隆突及气管。

2. 侵犯大范围的胸壁，需要进行胸壁重建。

3. 侵犯纵隔心脏大血管或重要的神经等，如喉返神经。

（二）相对禁忌证

1. 跨区域的淋巴结转移。

2. 纵隔淋巴结结核或钙化，与周围血管或支气管分界不清。

3. 既往有胸部手术史或胸腔严重粘连，胸腔镜无法进入。

4. 纵隔放疗后。

（三）其他禁忌证

1. 严重的心肺功能障碍者，恶病质，不能耐受手术者。

2. 肺功能严重不全，不能难受单肺通气者。

3. 严重的全心功能衰竭，心脏极度扩大，心功能三级以上，或有严重的室性心律失常者。

4. 凝血功能障碍者。

5 严重的感染没有控制。

6. 严重的传染性疾病如传染性肝炎或AIDS等。

第五节 术前准备

VATS肺叶切除的术前准备与传统的肺切除手术基本相同，除了需要做常规的血液及生化外，X线及气管镜也是十分必要的，特别需要注意的是：

胸部CT检查胸部的CT检查可以明确肺部的病变情况，包括肿瘤的部位、大小、边界、质地，与周围组织的关系，肺内有无多发灶，周围脏器有无受侵；如胸壁、膈肌、纵隔大血管、膈神经、喉返神经等。以及纵隔有无肿大的淋巴结，有无纵隔淋巴结结核，淋巴结钙化等增加手术难度的因素。

胸部CT对于胸腔镜肺切除术手术安全性评估尤其重要：①胸部CT平扫：可以了解纵隔特别是肺门淋巴结有无钙化，如CT发现钙化的淋巴结，预示手术的难度增加，术中发生出血的概率也加大，中转开胸概率也升高；②胸部的增强CT：可以了解肿瘤与周围血管的关系及有无异常发育血管等，也是评估手术安全性的重要检查。

高龄患者的准备：由于VATS手术对机体造成的损伤，较传统的肺切除手术小很多，因此对一些原来认为不能手术的高龄患者带来了新的希望。但高龄患者合并肺门淋巴结增殖性个变化的发生率较高，而这正是胸腔镜肺叶切除手术的最主要的难点之一，对我们而言，应该更重视高龄患者术前平扫及增强CT检查结果，充分评估手术风险；另外，高龄患者常常合并有冠心病、糖尿病、血管血栓性疾病等增加术后心脑肺肾并发症的高危因素，因此术前应根据身体状况、既往疾病等增加超声心动图、下肢血管多普勒超声等相关检查。同时积极控制基础疾病，并加强合理的训练指导，以达到最佳的心肺功能和心理状态。

第六节 术前麻醉

VATS肺叶切除的麻醉对于呼吸管理的要求较高，大多数要求以全麻更为合适，近期也有些开拓者采用高位连续硬膜外阻滞麻醉开展VATS肺叶切除术，但是风险很大，仅在一些较大的医疗中心开展，还有很多问题，不能普及推广。

VATS 手术肺叶切除术,一般采用的全身麻醉,双腔气管插管,健侧单肺通气。常规准备气管插管应备的物品:双腔管、纤维支气管镜、支气管阻塞导管(Univent 导管)、换管器、口咽通气道等。选择合适的气管插管型号:双腔管的型号范围为 26~41F。通常男性选择 39~41F,女性选择 35~37F;导管型号的选择还应与患者的身高为根据,一般身高 170cm 者导管尖端距门齿约 29cm,身高每增减 10cm,导管插入深度相应的增减 1cm。选择插左侧还是右侧导管,取决于手术类型和术侧的选择。大部分手术操作应用左侧双腔导管即可完成,在临床上,我们多选择非手术侧支气管插管。插入后我们常规用纤维支气管镜定位。假如遇到双腔管困难,那就改用插入 Univent 管:方法与单腔管相同,插入深度亦与普通单腔管相同。于单腔管内置纤维支气管镜,明视下引导堵塞器插入预定进入的一侧主支气管,使蓝色套囊(静止容量 2ml)适当充气以达良好的封堵效果。亦常用于儿童的开胸手术。也可用 Amdt 管:其为独立的支气管封堵器,配有一个专用的多孔接头,并与单腔管配合使用。但无论是采用何种插管加强术中的密切监护,预防术中单肺通气的各种并发症如低氧血症、高碳酸血症、心律失常、低血压、深静脉血栓、气道损伤等的发生,术后加强镇痛处理,因为术后有效的镇痛对患者咳嗽、深呼吸与早期下床均有重要的意义。

第七节 手术步骤

一、右肺上叶切除术

(一)体位和切口选择(图 3-14)

采用左侧卧位,左肩下垫枕头。

观察孔:右侧第 7 肋间腋中线,长 1.5cm。

操作孔:右侧第 4 肋间,腋前线。长度大约 4cm。

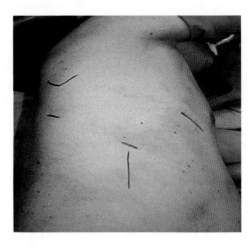

图 3-14 切口示意图

辅助操作孔:右侧第 7 肋间,肩胛下角线,长度约 1.5cm。

(二)操作步骤

右上肺叶切除术的手术步骤包括:右上肺静脉—肺动脉前干分支—水平裂—肺动脉后升支—右上叶支气管—余下肺裂。假如是恶性的还包括淋巴结的清扫。

(1)从辅助操作孔用卵圆钳向后牵拉肺,显露肺门前方。在膈神经后方并与之平行,打开从肺门到奇静脉的胸膜,并沿着奇静脉向后至右主支,清楚地辨认右上肺静脉与右中叶静脉,沿着右上肺静脉上、下缘游离。提起静脉,可以看到静脉与其下肺动脉之间的平面。在右上肺静脉与动脉之间用直角钳进行扩大分离,建立一个放置缝合器的隧道(图 3-15)。通过辅助操作孔绕过右上肺静脉通过一个内镜血管缝合器,钉砧能进入动、静脉间的隧道,击发并切断右上叶静脉(图 3-16)。

(2)从辅助操作孔用卵圆钳将右肺上叶牵拉向后下方,从肺门最高处用电钩或超声刀右肺上叶尖前段动脉,沿尖前段动脉找到并显露右肺动脉主干,充分游离,完全显露肺动脉主干及尖前段动脉,特别是尖前支与肺动脉交角处,充分游离尖前段动脉的上下缘,通过操作孔伸入装有白色钉仓的直线切割器,切断尖前段动脉(图 3-17)。

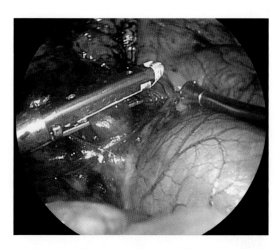

图 3-15　分离右上肺静脉

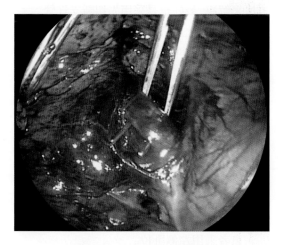

图 3-16　切断右上肺静脉

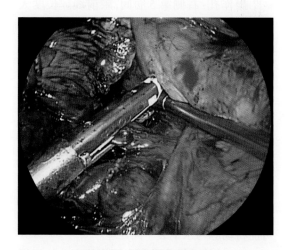

图 3-17　切断尖前段动脉

（3）将右肺上叶向头端牵引，电凝打开后方的斜裂，游离右肺上叶后升动脉和上叶支气管的间隙，确认后升动脉后壁能安全通过后，从操作孔伸入装有白色钉仓的内镜直线切割器，切断后升支动脉，也可用血管夹处理该动脉（图 3-18）。

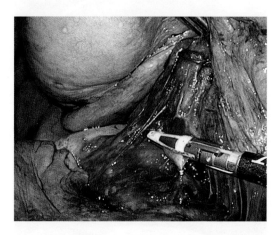

图 3-18　夹闭后升支动脉

（4）以中叶静脉与上叶静脉交界为标记，沿水平裂方向，由操作孔用直角钳沿中间段肺动脉表面的间隙建立隧道，从操作孔伸入装有直线切割器缝合切开分化不全的叶间裂。假如叶间裂发育完善的话，可以直接用电钩或超声刀分离水平裂。

（5）钝性加锐性剥离右上叶支气管旁边的软组织及淋巴结，操作孔内置入绿色钉仓的内镜直线切割器，切断右肺上叶支气管，切除右上叶（图 3-19）。

（6）用标本袋或手套将切除的肺组织装入其内，完整经操作孔取出（图 3-20）。

（7）轻轻牵拉下叶配合电灼，向上用电钩或超声刀分离下肺韧带至下肺静脉（图 3-21）。

（8）切除上叶后，对于斜裂发育完全者，应重新调整中叶位置，固定中叶与下叶。可以在通气状况下，间断缝合两针或用直线切割器闭合斜裂。

（9）如果快速病理提示恶性的，还需酌情清扫纵隔 2、3、4、7、8、9、10、11、12 组淋巴结。

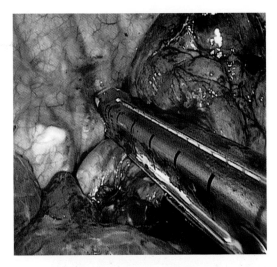

图 3-19 处理右上叶支气管

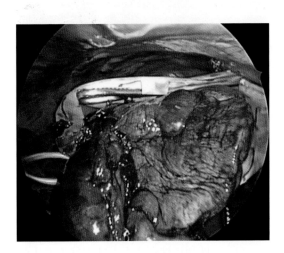

图 3-20 取出标本

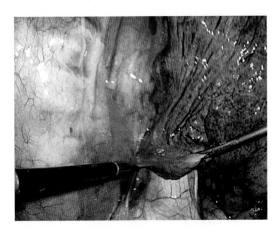

图 3-21 松解下肺韧带

（三）手术重点注意事项

（1）右上肺叶的解剖恒定，所以肺叶切除的方法相对简单。一般采用前入路，但有时遇到肿瘤比较大、肺血管短粗、或淋巴结肿大嵌入无法解剖的，可以采用后入路先处理并切断支气管手术会变得很轻松。

（2）大多数国人的水平裂发育不完全，辨认右肺上叶和中叶有时需要花好长的时间，可以采用"隧道法"分离叶间裂，或采用"单向式"先处理上叶静脉、动脉和支气管，最好处理水平裂。

（3）上叶静脉和上叶肺动脉前干有时紧密粘连，分离会十分困难，，可以采用前后会师的方法来解决，最好也是采用先切断支气管。

（4）起自上肺静脉的后段静脉分支有时横贯在水平裂中，有时很粗大，解剖水平裂时需要小心，一旦出血也很麻烦。

（5）中叶摆放在确当的位置有时也很困难，尤其在中叶完全游离的情况下。因为腔镜无法看到全景的视野，最好在手术开始前，肺叶处于自然状态下，适当做好标记。

二、中叶切除术

（一）体位和切口选择（图 3-22）

患者采用左侧卧位。

观察孔：右侧第 8 肋间腋中线，长 1.5cm。

操作孔：右侧第 5 肋间，腋前线。长度大约 4cm。

辅助操作孔：右侧第 8 肋间，肩胛下角线，长度约 1.5cm。

（二）操作步骤

水平裂后部发育较好，可以先游离水平裂中的中叶动脉分支，然后再游离中叶静脉—动脉—支气管或动脉—静脉—支气管的顺序来处理，最好处理水平裂。相反，假如水平裂发育较差甚至没有发育，则中叶静脉游离相对困难手术的顺序变为静脉—支气管—动脉，有时可能将动脉与水平裂一同处理。

（1）从辅助操作孔用卵圆钳将中叶肺组织

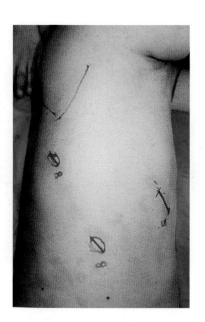

图 3-22　右中叶切口示意图

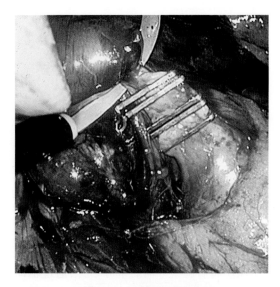

图 3-23　显露中叶静脉

牵向后方,显露肺门前方,在肺静脉与膈神经之间用电钩打开肺门周围胸膜,在上肺静脉和下肺静脉之间分离,以确认右肺中叶静脉的下界,显露中叶静脉(图 3-23),通过辅助操作孔使用直角钳绕过右肺中叶静脉,再从辅助操作孔伸入装有白色钉仓的内镜直线切割器,切断中叶静脉或用钛夹夹闭该静脉(图 3-24)。

　(2) 从下方开始打开斜裂,直至与水平裂交界,如斜裂发育不完善可以游离建立到交界处隧道,用直线切割器完成从残留的肺斜裂到肺水平裂的分离。

　(3) 将右肺中叶向胸膜顶牵拉,游离右肺中叶支气管周围组织及淋巴结,直角钳在支气管和动脉之间穿过(图 3-25),扩大间隙,从操作孔伸入装有绿色钉仓的直线切割器,离断中叶支气管。

　(4) 将右肺下叶向后下方牵拉,同时将右肺中叶向前上方至胸膜顶牵拉,显露并游离右肺中叶主动脉分支至足够长度,从前方用直角钳掏过中叶动脉(图 3-26),有时有两支,再从辅助操作孔伸入白色钉仓的直线切割器,夹闭并切断中叶肺动脉。也可以用血管夹通过操作孔夹闭中叶动脉。

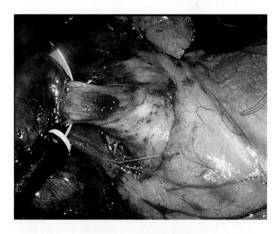

图 3-24　夹闭中叶静脉

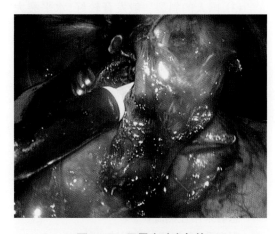

图 3-25　显露中叶支气管

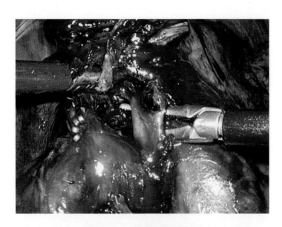

图 3-26　显露中叶动脉

（5）将右肺下叶向后下方牵拉，通过辅助操作孔将装有蓝色钉仓的直线切割器切开发育不全的水平裂。

（6）使用标本袋，将切除的肺叶置入袋内，经操作孔取出。

（7）根据冷冻病理切片，如为恶性肿瘤，则根据病情酌情清扫纵隔 2、3、4、7、8、9、10、11、12 组淋巴结。

（三）手术重点注意事项

（1）右肺中叶的解剖变异包括一条在支气管后下方的副动脉以及双静脉引流入上肺静脉和下肺静脉。外科医生事先需要注意这些解剖变异。

（2）切断中叶静脉时需确定和上叶静脉的交界，以免误伤上叶静脉，造成严重的后果。

（3）国人的斜裂一般发育较好，水平裂大多数有发育不全存在，因此，有时采用"单向法"，把叶裂放在最好处理很方便。

（4）中叶切除术时，肺门与胸壁的距离较近，置入直线切割器时有时会遇到困难，可以把观察孔和操作孔互换，从观察孔置入闭合器有时会很方便。

三、右肺下叶切除术

（一）体位和切口选择（图 3-27）

患者采用左侧卧位。

观察孔：右侧第 8 肋间腋中线，长 1.5cm。

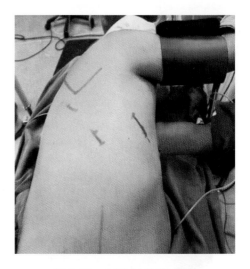

图 3-27　右下叶切口示意图

操作孔：右侧第 5 肋间，腋前线。长度大约 4cm。

辅助操作孔：右侧第 8 肋间，肩胛下角线，长度约 1.5cm。

斜裂发育较好时，肺动脉容易显露，一般的处理顺序为斜裂—肺动脉—肺静脉—支气管；斜裂发育差的话，处理的顺序可以先处理肺静脉和支气管，再游离肺动脉及斜裂，这样更方便些，还能减少残肺的漏气发生。

（二）操作步骤

（1）从辅助操作孔用卵圆钳向头侧牵引右肺下叶，使用电钩或超声刀离断下肺韧带，切除第 9 组下肺韧带淋巴结，右下肺静脉水平。辨认右肺下叶静脉，确保右肺中叶静脉没有变异引流至右下肺静脉。

（2）将肺组织牵向后方，显露肺门前方，电钩打开肺门周围的胸膜，游离右侧下肺静脉上缘与中叶静脉之间的间歇。用直角钳头部朝向支气管（上方）沿着静脉上缘游离，清除静脉周围的脂肪组织，扩大静脉后壁间歇，置入装有白色钉仓的直线切割器，击发钉合切断下肺静脉（图 3-28）。

（3）从辅助操作孔用卵圆钳将右肺下叶牵向下方，从前下方开始切开斜裂，首先找到下肺动脉基底干，打开基底动脉鞘后，沿斜裂继

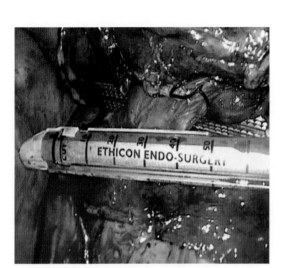

图 3-28　切断右下肺静脉

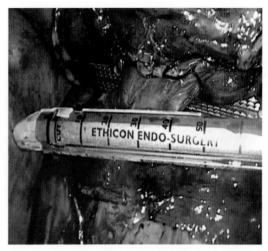

图 3-30　切断右下支气管

续向后解剖,向后上方打开斜裂,暴露出背段动脉。背段动脉有时单支但往往有 2 支,而且,背段动脉与基底干动脉之间往往有淋巴结会影响肺动脉的处理,可以先予以切除。

（4）打开右肺下叶动脉表面的血管鞘,鞘内游离右肺下叶动脉与下叶支气管之间的间歇（图 3-29）,从操作孔置入长弯血管钳,分离出足够的肺动脉后空间。从操作孔伸入装有白色钉仓的直线切割器,切断下叶动脉。

（5）用电钩或超声刀清除右肺下叶支气管周围组织,游离出足够长度的支气管,将肺牵向后下方,从操作孔置入装有绿色钉仓的内镜直线切割器,击发并夹闭下叶支气管（图 3-30）。

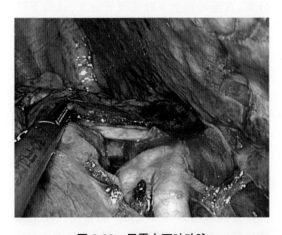

图 3-29　显露右下叶动脉

事先需确认中叶肺充分复张。

（6）处理残余的斜裂,假如较厚的话,操作孔装有蓝色钉仓的直线切割器予以闭合切断。

（7）胸腔内置入标本袋将下叶肺装入袋中完整取出。

（8）根据冷冻病理切片,如为恶性肿瘤,则根据病情酌情清扫纵隔 2、3、4、7、8、9、10、11、12 组淋巴结。

（三）手术重点注意事项

（1）用直线切割器处理下肺动脉时,尤其背段动脉,需要注意血管变异,有的上叶返升支来源于背段动脉,处理时需仔细辨认。同时需注意勿损伤中叶血管。

（2）切断下叶支气管时,击发前一定要嘱咐麻醉做通气试验,以免误伤中叶支气管。

（3）下叶基底动脉与背段动脉之间大多数情况下有淋巴结嵌入,在处理血管前需要清除,方便血管的闭合,可以用直线切割器一并处理闭合切断基底干及背段动脉,但大多数情况只能分别予以处理。

四、左肺上叶切除术

（一）体位和切口选择（图 3-31）

患者采用右侧卧位。

观察孔:左侧第 7 肋间腋中线,长 1.5cm。

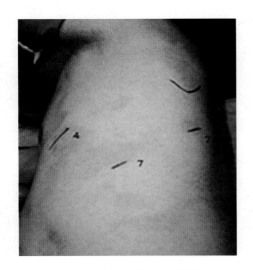

图 3-31　左上叶切口示意图

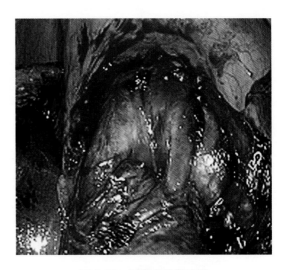

图 3-32　显露尖前段动脉

操作孔:左侧第 4 肋间,腋前线。长度大约 4cm。

辅助操作孔:左侧第 7 肋间,肩胛下角线,长度约 1.5cm。

肺裂发育较好的话,手术的基本顺序是叶间裂—舌段动脉—肺静脉—支气管—肺动脉其他分支;假如斜裂发育较差的话,那么采用单向式步骤从前往后是肺静脉—支气管—肺动脉各个分支—叶间裂。由于左肺上叶血管变异较多,使得 VATS 完成左上叶切除术成为最具挑战性的微创肺叶切除术。进行这种手术时应该特别小心谨慎。最多可能有 7 条动脉分支供应左上叶,应予以重视。

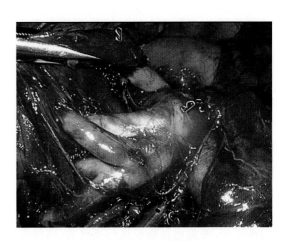

图 3-33　显露舌段动脉

(二) 操作步骤

(1) 从辅助操作孔用卵圆钳将上叶肺牵向后方,在膈神经后方打开纵隔胸膜,沿上肺静脉边缘向头侧游离,去除肺静脉与上叶肺动脉前干之间的淋巴结,显露尖前段动脉分支(图 3-32)。

(2) 从辅助操作孔用卵圆钳将上叶肺牵向头侧,电凝钩打开斜裂前部分,找到肺动脉,电凝打开动脉鞘。游离出舌段动脉分支有时有两支(图 3-33),需要注意,用血管夹或直线切割器闭合。

(3) 将上叶肺牵向后方,沿上肺静脉下缘分离,直至看到上下叶支气管分叉,认清下肺静脉,确保上、下静脉没有共干,经操作孔,提起静脉,同时用电钩或吸引器在上肺静脉和左上叶支气管之间游离与上肺静脉上缘回合,用直角钳穿过上肺静脉后壁,用 7 号丝线绕过并提起静脉,从辅助操作孔置入装有白色钉仓的直线切割器闭合并切断上肺静脉(图 3-34)。

(4) 游离左上叶支气管的上面。通过向后牵拉支气管,同时将胸腔镜朝向前侧,镜头指向后侧,可充分显露支气管上方。在动脉表面钝性分离肺动脉和支气管。用直角钳经主操作口穿过上叶支气管和肺动脉间隙(图 3-35),

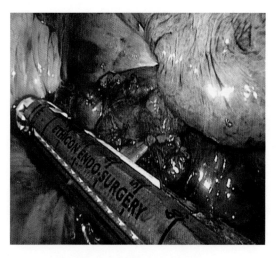

图 3-34 切断左上叶静脉

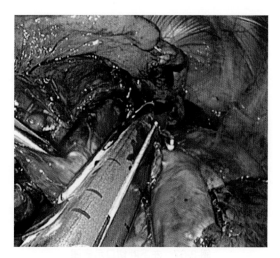

图 3-36 切断左上叶支气管

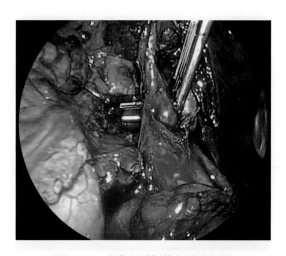

图 3-35 分离上叶气管与动脉间隙

并扩大该间隙,用 7# 丝线帮助牵引,从辅助操作孔伸入装有绿色钉仓的直线切割器,切断上叶支气管(图 3-36)。

(5) 将左肺上叶向后方轻轻提起,显露并游离尖前段动脉分支。清扫动脉尖前段动脉和主干间的淋巴结,从操作孔伸入装有白色钉仓的内镜直线切割器,闭合并切断尖前段动脉。

(6) 将卵圆钳经主操作口提起上叶,显露左上叶其他的动脉分支。用血管夹或直线切割器白色钉仓闭合切断。

(7) 从操作孔伸入装有蓝色钉仓的直线切

割器处理斜裂。

(8) 胸腔内置入标本袋将下叶肺装入袋中完整取出。

(9) 将肺组织向头端牵开,电凝或超声刀切开下肺韧带至下肺静脉下缘。

(10) 根据冷冻病理切片,如为恶性肿瘤,则根据病情酌情清扫纵隔 5、6、7、8、9、10、11、12 组淋巴结。

(三) 手术重点注意事项

(1) 尖前段动脉比较粗短,与肺动脉主干间往往有肿大淋巴结,分离时需要注意,粘连严重致密时往往需要先切断上叶支气管而变得安全。

(2) 游离支气管是左肺上叶切除术中最危险的步骤,因为这一步是在解剖关系不是很明朗的情况下在支气管和肺动脉主干之间进行操作的,应小心谨慎,防止损伤支气管后方的肺动脉。不断转换胸腔镜角度以便能够最大限度地控制和观察绕过支气管的直角钳。

(3) 左上叶的动脉分支变异较多,数量1~5 支,最多是 2~3 支,应小心处理。

五、左肺下叶切除术

(一) 体位和切口选择(图 3-37)

患者采用右侧卧位。

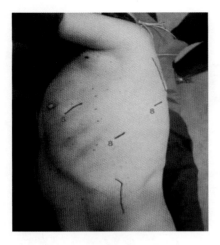

图 3-37　左下叶切口示意图

观察孔:左侧第 8 肋间腋中线,长 1.5cm。

操作孔:左侧第 5 肋间,腋前线。长度大约 4cm。

辅助操作孔:左侧第 8 肋间,肩胛下角线,长度约 1.5cm。

肺裂发育较好时,肺动脉的显露比较容易,一般的处理顺序是肺静脉—肺裂—肺动脉—支气管。假如肺裂的分化差时,顺序就不是首先处理肺裂,采用由下往上的顺序采用肺静脉—支气管—肺动脉—肺裂的方法能更好地减少术中的出血,有利于患者的恢复。

(二)操作步骤

(1)通过发展操作孔用卵圆钳将下肺牵向头侧,用电凝钩或超声刀切开下肺韧带(图3-38)。再将肺组织牵向前方,充分打开肺门后方的纵隔胸膜。

(2)肺组织牵向后方,显露并分离肺门,找到上、下肺静脉间隙,游离出下肺叶静脉,由操作孔置入装有白色钉仓的直线切割器,闭合并切断左肺下叶静脉(图3-39)。切断该静脉前,必须确认左肺静脉没有共干。

(3)恢复肺原先的解剖位置,从前方电凝打开斜裂,如果叶裂不全(较常见),则可以采用直线切割器闭合部分斜裂,但闭合前需仔细分离出舌段动脉,以免误伤(图3-40)。从打开的肺裂中找到肺动脉。打开肺动脉外鞘,沿动

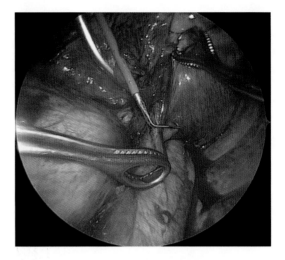

图 3-38　松解下肺韧带

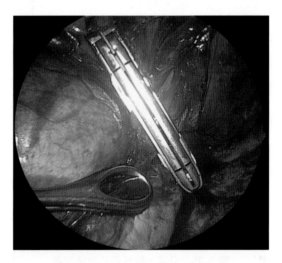

图 3-39　切断左下肺静脉

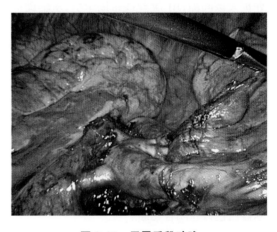

图 3-40　显露舌段动脉

脉表面,向后分离斜裂,显露下叶动脉的基底段分支及背段动脉,同时打开后侧胸膜建立隧道,用装有蓝色钉仓的直线切割器,经操作孔进入,通过隧道闭合并切断后部斜裂。

(4) 从操作孔伸入长弯钳,分离基底段动脉的前后缘,有时需要先摘除与背段动脉间的淋巴结。游离出基底段动脉各分支,同法游离出背段动脉。用直角钳通过主操作口扩大动脉与支气管之间间隙,从操作孔伸入装有白色钉仓的直线切割器,一次击发血管缝合器(图3-41)。有时背段分支需要单独处理。

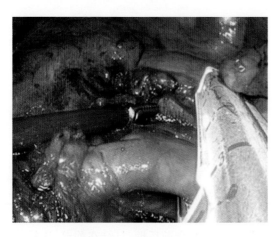

图 3-41　切断下肺动脉

(5) 清除下叶支气管旁的淋巴结组织,钝性游离左肺下叶支气管至足够长度,从辅助操作孔伸入装有绿色钉仓的内镜直线切割器,夹闭下叶支气管(图3-42),事先嘱麻醉鼓肺确认上叶肺复张良好后,切断左肺下叶支气管,将左肺下叶完整切除。

(6) 胸腔内置入标本袋将下叶肺装入袋中完整取出。

(7) 根据冷冻病理切片,如为恶性肿瘤,则根据病情酌情清扫纵隔 5、6、7、8、9、10、11、12 组淋巴结。

(三) 手术重点注意事项

(1) 游离下肺韧带时,游离部位应该位于胸膜和肺实质的连接处,如果分离太靠近食管,会引起肌纤维不必要的出血,甚至可能引

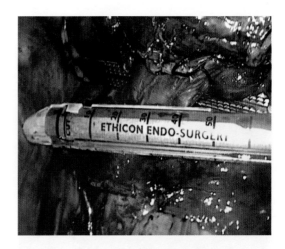

图 3-42　切断左下叶支气管

起食管的损伤。

(2) 切断下肺静脉时,需要事先确认左肺静脉不是单根,也就是上下肺静脉是否共干,以免导致严重的后果。

(3) 清扫隆突下淋巴结左边比右边更困难。内镜下显露左侧隆突比右侧深,可以在切除下叶支气管之前完成清扫,采用提起下叶支气管帮助显露淋巴结的清扫区域。

六、袖式肺叶切除术:右肺上叶

随着胸腔镜器械的改进,以及胸腔镜先驱者们的不断努力,越来越多优秀的胸腔镜外科医生能进行 VATS 下的标准的袖式肺叶切除术。袖式肺叶切除术初始步骤与标准肺叶切除术是一样的,我们以最常见的右肺上叶的袖式切除术为例,作一简单介绍。

(一) 切口的选择同 VATS 右上肺叶切除。

(二) 操作步骤

手术顺序:第 10 组淋巴结、右上肺静脉、动脉前干、水平裂、后升支动脉和肺裂。然后切断主支气管和中间支气管。用常规开胸手术的器械通过主操作孔吻合支气管。主操作口应该在上肺静脉的上方(侧方)。

(1) 按前述 VATS 右上肺叶切除术所描述的方法,处理第 10 组淋巴结、右上肺静脉和叶间裂。

(2) 将肺组织向后、稍向下牵拉。通过主操作口用长柄刀片切开主支气管和中间干支气管,一般从前向后切开支气管,以远离肺动脉(图3-43)。

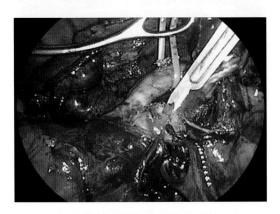

图3-43 切开中间支气管

(3) 吻合支气管后壁(图3-44)。显露主支气管和中间支气管断端,用标准的针持通过主操作口沿着支气管膜部从后向前间断缝合,把结打在腔内或腔外。先将缝合线排列好之后再打结。

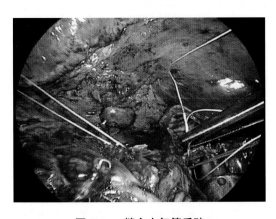

图3-44 缝合支气管后壁

(4) 把肺组织向后,并稍向下牵拉。通过主操作孔缝合吻合口的剩余部分(图3-45),将结打在腔外。用手指通过主操作口把结推到吻合口处并收紧打结。有时要使用推结器打结。

(5) 吻合结束时行纤维支气管镜检查,确

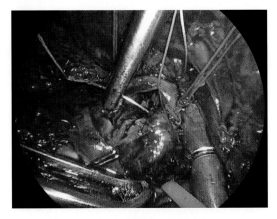

图3-45 缝合支气管前壁

保吻合口不狭窄,并吸净支气管树内的所有凝血块。

(6) 向胸腔内注水,检查看吻合口是否出血或漏气

(三) 手术重点注意事项

(1) 右上肺叶袖式切除术切除术有必要松解下肺韧带,可以减小吻合口的张力。

(2) 支气管前后壁的间断吻合,打结前应保证缝合线按顺序摆放,以避免它们在放置后互相交叉。比较麻烦。目前,流行一根3/0 prolene连续缝合前后壁,打结在前壁,比较方便,值得推广。

(3) 适当放宽术后支气管镜吸痰的指征,因为支气管被完全横断后,支气管纤毛不能像正常情况那样排痰。

(4) 吻合结束时应该做纤维支气管镜检查,明确有无吻合口的狭窄,成角,同时能吸尽气管内的凝血块。

七、各组淋巴结清扫步骤

清扫淋巴结步骤如下:

肺癌患者均清扫纵隔淋巴结,肿瘤位于右侧清扫2、3、4、7、8、9、10组淋巴结;左侧清扫5、6、7、8、9、10组淋巴结,必要时清扫第4组淋巴结。其中2、4、7组淋巴结清扫难度较高。

清扫第2、4组淋巴结时的基本顺序是"后前下上":从辅助操作口用卵圆钳在奇静脉上、

迷走神经前夹持上纵隔胸膜并提向后方,注意保护迷走神经,从主操作口用另一把卵圆钳夹持肺组织牵向下方,电凝钩在奇静脉上缘和上腔静脉外侧做"L"形切口,打开纵隔胸膜。①首先用吸引器将淋巴结及周围脂肪的整块组织推向前方,将其从气管前壁游离,电凝或超声刀切断其中的支气管动脉;②然后将整块组织推向后方,钝性游离上腔静脉后缘;③再用辅助操作口内的卵圆钳夹持整块组织牵向上方,自奇静脉上缘游离气管支气管分叉处淋巴结,若淋巴结与奇静脉粘连较密不易分离,可以先从辅助操作口用内镜直线型缝合切开器切断奇静脉,以便清扫;④最后将整块组织向下牵引,沿上腔静脉及右侧无名静脉后缘向上电凝分离,于贴近右侧锁骨下动脉下缘水平用钛夹夹闭后,剪除远端,将右侧气管旁和气管支气管分叉处淋巴结与脂肪组织整块切除。

第7组淋巴结清扫时的基本顺序是"后下前上":贴近支气管下缘纵行打开后纵隔胸膜,从辅助操作口用一把卵圆钳提起食管表面的纵隔胸膜拉向后方,注意保护迷走神经,从主操作口用另一把卵圆钳贴近下叶支气管旁夹持肺组织,向前牵开下叶,即可暴露隆凸下区域:①首先游离淋巴结的食管侧,使用电凝或超声刀,将隆凸下淋巴结及结缔组织从食管表面游离,切断全部支气管动脉和穿支血管,显露对侧主支气管壁;②然后从下肺静脉上方开始游离,向前经心包后方游离;③再用卵圆钳将淋巴结牵向后方,沿主支气管后壁,自下向上分离;④最后到达隆凸尖部,将第7组淋巴结完整摘除。

第5、6组淋巴结:从辅助操作口用卵圆钳将左肺上叶拉向后下方,电凝钩在上肺静脉上缘水平、膈神经后方打开纵隔胸膜,并向上经膈神经与左侧迷走神经之间延伸至主动脉弓表面。清除顺序为经上肺静脉上缘—左肺动脉主干—迷走神经的逆时针方向。

第8、9组淋巴结:在切断下肺韧带的同时,卵圆钳提起食管旁的第8组淋巴结,电凝摘除。然后继续分离下肺韧带,达下肺静脉下缘,卵圆钳提起第9组淋巴结,电凝分离其与下肺静脉之间的结缔组织,将其摘除。

第10组淋巴结:在游离肺门时,碰到主支气管旁的第10组淋巴结,电凝钩仔细分离,将其摘除。

第3组淋巴结:沿膈神经前方纵行打开纵隔胸膜,卵圆钳将膈神经前方的脂肪组织连同其内的淋巴结提起,一同游离。

第八节　术后并发症

VATS手术具有创伤小、出血少、恢复快、术后对胸壁功能影响小兼有美容的优点。只要严格选择适应证,几乎所有常规开胸手术能完成的手术,电视胸腔镜手术也能完成。电视胸腔镜手术只是一种先进的手术技术,不是一种新型手术,它与常规开胸手术的最大的区别是,以微小的创伤解决了进胸的入路和开阔了术野,但胸内操作与常规开胸手术是 基本一样的。因此,常规开胸手术的并发症在电视胸腔镜手术中也能发生,并且由于电视胸腔镜手术的一些特殊要求,还有其本身相关的并发症。VATS手术作为目前公认一种先进的手术技术,如果掌握了手术操作技巧,其发生并发症的概率肯定应该比同类疾病常规开胸手术要少,也应该比常规开胸手术并发症的程度要轻。当然,任何手术的并发症的出现都和术者对手术技术掌握的熟练程度及患者对手术过程的耐受性密切相关的。电视胸腔镜手术是一种新技术,有些手术如自发性气胸、肺大疱切除、胸膜活检术、肺结节局部切除术等,手术操作步骤简单,容易掌握且创伤又小,其并发症就少。但胸腔镜肺叶切除术手术操作繁琐,不易掌握,其并发症就相对要多。另外,对于初学电视胸腔镜手术的胸外科医师,需尽快将电视荧光屏上的二维图像与平时熟悉的胸内立体三维结构准确转换,熟练掌握电视胸腔镜专用手术器械,也是减少术中、术后并发症必备条件。

已知的电视胸腔镜肺叶切除手术的并发症包括支气管胸膜瘘、出血、持续漏气、复张性肺水肿、肺不张、中转开胸、脓胸、伤口感染、肿瘤种植、急性呼吸衰竭、急性左心衰竭和死亡等。目前国内外关于电视胸腔镜手术的适应证及禁忌证尚无明确的规定和指引,随着这些年手术种类的增多和难度的加大,手术并发症也将会增多。所以,很难总结电视胸腔镜手术并发症总的发生率,因为这与适应证的选择、麻醉方式、手术器械、患者的类别和手术者的经验有关。

Ayed 认为出血、复张性肺水肿、肺漏气是目前常见的并发症。Page 回顾性地总结了121 例在全麻下电视胸腔镜肺叶切除术病例,总的并发症发生率 9.1%,主要是呼吸系统并发症。Krasan 等报道 340 例电视胸腔镜手术后并发症为 4%,其主要并发症有持续性肺漏气、低通气综合征、感染、Horner 综合征,远期并发症有恶性疾病的医源性播散和慢性疼痛。Yam 和 Liu 报道了 1337 例电视胸腔镜手术,也未将中转开胸、术后气胸复发和胸腔积液复发计算在内,其并发症为 4.26%。Jakiltsch 报道 307 例老年人电视胸腔镜手术后并发症发生率为 16%。Lewis 报道 250 例不撑开肋骨的电视胸腔镜肺叶切除术,其术后并发症 11.2%。Jancocivi 等总结法国 4 所医院 937 例电视胸腔镜手术总的并发症发生率为 10.9%。总之,VATS 肺叶切除术的各种并发症与多种原因有关,但术者的经验和适应证的选择是重要的因素。因此,在开展 VATS 手术时一定要循序渐进,并严格掌握手术适应证,这样才能避免手术并发症的发生。

VATS 肺叶切除手术的并发症除了术中各种原因导致中转开胸外,还有如下一些场景的并发症。

一、支气管胸膜瘘

随着技术的进步,肺癌术后的支气管胸膜瘘(BPF)已经明显减少,但一旦发生,处理很棘手,它是 VATS 肺叶切除术后最严重的并发症。尽管 BPF 的发生率较低,但治疗效果差,致残率、病死率较高。因此,如何预防和治疗 BPF 一直是相关临床医师关注的热点问题。

BPF 的发生与围术期多种因素相关,文献报道其发生率在 1% ~8.5% 之间。Sirbu 等报道了 490 例肺癌切除术后 BPF 发生率为 4.4% (22/490),有作者报道右肺切除后 BPF 的发生率及致死率显著高于左肺切除,Sonobe 等对 557 例肺切除患者采用不同的支气管残端闭合方法,包括手工缝合、单纯闭合器闭合、闭合器远端加强缝合、闭合器近端加强缝合,术后 BPF 的发生率分别为 1.8%、5.0%、1.9% 和 1.0%,发现单纯闭合器闭合后 BPF 发生率要高于手工缝合。

BPF 的典型临床表现是刺激性咳嗽并咳出胸液样痰,尤以健侧卧位时明显。其他常见的症状有气短、发热等,有些患者可见皮下气肿。顽固性嗝逆有时可能是 BPF 的特异性表现之一,因感染的胸液刺激膈肌所致。肺叶切除术后 BPF 主要发生于术后 2 周内。可以通过胸部 X 线片、CT、纤维支气管镜、支气管造影、胸腔内或经支气管镜向支气管残端内注入亚甲蓝等明确诊断。胸部 X 线片和纤维支气管镜检查是最简单有效的诊断方法,而气管支气管造影则是众多检查中最准确的一种检查。

有关 BPF 的治疗:

(1)胸腔穿刺术及胸腔闭式引流术:既是诊断 BPF 的手段,也是治疗 BPF 的手段。罗清泉等对一些轻度 BPF 患者,常规胸腔内注入抗生素如庆大霉素或卡那霉素及用 5% 碳酸氢钠和尿激酶反复冲洗,治愈了部分患者。

(2)胸壁开窗引流:开放式胸膜腔引流是发生 BPF 后早期使用的方法,主要的目的是引流脓液,控制胸膜腔内感染。只有极少数 BPF 瘘口很小的患者,通过这种治疗可以愈合,大部分瘘口较大的患者在此期间可能通过胸膜肥厚和引流使胸膜残腔逐步缩小,为下一步治疗做好准备。

（3）手术闭合术：手术闭合术是一种有效的治疗 BPF 的方法。通常使用肌瓣或者大网膜修补瘘口。彭林等认为，适当的切除肋骨，将肋间肌胸壁软组织全部萎陷，是消灭脓腔简便、有效、成功的方法。Chichevatov 等报道，在膈肌成形术中，全层带蒂膈肌瓣是非常有效的，当残腔太大用转移肌瓣无法填塞时，则应行胸廓成形术。带蒂肌瓣是支气管胸膜瘘修补和脓腔填塞的理想材料。大网膜有丰富的血供、淋巴组织，较强的吸收和抗感染能力。魏立等报告，胸膜腔移植大网膜治疗肺切除术后支气管胸膜瘘合并脓胸是一种创伤小，安全有效的治疗方法。大网膜移植手术应注意以下几点：①大网膜剪裁的长度要充分且保护其供血。皮下隧道要宽松，蒂勿扭曲和牵拉过紧。②清楚脓腔坏死组织要彻底，脏层胸膜剥脱要彻底。③术前选择敏感的药物治疗，残腔引流物细菌培养连续两次以上阴性，结核性脓胸抗酸染色连续 3 次以上阴性。④修补瘘口加水膨肺实验无漏气后，取组织丰富、血供较好的大网膜用可吸收线将处理后的胸膜瘘口包埋一圈。⑤移植前后，纠正低蛋白血症、贫血及肺部感染、结核等因素至关重要，围术期患者的术前精心准备和术后密切观察病情变化仍是重中之重，否则移植手术再成功也是徒劳。

（4）气管支架治疗：支气管内置支架足一种治疗术后支气管胸膜瘘的有效、可行的方法。其优越性在于：①创伤小，可以安全、快速的封堵支气管残端瘘口，尤其对肺癌术后患者可为术后放、化疗赢得时间。②为脓胸有效引流和控制感染创造了必需条件，有利于瘘口周围肉芽组织生长。③有助于预防和治疗吸入性肺炎和呼吸衰竭。晁栋等认为，对于瘘口<4mm 的支气管胸膜瘘，选用经纤支镜医用黏合剂封堵治疗的效果良好；对于直径≥5mm 的支气管胸膜瘘，特别是医用黏合剂封堵失败和手术修补失败的患者以及合并气管胸膜瘘者，覆膜气管支架治疗提供了一个较安全、有效的

手段。

（5）纤维支气管镜下治疗：纤维支气管镜下治疗法属于微创、安全、有效的方法。目前在这一方面的研究也是最为活跃的领域。这种方法通常是先用纤维支气管镜定位瘘口然后注射抗生素或者用适当的材料去封堵漏口。1977 年 Hartmann 等首次报道了在支气管纤维支气管镜扶助下成功地应用组织胶封堵了瘘口。从那以后出现了很多相关报道。他们都成功地使用了不同的药品或者材料去处理瘘口。例如：组织胶、lead shots、聚乙二醇、生物蛋白胶、吸收性明胶海绵、螺旋金属圈、银-人白蛋白络合物、硝酸银、抗生素、乙醇以及各种技术结合的方法。国内在这一方面也有很多研究成果。王涛等支气管胸膜瘘的治疗中，控制感染、补液、胸腔冲洗、胸腔闭式引流等治疗的基础上应用纤维支气管镜及硬质支气管镜行支气管胸膜瘘填堵术取得了满意的疗效。葛棣等提出经纤维支气管镜注射医用生物蛋白胶治疗支气管胸膜瘘是一种微创、安全、有效的方法。

肺切除术后 BPF 的治疗有时非常困难，其预防显得尤为重要，BPF 发生的危险因素一直是人们讨论的热点，主要包括以下三方面：①术前危险因素：主要是术前放疗和（或）化疗、应用免疫抑制、全身营养差、年龄和糖尿病等。Sonobe 等认为术前放疗和（或）化疗可造成支气管局部缺血、黏膜血运减少而影响术后愈合，提高了 BPF 发生的可能性。Haraguchi 等同过对 76 例收受肺癌切除手术后 BPF 的发生率研究发现术前感染也是一种易感因素。②术中危险因素：包括手术缺乏经验、全肺切除、残端过长、残端血运差、残端切缘阳性和残端张力过大等。Hollaus 等研究指出残端大小是主要的易感因素。MANIWA 等[18]认为术中肺门和隆突下淋巴结及相关组织的清扫，极易破坏残端周围的血运从而提高 BPF 的发生率。③术后危险因素：机械通气时间延长、全身感染和再次气管插管等。大多研究都表明

机械通气时间过长是 BPF 的主要易感因素。张传生等认为支气管胸膜瘘发生的易感因素有,支气管残端感染因素,如胸膜全肺切除术后渗液较多,胸管拔出较早,支气管残端长时间浸泡在胸膜腔积液中或肺部感染,影响残端愈合。

BPF 的预防:支气管胸膜瘘的发生主要与支气管残端血供、残端闭合技术、支气管残端的长度和残端感染及影响残端愈合诸因素有关。支气管残端的闭合方法较多,选用的原则是操作方便,闭合严密不易感染和不影响血运。残端不宜留得过长,以确保血运和引流;残端闭合后是一个盲端,我们主张病肺移去后,气管敞开吸净痰液和支气管分泌物,特别是主支气管,以减少感染机会;支气管残端周围淋巴结必须予以清除干净。支气管残端处理干净后,一定要加压通气证实无细小漏气。VATS 肺切除术后使用机械通气一定要慎重,因其气道呈高压状态易致支气管残端分泌物蓄积等不利因素,影响支气管残端愈合。石云等对支气管胸膜瘘的预防认为,支气管残端闭合技术对 BPF 的发生是关键。

二、持续性肺漏气

一般认为术后肺漏气≥7 天以上为持续肺漏气,为胸腔镜手术术后最常见的并发症,主要发生于慢性阻塞性肺气肿的患者行肺减容或肺叶发育不全的腔镜肺叶切除术患者。主要的原因是患者周边肺组织质地差无弹性、易破碎,造成钉眼漏气,另外手术时直线切割不完全或电刀烧灼分离粘连使肺破损也可造成术后肺漏气。防治方法:①肺叶切除时假如叶间裂发育不完全或根本没有肺裂发育,可以采用"隧道法"人工建立通道,用直线切割缝合器分开;②对质地极差的肺组织,用衬以奈维垫片的切割缝合器切除,断面喷生物蛋白胶;③行肺减容术时应采取低潮气量,高呼吸频率的通气呼吸模式;④术中分离粘连时,应当分清解剖间隙,最好用电凝分离;⑤术中操作轻柔,尽量避免钳夹需保留的肺组织;⑥术毕患

者如果不能马上脱机,应尽量减少带机时间;⑦术后保持胸腔引流管通畅非常关键,因为不论多么严重的漏气,只要能保持良好的引流,最终漏口都能闭合。如果在术中估计术后会漏气严重,应放置两根胸管,甚至可在锁骨中线第二肋间再放置一根细的引流管,此管可长期保留且不会对肺表面产生损伤,还能通过此管进行抽气或负压引流,抽气完毕后经此管注入药物,可预防胸膜腔感染利于漏口的闭合,也可经此管注入高渗糖促使胸膜粘连;⑧术后加强营养支持。对于术前营养状态差的患者,特别是 COPD 肺减容的患者,可在麻醉成功后于患者手术侧胸部行锁骨下静脉穿刺置管。这样操作既避免了穿刺给患者带来的恐惧,而且穿刺不成功引起的肺损伤,也可通过此次手术处理。手术后可通过留置的穿刺管进行静脉高营养,这样既能保持患者术后良好的营养需要,以利于肺漏口的闭合,又能保持患者胃肠道空虚,利于膈肌运动,改善呼吸。

三、复张性肺水肿

此并发症发生的主要原因是术前或术中长期萎陷的肺急速复张,如患者伴有心功能不全更易发生。复张性肺水肿发病机制目前尚不十分清楚,多数学者认为肺复张后血管内皮细胞内压差增大,萎陷肺组织缺氧,导致肺毛细血管通透性增加,肺表面活性物质减少:使肺泡间质的液体生成增多,以及肺间质淋巴回流障碍等因素均导致肺毛细血管内的液体进入肺泡内。肺萎陷的时间和程度、肺复张的速度、胸膜腔内负压吸引决定了复张性肺水肿的严重程度及发生率。有报道肺萎陷 3 天复张性肺水肿发生率为 17%,而肺萎陷 7~8 天后复张性肺水肿发生率为 85%。复张性肺水肿的临床表现为呼吸困难、发绀、心动过速、剧烈咳嗽、咳出泡沫痰(严重者持续涌出泡沫痰)。检查发现双肺湿啰音,动脉血氧分压明显下降,氧饱和度持续下降。如果患者在手术麻醉状态,最突出的表现就是呼吸道分泌物急剧增

多,心率快,血氧饱和度下降。文献报道复张性肺水肿多发生在肺复张后 30 分钟以内,快的可在几秒钟内出现,但也有个别的可在 24 小时后发生。

复张性肺水肿的防治方法:①做好充分术前准备,对肺压缩时间大于 72 小时,肺压缩程度大于 60%,术前应作必要的引流,分次少量排气、排液,一次引流量不要超过 1000ml,引流速度宜慢,间断夹闭引流管,可减少术中肺水肿的发生;②麻醉诱导期时面罩加压给氧压力不超过 30cmH_2O。插入双腔管后,先做健侧肺通气,而后对患肺进行低潮气量分次通气,使萎缩的肺缓慢复张,待稳定后再行单肺通气。术中要定期对患肺进行膨肺,术毕不做肺过度通气;③由于胸腔镜手术时胸膜腔基本是密闭的,因此,在用负压吸引胸内液体时,应使胸膜腔与外界大气相通,且吸引的压力不要过大,以免肺会快速复张;④对于伴有心功能不全的患者,在肺复张前要注意心脏保护,及早应用强心药、糖皮质激素、控制输液速度;⑤复张性肺水肿治疗的关键是保证患者有足够的氧合、维持血流动力学的稳定。一旦发生应保持呼吸道通畅,尽快纠正低氧血症。根据病情给予吸氧,应用糖皮质激素、强心剂、利尿剂、镇静剂、氨茶碱、东莨菪碱、升压药、血管扩张药等治疗,并控制输液量及输液速度。对于有严重低氧血症及大量泡沫痰患者应尽早行气管切开或气管插管及时吸痰,必要时应用呼气末机械正压通气治疗。

四、肺部感染、肺不张

由于胸外科的患者许多术前患有慢性呼吸道疾病,行腔镜手术时长时间单肺通气,都可造成术中、术后呼吸道分泌物增多,并发肺部感染、肺不张,可发生在一侧肺也可双肺同时出现。防治方法:①术前加强抗炎,控制好呼吸道炎症;②术中勤吸痰,手术操作轻柔,尽量避免挤压、揉搓肺组织,术毕要膨肺,使其完全膨胀;③术后要给予有效抗炎、充分镇痛、加

强雾化吸入,定期给患者拍背,鼓励患者主动咳痰、吹气球;④保持胸腔闭式引流通畅,对顽固的肺不张应行纤维支气管镜吸痰。

五、广泛皮下气肿

此并发症是由于肺大量漏气、胸腔引流不通畅且胸腔引流管切口未全层缝合所致,以肺减容术后多见,表现为胸壁大面积肿胀、明显的捻发感,严重的可波及颈部、腹部甚至阴囊。皮下气肿一般不会给患者身体带来严重损害,但往往给患者及家属带来极大的心理恐惧。防治的方法:①术中肺组织要缝合严密,对预计术后出现广泛漏气的病例,在术中应行胸膜腔粘连处理。②术中放置套管的切口不宜过大,且应保持各层大小一致,缝合切口要全层。放置胸管不要过浅,以防引流管侧孔脱滑到胸膜腔外。③术后应保持胸腔引流管引流通畅。一旦发现有皮下气肿,应检查引流管是否通畅及引流管切口皮肤缝合是否合适。根据情况调整引流管或再另放引流管,拆除切口缝线或重新缝合切口处皮肤。④对大面积的皮下气肿,可在气肿最为明显的部位切深达皮肤深筋膜以下的切口,并定期挤压排出皮下气体。

六、术后胸腔出血

术后出血多由于术中分离粘连带时未将其中与胸壁有侧支循环的血管完善处理,或放置套管时损伤了肋间血管,术中没有完善止血,术毕又没有仔细检查及时发现。由于胸壁血管属于体循环血运,压力较高,而胸膜腔是负压,所以,一旦胸壁出血不易经保守治疗止血,往往需要二次手术止血,因此术中对于胸壁的出血一定要可靠、彻底。

术后胸腔出血的防治方法:①术中做放置套管的切口,特别是做放置胸腔镜套管的切口时,当切开皮下后,一定要用弯血管钳顺肌纤维方向垂直分离胸壁肌肉,贴肋骨上缘分开胸膜,用手指进一步游离扩大后,再钻入套管;②胸内手术结束后,应从不同的切口置入胸腔

镜镜头,对每一个切口进行检查。如有出血,应用金属夹夹闭血管断端;③胸腔引流管切口皮肤缝合要完善,应起到既能固定胸管也能止血的作用;④术中对于粗大的胸膜粘连带一定要用金属夹夹闭后再切断;⑤对于术中拟切除病灶血运丰富而且担心损伤周围重要血管神经的手术最好用超声刀游离,术中止血可靠、另外超声刀在游离组织过程中,不会产生烟雾,使术野始终清晰。它的缺点是切割组织慢,故仍不能取代常规电刀;⑥对术后经保守治疗不能控制的出血,应及时手术止血,清除胸腔积血,处理损伤的血管,使肺尽快复张。手术首选经原切口电视胸腔镜手术。

七、恶性肿瘤的种植和残留

在肺癌手术时,采用电视胸腔镜手术与传统开胸手术相比较,明显的缺陷是对大的肿瘤切除后取出困难,强行取出可能造成肿瘤破碎,导致肿瘤在胸内或切口种植;而对胸内存在的一些小的肿瘤又有可能探查不到,导致术后肿瘤在胸内存留。此两种情况的后果都可能造成肿瘤的播散。防治方法是:①对恶性肿瘤手术应严格掌握手术适应证,术中应尽可能全面仔细地探查;②操作中应遵循无瘤原则,切下的标本应放到标本袋后取出,若取出可困难,应做胸壁小切口取出,术毕应用蒸馏水和生理盐水反复大量冲洗胸腔。

八、术后疼痛综合征

术后疼痛综合征(PTPS)是指胸外科手术后,胸部切口周围出现持续两个月以上的疼痛。其为胸外科手术后发病率最高的并发症,原因是术中肋间神经损伤。胸外科各种手术方法均会造成半数以上患者发生PTPS,其中近一半患者需服镇痛药物来减轻疼痛,更有5%~7%患者为重度疼痛,无法正常工作和生活。几十年来,国内外医学专家从多方面对PTPS进行了研究,发现即使被认为是最微创的电视胸腔镜手术,患者也同样会出现

PTPS症状。香港中文大学威尔士亲王医院胸外科在亚洲开展电视胸腔镜手术较早、微创手术经验较多,他们创造和改进了多项胸腔镜手术器械。该科医师们在国际权威杂志上发表PTPS研究论文,介绍了他们用电视胸腔镜手术治疗胸外科最简单疾病——自发性气胸的结果,术后患者PTPS发病率为52.9%,严重疼痛的罹病率为7.4%,而需服镇痛药物的患者占40.7%。所以,电视胸腔镜手术虽然创伤小,痛苦轻,但并不代表没有疼痛,这一点术前应该和患者及家属交代清楚。但可以肯定的是电视胸腔镜手术后疼痛持续的时间和常规开胸还是不同的。Landreneau等报道开胸手术和电视胸腔镜手术在一年内切口疼痛和肩关节障碍无明显差异,但一年以后差异明显,电视胸腔镜手术要轻许多。造成电视胸腔镜手术后疼痛的原因是手术器械对切口挤压、扭转,造成胸壁软组织及肋间神经的挫伤。防治方法:①术中放置套管特别是在后胸壁肋间隙小的肋间,应选用直径较小的套管,对于病灶和套管不能在一条直线的情况,尽可能选择可弯曲或可旋转角度的器械操作,必要时可在离病灶近的部位再开一切口,切忌在切口处强行扭转器械进行勉强操作。器械进入胸腔最好有套管保护,不要直接由切口进入;②对于术后出现疼痛的患者,应给予有效的镇痛,以防影响患者的膨肺、排痰。

九、神经损伤

电视胸腔镜手术和一般胸外科手术一样也可造成神经损伤,神经损伤主要是膈神经、喉返神经、交感神经损伤。膈神经损伤的表现是损伤侧膈麻痹,患者出现矛盾呼吸,极大影响患侧肺功能。喉返神经损伤表现为声音嘶哑、呛咳、吞咽困难。交感神经损伤表现为Horner综合征(损伤侧瞳孔缩小,眼球内陷,眼睑下垂,一侧面色潮红、无汗)。途经胸内的这三组主要神经,在术中只要没有受到肿瘤侵犯都应该妥善保护,甚至已经受到肿瘤侵犯,

也只对侵犯部位的肿瘤做姑息切除，以保护神经。保护神经不受损伤的最主要的因素是要熟悉神经的走行和解剖位置，对有可能出现神经的部位进行手术操作时要轻柔、细致，尽可能不用电刀。例如在分离上后胸壁粘连时，要警惕交感神经损伤；在解剖肺门和时，要避免损伤膈神经的损伤。

第九节　常见中转开胸的原因及处理

有些作者认为胸腔镜手术中转开胸是腔镜手术的一部分或补充，未将其算做为胸腔镜手术的并发症。我们认为这是不合适的，因为中转开胸是由于术者的术前判断和术中操作不当造成的，从而给患者带来了更多的经济损失和身体伤害，因此它应该是胸腔镜手术的并发症，McKenna 和他的同事报道，1100 例手术患者中有 1072 例完成手术，28 例中转方式，中转率为 2.5%，而国人的研究当中，1139 例患者，有 57 例（5.0%）需要中转手术方式，比国外要高些，可能是肺部慢性炎症及肺结核缘故，但我们也应该认识到中转开胸不代表手术失败，而是防止更严重并发症的最有效的方法。

一、腔镜下无法控制的大出血

由于腔镜下的手术缺乏触觉反馈，肺血管的意外出血是腔镜下肺叶切除术的最常见原因。这种意外是由于操作不当如电钩对血管的直接损伤，或过度牵拉造成的，而且往往是压迫无效的大出血。还有就是分离肿大的致密肿大的与肺血管鞘融合的"门钉淋巴结"，这种淋巴结分离十分困难，国人由于 COPD 及肺结核较多而多见。

出血的肺动脉处理办法

（1）出血量不多时，可以用花生米或者小纱布球压迫出血部位 5 分钟，如出血控制，可继续进行操作；如出血仍比较明显，可以阻断

近端血管控制出血，再进行游离。

（2）需切除的肺动脉远端分支的出血，可以在有效压迫后用缝扎、钛夹夹闭、超声刀等方法切断出血 的动脉分支。如出血部位在近端血管分叉处，则常常需要阻断近端血管或同侧肺动脉主干，吸净积血，寻找血管破损处，根据情况酌情处理：①需切除的血管，可自破损处向近心端游离足够长度后使用内镜直线型缝合切开器切断该血管；②需保留的血管，可使用不可吸收缝线缝合修补血管。

（3）出血速度较快时，花生米压迫不能控制出血时，则应该在纱布压迫减缓出血速度的前提下，迅速中转开胸，直视下进行止血。

二、切割缝合器的机械故障

切开缝合器击发后可能会有针孔的少量渗血，不需要紧张，用纱布轻轻压迫后出血即可自止，不需要开胸。但如果碰到放置切开缝合器过程中撕裂血管后壁出血或缝合切开器无法打开取出时，镜下一般都无法处理，文献报道多例因内镜切开缝合器击发不顺利导致中转开胸的情况。一旦遇到，切割缝合器击发后无法打开导致大出血，必须毫不犹豫地要中转开胸，甚至需要开胸后阻断肺门，方能得到处理。

三、肿瘤难以切除

对于胸腔镜下的肺叶切除术必须严格选择 适应证，如果术中发现病灶情况比术前判断复杂或严重，而镜下又难以处理应及时中转开胸。

目前多数人认为按国际 TNM 分期标准 $T_1N_0M_0$ 的 I 期非小细胞肺癌才是电视胸腔镜肺叶切除术的适应证。也有人认为只要肿瘤直径 <6cm 且是周围性病变，与大血管无侵犯，并可排除纵隔淋巴结转移及支气管腔内肿瘤即可行腔镜手术。但在行电视胸腔镜肿瘤切除手术时，也会遇到术中情况与术前判断不符，如术中发现术前检查未发现的血管和支

气管旁肿大的淋巴结,若淋巴结直径 >2cm 且与血管粘连紧密,镜下可视空间就变得很小,如果此时仍强行分离极易损伤血管引起大出血,或肿瘤位于肺门血管周围肺叶翻动或肺门显露困难时,应果断中转开胸。开胸方式首选胸壁小切口,使手术操作既可在电视屏幕引导下进行,也可在直视下完成,将电视胸腔镜手术器械和常规器械结合使用,可大大减低术中并发症的发生。

四、其他

(1)胸腔粘连患有 COPD 或肺结核:胸膜粘连是 VATS 手术的相对禁忌证,随着 VATS 技术的提高和手术器械的改进,一些膜性、条索状的胸膜粘连,对于熟练地胸腔镜手术医师已经能轻松的解决这些难题,只要广泛致密的纤维状粘连,或由于 COPD、肺结核等导致的胸膜钙化等,分离粘连可能花费时间较长、渗血较多才需要中转开胸。

(2)肺裂发育不全:国人大多数肺叶间裂发育不完全或既往有炎症导致叶间裂粘连,在镜下很难直接打开叶间裂显露肺动脉分支。在这种情况下,可以改变思路,采用"单向式"手术顺序,在肺门处先处理血管和支气管,最后处理叶间裂,可以避免中转开胸。

第十节 预后

随着胸腔镜配套器械的发展和完善,外科操作技术的熟练以及经验的积累,加上麻醉专业的进步,胸腔镜下肺叶切除手术安全性获得了巨大的保证,实践证实胸腔镜应用于治疗肺癌是安全的。而且施行肺叶切除并纵隔淋巴结清扫术完全能达到标准后外侧切口的理想显露、无瘤原则及系统性淋巴结清扫.所以近几年来有关胸腔镜应用于治疗肺癌的文献慢慢增多,证实 VATS 肺癌根治术治疗肺癌远期疗效是满意的。目前公认的肺癌手术的适应

证是 Ⅰa 期和部分 Ⅰb 期肺癌,对于该期患者肺叶切除可以达到与开胸手术相当的根治效果。Shigemura 报道胸腔镜下肺叶切除、胸腔镜辅助小切口与常规开胸手术治疗早期非小细胞肺癌术后 5 年生存率分别为 96.7%、95.2%、97.2%,三组比较无显著性差异。Koizumi 比较胸腔镜肺叶切除与开胸手术治疗早期非小细胞肺癌 3 年和 5 年生存率分别为 92.9% 和 53.8%。与 81.2% 和 60.1%,亦无明显差异。Shiraishi 报道胸腔镜肺叶切除与开胸手术治疗早期非小细胞肺癌相比,局部复发率无明显差异,5 年生存率为 89.1% 和 77.7%,差异无显著性。Kaseda 则报道 Ⅰa 期非小细胞肺癌行胸腔镜肺叶切除后的 8 年生存率 97.2%,达到了与开胸手术基本相同的效果。因此 VATS 肺叶切除术,是有价值可选择的手术方法,可作为该期患者的首选方式。因为胸腔镜手术尤其治疗恶性肿瘤必须达到与常规手术相同的切除效果才能被人们接受,在手术过程中必须坚持两个原则,即安全性和根治性,而对于 N_1 期以上的患者,手术的治疗价值还存在争议,有多位学者报道,一旦有淋巴结的转移,其 3 年、5 年的生存率明显下降,而且经胸腔镜手术是否易造成切口和胸膜的种植性转移,以及是否能遵循肿瘤的治疗原则,彻底地清扫淋巴结,达到手术根治的目的,这一分歧的解决有待于严格的大组患者临床研究和完善的随访资料验证,其临床治疗效果尚待进一步观察。

总之,国内外学者对于 VATS 解剖性肺叶切除已得到公认,而对于肺门及纵隔淋巴结清扫是否彻底,近年来已有不少 VATS 行胸内淋巴结清扫在技术上是可行的报道。

(姜敏炎)

参考文献

1. Dominique Gossot. 胸腔镜肺叶肺段切除术图解. 高文,王兴安,译. 上海:上海科学技术出版社,2012.

2. 王俊.全胸腔镜肺切除规范化手术图解.北京：
人民卫生出版社,1997:34-150.

3. 任华,戈烽.实用胸腔镜外科手术学.北京:中国
协和医科大学出版社,2011:25-77.

4. Robert J. McKenna Jr,Ali Mahtabifard,Scott J.
Swanson. Atlas of Minimally Invasive Thoracic Surgery
(VATS). Saunders,an imprint of Elsevier Inc,2011:
20-125.

5. 王俊,陈鸿义,何斌,等.胸腔镜和开胸肺切除手
术费用的比较分析.中华胸心血管外科杂志,
1999,15(5):279-281.

6. 李运,王俊,隋锡朝,等.全胸腔镜肺叶切除手术
操作流程及技巧的优化.北京大学人民医院经
验.中华胸心血管外科杂志,2010,26(5):300-
306.

7. 刘伦旭,车国卫,蒲强,等.单向式全胸腔镜肺叶
切除术.中华胸心血管外科杂志,2008,24(3):
156-158.

8. Liu YG,Yang J,Yang F,et al. Surgical treatment of
primary palmar hyperhidrosis:a prospective randomized
study comparing T3 and T4 sympathicotomy. Eur J
Cardiothorac Surg,2009,35(3):398-402.

9. 王俊,刘彦国.胸腔镜外科——传统胸外科之
"升级版".中国微创外科杂志,2010,2:97-98.

10. 王俊,姜冠潮.全胸腔镜肺叶切除治疗早期肺
癌:胸外科医师的又一次重要机遇.中华胸心
血管外科杂志,2008,24(3):145-146.

11. 谭群友,王如文,蒋耀光,等.全胸腔镜肺叶切
除术治疗肺部疾病.中国胸心血管外科临床杂
志,2008,15(3):182-184.

12. Adams RD,Bolton WD,Stephenson JE,et al.
Initial multicenter community robotic lobectomy
experience:comparisons to a national database.
Ann Thorac Surg,2014,97(6):1893-1898;
discussion 1899-1900.

13. Guo ZH,Kang MQ,Lin RB,et al.Management
of the Pulmonary Artery during Video-Assisted
Thoracoscopic Left Upper Lobectomy.World J
Surg,2014,38(10):2645-2651.

14. Agasthian T. Initial experience with video-assisted
thoracoscopic bronchoplasty. Eur J Cardiothorac
Surg,2013,44(4):616-623.

15. Jimenez MF.Uniportal versus standard video-
assisted thoracoscopic surgery for lung lobectomy:
changing the standards requires scientific evidence.
Eur J Cardiothorac Surg,2014,pii:ezu355.

16. Yamashita SI,Goto T,Mori T,et al.Video-assisted
thoracic surgery for lung cancer:republication of a
systematic review and a proposal by the guidelines
committee of the Japanese Association for Chest
Surgery 2014.Gen Thorac Cardiovasc Surg,2014,
62(12):701-705.

17. Agasthian T. Revisiting the prone position in video-
assisted thoracoscopic surgery. Asian Cardiovasc
Thorac Ann,2010,18(4):364-367.

18. Shigemura N,Akashi A,Nakagiri T,et al. Complete
versus assisted thoracoscopic approach:A prospective
randomized trial comparing a variety of video-assisted
thoracoscopic lobectomy techniques. Surg Endosc,
2004,9:1492-1497.

19. Akiba T. Utility of three-dimensional computed
tomography in general thoracic surgery. Gen Thorac
Cardiovasc Surg,2013,61(12):676-684.

20. Yang Y,Bao F,He Z,et al.Single-port video-
assisted thoracoscopic right upper lobectomy using
a flexible videoscope.Eur J Cardiothorac Surg,
2014,46(3):496-497.

21. Akiba T,Marushima H,Hirano K,et al. Thora-
coscopic mediastinal lymph node dissection using
an endoscopic spacer. Ann Thorac Cardiovasc
Surg,2012,18(3):281-283.

22. Winton T,Livingston R,Johnson D,et al. National
Cancer Institute of Canada Clinical Trials Group;
National Cancer Institute of the United States
Intergroup JBR.10 Trial Investigators. Vinorelbine
plus cisplatin vs. observation in resected non-small
cell lung cancer. New Eng J Med,2005,9:2589-
2597.

23. Anami K,Yamashita S,Yamamoto S,et al.
Contralateral mediastinal lymph node micrometastases
assessed by video-assisted thoracoscopic surgery
in stage I non-small cell left lung cancer. Eur J
Cardiothorac Surg,2013,43(4):778-782.

24. Andrade RS,Maddaus MA. Thoracoscopic
lobectomy for stage I non-small cell lung cancer.
Semin Thorac Cardiovasc Surg,2010,22(1):14-
21.

25. McElnay PJ,Molyneux M,Krishnadas R,et al.
Pain and recovery are comparable after either
uniportal or multiport video-assisted thoracoscopic

lobectomy：an observation study.Eur J Cardiothorac Surg,2014,pii：ezu324.

26. hdwig C,Zeitoun M,Steelben E.Video-assisted thoracoscopic resection of pulmonary lesions. European Journal of Surgical Oncology,2004,30 (10)：1118-1122.

27. Atsushi W,Taijiro M,Syunsuke O,et al.Is video-assisted thoracoscopic surgery U feasible approach for clinical NO and postoperatively pathological N2 non-small cell lung cancer? European Journal of Cardio-Thoracic Surgery,2008,33(5)：812-818.

28. Shigeki s,Eisaku K,Motohiro Y.Evaluation of video assisted thorascoscopic surgery lobectomy requiring emergency conversion to thoracotomy.European Journal of Cardio Thoracic Surgery,2009,36(3)：487-490.

29. Andrea I,Nicola R,Matteo G,et al.Perioperative complications of video-assisted thoracoscopic surgery(VATS).International Journal of Surgery,2008,6(1)：s78-S81.

30. Yamashita S,Chujo M,Yozo K,et al.Clinical impact of segmentectomy compared with lobectomy under complete video·assisted thoracic surgery in the treatment of stage 1 non-small cell lung cancer. Journal of Surgical Research,2011,166(1)：46-51.

31. Atoushi W,Syunsuke O,Shinji N,et al.Feasibility of video assisted thoracoscopic surgery segmentectomy for selected peripheral lung carcinomas.European Journal of Cardio-Thoracic Surgery,2009,35(5)：775-780.

32. Kenjiro F,Akinori A,Shigern N,et al.Preoperative assessment of the pulmonary artery by three-dimensional computed tomography before video assisted thoracic surgery lobectomy.European Journal of Cardio Thoracic Surgery,2008,34(4)：875-877.

33. McKenna RJ Jr,Houek W,Fuller CB.Video-assisted thoracic surgery lobectomy：experience with 1,100 cases.Ann Thorac Surg,2006,81(2)：421-425.

34. Swanson SJ,Batirel HF,Video-assisted thoracic surgery(VATS)resection for lung cancer.Surg Clin North Am,2002,82：541-559.

35. Daniels LJ,Balderson SS,Onaitis MW,et al. Thorascopic lobectomy：a safe and effective strategy for patients With stage I lung cancer.Ann Thoras Surg,2002,74：860-864.

36. 李运,王俊,刘军,等.胸腔镜下肺叶切除40例临床分析.中华外科杂志,2008,46：405-407.

37. 鞠进,王连华,于戈,等.电视胸腔镜辅助胸部小切口在肺大疱切除中的应用.中国微创外科杂志.2005;5(8)：640-650.

38. 王俊,李运,刘军,等.全胸腔镜下肺叶切除治疗早期非小细胞肺痛,巾华胸心血管外科杂志,2008;24(3)：147-150.

39. Sugi K,Sudoh M,Hirazawa K,et al.Intrathoracic bleeding during video-assisted thoracoscopic lobectomy and segmentectomy.Kyobu Geka.2003；56：928-931.

40. Hokseh B,Ablassmaler B.Walter M,et al.Radical tboracoscopic lobectomy with lymphadenectomy in a cadaver model.Can J Surg.2002；45：376-380.

41. Sagawa M,Sato M,Sakurada A,et al,A prospective trial of systematic nodal dissection for lung cancer by video assisted thoracic surgery：can it be perfect? Ann Thorac Surg,2002,73：900-904.

42. Demmy T,James T,Swanson S,et al. Troubleshooting video-assisted thoracic surgery lobectomy,Ann Thorac Surg,2005,79：1744-1753.

43. Gossot D.Technical tricks to facilitate totally endoscopic major pulmonary resections. Ann Thorac Surg,2008,86：323-326.

44. Park B,Flores R,Rusch V. Robotic assistance for video-assisted thoracic surgical lobectomy：technique and initial results. J Thorac Cardiovasc Surg,2006,131：54-59.

45. Shiraishi T,Shirakusa T,Miyoshi T,et al.A completely thoracoscopic lobectomy/segmentectomy for primary lung cancer：technique,feasability and advantages. Thorac Cardiovasc Surg,2006,54：202-207.

46. Cerfolio J,Bryant A,Eloubeidi M.Accessing the aortopulmonary window and the paraaortic lymph nodes in patients with non-small cell lung carcinoma. Ann Thorac Surg,2007,84：940-945.

47. Rusch V,Asamura H,Watanabe H,et al. The IASLC Lung Cancer Staging Project：a proposal for a new international lymph node map in the forthcoming seventh edition of the TNM classification of lung cancer. J Thorac Oncol,2009,4：568-577.

48. Sawada S, Komori E, Yamashita M, et al. Comparison in prognosis after VATS lobectomy and open lobectomy for stage I lung cancer. Surg Endosc, 2007, 21:1607-1611.

49. Whitson B, Andrade R, Boettcher A, et al. Video-assisted thoracoscopic surgery is more favorable than thoracotomy for resection of clinical stage I non-small cell lung cancer. Ann Thorac Surg, 2007, 83:1965-1970.

50. Suzuki K, Shimohira M, Hashizume T, et al. Usefulness of CT-guided hookwire marking before video-assisted thoracoscopic surgery for small pulmonary lesions.J Med Imaging Radiat Oncol, 2014, 58(6):657-662.

51. Anile M, Diso D, De Giacomo T, et al. Uniportal thoracoscopic lobectomy. Ann Thorac Surg, 2013, 96(2):745.

52. Edwards MA, Naunheim KS.Lobectomy by VATS: taking the plunge.Chest, 2014, 146(2):246-248.

53. Xie D, Xie H, Zhu Y, et al.Simultaneous video-assisted thoracoscopic surgery sleeve lobectomy and thymectomy.Interact Cardiovasc Thorac Surg, 2014, 19(2):313-314.

54. Rizk NP, Ghanie A, Hsu M, et al.A Prospective Trial Comparing Pain and Quality of Life Measures After Anatomic Lung Resection Using Thoracoscopy or Thoracotomy.Ann Thorac Surg, 2014, pii:S0003-4975(14)01080-7.

55. Shao W, Liu J, Liang W, et al.Safety and feasibility of video-assisted thoracoscopic surgery for stage ⅢA lung cancer.Chin J Cancer Res, 2014, 26(4):418-422.

56. Aoki T, Tsuchida M, Hashimoto T, et al. Quality of life after lung cancer surgery:video-assisted thoracic surgery versus thoracotomy. Heart Lung Circ, 2007, 16(4):285-289.

57. Butts CA, Ding K, Seymour L, et al. Randomized phase Ⅲ trial of vinorelbine plus cisplatin compared with observation in completely resected stage IB and II non-small cell lung cancer:updated survival analysis of JBR-10. J Clin Oncol, 2009, 9:29-34.

58. Arai H, Inui K, Kano K, et al. Lung cancer associated with an azygos lobe successfully treated with video-assisted thoracoscopic surgery. Asian J Endosc Surg, 2012, 5(2):96-99.

59. Asakura K, Imanishi N, Matsuoka T, et al.Video-Assisted Thoracic Surgery Lobectomy for Lung Cancer with Displaced B(1+2.).Ann Thorac Cardiovasc Surg, 2014, 20 Suppl:486-489.

60. Yokoyama Y, Chen F, Aoyama A, et al.Combined operative technique with anterior surgical approach and video-assisted thoracoscopic surgical lobectomy for anterior superior sulcus tumours.Interact Cardiovasc Thorac Surg, 2014, 19(5):864-866.

61. Asamura H. Minimally invasive open surgery approach for the surgical resection of thoracic malignancies. Thorac Surg Clin, 2008, 18(3):269-273, vi .

62. Teh E, Abah U, Church D, et al.What is the extent of the advantage of video-assisted thoracoscopic surgical resection over thoracotomy in terms of delivery of adjuvant chemotherapy following non-small-cell lung cancer resection? Interact Cardiovasc Thorac Surg, 2014, 19(4):656-660.

63. Asamura H, Nakayama H, Kondo H, et al. Lobe-specific intercostal strategy in video-assisted lobectomy. Surg Laparosc Endosc, 1998, 8(1):5-8.

64. Berry MF, D'Amico TA, Onaitis MW.Thoracoscopic approach to lobectomy for lung cancer does not compromise oncologic efficacy.Ann Thorac Surg, 2014, 98(1):197-202.

65. Farjah F, Backhus LM, Varghese TK, et al.Ninety-day costs of video-assisted thoracic surgery versus open lobectomy for lung cancer.Ann Thorac Surg, 2014, 98(1):191-196.

66. Rocco G.Towards a standardized approach for video-assisted thoracoscopic surgery lobectomy.Eur J Cardiothorac Surg, 2014, 46(1):106.

67. Asamura H, Nakayama H, Kondo H, et al. Video-assisted lobectomy in the elderly. Chest, 1997, 111(4):1101-1105.

68. Baisi A, Rizzi A, Raveglia F, et al. Video-assisted thoracic surgery is effective in systemic lymph node dissection. Eur J Cardiothorac Surg, 2013, 44(5):966.

69. Kato H, Ichinose Y, Ohta M, et al. Japan Lung Cancer Research Group on Postsurgical Adjuvant Chemotherapy. A randomized trial of adjuvant chemotherapy with uracil-tegafur for adenocarcinoma of the lung. New Eng J Med, 2004, 9:

1713-1721.

70. Ferguson MK, Umanskiy K, Warnes C, et al. Training in minimally invasive lobectomy: thoracoscopic versus robotic approaches. Ann Thorac Surg, 2014, 97(6): 1885-1892.

71. Nagai S, Imanishi N, Matsuoka T, et al. Video-assisted thoracoscopic pneumonectomy: retrospective outcome analysis of 47 consecutive patients. Ann Thorac Surg, 2014, 97(6): 1908-1913.

72. Augustin F, Bodner J, Maier H, et al. Robotic-assisted minimally invasive vs. thoracoscopic lung lobectomy: comparison of perioperative results in a learning curve setting. Langenbecks Arch Surg, 2013, 398(6): 895-901.

73. Steinthorsdottir KJ, Wildgaard L, Hansen HJ, et al. Regional analgesia for video-assisted thoracic surgery: a systematic review. Eur J Cardiothorac Surg, 2014, 45(6): 959-966.

74. Bagan P, Das-Neves-Pereira JC, Abdesselam AB, et al. Intercostal-subcostal combined complete port-accessed video-assisted lobectomy. Interact Cardiovasc Thorac Surg, 2010, 11(4): 383-384.

75. Whitson B, Groth S, Maddaus M. Surgical assessment and intraoperative management of mediastinal lymph nodes in non-small cell lung cancer. Ann Thorac Surg, 2007, 84: 1059-1065.

76. Petersen RP, Pham D, Burfeind WR, et al. Thoracoscopic lobectomy facilitates the delivery of chemotherapy after resection for lung cancer, Ann Thorac Surg, 2007, 83: 1245-1249; discussion 1250.

77. Flores RM, Park BJ, Dycoco J, et al. Lobectomy by video-assisted thoracic surgery (VATS) versus thoracotomy for lung cancer. J Thorac Cardiovasc Surg, 2009, 9: 11-18.

78. Onaitis MW, Petersen RP, Balderson SS, et al. Thoracoscopic lobectomy is a safe and versatile procedure: experience with 500 consecutive patients. Ann Surg, 2006, 244: 420-425.

79. Mahtabifard A, Fuller CB, McKenna RJ Jr. VATS sleeve lobectomy. Ann Thorac Surg, 2008, 85(2): 5279-5332.

80. McKenna RJ Jr, Mahtabifard A, Fuller CB. Fast tracking after VATS pulmonary resection. Ann Thorac Surg, 2007, 84(5): 1663-1667.

81. Cerfolio RJ, Bass C, Katholi CR. Prospective, randomized trial compares suction versus water seal for air leaks, Ann Thorac Surg, 2002, 73: 1727-1731.

82. Baisi A, Raveglia F, De Simone M, et al. The role of video-assisted thoracic surgery lobectomy in unexpected N2 cases. Ann Thorac Surg, 2014, 97(3): 1125.

83. Bartosik W, Crowther S, Narski M, et al. Video-assisted lobectomy for endobronchial leiomyoma. Interact Cardiovasc Thorac Surg, 2011, 12(2): 313-315.

84. Begum S, Hansen HJ, Papagiannopoulos K. VATS anatomic lung resections-the European experience. J Thorac Dis, 2014, 6 Suppl 2: S203-S210.

85. Gonzalez-Rivas D, Fieira E, Delgado M, et al. Is uniportal thoracoscopic surgery a feasible approach for advanced stages of non-small cell lung cancer? J Thorac Dis, 2014, 6(6): 641-648.

86. Belgers EH, Siebenga J, Bosch AM, et al. Complete video-assisted thoracoscopic surgery lobectomy and its learning curve. A single center study introducing the technique in The Netherlands. Interact Cardiovasc Thorac Surg, 2010, 10(2): 176-180.

87. Berna P, das Neves Pereira JC, Coté JF, et al. Left upper lobe pulmonary sequestration. Interact Cardiovasc Thorac Surg, 2008, 7(3): 527-528.

88. Bernard A. Resection of pulmonary nodules using video-assisted thoracic surgery. The Thorax Group. Ann Thorac Surg, 1996, 61(1): 202-204; discussion 204-205.

89. Berry MF, D'Amico TA, Onaitis MW, et al. Thoracoscopic approach to lobectomy for lung cancer does not compromise oncologic efficacy. Ann Thorac Surg, 2014, 98(1): 197-202.

90. Jensen K, Ringsted C, Hansen HJ, et al. Simulation-based training for thoracoscopic lobectomy: a randomized controlled trial: virtual-reality versus black-box simulation. Surg Endosc, 2014, 28(6): 1821-1829.

91. Balderson SS, D'Amico TA. Thoracoscopic lobectomy for the management of non-small cell lung cancer. Curr Oncol Rep, 2008, 10(4): 283-286.

92. Balduyck B, Hendriks J, Lauwers P, et al. Quality of life evolution after lung cancer surgery: a prospective study in 100 patients. Lung Cancer, 2007, 56(3):

423-431.

93. Luo QQ, Lin H, Tan Q, et al. Analysis of clinical application of thoracoscopic lobectomy for lung cancer. World J Surg Oncol, 2014, 12: 157.

94. Higuchi M, Yaginuma H, Yonechi A, et al. Long-term outcomes after video-assisted thoracic surgery (VATS) lobectomy versus lobectomy via open thoracotomy for clinical stage I A non-small cell lung cancer. J Cardiothorac Surg, 2014, 9 (1): 88.

95. Cao C, Petersen RH, Yan TD. Learning curve for video-assisted thoracoscopic lobectomy. J Thorac Cardiovasc Surg, 2014, 147 (5): 1727.

96. Sobin LH, Gospodarowicz MK, Wittekind CH. TNM Classification of Malignant Tumors. 7. New York City: John Wiley & Sons, 2009.

97. Park BJ. Robotic lobectomy for non-small cell lung cancer: long-term oncologic results. Thorac Surg Clin, 2014, 24 (2): 157-162, vi.

98. Yu D, Han Y, Zhou S, et al. Video-assisted thoracic bronchial sleeve lobectomy with bronchoplasty for treatment of lung cancer confined to a single lung lobe: a case series of Chinese patients. J Cardiothorac Surg, 2014, 9: 67.

99. Bignon H, Buela E, Martinez-Ferro M. Which is the best vessel-sealing method for pediatric thoracoscopic lobectomy? J Laparoendosc Adv Surg Tech A, 2010, 20 (4): 395-398.

100. Bilfinger TV, Baram D. Sublobar resection in nonsmall cell lung carcinoma. Curr Opin Pulm Med, 2008, 14 (4): 292-296.

101. Yan TD, Cao C, D'Amico TA, et al. Video-assisted thoracoscopic surgery lobectomy at 20 years: a consensus statement. Eur J Cardiothorac Surg, 2014, 45 (4): 633-639.

102. Jeon JH, Kang CH, Kim HS, et al. Video-assisted thoracoscopic lobectomy in non-small-cell lung cancer patients with chronic obstructive pulmonary disease is associated with lower pulmonary complications than open lobectomy: a propensity score-matched analysis. Eur J Cardiothorac Surg, 2014, 45 (4): 640-645.

103. Balsara KR, Balderson SS, D'Amico TA. Surgical techniques to avoid parenchymal injury during lung resection (fissureless lobectomy). Thorac Surg Clin, 2010, 20 (3): 365-369.

104. Barmin V, Sadovnichy V, Sokolov M, et al. An original device for intraoperative detection of small indeterminate nodules. Eur J Cardiothorac Surg, 2014, 46 (6): 1027-1031.

105. Mahtabifard A, Fuller CB, McKenna RJ Jr. VATS sleeve lobectomy. Ann Thorac Surg, 2008, 85: S729-S732.

106. McKenna RJ Jr. Lobectomy by video-assisted thoracic surgery with mediastinal node sampling for lung cancer. J Thorac Cardiovasc Surg, 1994, 9: 879-882.

107. Paul S, Altorki NK, Sheng S, et al. Thoracoscopic lobectomy is associated with lower morbidity than open lobectomy: a propensity-matched analysis from the STS database. J Thorac Cardiovasc Surg, 2010, 9: 366-378.

108. Cerfolio RJ, Bass C, Katholi C. Prospective randomized trial compares suction versus water seal for air leaks, Ann Thorac Surg, 2001, 71: 1613-1617.

109. Whitson BA, Groth SS, Duval SJ, et al. Surgery for early-stage non-small cell lung cancer: A systemic Review of the video-assisted thoracoscopic surgery versus thoracotomy approaches to lobectomy. Ann Thorac Surg, 2008, 86: 2008-2018.

110. Nomori H, Ohtsuka T, Horio H, et al. Difference in the impairment of vital capacity and 6-minute walking after a lobectomy performed by thoracoscopic surgery, an anterior limited thoracotomy, an antero-axillary thoracotomy, and a posterolateral thoracotomy. Surg Today, 2003, 33: 7-12.

111. Nakata M, Saeki H, Yokoyama N, et al. Pulmonary function after lobectomy: video-assisted thoracic surgery versus thoracotomy, Ann Thorac Surg, 2000, 70: 938-941.

112. Demmy TL, Curtis JJ. Minimally invasive lobectomy directed toward frail and high-risk patients: a case-control study. Ann Thorac Surg, 1999, 68: 194-200.

113. Demmy TL, Plante AJ, Nwogu CE, et al. Discharge independence with minimally invasive lobectomy. Am J Surg, 2004, 188: 698-702.

114. Nakajima J, Takamoto S, Kohno T, et al. Costs of video thoracoscopic surgery versus open resection for patients with lung carcinoma. Cancer, 2000, 89 (Suppl): 2497-2501.

第三章　肺段切除术

肺段切除术兴起于 20 世纪中叶,由于切除了肺段支气管、伴行的肺段动脉和支气管引流区域淋巴结,因此这种手术被认为是一种解剖性肺切除手术。这种手术一开始用于治疗肺结核、支气管扩张以及其他化脓性肺病灶。在新的、有效的结核化疗药物以及新的抗菌药物发明以后,该手术在美国的应用逐年减少,然而该手术仍然是胸外科医生可以选择的一种手术方式,在欧洲、亚洲、拉丁美洲等区域仍然是一种主流手术。

1974 年,Shields 和 Higgins 等首先报道肺段切除用于治疗早期肺癌,使肺段切除手术再次成为关注的焦点,此后陆续有肺段切除治疗早期肺癌的报道。Read 和 Warren 等报道早期肺癌(T_1N_0)肺段切除术后疗效喜人。Kodama 和 Cerfolio 等报道原发性肺癌肺功能不全患者肺段切除术后可以获得长期生存。

目前,对肺癌预后研究的深入、对术后生存质量的关注和科技的发展使得重新评估肺段切除在早期外周型肺癌治疗中的作用成为可能。对早期肺癌进行肺段切除常需要考虑以下几个因素:

1. 肿瘤大小　肿瘤小的患者确诊时发生局部或远处转移的可能很低,预后较好。尽管肿瘤小的患者淋巴结转移可能性很小,但仍然存在转移的可能。有报道肿瘤直径小于 1cm 隐匿性淋巴结转移率达 7%。对这部分患者,肺段切除加淋巴结清扫可能是合理的手术方式。

2. 肿瘤生物学行为　随着高分辨率 CT 的普及,越来越多的惰性肺癌被早期发现,比如原位癌、微浸润腺癌以及贴壁生长型腺癌等。对于惰性肺癌,切除整个肺叶可能范围过大。

3. 肺功能　切除较大的肺组织损失的肺功能也更多,不仅对术后生活质量可能产生影响,而且在肺癌术后发生局部复发的时候可能因为受制于肺功能的影响使患者丧失了再次手术的机会。

4. 光疗　术中辅助光疗已经被报道可以改善外科手术切缘的局部复发率。

本章主要结合上述几点,就肺段切除在早期外周型肺癌中的运用做深入探讨。

全球首个有关肺段切除治疗早期肺癌的随机对照研究由肺癌研究组(Lung Cancer Study Group,LCSG)组织,于 1995 年 Ginsberg 等报道。但该研究不仅纳入了肺段切除手术的患者,也纳入了楔形切除手术的患者。总体而言,与肺叶切除术相比,亚肺叶切除术的局部复发率高两倍。

LCSG 研究结果发表后反响很大,其中对 LCSG 研究最大的诟病就在于该研究中,亚肺叶切除组内接受楔形切除手术的患者比例过大(32.8%)。由于楔形切除手术并不能常规切除肿瘤相关局部淋巴结,因此一般认为楔形切除的根治性不及解剖性肺段切除,而且楔形切除手术的切缘肿瘤距离切割线的距离一般比较近。相反肺段切除比较容易对肺门、肺叶间淋巴结进行采样,使得肺癌术后分期更加准确。

还有学者指出 LCSG 研究纳入了不少肿瘤直径 3cm 的患者。肿瘤大小是决定手术切除范围的重要因素。一般 2cm 以下的肺癌局部和远处转移概率都很低,亚肺叶切除和肺叶切除可能疗效差别不大,但一旦肿瘤大于2cm,淋巴结转移概率大很多。

进入 21 世纪,多个研究得出亚肺叶切除治疗外周型早期 NSCLC 可以达到和肺叶切除相似的疗效。但是必须指出,这些研究大部分来源于日本,日本 CT 筛查肺癌已经经历 10 年之久,因此发现的早期肺癌中惰性肺癌如肺泡细胞癌等的比率更高,可能导致更高的术后生存率。

其后,多个研究组致力于研究肺段切除手术治疗早期肺癌的疗效。其中比较引人关注的是日本学者 Okada 等于 2006 年报道的多中心研究。他们对直径小于 2cm 的外周型原发性肺癌进行所谓的"根治性肺段切除",即肺段切除术中发现肺内淋巴结有转移,则以楔形切除的方式扩大肺切缘的切除范围。这个研究共入组 305 例根治性肺段切除患者,结果与 262 例肺叶切除患者进行比较。尽管患者术前参数匹配,且所有患者都能耐受肺叶切除手术,但患者分组并非随机化。根治性肺段切除术后 5 年无病生存率和总体生存率分别是 85.9% 和 89.6%,而肺叶切除术后 5 年无病生存率和总体生存率分别是 83.4% 和 89.1%,两者并无统计学差异。

Bando 等报道 74 例 T_1N_0 非小细胞肺癌患者总体术后 5 年生存率 82%,其中肿瘤直径小于 2cm 亚组 5 年生存率 92%,局部复发率 1.9%,而肿瘤直径 2.1~3cm 组 5 年生存率为 63%,局部复发率 33.3%,两者差异显著($P<0.01$)。

尽管日本的研究结果令人鼓舞,但并不是所有的研究都得到类似的结果。

2002 年 Miller 等的回顾性研究比较 75 例肺叶切除手术和 25 例亚肺叶切除手术(12 例肺段切除、13 例楔形切除)治疗直径小于 1cm 的外周型非小细胞肺癌的疗效。大部分患者都进行了淋巴结清扫。肺叶切除组 5 年生存率明显高于亚肺叶切除组(71% vs. 33%,$P=0.03$),无病生存率也有增高的趋势(92% vs.

47%,$P=0.07$)。虽然亚肺叶切除组样本量很小,肺段切除和楔形切除的病例数近乎相同,这可能是导致亚肺叶切除组手术远期效果不尽理想的原因,而且该回顾性研究中,亚肺叶切除组本身就因为合并内科夹杂症较多,这也可能是影响远期生存率的原因。有趣的是,在亚组分析中,肺段切除手术术后 5 年总体生存率显著高于楔形切除组(57% vs. 27%,$P=0.03$),术后 5 年肺癌特异生存率也显著高于楔形切除组(75% vs.42%,$P=0.04$)。而且肺叶切除组和楔形切除组术后 5 年总体生存率和肺癌特异生存率存在统计学差异,而这两项参数在肺叶切除组和肺段切除组之间并无显著统计学差异。

2005 年,日本学者 Okada 报道了大宗回顾性研究 1272 例 NSCLC 的手术疗效以评价手术方法和肿瘤大小的关系。对于小于 3cm 的肿瘤,肺叶切除和肺段切除术后 5 年肺癌特异生存率无显著差异。然而,对于直径在 2~3cm 的肿瘤,楔形切除术后 5 年肺癌特异生存率明显降低。

一、肺段切除加术中放射治疗

尽管肺段切除术理论上可以更多的保护高危患者患者的术后肺功能,但相应较高的复发率值得关注。为了改善手术切缘以降低局部复发率,术后局部放射治疗进入研究人员视野。

常规术后辅助外放射治疗曾经被用于亚肺叶切除后以强化局部控制率,减少局部复发率。然而,生理呼吸性肺移动和肺段切除后肺切缘空间位置的不规则使得放射剂量很难集中到很小面积的肺组织切缘上,不少正常周边肺组织暴露于放射线下,这对于本来就因为肺功能差而不得不接受肺段切除的患者更是致命的。由肿瘤和白血病组(Cancer and Leukumia Group)组织的一份研究显示常规亚肺叶切除术后放射治疗患者 11% 并发严重呼吸困难,4% 并发中度以上肺炎。此结果提示术后常规放射治疗不适合应用于肺功能受损的亚肺叶切除患者。

考虑到术后体外放射治疗缺乏精确性针对性,研究人员利用放射性 ^{125}I 粒子进行术中辅助短距离放射治疗。目前应用较为广泛的主要有两种方法:第一种,包含放射性粒子的可吸收聚合物缝线(Vicryl)平行放置于外科肺组织切割缘;第二种,将包含放射性粒子的聚合网包在手术切缘上。

相比术后常规放射治疗,术中体内短距离放射治疗有以下优点:放射源在术中就被直接置于肺组织切缘处,避免了其他组织器官暴露于大剂量放射线造成的损伤;放射源直接置于肺组织切缘也可以降低体外放射线治疗所需要的剂量;而且,放射源在术中直接置于肺组织切缘,也避免了术后常规辅助放疗所需要的再次让患者回医院接受治疗,可增加患者的依从性。目前文献中还未见到有关术中体内短距离放射治疗所引起的毒性反应的报道。

2003 年,Santos 报道一项回顾性研究比较 102 例单纯亚肺叶切除与 101 例亚肺叶切除合并术中短距离放射治疗的长期效果,其中大部分亚肺叶切除为肺段切除。结果显示单纯手术组术后局部复发率 18.6% 而合并术中放疗组仅为 2%,差异显著。

2006 年 Birdus 等报道 167 例 IB 期非小细胞肺癌患者,其中 127 例接受肺叶切除,41 例接受亚肺叶切除(肺段切除 27 例,楔形切除 14 例)加术中短距离放射治疗,两组术后局部复发率相似(4.8% vs. 3.2%,P=0.6),提示 IB 期患者也能够从术中短距离放射治疗中获益。

术中短距离辅助放疗主要通过改善手术切缘而使患者受益,因此理论上受益人群主要是那些肿瘤离切缘很近的楔形切除患者而不是肺段切除或大范围楔形切除患者。El-Sherif 等研究了手术切缘与局部复发的关系:40 例患者切缘大于等于 1cm,41 例小于 1cm,前者局部复发率 7.5%,而后者高达 14.6%,差异显著(P=0.04)。另一个研究着眼于切缘与肿瘤直径

比(ratio)与局部复发的关系:该比值小于 1 的患者局部复发率显著高于该比值等于或大于 1 的患者(25.0% vs. 6.2%,P=0.0014)。

Kent 等报道肺段切除患者手术切缘要明显大于楔形切除的患者。因此术中短距离放疗在肺段切除术中的作用尚需进一步评价。理论上,对于肿瘤靠近肺段边缘的患者,术中短距离放疗应该有一定的作用。

二、肺段切除术对保留患者肺功能的作用

术后肺功能的丧失主要与切除肺组织与保留健康肺组织的相对大小有关。对合并严重心肺疾病的患者,手术死亡可能是由于心肺疾病而不是肺癌所致。因此,对于高危患者,肺段切除术作为一种控制局部病灶的折中干预措施仍然有其应用前景。早在 1995 年 LCSG 研究中,肺段切除术已被证实在手术后半年比肺叶切除术更多地保留患者的肺功能。更长期的研究没有报道,主要是因为更长期的肺功能指标未获取。因此,近年来,大量研究肺段切除术保留肺功能的报道见诸文献。

2004 年,Keenan 等报道 201 例 I 期非小细胞肺癌患者接受肺叶切除术或肺段切除术。术前肺段切除术组第一秒用力呼气量(FEV_1)明显低于肺叶切除术组(75.1% vs. 55.3%,P<0.001)。在术后 1 年的随访中,肺叶切除术组在用力潮气量(FVC)、FEV_1、最大通气量(MVV)和一氧化碳弥散量(DLCO)等方面显著降低,而肺段切除术组仅仅在 DLCO 一向指标上有所降低,提示尽管肺功能基础较差,但肺段切除术能够更好地保留患者的肺功能。

2005 年 Harada 等 83 例早期非小细胞肺癌患者,38 例接受肺段切除术,45 例接受肺叶切除术,两组术前肺功能参数无明显差异。回归分析显示,术后 2 个月和 6 个月肺功能 FVC 和 FEV_1 的下降与所切除的肺段数量显著相关。肺段切除术组术后 FVC 和 FEV_1 的降低明显少于肺叶切除组。

美国学院肿瘤外科医师组（American College Surgeon Oncology Group）Z4032 研究显示术中短距离放疗对术后 3 个月的肺功能没有影响，也不增加围手术期呼吸道并发症。

三、未来研究方向

目前肺叶切除术仍然是早期非小细胞肺癌的金标准。评价肺段切除术在早期外周非小细胞肺癌中的作用的随机对照研究正在进行中（WJOG4607L、JCOG0802）。随着这些研究结果的公布，肺段切除术在早期外周型非小细胞肺癌的应用前景将逐渐明朗。

但是，就目前而言，对于心肺功能不全不能耐受肺叶切除手术的高危患者，肺段切除手术仍然不失为一种明智的选择。

四、手术技巧

如同肺叶切除术之于全肺切除术，一般认为，肺段切除术的手术难度比肺叶切除术大。这主要是因为目前国内鲜有对肺段支气管、动脉和静脉的解剖描述。如果掌握了肺段支气管和血管的解剖，那么肺段切除术的难度也会降低不少。随着三维计算机断层扫描技术的进步，现在三维计算机断层扫描技术可以清晰地将肺段支气管、血管的数量、位置和相互解剖关系展现在外科医生眼前。因此在三维计算机断层扫描技术的帮助下，外科医生将逐渐认识肺段支气管和血管的特点甚至变异情况。在熟悉了解剖后，肺段切除术的难点就集中在肺段和肺段之间平面的确定和分离上。

与肺叶切除术不同，肺段和肺段之间一般没有明显可见的肺裂。如果肺段间平面掌握不好，肺段切除手术后难以避免分离面的漏气，而且从肿瘤根治的角度说，肺段间平面掌握不好也不能算是真正的解剖性肺段切除术。

肺段间平面的认定

肺段切除术的基础即分离和切断肺段支气管及其外周的肺组织。传统开胸的肺段切除术中，通过切断肺段支气管，而后向其余相邻肺段支气管充气，使目标肺段处于萎陷状态而相邻其他肺段得以充气，充气肺段与萎陷肺段的交界处即目标肺段的边缘。对肺癌患者，实际操作过程中，还有通过触诊肿瘤以确保足够的肿瘤与切缘之间的安全距离。然而，肺段和肺段之间常常存在交通（Cohn 孔），在上述方法实施过程中目标肺段也少量甚至完全充气，使目标肺段的边缘无法清楚地辨识，最终导致肺段切除术沦为"切断支气管的楔形切除术"。

21 世纪初，日本学者 Tsubota 在国际上首先报道了一种新的识别肺段间平面的方法。在切断目标肺段支气管之前使目标肺段所在整个肺叶进行通气，整个肺叶得以充气复张，然后钳闭目标肺段支气管，使相邻肺段支气管通大气压，这样相邻肺段内气体从气管插管中逸出（大气压较低），相邻肺段得以萎陷，而目标肺段仍然处于充气状态，充气肺段与萎陷肺段的交界处仍然是目标肺段的边缘。

在此基础上，Okada 等介绍在支气管镜的帮助下利用喷射呼吸机（jet ventilator）接导管作用于目标肺段进行高频低潮气量通气，这种方法不仅能够确保足够的手术视野，而且目标肺段处于充气状态更加符合生理，可以使术者更好地判断目标肺段的形态和大小，从而更精确地评价肿瘤与手术切缘之间的安全距离。

Okada 的方法确保了手术视野，尤其适用于胸腔镜手术和小开胸手术。然而，这种方法需要喷射呼吸机这一特殊器械，术中还需要操作支气管镜的医生，因此不少日本医生在此基础上对 Okada 的方法进行了改良。

Kamiyoshihara 等利用通过术者在手术台对目标支气管插入"蝴蝶针"（一种针筒）进行高频通气，以模仿 Okada 等的喷射呼吸机的方法，他们的效果令人满意。但 Otsuda 等报道这种方法可能引起空气栓塞导致严重脑水肿。

肺段间静脉可以作为分离肺段间平面的重要标志。将肺段间静脉的分支—肺段内静脉逐一切断结扎后，沿着肺段间静脉分离肺实质是很可靠的方法。在切除有些肺段时，比如

S9+10 或 S10 时,由于这些肺段的动脉和支气管都远离肺门,位于肺实质深处,因此 S10 切除被认为是所有肺段中最难切除的一个肺段。此时,沿着肺段间静脉 V6b 和 V6c 向外周分离肺实质,结扎 V6b 和 V6c 的属支,即可显露 B9+10 或 B10。此时再用上述提到的各种方法进行充气试验,找到充气肺段和萎陷肺段的交界,即可确定 S9+10 或 S10 的范围,做到真正的解剖性肺段切除。

肺段切除术由于各个肺段的动静脉和支气管毗邻关系不尽相同,因此手术顺序有所差异。由于下叶背段 S6 切除是最常见施行的肺段切除术,而左右 S6 切除的不同点微乎其微,因此这里首先介绍右肺下叶 S6 切除术的手术步骤。

一般而言,对肺裂发育良好的病例,可以从上下叶间裂解剖出肺动脉,结扎切断背段动脉 A6 后,A6 下方即后方的背段支气管 B6 即可显露。对 B6 进行解剖分离切断缝扎后,进一步向患者尾侧进行操作,解剖出背段静脉 V6:V6 由段内静脉 V6a 和段间静脉 V6b、V6c 组成(图 3-46)。一般简单的肺段切除术直接将 V6 切断缝扎,再分离背段和基底段的段间平面,其中中央肺门处主要以段间静脉 V6b 和 V6c 的远端为标志,而外周则主要依靠萎陷肺和充气肺之间的界限为标志进行段间平面的分离,完成肺段 S6 切除术。对叶间裂发育不全的患者,也可从后肺门先处理 V6,再自后

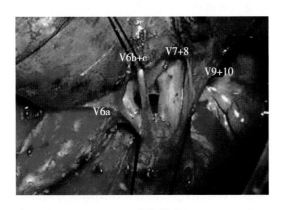

图 3-46 背段静脉 V6

向前先后处理 B6 和 A6,最后分离段间平面。

介绍完 S6 切除术,基底段 S7-10 切除术相对容易。只需在处理气管和血管的时候保留背段的支气管和血管 A6、B6 和 V6,切断缝扎基底段的支气管和血管,即可完成整个基底段 S7-10 的切除。

前内基底段 S7-8 的切除和后外基底段 S9-10 的切除难度也不大。只需沿着支气管和血管进一步向远端周围解剖,即可显露各自的支气管和血管,如图 1 所示,在后肺门已经显露 V7-8 和 V9-10。

而各个基底段的单独切除,由于各个段支气管和段血管很细,开口位于肺实质深处,且分支变异较多,因此手术难度比较大,这里就不展开介绍了。

右肺上叶的肺段切除有一定的规律:肺门结构的排列自前向后往往是静脉 - 动脉 - 支气管。需要注意的是在手术过程中辨认靶肺段的支气管和血管,尤其是在后段 S2 的切除术中,A2 的分支方式比较多样:常见 A2a 和 A2b 在第二肺门汇管区自下而上以后返支的形式供应后段 S2;但也可见到 A2a 发自尖前支自上而下绕过上叶支气管以回旋支的形式供应 S2a 亚段,而 A2b 仍然以后返支的形式供应 S2b 亚段;极少数患者 A2 全部以回旋支的形式供应 S2,在汇管区找不到回旋支。据此,在 S2 切除术中要注意 A2 的分支方式,在 S1 的切除中也要注意不要损伤表现为回旋支的 A2 或 A2a。

左肺上叶的肺段切除多为左肺上叶的固有段 S1-3 切除和舌段 S4-5 切除。肺门结构的排列也有一定的规律:自前向后往往是静脉 - 支气管 - 动脉。需要注意的是在手术过程中辨认靶肺段的支气管和血管,尤其是在舌段动脉 A4-5 的分支方式比较多样:常见 A4-5 在第二肺门汇管区自后向前以肺裂型的形式供应舌段 S4-5;但也可见到 A4-5 作为左肺上叶肺动脉的第一分支自前向后以纵隔型的形式供应舌段 S4-5,在汇管区找不到舌段动脉;极少

数患者 A4-5 或 A4 发自以纵隔型的形式自前段动脉 A3 发出自前向后供应舌段。据此，在舌段切除术中要注意 A4-5 的分支方式，在前段或固有段的切除中也要注意不要损伤表现为纵隔型的 A4-5 或 A4。

右肺中叶由于本身较小，而且容易引起扭转和肺不张，因此右肺中叶较少应用肺段切除术。因此，在美国和日本的正在进行的比较肺段切除术和肺叶切除术治疗早期肺癌的临床试验中，右肺中叶病灶患者也被剔除了。

（陈晓峰　王邵华）

第四章　胸腔镜下肺楔形切除术

在胸外科领域,胸腔镜是微创外科的突出代表,具有创伤小、创伤轻、恢复快等特点;尤其是对心、肺生理功能干扰小,可用于年老体弱、心肺功能不全的患者,这些优点使得胸腔镜手术更易为广大胸外科医师和患者所接受,并受到广大患者的欢迎。同时,由于胸腔镜手术对循环和呼吸功能影响较小,以往因心肺功能不良而不适合行胸部手术的患者获得了手术治疗的机会,从而扩大了胸部手术适应证的范围。当然,任何一项技术无论多么先进,都有其局限性,如应用不当,同样达不到预期的目的,胸腔镜手术并非适用于所有患者,其手术过程中,对呼吸和循环系统的干扰仍然值得重视。只要严格、客观、全面地检查,分析患者状况,掌握其适应范围,才能最终获得手术的成功,达到最佳的治疗效果。但是所谓的手术适应证和禁忌证都是相对于所处年代的医疗技术水平而言的,今天的手术禁忌可能会随着医学的进步、经验的积累、技术的改进而不再是治疗的障碍。同样,今天的手术适应证也会因同样的原因而被新技术所取代或被新理论所禁止。因此,术前对患者进行全面的检查和客观的分析,严格掌握手术适应证和禁忌证方可发挥这一技术的优越性,是胸腔镜手术成败的关键。

对于胸腔镜下肺楔形切除术,Errett 等报道的非随机研究数据显示,97 例因肺功能严重受损而施行楔形切除术的患者与 100 例肺叶切除术的患者相比,尽管预期风险更高,但楔形切除组的手术死亡率只有 3%,而肺叶切除术组的手术死亡率为 2%。长期生存二者无统计学差异。Landreneau 等回顾性分析 T_1N_0 非

小细胞肺癌,其中 42 例接受开胸楔形切除术,60 例接受胸腔镜楔形切除术,117 接受标准肺叶切除术。尽管两组楔形切除术的病例肺功能更差,年龄更高,但未出现手术死亡,而肺叶切除术组的手术死亡率则为 3%。但肺癌研究组(LCSG)的研究发现,开放或胸腔镜楔形切除组的局部复发率(分别为 24% 和 16%)高于肺叶切除术(9%)。5 年生存率方面,开放楔形切除术组(58%)低于肺叶切除术组(70%),胸腔镜楔形切除术组(65%)与肺叶切除术组无显著性差异。一般认为,楔形切除应满足以下条件:肿物直径 <3cm、肿物位于肺外侧 1/3 部分、能实现足够的局部切除、冰冻证实切缘阴性、纵隔和肺门淋巴结应采样。当满足上述原则时,对于不能耐受解剖性切除的患者而言,楔形切除术是可接受的选择。

一、手术的适应证

对于肺部小结节患者,往往因结节较小,病变性质不明,医生和患者难以下决心开胸探查,仅进行试验性抗炎或抗结核治疗。因而有可能贻误早期肺癌的诊断和治疗。胸腔镜手术易于被患者所接受,一旦肺癌诊断确立,术中即可中转进行根治性手术。另外,肺外周结节患者的诊断性胸腔镜手术,肿瘤直径应以 0.5~3cm 为宜。肿瘤过小,胸腔镜不易定位;肿瘤过大,难以完整切除,并易损伤肺较大的血管和支气管。为了定位准确,可在术前应用合适定位手段,增加活检的准确性,提高诊断率。

二、手术的禁忌证

1. 循环系统　全身麻醉对循环系统影响

较大,对有严重心脏疾患的病例,选择胸腔镜手术应慎重。如有以下情况,应推迟手术或经内科治疗病情控制后再酌情考虑手术:①近3个月内发生急性心肌梗死者;②近期内有严重的心绞痛发作者;③心力衰竭伴心脏明显扩大,心功能Ⅲ级者;④有严重的室性心律失常者。

2. 呼吸系统　胸腔镜手术对胸壁肌肉和肋骨的损伤很小,对生理干扰小,术后胸部疼痛并发症很少,因而在肺功能不良的患者也有较好的耐受性。但是,腔镜手术中需要使患侧肺组织萎陷,进行健侧单肺通气,所以患者呼吸功能能否耐受术中单肺通气仍是选择病例时需要认真考虑的问题。按照Moiitain的报道,将肺功能分为三级:

第一级:FEV$_1$>2.5L 或 >85% 预计值。

第二级:介于一、三级之间。

第三级:FEV$_1$<1L。

肺功能三级的患者,胸腔镜手术需要慎重考虑。

3. 小儿病例　年龄小于6个月,体重小于8kg的婴幼儿,胸腔狭小,呼吸频率过快,手术侧肺常不能完全萎陷而使手术操作发生困难。故一般不宜行胸腔镜手术。

4. 其他病变情况

(1) 合并严重传染性疾病:对于如病毒性肝炎、艾滋病病毒携带者,因为多数内镜摄像系统不能高温消毒杀灭病毒,应注意交叉感染的问题。

(2) 其他:如既往有手术侧感染性胸膜疾病,考虑有严重的胸膜粘连或胸膜固定术后;各种原因所致的气管、支气管严重畸形,无法行双腔管气管插管或单侧支气管插管者,均应视为胸腔镜手术相对禁忌证。

三、胸腔镜手术中的并发症及其防治

1. 与胸腔镜手术有关的并发症

(1) 显像系统因素:胸腔镜手术主要是在电视显示的术野指导下进行手术,因此显像的清晰程度直接影响手术操作。术前要对仪器设备进行详细检查,特别注意设备之间的正确连接。术中对重要器官进行剥离时,要特别注意视野的清晰度。如视野不清,绝对不要盲目剥离,否则可造成难以弥补的并发症。助手要随时注意并提醒术者剥离处的解剖位置,整个手术组的团结配合是减少术中并发症的重要保障。

(2) 内镜缝合器因素:胸腔镜手术特别是肺部手术常常依赖多种内镜缝合器来完成手术,缝合器使用不当或缝合器本身故障可以造成并发症的发生。文献中曾报道血管缝合器钉合不全引起术中大出血,因此,选择合适的缝合器、了解正确使用方法都是预防并发症的有效措施。

(3) 手术器械因素:内镜手术为一高度技巧性的手术,在有限空间内操作各种新颖器械难免不会发生失误,尤其对内镜器械功能不甚熟悉的情况下操作更易造成器械的损坏和器官的损伤。因此,手术者必须对内镜器械的功能和使用方法加以熟悉和掌握,任何不熟悉的器械最好勿冒险试用,以免伤及重要器官。

2. 术中注意事项

主要为术中中转开胸。国外报道电视胸腔镜手术开胸率为6%~20%。张瑛总结1992~2000年文献报道的164例电视胸腔镜手术,中转开胸86例,开胸率5.2%(86/1648)。曲家琪报道912例电视胸腔镜手术26例中转传统开胸,开胸率2.85%。王俊等总结322例电视胸腔镜手术,中转开胸率2.87%。所以,总体上电视胸腔镜手术中转开胸率不高。

在电视胸腔镜手术中应该如何正确的选择中转开胸,这与患者胸内疾病的情况和术者电视胸腔镜手术的能力密切相关。一般来讲,任何使电视胸腔镜操作不能进行或胸腔镜的操作不能控制的术中意外情况,都需及时中转开胸。

(1) 胸膜粘连与中转开胸:电视胸腔镜手术必须使患侧的肺萎陷,这样才能使胸腔镜及

器械有操作空间。胸膜粘连是电视胸腔镜手术中经常遇到的问题,它妨碍了肺的萎陷,影响到电视胸腔镜手术的显露,但绝大多数胸膜粘连都能在镜下松解,只有广泛致密的胸膜粘连,使胸膜腔完全闭锁,使电视胸腔镜手术不能进行,才需中转开胸。因此,胸膜粘连是电视胸腔镜手术的相对禁忌证。熟练处理常见的胸膜粘连,是缩短手术时间,减少术中、术后并发症的基本技能。为了防止因胸膜粘连导致的中转开胸,应在术前对胸膜粘连进行评估、术中对胸膜粘连进行正确的处理。

1) 胸膜粘连的术前评估:术前评估包括认真询问既往有无胸膜炎病史、开胸手术史、胸膜腔引流史。应特别仔细阅读胸片及 CT,明确有无胸膜粘连或胸膜粘连的程度和范围。如若能够明确患者胸膜粘连广泛已形成胸膜腔闭锁,就应该放弃电视胸腔镜手术;若胸膜粘连不严重,而手术只是拟作胸膜活检、肺活检、肺周边小结节切除等不需要进行大范围游离的简单手术,仍可采用电视胸腔镜手术。值得注意的是对于术前已经判断出有严重胸膜粘连而放弃电视胸腔镜手术拟行常规开胸手术的病例,最好在手术时预备电视胸腔镜手术设备。因为即使是常规开胸,对于处理胸膜顶、肋膈角、心膈角、膈面的粘连,也不易在术野显露良好的情况下进行,而完全凭手指进行分离,常常会造成肺的撕裂和出血。如果这时台上备有电视胸腔镜,一方面能获得极好的照明显示,另一方面能借助屏幕清楚准确地处理粘连。所以,在行电视胸腔镜手术必须准备常规开胸器械,以便遇到意外迅速中转开胸。但是,在做复杂的常规开胸手术时,最好预备电视胸腔镜。甚至有人断言,未来胸外科手中电视胸腔镜是如同拉钩一样的常规器械,绝大多数手术都可先行电视胸腔镜的探查后,再决定手术的方式及切口。

2) 术中面对胸膜粘连的应对措施:

① 正确放置套管:放置第一个套管的切口至关重要,一定要根据术前胸片和 CT 确定位置。一方面不能因位置低损伤膈肌、肝脏或脾脏,另一方面要尽量避开胸膜粘连以防损伤肺。在套管插入前一定要和麻醉师确认单肺通气满意,并先用手指探查胸腔。若切口处有粘连应该用手指钝性分离,首先要找到胸膜腔的正确解剖平面间隙,动作一定要轻柔,切忌插入肺内,确认有一定空间后再钻入套管和胸腔镜,其他套管的切口应在胸腔镜监视下完成。

② 对于术中粘连的处理:a. 条索状粘连:可以从另一套管处放入肺钳或卵圆钳向下按压肺,使粘连带产生一定张力,用腔镜剪刀将粘连带两端电凝后,从中间切断。如怀疑粘连带中有较大的血管,可用内镜施夹器将粘连带两端夹闭后,再从中间切开。对于宽大且包含血管的粘连,可直接用内镜切开缝合器切断。b. 纤维膜状粘连:如在套管附近可直接用手指钝性分离;如离套管切口较远,可轻轻压住肺后用吸引器头钝性分离,也可用电剪刀或电钩边电凝边分离。c. 注意电刀和超声刀,镜孔和操作孔之间的交替使用,以便于分离粘连

(2) 术中难以确定病灶与中转开胸:胸腔镜手术最大的缺陷就是不能用手对胸内组织进行全面探查,而手指的触摸探查是手术的重要步骤。一个优秀的外科医生完全能凭手的感觉准确地判断出正常组织及异常组织的性质(大小、硬度、表面的光滑度、与周围组织的关系),从而决定切除的方式。而胸腔镜手术把这种手感降低到最低,仅能把一个手指通过套管切口对很小范围内的胸内组织进行简单地探查。因此,术中难免出现病灶难以确定的情况,使手术时间延长甚至中转开胸。为了避免此类情况的发生可采取如下措施:①在行电视胸腔镜手术之前应该通过各种检查手段尽可能对胸内病灶的具体位置及和周围组织器官的关系提供准确的线索。甚至可以在 CT 引导下对病灶部位注射亚甲蓝或用探针对病灶进行经皮穿刺定位。②术中套管切口的选择应该要考虑到病灶的位置。原则上三个套管

的位置是以胸腔镜套管为顶点的倒三角形。胸腔镜的位置应该在腋中线第 6 或第 7 肋间，这样能方便地对整个胸腔进行探视。操作套管的位置应尽可能接近病灶胸壁的正上方，这样一方面便于操作，另一方面可以从切口伸入手指 对病灶进行探查。牵引套管的切口应选择和病灶在一条直线上，且离病灶要远一些，这样便于牵引也不影响操作。③术中要对病灶部位进行认真识别。有的肿物表面的肺组织伴有慢性炎症表现，呈灰白色有纤维粘连。结核结节表面肺组织多有黄色斑块且周围常有条索状粘连。周围型肺癌侵及脏胸膜可看到胸膜皱缩。肿物较大且位于肺实质时，让肺充分萎陷后可看到其隆起的轮廓。④术中经全面镜下探视，仍难以确定病灶的位置，特别是肺内小结节，此时术者应再次对照术前 CT 片对病灶有可能出现的区域进行探查，包括用手指对可及的肺组织进行直接触摸或用器械对肺表面进行擦压。如果认为可疑病灶就在套管下方的话，可伸入示指进行探查，如果可疑病灶离手指伸入的套管较远，可从另一套管切口伸入卵圆钳夹住 可疑部位的肺组织推向探查手指。如果手指不能接近可疑病灶，可从切口伸入卵圆钳对肺表面进行擦压，方向从肺门向肺周边，力量要适中动作要缓慢，仔细体会卵圆钳压过肺表面的感觉。一般经过肿物的部位会有不平坦感觉；也可用卵圆钳对可疑肺组织进行捏夹，病灶部位会有阻力感觉。⑤对于 GGO 病灶，术中较难依靠触摸发现病灶，可考虑根据术前病灶的坐标定位行楔形或者肺段切除。如果经过以上这些方法仍不能确定病灶的位置，应中转开胸。

四、胸腔镜楔形切除的术后并发症

胸腔镜手术后并发症与传统开胸术所引起的并发症是相同的，只是并发症较低而已，Krasna 等报道 348 例胸腔镜手术后并发症为 4%。

1. 持续性肺漏气　一般认为术后肺漏气 >7 天以上为持续肺漏气，为电视胸腔镜术后最常见并发症，主要发生于慢性阻塞性肺气肿的患者行肺减容或肺大疱切除术。主要原因是患者周边肺组织质地差、无弹性、易破碎，造成针眼或钉眼漏气，另外手术时肺大疱遗留或切除不彻底及分离粘连使肺破损也可造成术后肺漏气。防治方法：①对于巨大的肺大疱应将其打开，充分显露出其基底部，然后在其底部以下将其切除。②手术时按肺叶、段反复检查，特别是肺尖部、下叶背段及肺裂边缘是肺大疱易出现的部位，以防遗留。对小的可以电烧，对肺大疱周边伴有慢性炎症的肺组织，应一并以切割缝合器切除。③对质地极差的肺组织，用衬以垫片的切割缝合器切除，断面喷生物蛋白胶。④术中分离粘连时，应当分清解剖间隙，最好用电凝分离。⑤术中操作轻柔，尽量避免钳夹需保留的肺组织。⑥术毕患者如果不能马上脱机，应尽量减少带机时间。⑦术后保持胸腔引流管通畅非常关键，因为不论多么严重的漏气，只要能保持良好的引流，最终漏口都能闭合。如果在术中估计术后会漏气严重，应放置两根胸管，甚至可在锁骨中线第二肋间再放置一根细的引流管，此管可长期保留且不会对肺表面产生损伤，还能通过此管进行抽气或负压引流，抽气完毕后经此管注入感染药，可预防胸膜腔感染利于漏口的闭合，也可经此管注入高渗糖促使胸膜粘连。⑧术后加强营养支持。对于术前营养状态差的患者，特别是 COPD 肺减容的患者，可在麻醉成功后于患者手术侧胸部行锁骨下静脉穿刺置管。这样操作既避免了穿刺给患者带来的恐惧，而且穿刺不成功引起的肺损伤，也可通过此次手术处理。手术后可通过留置的锁穿管进行静脉高营养，这样既能保持患者术后良好的营养需要，以利于肺漏口的闭合，而且能保持患者胃肠道的空虚，利于膈肌运动，改善呼吸。⑨对于肺大疱及慢阻肺的患者，应尽量减少在肺裂的操作而主要在肺门处理。

2. 低肺综合征　低肺综合征是单肺通气

后气道分泌物增加、肺不张和肺炎,可发生在一侧或双侧肺,在有插管出血的患者中较常见。预防的方法是,有效的清除气道分泌物,包括术中气道吸引,术后及时清除呼吸道分泌物、积血等。对术后不能有效自主排痰的患者可行微创气管切开帮助患者吸痰。

3. 广泛皮下气肿 此并发症是由于肺大量漏气、胸腔引流不通畅且胸腔引流管切口未全层缝合所致,以肺减容术后多见,表现为胸壁大面积肿胀、明显的捻发感,严重的可波及颈部、腹部甚至阴囊。皮下气肿一般不会给患者身体带来严重损害,但往往给患者及家属带来极大的心理恐惧。防治的方法:①术中肺组织要缝合严密,对预计术后出现广泛漏气的病例,在术中应行胸膜腔粘连处理。②术中放置套管的切口不宜过大,且应保持各层大小一致,缝合切口要全层。放置胸管不要过浅,以防引流管侧孔滑脱到胸膜腔外。③术后应保持胸腔引流管引流通畅。一旦发现有皮下气肿,应检查引流管是否通畅及引流管切口皮肤缝合是否合适,根据情况调整引流管或再另放引流管,拆除切口缝线或重新缝合切口处皮肤。④对大面积的皮下气肿,可在气肿最为明显的部位切深达皮肤深筋膜以下的切口,并定期挤压排出皮下气体。

4. 肺部感染、肺不张 感染是所有外科手术后都可能发生的并发症。VATS 术后的感染包括局部伤口感染、肺病感染及脓胸。多数报道 VATS 术后感染发生率在 1% 以下。由于胸外科的患者许多术前患有慢性呼吸道疾病,行电视胸腔镜手术时长时间单肺通气,都可造成术中、术后呼吸道分泌物增多,并发肺部感染、肺不张,可发生在一侧肺也可双肺同时出现。防治方法:①术前加强抗炎,控制好呼吸道炎症。②术中勤吸痰,手术操作轻柔,尽量避免挤压、揉搓肺组织,术毕要膨肺,使其完全膨胀。③术后要给予有效抗炎、充分镇痛、加强雾化吸入,定期给患者拍背,鼓励患者主动咳痰、吹气球。④保持胸腔闭式引流通畅,对

顽固的肺不张应行纤维支气管镜吸痰。

5. 术后胸腔出血 术后出血多由于术中分离粘连带时未将其中与胸壁有侧支循环的血管完善处理,或放置套管时损伤了肋间血管,术中没有完善止血,术毕又没有仔细检查及时发现。由于胸壁血管属于体循环血运,压力较高,而胸膜腔是负压,所以,一旦胸壁出血不易经保守治疗止血,往往需要二次手术止血,因此术中对于胸壁的出血一定要可靠、彻底。

术后胸腔出血的防治方法:①术中做放置套管的切口,特别是做放置胸腔镜套管的切口时,当切开皮下后,一定要用弯血管钳顺肌纤维方向垂直分离胸壁肌肉,贴肋骨上缘分开胸膜,用手指进一步游离扩大后,再钻入套管。②胸内手术结束后,应从不同的切口置入胸腔镜镜头,对每一个切口进行检查。如有出血,应用金属夹夹闭血管断端。③胸腔引流管切口皮肤缝合要完善,应起到既能固定胸管也能止血的作用。④术中对于粗大的胸膜粘连带一定要用金属夹夹闭后再切断。⑤对于术中拟切除病灶血运丰富而且担心损伤周围重要血管神经的手术,如胸腺切除术,最好使用超声刀游离。因为超声刀是利用超声机械振荡使所接触的组织局部温度升高,细胞内水汽化,蛋白氢键断裂,细胞崩解重新融合。所以,超声刀能将实体组织凝固后切开,能使断裂的小血管凝结,术中止血可靠、对周围组织损伤小。另外超声刀在游离组织过程中,不会产生烟雾,使术野始终清晰。它的缺点是切割组织慢,故仍不能取代常规电刀。⑥对术后经保守治疗不能控制的出血,应及时手术止血,清除胸腔积血,处理损伤的血管,使肺尽快复张。手术首选经原切口电视胸腔镜手术。

6. 恶性肿瘤的种植和残留 也许 VATS 手术后最关心的并发症是在恶性病变 VATS 切除术后的医源性播散问题。尽管其发生率尚不清楚,但已有报道 VATS 术后切口、切割缝合线以及壁层和脏层胸膜部位肿瘤播散。

虽然有报道采用 VATS 肺叶切除治疗肺癌的局部复发率与开胸手术相似,多数报道 VATS 治疗恶性肿瘤时应该仔细选择病例。在肿瘤手术时,电视胸腔镜手术与传统开胸手术相比较,明显的缺陷是对大的肿瘤切除后取出困难,强行取出可能造成肿瘤破碎,导致肿瘤在胸内或切口种植;而对胸内存在的一些小的肿瘤又有可能探查不到,导致术后肿瘤在胸内存留。此两种情况的后果都可能造成肿瘤的播散。防治方法是:①对恶性肿瘤手术应严格掌握手术适应证,术中应尽可能全面仔细地探查;②操作中应遵循无瘤原则,保证足够的切缘,切下的标本应放到标本袋后取出,不要过分追求切口大小,若取出可困难,应做胸壁小切口取出,术毕应用蒸馏水和生理盐水反复大量冲洗胸腔。

7. 术后疼痛综合征 术后疼痛综合征 (PTPS)是指胸外科手术后,胸部切口周围出现持续两个月以上的疼痛。其为胸外科手术后发病率最高的并发症,原因是术中肋间神经损伤。胸外科各种手术方法均会造成半数以上患者发生 PTPS,其中近一半患者需服镇痛药物来减轻疼痛,更有 5%~7% 患者为重度疼痛,无法正常工作和生活。几十年来,国内外医学专家从多方面对 PTPS 进行了研究,发现即使被认为是最微创的电视胸腔镜手术,患者也同样会出现 FTPS 症状。所以,电视胸腔镜手术虽然创伤小,痛苦轻,但并不代表没有疼痛,这一点术前应该和患者及家属交代清楚。但可以肯定的是电视胸腔镜手术后疼痛持续的时间和常规开胸还是不同的。有报道开胸手术和电视胸腔镜手术在一年内切口疼痛和肩关节障碍无明显差异,但一年以后差异明显,电视胸腔镜手术要轻许多。造成电视胸腔镜手术后疼痛的原因是手术器械对切口挤压、扭转,造成胸壁软组织及肋间神经的挫伤。防治方法:①术中放置套管特别是在后胸壁肋间隙小的肋间,应选用直径较小的套管,对于病灶和套管不能在一条直线的情况,尽可能选择可弯曲或可旋转角度的器械操作,必要时可在离病灶近的部位再开一切口,切忌在切口处强行扭转器械进行勉强操作:器械进入胸腔最好有套管保护,不要直接由切口进入;②对于术后出现疼痛的患者,应给予有效的镇痛,以防影响患者的膨肺。

8. 神经损伤 电视胸腔镜手术和一般胸外科手术一样也可造成神经损伤,神经损伤主要是膈神经、喉返神经、交感神经损伤。膈神经损伤的表现是损伤侧膈麻痹,患者出现矛盾呼吸,极大影响患侧肺功能。喉返神经损伤表现为声音嘶哑、呛咳、吞咽困难。交感神经损伤表现为 Horner 综合征(损伤侧瞳孔缩小,眼球内陷,眼睑下垂,一侧面色潮红、无汗)。途经胸内的这三组主要神经,在术中只要没有受到肿瘤侵犯都应该妥善保护,甚至已经受到肿瘤侵犯,也只对侵犯部位的肿瘤做姑息切除,以保护神经。保护神经不受损伤的最主要的因素是要熟悉神经的走行和解剖位置,对有可能出现神经的部位进行手术操作时要轻柔、细致,尽可能不用电刀。例如分离胸膜顶部特别是接近锁骨下动脉时,要警惕损伤喉返神经和膈神经的可能,在分离上后胸壁粘连时,要警惕交感神经损伤;在解剖肺门时,要避免损伤膈神经。

(龙浩)

参考文献

1. Ginsberg RJ, Rubinstein LV. Randomized trial of lobectomy versus limited resection for T_1N_0 non-small cell lung cancer. Lung Cancer Study Group, Ann Thorac Surg, 1995, 60(3):615-622,622-623.

2. Errett L E, Wilson J, Chiu R C, et al. Wedge resection as an alternative procedure for peripheral bronchogenic carcinoma in poor-risk patients. J Thorac Cardiovasc Surg, 1985, 90(5):656-661.

3. Landreneau RJ, Sugarbaker DJ, Mack MJ, et al. Wedge resection versus lobectomy for stage I ($T_1N_0M_0$) non-small-cell lung cancer. J Thorac Cardiovasc Surg, 1997, 113(4):691-698,698-700.

4. Kirby TJ, Rice TW. Thoracoscopic lobectomy. Ann Thorac Surg, 1993, 56:784-786.

5. Lewis RJ. The role of video-assisted thoracic surgery for cancer of the lung:wedge resection to lobectomy by simultaneous stapling. Ann Thorac Surg, 1993, 56:762-768.

6. Walker WS, Carnochan, FM, Pugh GC. Thoracoscopic pulmonary lobectomy. J Thorac Cardiovasc Surg, 1993, 106:1111-1117.

7. Sugi K, Kaneda Y, Esato K. Video-assisted thoracoscopic lobectomy achieves satisfactory long-term prognosis in patients with clinical stage IA lung cancer. World J Surg, 2000, 24:27-30.

8. Yan TD, Black D, Bannon PG, er al. Systematic review and metaanalysisof randomized and nonrandomized trials on safety and efficacy ofvideo-assisted thoracic surgery lobectomy for early-stage non-small-cell lung cancer. J Clin Oncol, 2009, 27:2553-2562.

9. McKenna RJ Jr, Houck W, Fuller CB. Video-assisted thoracic surgery lobectomy:experience with 1,100 cases. Ann Thorac Surg, 2006, 81:421-425.

10. 刘桐林,丁伟.胸部疾病电视胸腔镜诊断治疗学.天津:天津科技翻译出版社,2001.

11. 罗斌,长财宝,台煜然,等.电视胸腔镜手术的临床应用及展望.中国实用医药,2008,3:195-197.

12. 曲家骐,侯淮平,史宁江,等.胸腔镜外科临床应用体会.中华胸心血管外科杂志,1998,14:193.

13. 杜贾军,孟龙,陈景寒,等.电视胸腔镜辅助治疗胸部疾病.中国内镜杂志,2003,8:484.

14. 任华.电视辅助的胸腔镜在肺胸疾病诊断和治疗中的作用//俞森洋.现代呼吸治疗学.北京:科学技术文献出版社,2003:859.

15. 任华.胸腔镜在临床上的应用//蔡柏蔷.21世纪医师丛书——呼吸内科分册.北京:中国协和医科大学出版社,2000:103.

16. 周乃康,崔忠厚,梁朝阳.胸部微创外科手术学.北京:人民军医出版社,2005.

17. 任华,戈烽.实用胸腔镜外科手术学.北京:中国协和医科大学出版社,2010.

第五章　开放式肺部结节切除

对于肺部结节的手术切除,开放式的手术方式包括肺叶切除、肺段切除、楔形切除和肿物切除术(lumpectomy)。Miller 等回顾性分析了 1980~1999 年接受手术切除的 ≤1cm 的单发非小细胞肺癌的资料,这项研究共入组 100 例患者,中位年龄 67 岁,其中腺癌 48 例、鳞癌 26 例、细支气管肺泡癌 19 例、大细胞癌 4 例、腺鳞癌 2 例、未分化癌 1 例。总的 5 年生存率 64.1%,肺癌特异性 5 年生存率 85.4%。与接受楔形切除或肺段切除相比,接受肺叶切除术的患者的总生存更好、复发率更低(P=0.04)。研究者认为对于 ≤1cm 的非小细胞肺癌,肺叶切除加淋巴结切除是更有保证的治疗手段。Kishi 等评价了 1997~2001 年接受手术切除的 38 名患者的 44 个肺小结节,结节直径均≤1cm。所有恶性肿瘤均为 ⅠA 期,其中有 8 例为非典型腺瘤样增生。在平均 35.5 个月的随访后,所有的患者均生存且未见复发。

一、开放式肺部结节切除手术的术前评估

1. 病史采集　全面准确的病史采集是术前准备的第一步。除了询问主要疾病的病史外,还应详细了解既往史。特别是要询问有无肺及胸膜结核史、胸膜炎史,肺脓肿、胸部外伤史,血气胸和脓胸史或胸部手术史等。因为上述疾病会造成胸膜粘连而改变其正常解剖关系,给手术带来困难或无法进行手术。另外,还应重视患者的心血管系统和呼吸系统的健康状况,评估能否耐受术中单侧肺通气和手术创伤。对患者的凝血功能、肝肾功能、脑血管功能状况同样应做常规检查,适当的术前处理,方能提高手术的安全度和成功率。

2. 体格检查

(1) 全身情况评估:通过快速视诊患者观察全身情况,包括有无发育不全、畸形、营养障碍、贫血、脱水、水肿、发绀、发热、消瘦或过度肥胖等,常能提供重要的评估资料。

(2) 生命体征:术前应常规测定生命体征,包括血压、脉搏、呼吸、体温和体重,并作记录。

(3) 呼吸道、牙:对拟经口腔插管患者,对呼吸道应做精确的重点检查,包括颈椎活动度、颞下颌关节功能和牙齿情况。如果张口度小于 4cm,甲状软骨结节至颏之间的距离小于三指宽,颈椎活动度降低等异常情况,可能属于困难插管病例。此时,可做一项预测插管困难的 Mallampati 分级评定:能看到咽腭弓、软腭和腭垂者,为 Ⅰ 级;仅能看到咽腭弓和软腭,而腭垂因有舌根阻挡者,为 n 级;只能看到软腭者,为 m 级。应仔细检查病损牙和镶牙的情况,有无脱落被误吸危险,做好记录。对松动牙或义齿在麻醉前应摘下。

(4) 肺部:观察呼吸频率、呼吸类型和呼吸时比;有无唇紫、发绀;有无膈肌和辅助呼吸肌异常活动(三凹征);有无胸壁异常活动(反常呼吸)、胸壁塌陷等;胸廓成桶状者,提示存在严重阻塞性肺疾病。听诊注意有无啰音、支气管哮鸣音、呼吸音减弱或消失。

3. 术前呼吸功能评估

(1) 临床评估:术前对急慢性呼吸系疾病或呼吸功能减退患者,施行一定的估计和治疗准备,可显著降低围术期呼吸系统并发症及其死亡率。

憋气试验和爬楼梯运动试验也是临床上

评估肺功能的简便易行、行之有效的方法。一般来说，患者安静休息时吸气状态下憋气时间 >40 秒、呼气状态下憋气时间 >30 秒，以正常均速攀登 2~3 层楼梯，在原基础上心率增快 <15~20 次 /min，呼吸频率加快 <10~15 次 /min，临床上认为接受肺叶切除是可行的。当然这仅仅是就肺功能而言，还要视患者的年龄、体重、病变位置、平时活动量、健侧肺的影像学检查、有无反复呼吸道感染及全身状况等各方面进行综合考虑。

手术患者并存急性呼吸系统感染（如上呼吸道感染、咽炎、扁桃体炎、气管支气管炎、肺炎）者，术后极易并发肺不张和肺炎，择期手术必须推迟到完全治愈后 1~2 周再手术。如为急诊手术，应避免应用吸入全麻，需用抗生素控制，在获得咽分泌物或痰细菌培养结果之前，可先用广谱抗生素。

手术患者并存呼吸系统慢性感染和肺通气功能不全者并不罕见，其中尤以哮喘和慢性支气管炎合并肺气肿常见，术前要重点掌握有关病史和体格检查，以判断感染程度和肺功能减退程度，并据此进行细致的术前准备工作。下面列举常见的病史对这类患者的术前估计和准备具有实用价值。

1）呼吸困难：活动后呼吸困难（气短）是衡量肺功能不全的主要临床指标，据此可作出估计。

2）慢性咳嗽、多痰：患者在 1 年中有持续 3 个月时间慢性咳嗽、多痰，并已持续 2 年以上者，即可诊断为慢性支气管炎，是一种慢性阻塞性肺疾病（COPD）。手术后极易并发弥散性肺泡通气不足或肺泡不张，术前应做痰细菌培养，并应用相应的抗生素控制感染。

3）感冒：为病毒性呼吸道感染，可显著削弱呼吸功能，呼吸道阻力增高可持续达 5 周，同时对细菌感染的抵抗力显著减弱，从而容易使呼吸道继发急性化脓性感染，或使原有呼吸系统疾病加重。

4）哮喘：提示呼吸道已明显阻塞，肺通气功能严重减退，但一般均可用支气管扩张药和肾上腺皮质激素治疗而获得缓解。哮喘患者围术期的呼吸系统并发症可比呼吸系统正常患者高 4 倍。

5）咯血：急性大量咯血可能导致急性呼吸道阻塞和低血容量，甚至出现休克，有时需施行紧急手术，麻醉处理的关键在控制呼吸道，必须施行双腔支气管插管。

6）吸烟：只要每日吸烟 10~20 支，即使年轻人，肺功能也开始出现变化；凡每日吸烟 20 支以上，并有 10 年以上历史者，可认为已经并存慢性支气管炎，平时容易继发细菌感染而经常咳嗽、咳痰，麻醉后则容易出现呼吸系统严重并发症，发生率远比不吸烟者。

7）长期接触化学性挥发气体：为引起慢性支气管炎的主要诱因之一，同时伴有全身毒性反应。

8）高龄：老年人易并发慢性肺疾病，尤以阻塞性肺疾病和肺实质性疾病为多见，并由此继发肺动脉高压和肺心病，这是高龄老人麻醉危险的主要原因之一，麻醉前必须对这类合并疾病加以明确诊断，并做好细致的术前准备工作。

9）气管移位或受压：要寻找原因，估计是否会妨碍使用麻醉面罩，是否存在气管插管困难。

10）过度肥胖：体重超过标准体重 30% 以上者，易并存慢性肺功能减退，术后呼吸系统并发症可增高两倍。

（2）肺功能测定：肺功能测定有助于诊断肺疾病类型，确定病变的范围和严重程度，判断治疗效果，监测疾病进展情况。最常用的肺功能测定为测量肺活量（VC），即深吸气后用力排出的呼气量，相当于深呼气量加吸气储备量。留在肺内的余气量称为残气量（RV）。如果肺活量 < 正常 80%（VC<80%），提示有限制性肺部疾病，如肺炎、肺萎陷或肺纤维化等。当临床怀疑有阻塞性肺疾病时应加测时间肺活量，即最大吸气后用力在 1、2、

3秒测定呼出气量,其中以第1秒用力呼出气量(FEV$_1$)更有临床参考意义。肺的动力功能主要测量最大自主通气率(MVV),即将患者尽快在12秒内呼吸的容量乘以5,表示每分钟最大通气量,显示呼吸道阻力的变化。在临床检测中,如此高的通气率患者很难进行1分钟以上,重症患者甚至不能进行MVV测定,通常可用最大通气量百分比做参考(即FEV$_1$/FVC×35≈MVV),也有很好的相关性。MVV除受气道梗阻影响外,肺和胸壁的弹性、呼吸肌的力量及患者合作程度有一定的影响。健康成年人MVV平均值为150~175L/min,最低限为80L/min或>80%。肺功能测定也可区别限制性或阻塞性肺功能障碍。阻塞性肺功能障碍时第1秒时用力呼气容积(FEV$_1$)、FEV$_1$/肺活量(FVC)和最大呼气中期流速(MMFR)下降,而肺总容量(TLC)增加。限制性肺功能障碍患者FVC和FEV$_1$降低,FEV$_1$/FVC接近正常,肺总容量降低。

一般认为大手术患者术前FVC小于预计值的50%,FEV$_1$<2L或FEV$_1$/FVC<50%,最大分钟通气量(MMV)<50L/min或预计值的50%,残气量(RV)/TLC>50%为高危者。估计手术后并发肺功能不全的高危性指标见表3-1。

表3-1 估计手术后并发肺功能不全的高危性指标

肺功能测验项目	正常值	高危值
肺活量(VC)(L)	2.44~3.47	<1.0
第1秒用力呼气容积(FEV$_1$)(L)	2.83	<0.5
最大呼气流率(MEFR)(L/min)	336~288	<100
最大通气量(MVV)(L/min)	82.5~104	<50
动脉血氧分压(PaCO$_2$)(kPa)	10~13.3	<7.3
动脉血CO$_2$分压(PaCO$_2$)(kPa)	4.7~6.0	<6.0

肺功能结合血气分析和循环功能等指标共同评价高危患者的肺功能状态(表3-2),术后可能需长时间呼吸支持或难以脱离呼吸机。

表3-2 高危患者的肺功能状态

功能	项目	高危水平
通气	呼吸频率	>25次/分
	FEV$_1$	<2.0L
	MMY	<55%
	V$_Q$/V$_T$	0.4~0.6
气体交换	PaO$_2$	<60mmHg
	PaCO$_2$	>45mmHg
	(A−a)DO$_2$	>200mmHg
	分流	>10%
循环功能	ECG	心肌缺血征
	Hb	>170g/L
心肺储备	登楼试验	一次<3层
	负荷后血气	CO$_2$潴留或PO$_2$下降

进行肺部手术的患者须仔细评估肺手术后患者肺功能的代偿能力(表3-3)

(3)分侧肺功能检查:上述肺功能测定为患者总肺功能,所测得的数据不能反映单测肺的功能状况。对一些年轻的或呼吸功能较好的患者,术前测定总的肺功能就可以了,但对年龄偏大、平时肺功能较差或拟做较大手术或计划做一侧全肺切除的患者,单侧肺功能测定显得非常必要。有设备条件的医院,术前应考虑进行此项检查。目前,国内外在单侧肺功能测定应用最多的方法是:①^{133}Xe(氙)或^{81m}Kr(氪)放射性气体或^{99m}Tc(锝)标记的二乙烯三胺五醋酸(^{99m}Tc-DTPA)放射性气溶胶吸入肺通气显像检查;②^{99m}Tc标记的大颗粒聚合白蛋白(^{99m}Tc-MAA)放射性肺灌注显像检查。无论是总肺功能检测还是单侧肺功能检测,其检测值的临床意义是肯定的。它作为胸部手术

表 3-3 各种肺切除术的肺功能检测最低标准

检测指标	正常	一侧全肺切除	肺叶切除	活检或肺段切除
MVV（L/min）	>100	>70	40~70	>40
MVV 预计值 / 实测值（%）	100	>55	>40	>35
FEV_1（L）	>2	>2	>1	>0.6
F FEY_1 预计值 / 实测值（%）	>100	>55	40~50	>40
$FEV_{25\%~75\%}$（L）	2	>1.6	0.6~1.6	>0.6

患者术前了解肺功能状态的筛选性检查是简单的、必要的、实用的。总肺功能检测是对患者两侧肺功能了解；分侧肺功能检测是对患者健肺或病肺功能的了解，特别是对健侧肺功能的了解尤为重要。因为患者能否耐受肺切除并不取决于术前的总肺功能，而是取决于健肺（即被保留的肺）的功能状况。有作者研究证明，保留肺的 FEV_1>800ml 时，患者可耐受包括另侧全肺切除在内的各类开胸肺切除手术，当然就更能够耐受单肺通气下的胸腔镜手术。

（4）动脉血气分析：对拟行胸部手术的患者，术前动脉血气分析，同样很有价值。其临床意义是：①患者有无气体交换障碍，特别是呼吸功能检测提示通气功能减退较轻时，如有呼吸功能障碍，严重程度如何；②可提示采用单肺通气是否会出现缺氧的危险；③对术后缺氧处理提供了有用的指标，以便心中有数。此外，有些患者在静止状态下，动脉血气张力正常或接近正常，当有轻度运动时即出现血氧饱和度下降。因此，术前动脉血气分析最好做静息状态和活动状态下两项检查，这样才更有临床参考意义。

4. 术前心血管功能的评估 胸部手术无论常规手术还是微创手术，对呼吸、心血管生理功能方面均有较大影响。加之此类患者本身患有肺部或纵隔疾病，年龄偏大的多，心血管等内科慢性病伴发的也多，心血管功能能否耐受胸部手术及气管插管全身麻醉，术前应做适当评估及妥善准备。

胸部手术激发心脏危险主要发生在近期有过心肌梗死或充血性心力衰竭者。心绞痛、高血压及糖尿病能否激发心脏危险尚有争议。一般既往有心肌梗死者，围术期再发心肌梗死的占 5%~8%，而再发心肌梗死后的病死率为 40%~70%。以往有报道指出，术前 3~6 个月发生过心肌梗死者再发心肌梗死的发生率约为15%，而术前6个月以上发生过心肌梗死者，再发心肌梗死则降至 5%，所以多数医生主张择期手术应推迟至 6 个月以后。但近年来由于对有心肌梗死史的患者进行充分的术前准备，麻醉中妥善监测，及时处理血流动力学变化，维持稳定的心率、血压及血氧饱和度，一些术前 3 个月发生过心肌梗死者，心肌梗死再发率已降为 5.7%，而术前 4~6 个月发生过心肌梗死者，心肌梗死再发率则仅为 2.3%。有研究证明，患有冠状动脉疾病并左心衰竭的患者，当心脏放射性核素影像测定，射血分数 <40%，1 年累积病死率达 30.%。心绞痛、高血压及糖尿病，虽然不显著增加胸部围术期心脏危险，但还是较常人易发生心肌梗死。仔细做好术前心脏功能评估，积极有效的治疗上述相关伴随病，可大大提高手术安全性，减少致命性并发症的发生。

（1）临床评估：心血管疾病的病史，对心功能的评估非常重要。临床上有两类患者，一类是没有明确心血管病史或有明确病史，但由于患者粗心不能提供可参考的病史资料，这一类患者就有赖于医生仔细体检和全面的实验检查。另一类患者就是有明确病史，应详细了解患者有无高血压、冠心病、心绞痛、心律失常、心肌梗死及糖尿病病史。还应了解血压增高的水平，用药及疗效情况，心绞痛发作频度、用药及疗效，心律失常发病频度及治疗情况等。通过病史调查，就能在尚未得到客观检查数据指标之前，对患者能否耐受胸部手术及麻醉有个基本估价。如果患者日常生活活动不受限，也无劳累性心悸、呼吸困难或心前区痛等，其心脏储备功能完全可以耐受胸部手术及麻醉。对呼吸困难症状应鉴别是心源性的还是肺源性的。心脏功能的临床估计方法有以下几种：

1）体力活动试验：根据患者在日常活动后的表现，估计心脏功能。

2）屏气试验：患者安静 5~10 分钟后，嘱深吸气后屏气，计算其最长的屏气时间。超过 30 秒者表示心脏功能正常；20 秒以下者表示心脏代偿功能低下，对麻醉耐受力差。

3）起立试验：患者卧床 10 分钟后，测量血压、脉搏，然后嘱患者骤然从床上起立，立即测血压、脉搏，分钟后再测一次。血压改变在 20mmHg 以上，脉率增快超过 20 次 / 分者，表示心脏功能低下，对麻醉耐受力差。本法不适用于心功能Ⅳ级的患者。

（2）体格检查：不仅有助于心血管疾病的诊断，也有助于心功能及手术风险的评估。如心尖冲动（心尖搏动）点左移，说明心脏增大。颈静脉怒张，两肺湿啰音，肝脏大或下肢水肿，提示心力衰竭或心功能不全。各瓣膜区杂音，说明心脏有瓣膜病变。有发绀的患者，可能为心流出道受阻、大血管畸形及心脏房室间存在右向左分流等先天性疾病。

（3）实验室检查：一般除先天性心脏病患者，化验检查多在正常范围。尽管如此，对拟行胸部手术的患者，仍必须重视评价心功能的以下检查。血细胞比容 >65% 易发生栓塞或脑卒中危险，术前、术中应给予血液稀释。胆固醇 >2.63g/L，血黏稠度高，也易发生栓塞。血糖过高，也可出现代谢性酸中毒、血钾升高而影响心脏。心脏酶类测定偏高，预示近期有较重的心肌缺血，如心前区疼痛 8 小时后，天

冬氨酸转氨酶（AST）、肌酸激酶（CK）及乳酸脱氢酶（LD）均开始升高。血钾 <3.0mmol/L，则易增加心肌的应激性，手术麻醉和术中创伤极易并发心律失常。肾功能及凝血功能应同样予以高度重视。

（4）常规心电图（ECG）：心脏病患者术前常规 ECG 检查可正常，如冠心病患者休息时常规 ECG 至少有 15% 在正常范围。但多数患者存在不同程度的异常，如节律改变、传导异常和心肌缺血等，不仅可作为术前准备与治疗的依据，而且有助于术中和术后处理，以及由于代谢、电解质紊乱和其他系统病变的鉴别诊断。

（5）ECG 运动试验：ECG 运动试验可用作判断冠状动脉病变，部分冠心病患者常规 ECG 虽可以正常，但通过 ECG 运动试验就会显示异常。在 ECG 平板运动试验，若患者不能达到最大预计心率的 85%，即出现明显 ST 段压低，围术期心脏并发症发生率高达 24.3%。而患者运动试验可达预计心率，且无 ST 段改变者，心脏并发症发生概率仅 6.6%。若患者存在左心室肥厚、二尖瓣脱垂、预激综合征以及服用洋地黄类药等常会出现假阳性。若患者无法达到预计心率，运动耐受差，血压下降，以及服用受体阻滞剂会引起判断困难和假阴性。

（6）动态 ECG、连续 ECG 监测：24 动态 ECG 检查不仅用于术前以判断是否存在潜在的心肌缺血和心律失常，而且可应用于术中和术后连续监测。一般认为此项检查心肌缺血敏感性可达 92%，特异性达 88%。

（7）超声心动图：合并肺源性心脏病和肺动脉高压的患者心电图可发生改变，如心电轴右偏、肺性 P 波、右心室肥厚及右束支传导阻滞，应行超声心动图进一步了解心脏功能。了解室壁运动情况、心肌收缩和室壁厚度、有无室壁瘤和收缩时共济失调、瓣膜功能、跨瓣压差大小，以及左心室射血分数等。左心室射血分数小于常提示心功能差，围术期心肌梗死发生率增高，充血性心力衰竭机会也增多。围术

期采用经食管超声多普勒,可动态连续监测上述指标,及早发现心肌缺血、心功能不全,且可评估外科手术效果。

(8)冠状动脉造影:普通胸外科患者,术前一般不做冠状动脉造影检查。只有怀疑或过去有冠状动脉病变,才做心导管及冠状动脉造影以明确诊断,冠状动脉造影是判断冠状动脉病变的金标准,可观察到冠状动脉精确的解剖结构,冠状动脉粥样硬化的部位与程度。同样可进行左心室造影,了解左心室收缩功能、射血分数和左心室舒张末压。通过冠状动脉造影可判断患者是否需作冠状动脉旁路移植手术。

5. 术前肝肾功能及神经功能评估　麻醉药的抑制、手术创伤和失血、低血压、输血反应和脱水等因素都可导致肾血流减少,并产生某些肾毒性物质,由此可引起暂时性肾功能减退。如果原先已存在肾病,则损害将更显著,甚至出现少尿、无尿和尿毒症。因此,术前必须通过各项检查判断肾功能,衡量患者对麻醉和手术的耐受力,采取各种透析治疗。

绝大多数麻醉药(包括全麻药和局麻药)对肝功能都有暂时性影响;手术创伤和失血、低血压和低氧血症,或长时间使用缩血管药等,均足以导致肝血流减少和供氧不足,严重时可引起肝细胞功能损害。这些因素对原先已有肝病的患者,其影响显然更为显著。有关肝功能损害程度,可采用 Pugh 推荐的肝功能不全评估分级加以评定。

术前合并神经系统疾患的手术患者并不少见,对围术期处理存在一定的复杂性,麻醉并发症较多,对其处理的重点在于积极预防。

二、术前准备

1. 患者准备　对患者来说,无论手术大小,由于对外科治疗重要性、必要性缺乏了解,担心手术风险和对疼痛的恐惧,术前的精神一直处于高度紧张状态。因此,术前医护人员,尤其是医生应热情、耐心、细致地向患者介绍

手术的必要性和重要性,术后可能出现的不适应感、并发症等。并介绍微创胸部手术的安全性、创伤小、疼痛轻、恢复快、并发症少等优点,解除患者的思想顾虑,增强对手术治疗的信心,以便更好地配合术后治疗护理。

2. 常规准备

(1)医疗文件及家属工作术前必须按照医疗法规完善各项医疗文书;检查各项化验检查是否齐备等。向家属详细介绍病情、手术方案、手术风险及术后可能发生的并发症是取得家属信任、理解及配合的前提和基础,也是患者家属选择治疗方式,下决心接受手术治疗的参考依据。只有家属的理解和信任,才能保障手术顺利进行和术后顺利恢复。

(2)血液制品:由于先进的电刀的广泛应用,胸部手术已很少需要输血,微创胸部外科手术更是如此。但任何一类胸内手术都可能发生意想不到的损伤性出血,还须考虑到术中遇到困难扩大手术的可能性,因此一定量的血液配备是必要的。

(3)水、电解质补充:对进食困难或饮食少的患者,因长期饥饿、负氮平衡,水分摄入不足,脱水及血液中酸性物质增加,电解质多数偏低,术前应及早补充。否则对麻醉耐受性差,易出现低血压,术中容易发生心血管意外,甚至不能施行手术。

(4)皮肤准备:胸部手术仍须认真做好皮肤准备工作。如胸部体毛剃除、毛囊炎的处理,嘱咐或帮助患者洗澡,尤其是来自偏远农村更应督促术前洗澡。

(5)肠道准备:不涉及肠道的胸部手术,术前准备比较简单。如需要做结肠手术,应做好肠道清洁准备工作,以减少术中不必要的污染。

3. 术前呼吸系统准备　术前评估肺功能的目的,除了帮助外科医生掌握手术适应证,选择手术方式,还降低围术期并发症和病死率。胸部手术最常见的并发症是肺部并发症。有文献报道,一部分肺功能不全较轻的患者,

经术前治疗准备后肺功能可恢复到接近正常水平,一些肺功能不全较重的患者治疗准备后也可获得明显改善。术后并发症特别是肺部并发症的发生率,未经术前呼吸道准备的患者比经充分准备的患者高两倍以上。说明胸外科患者,特别是长期吸烟,有慢性肺部疾病的患者,术前 2~3 天进行有关治疗,对肺部情况较差的则在术前一周开始。

(1) 呼吸功能锻炼:术前说服和指导拟开胸手术的患者主动进行呼吸功能锻炼,改善肺活量和全身情况,增强咳嗽、排痰能力极为重要。多数患者因年龄、身体虚弱或肥胖、心肺功能差、对疾病忧虑及恐惧手术等因素,很少或不愿意活动或主动做呼吸功能锻炼。也有一些患者不会或不知道如何有效地咳嗽、咳痰。呼吸功能锻炼的内容包括:①体能锻炼,每天早晨、中午及晚饭后做 30 分钟左右的散步及扩胸运动;②做深呼吸、吹气球或吹气瓶训练,以增强呼吸肌力和耐力;③咳嗽训练,嘱患者做深吸气以增加肺内压后的"暴发式"咳嗽动作。

(2) 戒烟:吸烟会增加气道分泌物及敏感性,破坏气道黏膜纤毛及其运动功能。有研究证实,吸烟者停止吸烟 4~6 周气道分泌物明显减少,敏感性下降,并逐渐趋于稳定,6~8 周黏膜纤毛运动功能改善效应最佳。同时,临床经验表明吸烟者术后肺部并发症发生率为非吸烟者的 6 倍。患者的戒烟,除一般性宣传外,必须对住院患者采取强制性措施,最好在门诊接诊患者时就应当让患者戒烟。从医疗现状,肿瘤的治疗原则看,患者入院后经 6~7 天准备就安排手术治疗,虽然难以按要求时间进行戒烟和准备工作,但仍可降低血中碳氧血红蛋白含量,有利于组织对氧的利用。

(3) 控制痰液:痰液过多或排除不畅可阻塞气道,增加气道的感染及刺激。控制痰液通常采用化痰、排痰、止痰的方法。化痰可用超声雾化吸入,口服或静脉给予药物,如 3% 含胺棕色合剂、溴己新(必嗽平)、强力烯化黏素

及氨溴索(沐舒坦)等。这些药物主要通过稀释痰液,分解痰中液蛋白,改善和增强呼吸道黏膜纤毛运动达到化痰的目的。排痰靠患者主动咳嗽,体位引流。对肺部慢性化脓症者,体位排痰尤为重要。止痰有赖于全身使用敏感有效的抗生素,有条件的医院应常规做痰菌培养加药敏试验,指导手术前后抗生素的选择。此外,对痰黄、量多的患者,术前还可采取表面麻醉下经纤维支气管镜反复行抗生素加生理盐水腔内冲洗治疗。

(4) 支气管痉挛的处理:对有哮喘征象或正处于哮喘发作期的患者应控制其发作。对有呼吸道反应性增高的患者,如有哮喘史、慢性支气管炎或呼吸道仍有某种程度感染的患者,应警惕在围术期各种对呼吸道的刺激均可诱发严重的支气管痉挛。常用的解痉或支气管扩张药有:①解除支气管痉挛首选(β_2 受体激动剂,如沙丁胺醇,可采用静脉、口服或局部给药。②糖皮质激素:糖皮质激素可以减轻呼吸道黏膜水肿,抑制或减少支气管收缩介质的释放,亦被认为是围术期支气管痉挛治疗的一线药物,尤其是呼吸道炎症明显者,可用于严重的 COPD 或哮喘患者。术前 24~48 小时可给予糖皮质激素,如每日 1 次口服泼尼松 40~60mg;不能口服者可每日静脉应用 1 次氢化可的松 100mg,用至术后 1~2 天。激素的雾化吸入可减少激素全身治疗的不良反应。但是围术期支气管痉挛应选用静脉给药为主,尤其是急性发作者。短期全身应用糖皮质激素与术后感染或伤口愈合差无关。许多症状严重的哮喘患者主要靠吸入或口服激素来治疗,此类患者围术期激素不可停药。③抗胆碱能药物也是首选药物,如异丙托溴铵吸入剂。有过敏体质的年轻人可用色甘酸钠预防哮喘的发作,如果可能此药术前也不停,但是对急性发作无效。④治疗支气管痉挛的二线药物是茶碱类,如氨茶碱。如果此类患者已用过茶碱类药物,且无副作用,则应该于围术期继续应用并监测血药浓度。术前口服的拟交感神经药物应

停止使用,但必须应用吸入剂替代治疗。应用 β_2 受体激动剂、抗胆碱能药物和茶碱类药物,特别是联合用药时,应密切观察这些药物对心血管系统的影响。术后肺部并发症的发生,肺功能的减退,与支气管痉挛密切相关。老年并有慢性肺部疾病的患者大多数都有不同程度的支气管痉挛存在,支气管痉挛发生的部位多为终末细小支气管,影响患者的通气和交换功能。目前,仍采用茶碱类及 β_2 拟交感性气雾剂。当痉挛主要由感染所致,应同时给予全身抗生素,临床症状较重且顽固的病例也可短时间给予皮质激素治疗。如患者应用 β_2 拟交感性气雾剂合并有心动过速,可用四价抗胆碱能药异丙托溴铵(ipratropium bromide)进行拮抗。

(5)抗生素应用:胸部手术无论哪种类型,术前或术后均须给予抗生素。其目的是预防感染或做呼吸道准备。如患者术前已有肺部感染,须治疗性应用抗生素。预防性应用时间一般在术前 1~2 天开始,治疗性应用的时间视病情而定。药物的选择,一般首选青霉素族类,因呼吸道以革兰阳性菌多见,抗菌效果好,不良反应小。如患者有反复、长期使用抗生素史,考虑到会有耐药性或耐药菌存在,一般首选头孢类抗生素。选择哪一代头孢类抗生素应根据患者具体情况决定。药物的用量取决于术前是否有呼吸系感染及术中污染情况。

4. 术前心血管系统的准备 对普通胸外科患者,尤其是有严重心血管疾病患者,特别是拟做肺切除手术者,通常慎选外科治疗。因此,临床工作中需要做一些术前准备的心血管疾病是心律失常、传导阻滞、慢性心肌缺血及原发性高血压。与心血管病密切相关的糖尿病也应做好术前控制准备。

(1)心律失常:最常见的为房、室性期前收缩。房性期前收缩分偶发及频发,临床上患者无症状,活动正常,心电图无缺血性改变,一般术前不需药物治疗。但术中应做好心电监护,充分供氧,避免低血压。室性期前收缩无论偶发和频发,无论心电图有无缺血性改变,均

应予以重视。多数患者潜在心肌供血不足,必要时做 24 小时动态心电图,如 24 小时室性期前收缩少于 700 次,一般可耐受全麻手术。术前应给予 1 周左右扩冠、改善微循环及控制心律失常的药物,以增强心脏对手术创伤的耐受性。房颤也有偶发和频发之分,老年患者,房颤多为心脏慢性缺血所致。部分患者患房颤几年或数十年,已适应此种状态,临床上没有任何自觉症状,仍正常生活和工作。新近发生的房颤通常经改善心肌供血及胺碘酮类药物治疗可得以纠正,无论哪一种房颤均有必要在术前做超声心动图检查,以除外心房附壁血栓。

(2)房室传导阻滞:术前依据心电图检查很容易诊断房室传导阻滞,也可大致判断其范围和程度。传导阻滞绝大多数为心脏传导束器质性病变,老年患者多因心肌长时期慢性缺血导致传导束退行性变。因此老年人无论左前束支阻滞、右束支完全阻滞,还是右束支并左前束支阻滞,均有重要临床意义。除药物治疗外,对三度房室传导阻滞者还应请心脏病专科医生术前会诊,安放起搏器以防术中和术后心脏意外。部分青年人不完全性或完全性右束支传导阻滞为生理性的,无临床意义。

(3)慢性心肌缺血:指术前心电图提示 ST 段下降、T 波低平或倒置,无明确频发的心绞痛病史者。可能与患者长期高血脂、冠状动脉硬化、高血压有关。术前给予降血脂、扩冠治疗,术中心电监护,充分供氧,防止低血压,术后可用硝酸甘油缓释贴膜或硝酸甘油缓慢静滴改善心肌血供。年轻患者也可不做术前治疗。

(4)原发性高血压(高血压病):原发性高血压病患者,常常服用多种作用机制不同的抗高血压药以维持正常血压。常用的有钙离子通道阻滞药,如硝苯地平,地尔硫䓬及维拉帕米,均具有扩张冠状动脉改善心肌供氧,缓解心绞痛,控制心动过速,降低血压及减少心肌需氧量。肾上腺素受体阻滞药,如普萘洛尔、阿替洛尔及美托洛尔,高血压合并冠心病者,

可采用 α、β 受体阻滞药拉贝洛尔。此外，α_2 受体激动药可乐定，通过激活中枢肾上腺能 α_2 受体而抑制脊髓前侧角交感神经释放儿茶酚胺，达到降低血压、心率、心排出量及体循环血管阻力。总之，应根据患者高血压的类型、血压升高水平、既往治疗状况及对药物的反应选择药物和调整剂量。以往有作者提出术前2~3 天停用降压药及扩张血管药，可减少术中和术后出血、渗血及术中低血压，但是近年来，随着麻醉技术的发展，高频及氩气电刀的应用，术中低血压的控制，渗血的止血已不成问题。因此，术前不必停用这类药物。

（5）糖尿病：长期患糖尿病者如不严格控制饮食，单靠药物难以控制，心血管、肾及眼部并发症出现的早而且重，手术创伤会加重糖代谢紊乱，血液中酸性物质增多，水电解质平衡失调，增加心血管系统并发症的发生率。最常见的是免疫力低下，易合并感染，伤口愈合能力差。糖尿病比较常见的是非胰岛素依赖型，术前控制并不困难，也不必完全将血糖控制在正常水平。饮食控制在糖尿病治疗中至关重要，每日糖类（碳水化合物）主食控制在 250g 以内，辅以一定量的降糖药，完全可以将血糖控制在理想水平。术前空腹血糖 8mmol/L 以下，餐后 2 小时血糖 8~10mmol/L 即可安排手术。术中、术后补充含糖液体时，注意按 1：4 或 1：6 给予胰岛素治疗，恢复饮食后加用口服降糖药，停用静脉含糖液体补充。

5. 开放式肺部结节切除手术切口的选择　选择一个合适的手术切口对肺癌手术的成功起到十分关键的作用。理想的切口应该是：①为整个手术范围提供良好的暴露；②应是进入术野最近的通道，并方便术中延长切口；③对术后机体功能影响最小，避免损伤重要血管、神经；④切口愈后尽量美观。

常规肺手术切口多为后外侧切口、前外侧切口、腋下切口、局限性切口等，分述如下：

（1）后外侧切口（图 3-47）

【体位】　患者取侧卧位，双下肢用软枕分

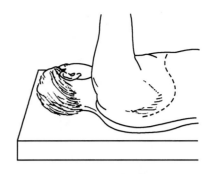

图 3-47　后外侧切口

开，健侧下肢的膝关节、髋关节屈曲，术侧的下肢伸直放在软枕上。用沙袋支撑背部和腹部保持体位，用宽带经髋部把患者固定在手术台上。健侧上肢可以放在与手术台成直角的臂架上，也可以肘部弯曲后放在头的旁边，患侧上肢可以转向前，用足够的软垫衬垫后悬吊在手术台上方，这样可以使肩胛骨转向前方。

【切口】　摸清肩胛下角、肩胛冈、肩胛骨脊柱缘。沿肩胛下角按照术侧上肢肋骨方向作一曲线切口：无论是从第 4、5、6 肋进胸，切口的后半部分位置十分相近：切口前部沿肋骨走行。标准切口是从腋前线至第 4 胸椎棘突水平处肩胛骨脊柱缘与棘突之间。上叶切除术选用第 4 肋间进胸，下叶选第 5 肋间进胸。切开皮肤，皮下及浅筋膜，切断背阔肌及其筋膜，如需扩大暴露也可切断斜方肌和大小菱形肌：将前锯肌向前上方牵开，无需切断，如需扩大暴露，也可在前锯肌附着点切断。术者可将手从肩胛骨下方伸上去计数肋骨。多数情况下触摸到的最高肋为第 2 肋。根据其水平边缘可以确定之。进入胸腔可经肋间或肋骨床。从肋间进胸一般是电刀紧贴下一肋上缘切断肋间肌，这样可以避开神经和血管。如果要从肋床进胸，可先用骨膜剥离器将肋骨骨膜上下缘剥开，注意肋骨上缘推开骨膜沿由后向前方向，下缘相反。然后用肋骨剪剪开，断端可以用平头咬骨剪进一步剪短。

（2）腋下切口（图 3-48）

【体位】　术侧上肢从肩部外展 90°，肘部

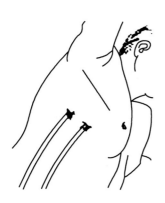

图 3-48　腋下切口

弯曲,固定在支架上。注意,固定上肢时要使肩胛骨和肩关节保留一定的活动度,以满足手术暴露的需要,同时避免牵拉可能造成的损伤。

【切口】　皮肤切口,可以选用水平方向,切口一般在第 4 肋水平,另外也有医生选择纵向切口。根据需要决定切口宽度,切开皮肤,皮下及浅筋膜,解剖出前方的胸大肌和后方的背阔肌。注意保护肋间臂神经和胸长神经。牵开背阔肌,电刀从肋骨附着点上切开前锯肌,暴露出需要进胸的肋间隙,由肋间进胸。可使用两个牵开器,一个上下牵开肋骨,一个前后牵开背阔肌、胸大肌和前锯肌。

(3) 前外侧切口(图 3-49)

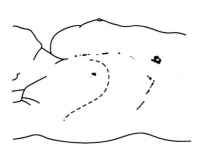

图 3-49　前外侧切口

【体位】　患者仰卧,术侧臀部和背部用沙袋垫高 30°~45°,然后用宽带经髋部把患者固定在手术台上以保持体位不变。术侧上肢要在肘部固定,肩部内转,把手放到背后。这种体位可以避免切断背阔肌和前锯肌的

纤维。

【切口】　取乳腺一下弧形切口,切开皮肤,皮下及浅筋膜,暴露胸大肌和前锯肌筋膜。切断肋间切口上方胸大肌及其筋膜,切口外侧切断胸小肌,沿前锯肌纤维方向切开部分前锯肌。女性患者需要把乳腺下部自胸大小肌筋膜上游离下来,以露开胸肋间,如需更充分暴露,可结扎位于肋软骨后方距胸骨缘 1cm 处的内乳动静脉,切断切口前缘的胸肋关节或更向前越过中线横断胸骨,会暴露得更好。

(4) 局限性切口(不切断肌肉的开胸切口):随着麻醉技术的进步,尤其是单肺通气的运用,许多胸外科手术并不需要标准的后外侧切口。术中可不切断背阔肌和前锯肌,电刀游离背阔肌前缘,切断背阔肌附着处皮下组织,使背阔肌足以向后牵引切开前锯肌筋膜游离前锯肌后下缘,向前牵开,即可暴露出肋间,可选择第 4 或者第 5 肋间切开进胸。

三、开放式肺部结节切除手术术式的选择

1. 肺叶切除术　最早于 1940 年由 Blades 和 Kent 报道用于治疗支气管扩张症,是目前最常见的肺癌外科治疗手段,也是肿瘤局限于一个肺叶内的肺癌的标准手术方式。本术式可完整切除肿瘤、癌旁组织和淋巴引流通路。这一术式的关键是肺叶、叶间裂的解剖以及血管、支气管的处理。

(1) 左肺上叶切除术

【手术步骤】

● 将上肺向后方牵引,于膈神经后用剪刀锐性解剖出上肺静脉,同时清扫肺门及血管周围淋巴结。

● 将上肺向前方牵引,于降主动脉前方剪开纵隔胸膜,向上延伸至主动脉弓,暴露迷走神经,喉返神经和左肺动脉干。

● 分离肺裂后,由斜裂根部剪开叶间脏层胸膜,暴露肺动脉,剪开动脉鞘,沿肺动脉开始

解剖出从舌段动脉向上至前段和尖后段动脉。左肺动脉最高分支为尖后段动脉，其下方为前段动脉。解剖尖后段动脉时，需将上叶向下方牵拉(注意过度牵拉可能造成肺动脉干根部撕裂)。左上叶肺动脉变异较多，多有4-7个分支，可先游离舌段动脉，然后再逆行向上顺序处理各分支。

- 血管解剖完毕后，可逐一结扎切断上肺静脉及肺动脉各分支。
- 分离左上叶支气管清扫周围淋巴结，夹闭左上叶支气管并膨肺以证实。
- 近上叶开口0.5cm处切割缝合左上叶支气管下标本。
- 将下肺向上方牵拉。电刀切断下肺韧带，同时清扫下肺韧带淋巴结。
- 清扫隆突下、主动脉旁、主肺动脉窗及第4组淋巴结。
- 冲洗胸腔，加压膨肺，水试验无漏气，置上下胸管各一根，逐层常规关胸。

(2) 左肺下叶切除术

【手术步骤】

- 将左下肺向上方牵拉，电刀切断下肺韧带，同时清扫下肺韧带淋巴结。
- 剪开纵隔胸膜，解剖出下肺静脉。
- 于斜裂根部剪开叶间裂之脏层胸膜。即可显露出肺动脉下干的分支，剪开血管鞘，沿肺动脉解剖暴露出背段动脉及基底干动脉，同时清扫叶间淋巴结。
- 血管解剖完毕后逐一结扎切断下肺静脉，下肺动脉基底干和背段分支。
- 分离左肺下叶支气管至上叶分叉处，清扫周围淋巴结，夹闭左下叶支气管并胀肺以证实。
- 距下叶开口0.5cm切割缝合左下叶支气管，下标本。
- 清扫隆突下、主动脉旁、主肺动脉窗及第4组淋巴结。
- 冲洗胸腔，水试验无漏气，置胸管。逐层常规关胸。

(3) 右肺上叶切除术

【手术步骤】

- 将上肺向后方牵拉，于膈神经后用剪刀锐性解剖出尖前后分支合成的上肺静脉与下方的中叶静脉.同时清扫肺门及血管周围淋巴结。
- 将上肺向下方牵引，沿肺门解剖至奇静脉下方，可见上腔静脉后方的右肺动脉主干，沿主干向远侧端游离即可显露出右上肺动脉尖前支。
- 于水平裂及斜裂交界处剪开叶裂之脏层胸膜，即可显露出肺动脉下干的分支，剪开血管鞘，沿肺动脉解剖暴露出后段动脉，同时清扫叶间淋巴结。
- 血管解剖完毕后，先行结扎切断上肺静脉以更好的显露肺动脉，然后再结扎切断肺动脉尖前后各分支。
- 分离右上叶支气管清扫周围淋巴结，夹闭支气管并胀肺以证实。
- 近上叶开口0.5cm处切割缝合右上叶支气管下标本。
- 将下肺向上方牵拉，电刀切断下肺韧带，同时清扫下肺韧带淋巴结。
- 剪开上纵隔胸膜。整块清除第2、4组淋巴结。
- 剪开上腔静脉前纵隔胸膜整块清扫血管前淋巴结。气管后解剖出食管，并清扫气管后淋巴结。
- 清扫隆突下淋巴结。
- 冲洗胸腔，水试验无漏气，置胸管上下各一根。逐层常规关胸。

(4) 右肺中叶切除术

【手术步骤】

- 将上肺向后方牵拉，于膈神经后用剪刀锐性解剖出尖、前、后段分支合成的上肺静脉与下方的一支中叶静脉，同时清扫周围淋巴结。
- 于水平裂及斜裂交界处根部剪开叶间裂之脏层胸膜，即可显露出肺动脉下干的分支，剪开血管鞘，沿肺动脉解剖，暴露出中叶动脉,多为两支,内侧段、外侧段,与下叶背段动脉相对,同时清扫叶间淋巴结。紧贴中叶动脉处为中叶支气管,其周围多有淋巴结环绕,术中应注意清扫彻底。

● 血管解剖完毕后,顺序结扎中叶静脉及中叶动脉。

● 分离右中叶支气管,清扫周围淋巴结,夹闭支气管并胀肺以证实。

● 近中叶开口0.5cm处切割缝合右中叶支气管,下标本。

● 将下肺向上方牵拉,电刀切断下肺韧带,同时清扫下肺韧带淋巴结。

● 剪开上纵隔胸膜。整块清除第2、4组淋巴结。

● 剪开上腔静脉前纵隔胸膜整块清扫血管前淋巴结,气管后解剖出食管,并清扫气管后淋巴结。

● 清扫隆突下淋巴结。

● 冲洗胸腔,水试验无漏气,置胸管。逐层常规关胸。

(5) 右肺下叶切除术

【手术步骤】

● 将下肺向上方牵拉,电刀切断下肺韧带,同时清扫下肺韧带淋巴结。

● 剪开纵隔胸膜,锐性解剖出下肺静脉。

● 于水平裂斜裂交界处剪开叶间裂之脏层胸膜,即可显露出肺动脉下干的分支,剪开血管鞘,沿肺动脉解剖暴露出背段动脉及基底干动脉,同时清扫叶间淋巴结。

● 血管解剖完毕后逐一结扎切断下肺静脉,下肺动脉基底干和背段分支。

● 分离右肺下叶支气管至中叶分叉处,清扫周围淋巴结,夹闭支气管并胀肺以证实。

● 中叶开口下0.5cm切割缝合右下叶支气管,下标本。

● 将上肺向后方牵拉,于膈神经后用剪刀锐性解剖出上肺静脉,同时清扫肺门及血管周围淋巴结。

● 剪开上纵隔胸膜。整块清除第2、4组

淋巴结。

● 剪开上腔静脉前纵隔胸膜整块清扫血管前淋巴结,气管后解剖出食管,并清扫气管后淋巴结。

● 清扫隆突下淋巴结。

● 冲洗胸腔,水试验无漏气,置胸管。逐层常规关胸。

2. 解剖性肺段切除术 Jensik等报道的第一个大样本的肺癌肺段切除术临床研究包括123例病例,5年生存率56%,10年生存率27%。Kodama等比较了3组T_1N_0的非小细胞肺癌患者:①46例患者非特殊选择接受肺段切除术;②17例患者由于肺功能受限接受肺段切除术;③77例患者接受肺叶切除+纵隔淋巴结清扫术。肺叶切除组与非选择接受肺段切除组长期生存率无显著性差异(88%vs.93%)。但由于肺功能受限而接受肺段切除术的患者长期生存明显差于其他两组(48%)。Warren and Faber比较了68例$T_{1\sim2}N_0$接受肺段切除术的患者与105例接受肺叶切除术的患者,肺叶切除术组的总生存更好,但对于肿瘤≤3cm的亚组,差异无统计学意义。整体来讲,肺段切除术组的局部复发率为23%,而肺叶切除术组的局部复发率为5%。由Ginsberg and Rubinstein开展的前瞻性研究显示,接受局限性切除术(包括肺段切除术和楔形切除术)的T_1N_0非小细胞肺癌患者的局部复发率为肺叶切除术的3倍,但总生存二者无显著性差异。

此外,日本的Okada等于1992年发起了一项多中心的研究,2006年他们报道了这一针对小于2cm原发性肺癌的"彻底性肺段切除术"的研究。本研究共入组567例(彻底性肺段切除组:305;肺叶切除组:262),患者在术前就已入组。尽管所有的患者都已接受配对且都能耐受肺叶切除,但并非随机分组。这一研究的结果显示,彻底性肺段切除组的5年无进展生存率为85.9%,5年总生存率为89.6%。肺叶切除组的5年无进展生存率为83.4%,5年总生存率为89.1%。

2008年,Sienel等报道了一项针对高危Ⅰ期肺癌患者的非随机研究,其中肺段切除35例,楔形切除25例。结果显示,局部复发率:楔形切除组40%,肺段切除组11%($P<0.007$)。肿瘤相关死亡率:肺楔形切除组52%,肺段切除组20%($P<0.005$)。

一般认为,当患者肺功能受限或外周型肿瘤局限于一个解剖性肺段内时,肺段切除也适用于非小细胞肺癌的外科治疗。但对于小的外周型肿瘤或术前影像学提示低度恶性的肿瘤的效果,肺段切除术或楔形切除术哪个更好,仍需进一步研究。左上肺舌叶切除,尽管包含两个肺段,仍归为肺段切除术,也适用于外周型非小细胞肺癌。

肺段切除术是指分别结扎相应肺段支气管和血管,切除一叶肺的单个或多个支气管肺段的手术。不规则切除部分肺叶的非解剖性手术均应归于楔形切除术。从技术操作难度来讲,肺段切除术要比肺叶切除术更困难些,因为术者需掌握更精确的支气管和血管的三维关系,以及可能发生的血管变异。判断肺段最可靠的标志是支气管,因为支气管的变异最少。通过反复牵拉病灶并同时用手扪及肺门部位,即可感觉到被拉紧的支气管,即为相应的肺段支气管。

(1)左肺舌段切除术

【手术步骤】

● 常规开胸。进胸探查确认可行舌段切除术。

● 将上肺牵向后方,于膈神经后缘解剖出上肺静脉各分支,其最下方一支即为舌段静脉。

● 解剖叶裂。由叶裂根部剪开叶间脏层胸膜,暴露出舌段动脉,一般为两支(肺动脉上叶分支最靠前的分支即为舌段动脉)。

● 血管解剖完毕后,顺序结扎切断舌段静脉和舌段动脉。

● 解剖舌段支气管近开口根部切割缝合切断。

● 术中嘱麻醉师适当鼓气,可见舌段萎陷,余肺膨胀,沿萎陷之舌段边缘,切割缝合切除整个舌段。

● 如需清扫淋巴结参照肺叶切除术。

● 冲洗胸腔,加压膨肺,确认残面无出血,漏气,置胸管,逐层关胸。

(2)右下肺背段切除术

【手术步骤】

● 常规开胸,进胸探查,确认可行右下肺背段切除术。

● 将右下肺向上方牵拉,电刀切断下肺韧带后,剪开锐性解剖出右下肺静脉各分支,其最高分支即为背段静脉。

● 打开叶间裂,由斜裂水平裂交界处剪开叶间脏层胸膜,暴露肺动脉,剪开动脉鞘,解剖出背段动脉,右肺背段动脉多与中叶动脉相对。

● 血管解剖完毕后,顺序结扎切断背段静脉和背段动脉。

● 解剖背段支气管近开口根部切割缝合切断。

● 术中嘱麻醉师适当鼓气,可见背段萎陷,余肺膨胀,沿萎陷之背段边缘,切割缝合切除整个背段。

● 如需清扫淋巴结请参照右肺下叶切除术。

● 冲洗胸腔,膨肺,确认残面无出血,漏气,置胸管。逐层关胸。

(3)左下肺背段切除术

【手术步骤】

● 常规开胸,进胸探查,确认可行左下肺背段切除术。

● 将左下肺向上方牵拉,电刀切断下肺韧带后,剪开锐性解剖出下肺静脉各分支,其最高分支即为背段静脉。

● 打开叶间裂,由叶裂根部剪开叶间脏层胸膜,暴露肺动脉,剪开动脉鞘,解剖出背段动脉,左肺背段动脉位于较舌段动脉稍高平面上。

- 血管解剖完毕后,顺序结扎切断背段静脉和背段动脉。

- 解剖背段支气管近开口根部切割缝合切断

- 术中嘱麻醉师适当鼓气,可见背段萎陷,余肺膨胀,沿萎陷之背段边缘,切割缝合切除整个背段。

- 如需清扫淋巴结请参照左下肺叶切除术。

- 冲洗胸腔,膨肺,确认残面无出血,漏气,置胸管。逐层关胸。

(4) 左上肺尖后段切除术

【手术步骤】

- 常规开胸,进胸探查确认可行尖后段切除术。

- 将上肺牵向后方,于膈神经后解剖出上肺静脉各分支,其最上方表浅一支即为尖后段静脉。

- 将上肺向下方牵拉,剪开纵隔胸膜,显露左肺动脉干,解剖出最高位分支即为尖后段动脉。

- 血管解剖完毕后,结扎切断尖后段静脉和动脉。

- 尖后段支气管在动脉下方,静脉后方,血管结扎切断后,易于显露,明确无前段支气管后(有时前段支气管由尖后段共同分出)近开口根部切割缝合切断。

- 术中嘱麻醉师适当膨肺,可见尖后段萎陷,余肺膨胀,沿萎陷之尖后段边缘,切割缝合切除整个尖后段。

- 如需清扫淋巴结请参照左上肺叶切除术。

- 冲洗胸腔,加压膨肺,确认残面无出血,漏气,置胸管,逐层关胸。

3. 肺楔形切除术 Errett 等报道的非随机研究数据显示,97 例因肺功能严重受损而施行楔形切除术的患者与 100 例肺叶切除术的患者相比,尽管预期风险更高,但楔形切除组的手术死亡率只有 3%,而肺叶切除术组的

手术死亡率为 2%。长期生存二者无统计学差异。Landreneau 等回顾性分析 T_1N_0 非小细胞肺癌,其中 42 例接受开胸楔形切除术,60 例接受胸腔镜楔形切除术,117 接受标准肺叶切除术。尽管两组楔形切除术的病例肺功能更差,年龄更高,但未出现手术死亡,而肺叶切除术组的手术死亡率则为 3%。但肺癌研究组(LCSG)的经验是,开放或胸腔镜楔形切除组的局部复发率(分别为 24% 和 16%)高于肺叶切除术(9%)。5 年生存率方面,开放楔形切除术组(58%)低于肺叶切除术组(70%),胸腔镜楔形切除术组(65%)与肺叶切除术组无显著性差异。Miller 和 Hatcher 开展的针对肺功能较差患者的小规模研究显示,接受这一术式的 5 年生存率可达 35%。一般认为,楔形切除应满足以下条件:肿物直径 <3cm、肿物位于肺外侧 1/3 部分、能实现足够的局部切除、无支气管内侵犯、冰冻证实切缘阴性、纵隔和肺门淋巴结应采样。当满足上述原则时,对于不能耐受解剖性切除的患者而言,楔形切除术是可接受的选择。

【手术步骤】

- 选用切口以靠近肿瘤并利于术野暴露为原则。

- 探查胸腔并触诊确定病变部位。确定病变能够楔形切除。

- 距病灶 5mm 处用切割缝合器作 V 形或 U 形切除。

- 冲洗胸腔,嘱麻醉师加压膨肺,检查创面有无出血和漏气,置胸管,常规关胸缝合切口。

4. 准确切除术(precision dissection)或肿物切除术(lumpectomy) 1986 年 Perelman 和 Cooper 等介绍了肺癌外科治疗的一种肿瘤切除术。这一术式主要用于肿瘤位置较深,不适于做楔形切除或肺段切除,肺功能也不允许做肺叶切除时。其技术要点是在肺膨胀状态下,用电灼或激光的方法,把肿瘤连同部分周围正常组织一起切除,位置极深的要解剖和结扎的相应动脉和支气管。缺损的肺泡空间利用电

灼或激光封闭,粗糙的肺表面可缝闭或暴露之不做处理。目前尚没有有关这一术式生存结果的报道,但从理论上推测,可把其归入姑息性手术一类看待。

【手术步骤】

● 常规开胸,探查胸腔,触诊病变部位,如更靠近中心或位置较深,则不适宜行楔形切除术,可选用准确切除术。

● 术中嘱麻醉师适当保持肺充气,助手用手指将病灶顶起,使更接近胸膜面。

● 用血管钳提起病灶表面肺组织以电刀在肺的胸膜面上精确地划出切除轮廓,沿此轮廓用电刀环形逐层切割分离,注意病灶周边要留有足够的正常肺组织缘。术野中的支气管和大的血管分支应缝扎切断。彻底环形切除病灶。

● 肺残面如无漏气或出血,可不作对缘缝合残腔,使其完全开放引流。缝合时注意创面基底也应缝合,不留残腔。

● 冲洗胸腔,嘱麻醉师加压膨肺,检查创面有无出血和漏气,置胸管,常规关胸缝合切口。

5. 全肺切除术　对于极少数肺部结节位于中央或靠近动脉主干的患者,也可考虑行全肺切除。

(龙浩)

参考文献

1. Miller JI, Hatcher CJ. Limited resection of bronchogenic carcinoma in the patient with marked impairment of pulmonary function. Ann Thorac Surg, 1987, 44(4): 340-343.

2. Tomaszek S C, Wigle D A. Surgical management of lung cancer. Semin Respir Crit Care Med, 2011, 32(1): 69-77.

3. Faber L P. Individual ligation technique for lower lobe lobectomy. Ann Thorac Surg, 1990, 49(6): 1016-1018.

4. Thomas C P. Conservative resection of the bronchial tree. J R Coll Surg Edinb, 1956, 1(3): 169-186.

5. D'Abreu AL, Machale SJ. Bronchial "adenoma" treated by local resection and reconstruction of the left main bronchus. Br J Surg, 1952, 39(156): 355-357.

6. Pr A. Course of thoracic surgery in Groningen. Cited by Jones PV [Z]. 195930-38.

7. Jensik RJ, Faber LP, Milloy FJ, et al. Segmental resection for lung cancer. A fifteen-year experience. J Thorac Cardiovasc Surg, 1973, 66(4): 563-572.

8. Suzuki M, Iwata T, Ando S, et al. Predictors of long-term survival with pulmonary metastasectomy for osteosarcomas and soft tissue sarcomas. J Cardiovasc Surg (Torino), 2006, 47(5): 603-608.

9. Warren W H, Faber L P. Segmentectomy versus lobectomy in patients with stage I pulmonary carcinoma. Five-year survival and patterns of intrathoracic recurrence. J Thorac Cardiovasc Surg, 1994, 107(4): 1087-1093, 1093-1094.

10. Kodama K, Doi O, Higashiyama M, et al. Intentional limited resection for selected patients with $T_1N_0M_0$ non-small-cell lung cancer: a single-institution study. J Thorac Cardiovasc Surg, 1997, 114(3): 347-353.

11. Cerfolio RJ, Allen MS, Trastek VF, et al. Lung resection in patients with compromised pulmonary function. Ann Thorac Surg, 1996, 62(2): 348-351.

12. Ginsberg RJ, Rubinstein LV. Randomized trial of lobectomy versus limited resection for T_1N_0 non-small cell lung cancer. Lung Cancer Study Group. Ann Thorac Surg, 1995, 60(3): 615-622, 622-623.

13. Okada M, Koike T, Higashiyama M, et al. Radical sublobar resection for small-sized non-small cell lung cancer: a multicenter study. J Thorac Cardiovasc Surg, 2006, 132(4): 769-775.

14. Sienel W, Dango S, Kirschbaum A, et al. Sublobar resections in stage IA non-small cell lung cancer: segmentectomies result in significantly better cancer-related survival than wedge resections. Eur J Cardiothorac Surg, 2008, 33(4): 728-734.

15. Chansky K, Sculier JP, Crowley JJ, et al. The International Association for the Study of Lung Cancer Staging Project: prognostic factors and pathologic TNM stage in surgically managed non-small cell lung cancer. J Thorac Oncol, 2009, 4(7): 792-801.

16. Ginsberg RJ, Hill LD, Eagan RT, et al. Modern thirty-day operative mortality for surgical resections in lung cancer. J Thorac Cardiovasc Surg, 1983, 86 (5):654-658.

17. Wada H, Nakamura T, Nakamoto K, et al. Thirty-day operative mortality for thoracotomy in lung cancer. J Thorac Cardiovasc Surg, 1998, 115 (1): 70-73.

18. Pagni S, Federico JA, Ponn RB. Pulmonary resection for lung cancer in octogenarians. Ann Thorac Surg, 1997, 63 (3):785-789.

19. Schneider T, Pfannschmidt J, Muley T, et al. A retrospective analysis of short and long-term survival after curative pulmonary resection for lung cancer in elderly patients. Lung Cancer, 2008, 62 (2):221-227.

20. Keller SM, Kaiser LR, Martini N. Bilobectomy for bronchogenic carcinoma. Ann Thorac Surg, 1988, 45 (1):62-65.

21. Deslauriers J, Mehran R J, Guimont C, et al. Staging and management of lung cancer: sleeve resection. World J Surg, 1993, 17 (6):712-718.

22. Yildizeli B, Fadel E, Mussot S, et al. Morbidity, mortality, and long-term survival after sleeve lobectomy for non-small cell lung cancer. Eur J Cardiothorac Surg, 2007, 31 (1):95-102.

23. Ma Z, Dong A, Fan J, et al. Does sleeve lobectomy concomitant with or without pulmonary artery reconstruction (double sleeve) have favorable results for non-small cell lung cancer compared with pneumonectomy? A meta-analysis. Eur J Cardiothorac Surg, 2007, 32 (1):20-28.

24. Wada H, Nakamura T, Nakamoto K, et al. Thirty-day operative mortality for thoracotomy in lung cancer. J Thorac Cardiovasc Surg, 1998, 115 (1): 70-73.

25. Jensik RJ, Faber LP, Milloy FJ, et al. Segmental resection for lung cancer. A fifteen-year experience. J Thorac Cardiovasc Surg, 1973, 66 (4):563-572.

26. Ginsberg R J, Rubinstein L V. Randomized trial of lobectomy versus limited resection for T_1N_0 non-small cell lung cancer. Lung Cancer Study Group. Ann Thorac Surg, 1995, 60 (3):615-622, 622-623.

27. Errett LE, Wilson J, Chiu RC, et al. Wedge resection as an alternative procedure for peripheral bronchogenic carcinoma in poor-risk patients. J Thorac Cardiovasc Surg, 1985, 90 (5):656-661.

28. Landreneau RJ, Sugarbaker DJ, Mack MJ, et al. Wedge resection versus lobectomy for stage I ($T_1N_0M_0$) non-small-cell lung cancer. J Thorac Cardiovasc Surg, 1997, 113 (4):691-698, 698-700.

29. Kilic A, Schuchert MJ, Pettiford BL, et al. Anatomic segmentectomy for stage I non-small cell lung cancer in the elderly. Ann Thorac Surg, 2009, 87 (6):1662-1666, 1667-1668.

30. Martin-Ucar AE, Nakas A, Pilling JE, et al. A case-matched study of anatomical segmentectomy versus lobectomy for stage I lung cancer in high-risk patients. Eur J Cardiothorac Surg, 2005, 27(4): 675-679.

31. Pettiford BL, Schuchert MJ, Santos R, et al. Role of sublobar resection (segmentectomy and wedge resection) in the surgical management of non-small cell lung cancer. Thorac Surg Clin, 2007, 17 (2): 175-190.

第六章 肺癌的介入治疗

肺癌患者就诊时绝大多数已为中晚期,能够手术治疗者仅占 20%~30%。尽管目前多学科综合治疗取得一定进展,但总的治愈率和 5 年生存率仍低于 15%。因此,寻求更加有效且创伤更小的治疗方法成为人们普遍关注的问题,近年来,微创或无创治疗技术已成为恶性肿瘤治疗的热点。目前临床上常见的介入治疗技术,可主要分为血管性介入治疗和非血管性介入治疗。

一、血管性介入治疗

通过动脉直接向靶器官内灌注栓塞剂或化疗药,使靶器官坏死或成倍提高局部药物浓度,在提高治疗效果的同时减少了全身毒副作用,实验结果表明动脉灌注时,靶器官的药物浓度为静脉给药的 8~48 倍,局部的药物浓度增加 1 倍,杀伤作用增强 2~10 倍,化疗药物还可以随血液循环再次进入瘤体,对肿瘤形成第 2 次打击。所以支气管动脉灌注化疗(bronchial arterial infusion,BAI)既是肿瘤局部化疗,又是全身化疗。

1. 肺癌的血液供应 肺癌的血液供应(血供)来源是动脉内介入治疗的理论基础。肺癌一般由支气管动脉供血,肋间动脉、锁骨下动脉、内乳动脉、甲状颈干、心包膈动脉和膈下动脉等体动脉也可参与肺癌血供。也有学者认为支气管肺癌除接受支气管动脉供血还接受肺动脉供血,因而对肺癌的双重供血问题一直存在学术争议。目前绝大多数学者的研究结果证实,肺癌完全由支气管动脉供血,肿瘤内部和周边都没有肺动脉的血液供应,即使在肺转移瘤中,支气管动脉仍是主要的供血动脉。

2. 肺癌血管内介入治疗的种类 主要包括 BAI、支气管动脉栓塞(bronchial artery embolization,BAE)、肺动脉灌注化疗(pulmonary arterial infusion,PAI)、支气管动脉加肺动脉双重灌注化疗(BAI+PAI)支气管动脉灌注化疗加支气管动脉栓塞(BAI+BAE)。

常用于介入的化疗药可选取顺铂(DDP)、丝裂霉素(MMC)、多柔比星(ADM)、表柔比星(EADM)、5- 氟脲密啶(5-FU)、依托泊苷(VP-16)、环磷酰胺(CTX)等 2~3 种做联合用药。用药也可依据肺癌组织细胞学来选择,鳞癌选用 ADM 或 EADM、DDP 或 CP、CTX;小细胞未分化癌选用 VP-16、DDP、ADM;腺癌选用 MMC、DDP、5-FU 或 ADM。

栓塞材料较多选用吸收性明胶海绵颗粒或碘油,如果是因肺癌合并咯血而行 BAE,还可选用真丝线段、中药白及微粒及聚乙烯醇(PVA)颗粒等。

BAI:是应用最早、也是目前临床应用最为广泛的方法,可使药物直接进入肿瘤,有效地提高肿瘤局部的药物浓度。高浓度的抗癌药物不但能阻止肿瘤细胞 DNA 的合成,而且产生细胞毒性作用进一步破坏癌细胞,使疗效较一般静脉化疗提高 2~9 倍。

BAI+BAE:具有栓塞、化疗的双重治疗效应,临床疗效更加明显,可使高浓度的药物较长时间滞留于肿瘤内,同时又可以减少或阻断肿瘤的血供,使其缩小、坏死。患者的生存率和生活质量均优于全身静脉化疗。此类临床报道例数远较 BAI 少,主要原因是栓塞存在引起脊髓损伤的危险。行 BAE 多选用较为柔软的 SP 微导管进行超选择栓塞,可明显减少了栓塞引起的并发症。

PAl：一般用于治疗转移性肺癌或晚期肺癌。在透视下经股静脉或锁骨下静脉穿刺插管，根据肺癌的部位将导管置留于肺动脉干或叶、段分支，经导管注入化疗药。一般用于治疗转移性肺癌或晚期肺癌。在透视下经股静脉或锁骨下静脉穿刺插管，根据肺癌的部位将导管置留于肺动脉干或叶、段分支，经导管注入化疗药。目前置入导管药盒系统（port catheter system，PCS）应用较多，方法是经锁骨下静脉穿刺，将导管置入肺癌肿瘤区域的肺动脉内，药盒皮下固定。PCS 的应用使肺癌介入避免了反复穿刺插管，治疗不规律，注药时间仓促等缺点，实现了长期间断灌注化疗。PAl 可充分发挥药物在病变局部的作用，不仅直接作用于肿瘤局部，也可达到肺门、纵隔等处的淋巴结，对患者的化疗和愈合非常有益。

BAI+PAl：基于肺癌由支气管动脉及肺动脉双重供血的理论，临床上采取了支气管动脉加肺动脉双重灌注化疗的治疗方法。抗癌药物直接注入肺部癌肿的两条供血动脉，使肿瘤的周边和中央均有药物集聚，进一步提高了肿瘤内药物的浓度，而血液循环中药物浓度没有增加，全身不良反应也没有增加。肺动脉介入治疗可以留置导管不断地给药，弥补了支气管动脉介入治疗时间仓促，1 次剂量大，不良反应严重的缺点，从而保持肿瘤区域长期处于高浓度的药物中，发挥了单纯支气管动脉和肺动脉介入治疗所没有的优势。

在 BACE 和 BAI 的基础上，发展了热化疗栓塞技术，随着传统中药、单克隆抗体技术的研究进展，出现了中药以及放射免疫药物在介入治疗中的应用，其中有的已经进入临床应用，有的仍处于试验阶段。

热疗和化疗协同能诱导细胞凋亡，可导致癌组织内间质组织增生，限制了局部癌细胞的游走，对癌细胞的浸润产生抵抗作用。此外，热疗与化疗联合可增强抗癌疗效。经导管灌注高浓度热化疗药物，不但直接杀死肿瘤细胞，同时经导管注入碘油化疗药物乳剂和吸收性明胶海绵等栓塞剂能有效栓塞肿瘤营养血管，而且碘油携带的高浓度的化疗药物长时间与肿瘤细胞接触缓慢释放，从而达到双重治疗作用。

中药栓塞剂以鸦胆子油等单味药的应用较多。具有栓塞作用完全、持久、均匀；侧支循环形成少、时间晚等特点，且有止血和抗肿瘤等功效。

随着单克隆抗体技术的应用，免疫靶向治疗成为越来越多的学者研究的领域。^{131}I-chTNT 为一种放射性核素 ^{131}I 标记的肿瘤细胞核克隆抗体，抗体能与肿瘤组织的变性细胞或坏死细胞的核膜特异性牢固结合，从而将放射性核素 ^{131}I 导向到实体瘤，利用 ^{131}I 的射线进行肿瘤的内照射治疗。免疫靶向药物在介入治疗中的应用开发尚处于实验研究中，它的诸多特性使其有着良好的开发应用前景。

3. 临床疗效 BAI 的疗效与多种因素有关，一般认为：①多血管型的疗效优于少血管型；②多次用药治疗优于单次用药；③中心型肺癌优于周围型；④小细胞、鳞癌优于腺癌；⑤靶血管单支优于多支；⑥肿块小者优于肿块大者；⑦肺癌临床分期早期优于晚期。单纯 BAI 不能根治肺癌，五年生存率低，其远期疗效比静脉化疗无明显提高。

BACE 较 BAI 应用少，重要的原因是介入治疗过程中，由脊髓损伤导致的截瘫是严重并发症，发生率高达 2%~5%。实践中截瘫的可能原因是：①高浓度造影剂或化疗药物进入脊髓动脉；②误栓支气管动脉发出的脊髓前动脉。只要注意以下几方面就可以避免异位栓塞及脊髓损伤等严重并发症的发生：①造影剂尽量用非离子型，造影时适当稀释并减少用量；②支气管动脉造影时有脊髓前根动脉显影，脊髓造影证实无脊髓前根动脉显影及造影剂无反流后方能实施灌注化疗及栓塞治疗；③在 DSA 严密监视下，利用肿瘤的虹吸效

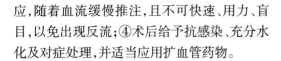

应,随着血流缓慢推注,且不可快速、用力、盲目,以免出现反流;④术后给予抗感染、充分水化及对症处理,并适当应用扩血管药物。

二、非血管性介入治疗

经皮肺穿刺放射性粒子植入 20世纪80年代随着放射性粒子^{125}I、^{103}Pd、^{198}Au相继研究成功,以及TPS的应用,放射粒子永久性植入病变组织内成为治疗恶性肿瘤的综合治疗手段之一,取得了很好的效果。其中尤以^{125}I应用最为广泛。

(1)治疗原理及特点:^{125}I粒子持续放射低剂量射线,射线对DNA分子链具有直接作用:单链断裂、双键断裂;同时,具有间接作用:对机体内水分子电离,产生自由基。自由基与生物大分子相互作用,引起组织细胞损伤,使肿瘤组织内分裂周期不同的肿瘤细胞得到均匀的照射治疗,周围正常组织由于处于细胞分裂的静止期,对放疗不敏感,仅有轻微损伤。同时,由于粒子放射活度小,可使肿瘤之外的正常组织所受剂量锐减,从而减少了周围正常组织的损伤。与外放疗相比,^{125}I放射粒子组织间植入具有明显的生物学优势:①肿瘤局部治疗的持续时间长;②放射治疗的剂量较低;③对周围正常组织的损伤少;④对肿瘤细胞的杀伤力强。与手术相比,适应证广、创伤小、恢复快,可最大限度地保留肺功能(图3-50、图3-51)。

(2)适应证:①肺功能储备较差,手术需要切除的肺组织超过了患者的耐受能力;②肿瘤侵犯纵隔脏器、胸壁或脊椎,等无法彻底手术切除者;③外放疗后癌灶局部残留,体外放疗效果不佳或失败的病例;④体外放疗剂量不足,需局部补充剂量的病例;⑤不愿进行根治手术的病例禁忌证较少,主要包括:肿瘤侵犯的大血管、肿瘤部位有活动性出血、放射性治疗不宜(如血液病等)及有麻醉禁忌证等。

(3)剂量的选择:根据TPS计算布源或遵照Halarism的经验公式进行操作,所用^{125}I的处方剂量为90~120Gy,这样既能达到杀灭肿

瘤的作用,又避免了对周围正常组织的辐射损伤。一般在设计处方剂量的基础上,根据细胞学类型及内部组织结构适当增加或减少处方剂量。小细胞癌使用90%的处方剂量,低分化腺癌和中低分化鳞癌使用120%~130%的处方剂量,中高分化腺癌和高分化鳞癌使用150%左右的处方剂量,可达到较满意的近期疗效;如果病灶内部有液化坏死区,根据坏死区的大小适当减少处方剂量,并不影响治疗效果,但可减轻患者的经济负担。

(4)植入方法:放射性粒子植入需要严格的剂量学保证,所有患者均应在植入术前采用植入计划系统(treatment planning system,TPS)制定治疗计划,通过CT等影像学资料确定肿瘤大小、植入范围及其与周围血管和脏器的关系,勾画出肿瘤靶区,以保证粒子植入部位的精确及减少粒子对周围血管及脏器的损伤。支气管肺癌粒子植入方法主要包括:①CT或B超引导下经皮穿刺植入:适用于周围型肺癌,特别是病灶靠近或侵犯胸壁者,以及锁骨上淋巴结转移患者;②纤维支气管镜下粒子植入:适用于支气管腔内型及管壁型肺癌肿块的治疗;③胸腔镜下粒子植入:适用于心肺功能较差等原因不能耐受肺叶或全肺切除的肺癌患者、病变侵犯重要器官无法手术切除者及术中肿瘤残留及N2淋巴结转移的病例。

(5)并发症及防治:CT引导下肺肿瘤内^{125}I粒子植入是一种微创治疗,安全可靠,患者创伤小,气胸和咯血是术中、术后的主要并发症。手术进针次数多,尤其是中心型肺癌毗邻大血管,进针路径长,且患者常为COPD患者肺功能差,气胸、出血比例较高,患者气胸发生率达20%~40%。病灶距离胸壁越远,穿刺次数越多并发症越多。为了避免并发症的发生,在穿刺前应先训练患者的呼吸,使每次的呼吸幅度保持一致,避免因呼吸动度影响进针方向而造成不必要的损伤;其次要选择最佳进针点,并选择最短进针途径。如为术中即刻发生气胸,且气胸量>30%,用三通管排出大部分气

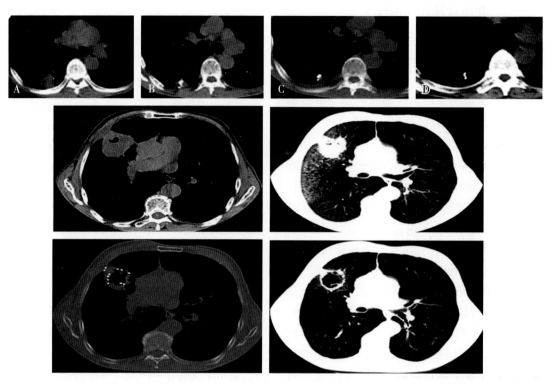

图 3-50　右肺上叶空洞型鳞癌,粒子植入 1 个月后复查,肿块明显缩小,咯血症状缓解

A. 乙状结肠癌术后肺转移,术前 CT 扫描;B. 术后 1 个月,肿瘤略有缩小;C. 术后 1 个月,肿瘤略有缩小,患者有少量胸腔积液;D. 术后 6 个月,肿瘤已基本消失,仅留有碘粒子

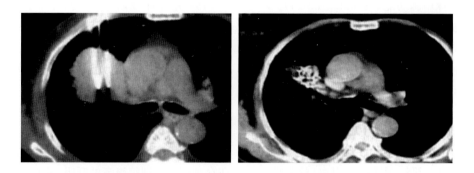

图 3-51　右肺上叶肿瘤,粒子植入过程及两个月后复查,肿块明显缩小,粒子聚集

体即可,如为后来发生,应密切观察,随时准备排气。无论何种情况,气胸量<30%,且患者无明显喘憋、胸闷等症状,可密切随诊观察,直到吸收。一般4~14天内完全吸收。其次是咯血,术后应常规应用止血及镇咳药物,并尽量减少活动。

粒子在种植术后可能会发生移位、迁移和丢失,大多无相关不适症状,因此无特殊处理。

肺放射性损伤,包括急性放射性肺炎和放射性肺纤维化。一般局限在病变周围的小范围内。多无明显不适。

(6) 此种治疗方法的安全性:永久性放射性粒子植入的患者最近15年在全世界范围内迅速增加。到目前为止没有医护人员和患者家属出现放射事故和相关副作用的报告。^{125}I微粒能量小(<37MBq/枚),放射杀伤半径约为1.7cm,全部封闭在镍钛合金容器内,与体液无沟通,放射源的密封化不会引起环境污染,对患者亦无放射污染。治疗时运用多枚微粒的组合剂量,加之放射源的微型化及有限的穿透力不会对周围人群产生放射危害。医师为患者插植放射微粒的年辐射剂量以每天工作8小时、全年按260天、辐射源与医师间距离为25cm计算,医师所受辐射年总剂量为0.01127mSv;陪伴患者的家属受到的辐射剂量以粒子在患者体内深度20cm,与患者间距100cm,家属所受年总剂量为0.0015mSv(均低于国家标准的正常人年射线接受限值剂量1mSv,放射工作者的年射线接受限值剂量50mSv。

(7) 前景和展望:尽管存在一些不足,但经皮穿刺粒子植入治疗肺癌具有微创、低毒、高效和易防护等优点,已初步展示了广阔的应用前景。粒子治疗与放疗外照射的最大区别在于外照射的限量是周围正常组织器官的耐量,而粒子治疗随距离增加放射剂量陡降,周围正常组织内极低的受照射量的同时允许肿瘤内达到更高的剂量,以此弥补肿瘤内剂量不均形成残留的缺陷,而且对周围肺组织及正常组

织的损伤较小;另一方面,如果粒子治疗剂量不足,可考虑追加一定量的外照射,予以补救。肺癌放化疗同期进行具有协同作用,可以取得更好的效果,但是传统的放化疗同期进行由于毒副作用太大在应用上受到限制,粒子植入治疗为放化疗同期应用带来了新的机遇,肺癌综合治疗的疗效可能会因为粒子治疗方法的加入而得到进一步提高。

三、氩氦刀

氩氦靶向治疗系统(Endocare Cryocare^{TM} Surgical System,简称氩氦刀)是美国权威机构美国食品及药品管理局(FDA)于1998年批准,欧盟CE认证的一项代表21世纪科学技术发展水平的肿瘤微创外科治疗系统。它采用氩气靶向制冷、氦气靶向制热、生物传感、适时监控和微创等多项美国电子计算机和航天技术专利研制而成,已经成为目前国际上低温靶向治疗领域高科技发展的更新换代技术。由于它操作简单,靶向性强,适应证广,治疗中靶区可以适时监测,对患者损伤小,消融效果确切,仅1999~2002年美国就有200余所医院开展了氩氦靶向治疗技术。2002年靶向治疗技术国际论坛大会上中外专家一致认为:美国Cryocare^{TM}氩氦刀是无法根治性切除的实体肿瘤患者治疗的最佳治疗手段之一。该技术1999年进入我国,取得国家药品监督管理局的认证,迅速在全国20余家大医院展开。我国的医学工作者开创了经皮氩氦冷冻治疗的先例,已对许多癌症患者进行了治疗,并取得了良好的效果。

1. 治疗原理 多数学者认为:①细胞内冰晶形成和冰晶的机械损伤;②细胞脱水和皱缩,尤其是结合水减少,将改变蛋白质的理化性质,产生聚合作用;③细胞电解质毒性浓缩和pH改变;④细胞膜脂蛋白成分变性;⑤血流淤积和微血栓形成。近期研究表明,冷冻可以通过增强细胞免疫和体液免疫的方式激发局部和全身的免疫反应,但对免疫作用的机制仍

不十分清楚。

2. 血管对氩氦刀的影响 中央型肺癌大多侵犯大的支气管和血管,肿瘤侵犯主动脉、支气管动脉也是常见的,给手术治疗带来一定的困难。另外肿瘤附近大血管的热学效应对冷冻治疗也有影响。因此,研究低温手术中的大血管对组织温度的影响是一个十分重要的课题。冷刀与血管的位置影响冷冻效果。体外研究发现冷冻区血管内温度沿血管半径呈指数降低,而血管周围的温度呈线性下降。对直径 >3mm 的动脉,血管壁内、外的温度相差不大,而直径 <3mm 的动脉,血管壁内、外温度相差较大,表明血管的直径对冷冻损伤起重要作用。动物实验证实,氩氦刀对大的血管近期内是安全的。由于血管的流空效应,氩氦刀对血管壁不至于造成大的损伤,并且在临床实践中对侵犯上腔静脉、主动脉的肿瘤,氩氦刀的冰球包绕血管直接冷冻,也无严重并发症。

3. 氩氦刀治疗的适应证及禁忌证

(1) 适应证:①单发或多发周围型肺癌,病灶少于 5 个且单个肿瘤直径 >1.0cm;②累及叶支气管的中央型肺癌,以及部分靠近肺门区的中央型肺癌;③原发癌已较好控制或较为局限的转移性肺癌;④癌肿巨大,累及纵隔、心包,如无广泛转移者仍可行减瘤冷冻术;⑤伴有恶性胸腔积液,但原发灶显示清楚者;⑥一般状况良好,肺功能最大通气量(MMV)大于 40% 者。

(2) 禁忌证:①两肺弥漫型癌肿,且单个肿瘤直径 <1.0cm;②胸膜广泛转移伴大量胸腔积液,且原发灶显示不清楚者;③肺门肿块穿刺冷冻治疗有困难者,术中、术后易合并呼吸衰竭或大出血者;④肺功能严重受损,最大通气量(MMV)小于 39% 或不能下床活动,静息时仍感气急者;⑤剧烈咳嗽、呼吸困难或难以配合者;⑥全身状况差、有出血倾向不能承受手术者。

4. 氩氦刀冷冻治疗的优势及局限性

(1) 优势:对患者的损伤小,可不开刀、少

出血;良好的成功率和较低的并发症率;对正常器官组织细胞无毒性,患者恢复快;手术损害轻微,可重复及反复做;效果显著,操作容易,总费用低,易于患者接受;可单独施行,也可与化疗、放疗或手术疗法结合;可用于其他疗法所无法治疗或治疗失败的患者。

(2) 局限性:氩氦刀冷冻治疗肺癌局部效果较明显,无法消融微小病灶,无法预防肿瘤转移;由于大部分患者属晚期阶段,受到肿瘤部位、肿瘤与大血管、纵隔浸润等诸多因素的影响,无法全部冷冻灭活肿瘤细胞。

5. 影响疗效的主要因素 影响氩氦刀疗效的因素较多。王洪武等认为:氩氦靶向治疗肺癌的局部疗效主要取决于肿块的大小,肿瘤的冷冻效果与肿瘤类型无明显关系。肿瘤直径在 4cm 以内者,即刻效率 100.0%,近期疗效非常满意。肿瘤直径 >4cm 的肿块,显效率也有 86.2%。一般来讲,冷冻覆盖肿瘤的面积 ≥80% 或同时达到部分肿瘤外缘区域则疗效显著;反之,冷冻覆盖肿瘤的面积 <50% 或整个瘤体没有融合成一个冰球,肿瘤缩小的面积则 <15% 或稳定不变;稳定持续的时间也仅 4~6 个月。肿瘤过大或过小均影响冷冻全面覆盖肿瘤和冷冻治疗质量。影响治疗灶覆盖率的是 ≤2cm 或 ≥8cm 肿瘤。太小因患者的呼吸幅度难以控制恒定,治疗刀从肿瘤正中穿过的概率更低;太大即使是使用多刀治疗,也难以 100% 覆盖瘤体。氩氦刀治疗晚期肺癌患者的生存时间与治疗瘤灶缩小的程度无显著相关,而与其他部位瘤灶控制的程度有关。

6. 氩氦刀形成冰球大小、时间的研究 文献报道,一把直径为 2mm、3mm、5mm 和 8mm 的氩氦刀最大可形成长径分别为 2~3cm、5~6cm、7~8cm 和 9~10cm 的冰球。

氩氦刀每一周期的冷冻时间以 15 分钟较为适宜。我觉得冰球大小是一方面,还要考虑冰球形成区域内的温度是不是都能够达到杀伤肿瘤的标准,因为手术的目的毕竟是要杀灭肿瘤细胞。

7. 氩氦刀术后并发症、不良反应及处理　氩氦刀的并发症发生率并不高，而且大多是可以控制治疗的，总体上讲，氩氦刀在治疗上是安全的。气胸、咳嗽咯血及发热的发生率最高，气胸为：1.7%~50%，大部分在20%左右；咳嗽咯血：22.5%~69.2%；发热为：12%~71.7%；胸腔积液及血胸为：6.1%~16.2%。其他如皮下气肿、肺部感染、低血压、哮喘等也有发生，这些并发症经处理后均能很快得以控制恢复。较为罕见的报道有膈神经麻痹、心搏骤停、大咯血等，经过当时积极处理均无生命危险。

对于某些术前合并呼吸系统疾病如喘息性支气管炎且肿瘤侵犯主动脉弓或降主动脉的肿瘤进行了冷冻治疗后可能引起严重的并发症，如肺栓塞、急性呼吸窘迫综合征，最终可导致患者的死亡。

8. 氩氦刀的疗效　由于氩氦刀自从1998年通过美国FDA认证，1999年引进我国到目前只有不到十年的时间，对于如何对氩氦刀进行疗效评价尚无具体的规范。从临床角度来说大部分患者的临床症状可以得到缓解，生活质量有所提高。冷冻前后同一部位CT值同比下降30~40Hu，PET/CT通过检测肿瘤对葡萄糖的代谢水平可以较好的评价局部治疗效果，但是其检查费用较高，限制了实际工作中的应用。实验室指标及远期疗效评价。

氩氦刀治疗后穿刺活检病理显示1个月后为凝固性坏死，3个月后可完全吸收或渐为纤维组织所替代。CEA、NSE、CYFRA211等指标均可有不同程度的下降。氩氦刀治疗后患者对肿瘤细胞非特异性杀伤能力（NK）和特异性杀伤（CTL）能力提高者的比例较高CD3、CD4、CD4/CD8均有提高，说明此种治疗方法可以增强机体的细胞免疫功能。

远期疗效：

氩氦刀作为一种微创治疗手术，治疗的目的是"局部根治"，而对其他大多数不能手术的肺癌，氩氦刀治疗的目的是迅速减少瘤负荷，提高综合治疗的效果。

四、高温消融效应

三十年来热疗的广泛应用和系统研究，使热疗已成为继手术、放疗、化疗、免疫、中药疗法之后的又一新型治癌方法。热疗主要包括激光治疗、微波治疗、射频消融治疗、高强度超声聚焦刀治疗等。其依据是肿瘤细胞对热的耐受能力比正常细胞差，当肿瘤细胞加温至39~40℃可致癌细胞停止分裂，达到41~42℃后可杀死癌细胞或引起DNA损伤。高温通过影响肿瘤细胞生物膜的相变及流动性破坏生物膜的各种功能；同时增加肿瘤细胞内渗酶体活性，破坏多种细胞器；最终引起癌细胞凋亡；同时坏死物质的吸收作为内源性致热物的刺激，可激发机体的抗肿瘤免疫，进而提高机体的免疫功能。

（一）激光疗法

某种具体类型的激光具有几乎相同的波长，使激光的辐射能集中于一个很小的电磁波谱段。这一特性，使激光具有集聚性和平行性，使激光在传播过程中能量丧失很少。光能可转化成热能，使光辐射能转化为切割、气化和凝固，这部分热能又能导致细胞结构破坏；激光也可以通过机械作用引起组织损伤，这种机械作用包括光波压力及使细胞内、外水气化，造成组织层分离。激光治疗分为光动力学疗法和激光热效应气化疗法两种。这里重点介绍激光热效应气化疗法：

1. 激光的种类　目前用于肺癌治疗的激光主要是二氧化碳（CO_2）激光和掺钕钇铝石榴石（Nd-YAG）激光两种，CO_2激光较适于切割治疗，且只能通过硬质支气管镜使用。而Nd-YAG激光凝固作用较强。

2. 适应证及禁忌证

（1）适应证：气道外肿瘤向管腔内生长，造成主支气管气道阻塞导致肺不张、肺炎；原发性气管或支气管肿瘤所致主支气管、叶支气管狭窄、闭塞，甚至造成呼吸功能不全者。

（2）绝对禁忌证为：气道腔外的压迫性

病变。

（3）相对禁忌证为：严重的心肺疾患：如近期发生过心肌梗死、严重心律失常、失代偿性充血性心力衰竭、严重的阻塞性肺病、肿瘤广泛侵犯，肿瘤累及肺动脉、远端肺阻塞功能不能恢复；其他异常：包括严重电解质异常、出血性体质、合并严重感染等一般状况差而不能耐受治疗者。

3. 硬质支气管镜与纤维支气管镜的选择 Nd-YAG激光治疗既可经纤维支气管镜进行，也可经硬质支气管镜进行。一般的选择方法是，对气道上部病变用硬质支气管镜，对深部气道用纤维支气管镜。纤维支气管镜的主要优点是纤支镜体积较小易于操作，容易到达深部的气道病变，对支气管远端照明好。且患者痛苦小，可在局部麻醉下操作。在某些情况下，纤维支气管镜检查确是优先选择。因经纤维支气管镜，光导激光纤维的末端易于控制，使激光束易于指向靶点。有时纤维支气管镜也可经硬质支气管镜插入，完成切割及凝固治疗。硬质支气管镜与纤维支气管镜对比，优势在于效率高、效果好、安全性高，因为较大的病变可经硬质支气管镜取出，其高效率是不言自明的。虽然效率高是硬质支气管镜检查比较理想的方面，但其最大好处还是它的安全性。因为经支气管镜激光治疗有三个安全要素：维持通气、有效吸引及视野清晰。硬质支气管镜完全符合这些要求，其保持气道开放及处理大出血的功能至关重要。另一方面，经纤维支气管镜激光治疗致死的原因主要也是不能控制的出血。因此，当进行Nd-YAG激光治疗在决定选择硬质支气管镜或纤维支气管镜何者更合适时，要充分考虑，两者都有其优点及缺点，对每一个病例都要分别对待。

4. 操作方法 经纤维支气管镜激光治疗操作一般在支气管镜室进行。术前给镇静剂，对鼻腔及咽喉部进行表面麻醉。经鼻腔插入纤维支气管镜到病变部位，经纤维支气管镜活检孔导入石英光导纤维，伸出镜端0.5~1.0cm。

由之导入Nd-YAG激光。激光设定强度多为20~40W，脉冲持续时间0.5~1.0秒，间隔0.1~0.5秒。治疗一般从病变中心开始，距管壁1.2cm时，停止治疗，以免造成支气管管壁击穿。治疗过程中，需及时吸除激光治疗产生的碎屑和焦块。因为有光导激光纤维在纤维镜活检孔中影响操作，吸引效果欠佳。为了保持治疗面清洁，常停顿激光治疗。

经硬质支气管镜治疗多是在全麻下进行。可用CO_2激光，也可用Nd-YAG激光。当肿瘤完全凝固后，可以柔和地前移支气管镜，用支气管镜的斜面末端将肿瘤从气道壁上铲除。铲除时，支气管镜做"旋木塞"样动作，要使压力方向与气道方向一致，而不是向肿瘤根部。如果使镜端向肿瘤基部铲压，容易造成气道壁穿破。肿瘤被切下后，可由吸引管或短吻钳在镜下取出。在肿瘤被切除后，可用激光对肿瘤基部进行进一步凝固，以防止迟发性出血。

需要注意的是，经支气管镜激光治疗对大多数肿瘤患者是姑息性的治疗，气道壁内仍会残存有肿瘤组织，治疗的目的是获得足够的气道管径以恢复远端被阻塞的气道及肺组织功能，而不能急于"扩大"治疗效果，而造成气道壁严重损伤。

5. 并发症 气管镜激光治疗的并发症有支气管胸膜瘘、感染、低氧血症、通气不足、心律失常、照射相应部位疼痛，最严重的并发症为出血，少量出血可源于肿瘤组织及支气管动脉破坏，致命性出血是由于肺动脉穿孔，多发生于肿瘤体积较大完全堵塞呼吸道时。采用气管内实时显像技术，使呼吸道远端管腔显影可有效地避免此并发症。

6. 疗效评价 经支气管镜激光治疗的目的就是缓解肿瘤对支气管气道的阻塞，提高患者生活质量，为其他治疗赢得时间、创造机会。如果从这方面来衡量治疗的效果，激光治疗的效果是显著的。但经支气管镜激光治疗肺癌在延长患者生存期方面有无贡献，尚待进一步研究。

7. 疗效影响因素 在病理类型与疗效的关系上，肺癌中鳞癌、小细胞癌的治肺癌的微创治疗效果优于腺癌，其中鳞癌的效果较其他细胞病理类型更显著。可能由于鳞癌多在气管内生长，激光治疗能够最大的减轻肿瘤负荷有关。

在临床分期与疗效的关系上，经支气管镜介入激光治疗临床为ⅢA期的不宜手术切除的气道肿瘤的中位生存时间延长超过ⅢB期。

在生长部位与疗效的关系上，生长于大支气管腔中的肿瘤与小气管腔中的肿瘤的近期疗效无明显差别。可能与直径大的管腔更加利于激光介入治疗的操作且不易产生并发症有关。

在肿瘤表面血管分布与疗效的关系上，肿瘤表面乏血管者疗效优于富血管阻塞者。可能与富血管肿瘤转移能力强有关。

在治疗次数选择上，在多次治疗的近期疗效好于单次治疗，可能是因为激光的热效应不仅可以杀灭肿瘤细胞，而且同时可以增强局部组织细胞的免疫所致，因此多次治疗优于单次治疗。但对采用多少次治疗为佳有待探讨。

8. 前景与展望 目前，这种治疗方法在国内发展仍十分缓慢，特别是经硬质支气管镜的应用更是寥若晨星。总的情况显示经支气管镜激光是治疗肺癌气道肿瘤阻塞的有效方法。对气管、支气管恶性阻塞患者进行激光治疗，能延长患者的生存期。用微创方法使气道恶性肿瘤凝固、坏死、汽化，起到解除气道阻塞、止血、改善症状的作用，尤其是对鳞癌、乏血管型和多次治疗者疗效更佳。本方法安全、简单、有效，同时激光的热效应还可增强局部抗肿瘤免疫的作用，抑制气道肿瘤的生长，延长生存期，提高患者的生活质量，为全身化疗赢得时间，为失去手术机会的中晚期肺癌患者提供了二次手术的机会，也为进一步气道腔内后装放射治疗、气道球囊扩张及支气管支架的置入等治疗创造了条件。

（二）微波治疗

微波是一种频率为300MHz~300GHz，波长为1~1m范围的高频电磁波，临床上最常用的微波频率为2450MHz，波长为12.25cm。微波波束可被适当形态的天线聚焦，使能量集中，这一特性使之用于进行局部加温治疗。微波作为生物物理效应能量，使极性分子随微波频率旋转摆动，同时其中的离子及所带胶状粒随微波运动而产生热，通过热凝团使细胞核和染色质凝固，蛋白质凝固及细胞染色体畸变而导致细胞死亡。从光镜下可见大片癌细胞变性、坏死、核固缩、核仁消失。另外，高温使癌细胞浆内的溶酶体的活性增高，并产生新的溶酶体而使其自溶。同时微波热凝固尚可产生Th-1细胞（T细胞和/或NK细胞）依赖的抗肿瘤推论肿瘤细胞经微波凝固后释放出抗原，或产生正常组织抗体，即所谓自身抗体，导致自身免疫反应，减弱了肿瘤的远隔侵袭作用和破坏了肿瘤细胞分泌的封闭抑制因子对免疫系统抑制，增强抗肿瘤免疫，降低了肿瘤的转移率。另有研究显示，微波热效应可增加局部血液和淋巴循环，受照射组织代谢加强，使细胞内cAMP增加，改善营养，从而加速了组织的再生和修复能力，还可以提高组织的免疫反应能力。一般认为肿瘤组织的微血管是呈不规则分布，阻力大，散热慢，且肿瘤细胞较正常细胞含水量高，可吸入较多的微波能量，加温后瘤组织升温较快，肿瘤细胞在高温下可发生血流停滞，淤血缺氧，细胞色素氧化酶活性降低，内呼吸抑制；正常组织微循环健全，散热较快。在瘤体温度升至45℃以上时，周围正常组织的温度仍在40℃以下，因此，高温对肿瘤细胞具有选择性杀灭作用，对正常细胞则杀伤作用较小。

目前，微波在肺癌中的应用主要有两种形式：经纤维支气管镜微波热凝固疗法（MTC）、经皮微波凝固疗法（percutaneous microwave coagulationtherapy，PMCT）。

经纤维支气管镜微波热凝固疗法可摧毁

和切割肿瘤,能使瘤体缩小,甚至消失,解除气道阻塞,从而缓解呼吸困难、肺不张及阻塞性肺炎,提高患者的生存质量,为化疗等进一步治疗提供良好基础条件;经皮微波凝固疗法可利用微波产生的热能治疗深部脏器恶性肿瘤,减轻肿瘤负荷。

1. 经内镜微波治疗

(1) 适应证及禁忌证

适应证:中心型肺癌伴支气管阻塞而又不适于手术治疗者;肺癌术后复发伴有支气管阻塞者;气道内良性肿瘤或肉芽肿;各种原因所致的气道内狭窄;纤支镜可视范围内的出血。

禁忌证:气管重度狭窄,气道外压狭窄,周围性病变,弥漫性出血,合并出血性疾病等。

(2) 临床疗效:由于经内镜微波治疗的主要目的是改善支气管梗阻,以及由梗阻造成的肺不张、阻塞性肺炎。大部分患者的有效率可达80%以上阻塞的支气管恢复通畅,临床梗阻症状、梗阻性肺炎得到纠正,血常规、体温恢复正常。不张的肺组织得以复张。

(3) 并发症:低氧血症、小量咯血、心律失常(房性期前收缩)、术后发热。大出血、支气管壁穿孔、坏死物脱落导致肺不张等严重并发症较少。

2. 经皮穿刺微波治疗　微波凝固最先用于外科手术中的止血和组织切割,随着针式单极微波天线的研制,实现了将微波的能量集中于针的尖端,而针体无微波逸漏。经皮微波凝固疗法在影像的引导下经皮穿刺,对准肿瘤组织,利用微波的温热凝固作用,凝固肿瘤组织,而不损伤周围正常组织。微波凝固治疗属微创治疗,除穿刺局部创伤、肿瘤及周围少量正常肺组织的热损伤外,对机体影响不大,常见的并发症有气胸、出血、一过性发热等。经皮微波凝固治疗最初由日本学者用于治疗原发性肝癌,至今国内外临床应用已有10余年,该方法具有热效率高、疗效确切、不良反应小等优点,治疗肝癌已取得了较好效果。但肺与肝组织结构相差很大,PMCT是否适用于肺癌尚

需深入研究。

利用微波治疗肺癌是控制原发病灶较理想手段之一,其中经内镜微波治疗是一种姑息拓通气道的十分有效方法,表现为临床症状改善、咯血停止、精神好转、呼吸困难消失或减轻、肺不张复张。近期效果是显著的,尤其是对腔内肿瘤效果尤甚。且微波凝固治疗边界清楚,无炭化,止血效果好,安全性极佳。但如何解决肿瘤浸润支气管壁及肿瘤向腔外生长,显然单纯微波治疗是无法解决的,因此还需配合其他各种方法综合治疗。而经皮穿刺微波治疗肺癌开展较晚,很多方面都需进一步深入研究。

(三) 射频消融

射频消融(radiofrequency ablation,RFA)是利用电极发出射频波使其周围组织内极性分子处于一种激励状态,激发组织细胞进行等离子振荡,离子相互撞击产生热量可达80~120℃,能快速有效地使病灶局部组织产生气泡,干燥,最终凝固和灭活肿瘤组织,同时使肿瘤周围组织凝固坏死形成一个反应带,切断肿瘤血供并防止肿瘤转移。

射频消融系统主要由电发生器、测控单元、电极针、皮肤电极和计算机五个部分组成。其中决定疗效的主要部分是电极针和电发生器。

电极针:早期采用单电极和双电极,可产生0.8cm到1.6cm的凝固性坏死灶,难以满足临床需要。目前应用最多的是锚状电极和冷电极,都能产生大约5cm的凝固性坏死灶。①锚状电极:是将弹性良好的多个细针状电极置于14~19号活检穿刺针壳机,制成同轴共壳电极,导入实体组织后,然后通过针柄上的推进装置,将电极推出针壳展开排成锚状阵列,从而扩大了消融范围;②冷电极:为中空双腔设计,采用内冷却,通过电动压力泵循环冷却水至针尖,降低针尖温度,防止针尖附近组织干燥和炭化从而降低阻抗,这样产生了更大、更有效的凝固坏死灶。

电发生器：早期射频仪均以连续法发射射频电流，后来Goldberg等发现以脉冲法代替连续法发射射频电流能取得更好的临床疗效，目前两种类型的射频仪均在临床上应用。

在动物实验中发现，在RFA后瘤内注射无水乙醇，在进行RFA的同时或RFA后30分钟内瘤内注射多柔比星，在RFA前瘤内注射NaCl均能加大消融范围，且正逐步试用于临床。其中RFA合并瘤内注射NaCl已在临床治疗上取得良效，但也有认为加入NaCl后增加离子流动性使能量的传导不规则，可能会造成邻近组织技术性的损伤，增加并发症，需临床继续探索。自2000年Dupuy等首先报道3例RFA治疗肺部恶性肿瘤以来，在肺癌治疗中得到广泛应用。目前射频消融治疗肺癌主要采取经皮CT或B超引导下进行或术中进行的方式。

1. 基础研究　国内学者马连君等通过建立兔VX2肿瘤肺内移植模型，证实在活体内射频高温诱导大量肿瘤细胞凋亡，在高温毁损区边缘肿瘤组织中细胞凋亡程度较毁损区中心肿瘤组织严重。顾莹莹等对24例射频消融术后肺癌标本进行病理形态学观察，发现肺癌组织中，均见大片凝固性坏死，部分表现为多灶性点状坏死，伴有液化空洞，坏死灶中央及边缘可见散在的癌细胞核固缩、核碎裂，坏死灶边缘残留的癌细胞部分呈空泡变性及嗜酸性变，邻近的正常肺组织血管扩张、充血，但无明显的炎症反应。其中21例免疫组织化学表型：PCNA阳性17例（81%），VEGF阳性11例（52%），Bcl22阳性4例（19%）。

李文海等通过对102例原发型肺癌射频消融术后，随机抽查治疗前后外周血IL-2、sIL-2R及NSE并进行分析，发现肺癌患者术后第1周血清中IL-2、sIL-2R和NSE的表达较术前均无明显变化；术后第4周血清中NSE、sIL-2R表达均明显下降，而血清中IL-2表达明显升高，表明通过射频治疗可以有效地减少肿瘤的活性，改善机体免疫力。吴昱等和张卫强分别对非小细胞肺癌患者行RFA治疗前后的T细胞亚群（CD3+、CD4+、CD8+）、NK细胞、B细胞、RBC-C3bRR、RBC-ICR的百分率及sIL-2R水平等进行了对比研究，证明RFA具有免疫激活作用，可使机体的免疫功能得到一定程度的改善。李文海等则通过对兔肺癌模型射频消融发现其可以有效地破坏肿瘤组织的微血管，抑制血管形成并减少肿瘤组织的血液供应。

2. 适应证及禁忌证　在患者全身状况良好的原则下，早、中、晚期，原发或转移肺癌均可采用。严格的适应证尚未建立，目前对RFA治疗肺癌的适应证可参考以下标准：①原发性肺癌（中晚期）；②早期肺癌，因心肺等重要脏器功能不全，不能耐受手术者或脏器功能正常拒绝接受手术者；③肺部转移瘤，尤其是单侧或双侧肺多发转移瘤；④肺癌伴其他部位转移。但临床确诊时很多肺肿瘤直径已超过4cm或5cm，此时采用多次消融也能取得一定疗效。

禁忌证：重要脏器功能严重衰竭者；肺门病变伴有较大空洞者；中心型肺癌合并严重阻塞性肺炎者；肺癌转移到颈椎、胸椎、椎体破坏严重有截瘫危险者；肺部弥漫性转移病灶者。

3. 临床疗效的影响因素　射频消融治疗肺癌，疗效与肺癌的组织类型无关，而与病灶的大小、数量及位置关系密切。对肿瘤直径<5cm效果好，特别是直径<3cm的肿瘤几乎能100%完全损毁；对一侧肺病灶总数少于3个并且总直径<10cm效果较好；周围型肺癌比中心型肺癌疗效高；转移癌治疗以结肠直肠转移的瘤体更有效。

4. 评价标准　射频消融术应用于肺癌的时间较短，目前尚无标准的临床评价体系，大部分学者从四个方面进行评价：影像学检查、实验室指标、临床症状及远期疗效。其中以影像学检查应用的最为广泛，但仍应进行综合评价较为合理。

（1）影像检查：目前临床上应用的有CT、MRI、PET等，以CT应用最广泛。影像检查的病理学基础是RFA过程中癌肿组织产生微小气泡,治疗后发生热凝固性坏死,周围组织逐渐出现炎症反应、水肿、出血;第7天,坏死灶开始出现纤维组织增生;1个月,支气管上皮和肺泡上皮增生,肺泡开始重建;2~3个月,增生纤维组织逐渐被吸收,恢复正常组织结构。1个月内CT评价存在缺陷,因该时期内坏死灶周围反应性充血、纤维组织增生一般还未消失,CT依据病灶的大小及密度的变化难以与残留或复发肿瘤作鉴别,此时期宜采用MRI或PET评价;在3个月后的疗效评价中以CT最方便实用。增强CT能鉴别凝固坏死区和残留肿瘤,进而评估近期及长期疗效。一般将治疗部位密度明显减低,其内未见结节或条片状强化区;肿块坏死区大小缩小或无明显变化;肿块坏死区周边环绕清晰锐利的强化环;有去血管征象等作为RFA治疗肺癌有效的判断标准。PET显像可在早期(治疗3天后)通过检测肿瘤组织代谢的变化判别坏死与存活瘤组织,从而判断疗效。但是由于PET检查费用高昂,目前应用范围尚受限(图3-52)。

(2) 肿瘤标志物:Cyfra211,是非小细胞肺癌(NSCLC)最有诊断价值的肿瘤标志物,血清Cyfra211的表达水平对NSCLC的诊断、监测、治疗均有重要参考价值。吴昱等对89例NSCLC患者,其中手术切除组41例,射频治疗组48例,采用放射免疫法测定血清样本中Cyfra211的表达水平,血清Cyfra211在治疗后10天手术切除组显著下降,射频治疗组10天无明显变化,30天后显著下降,手术切除组和射频治疗组比较无显著性差异。

(3) 临床症状:主要从KPS评分、ECOG评分、疼痛缓解程度等方面进行评价。

(4) 远期疗效:主要从生存率等方面进行评价。用WHO的CR、PR及有效率(CR+PR)来衡量疗效:在单独应用RFA治疗的报道中,有效率在68%~82.7%。

5. 并发症　RFA治疗的并发症较轻微,尚未见针道转移、术中及围术期死亡的报道。

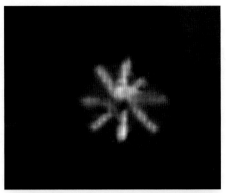
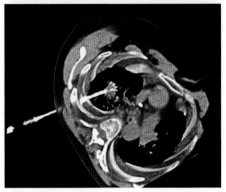

图3-52　右肺上叶肿瘤,射频消融针前端打开呈伞状将肿块包裹

且RFA与其他疗法联合应用时并不增加其他疗法的副作用。术中多以凝固区发热、疼痛不适为主,而血压、脉搏和周围血氧饱和度无明显变化。术后多有不同程度发热、疼痛等,常见的并发症有:气胸、胸腔积液、发热、疼痛、咳嗽、咯血、穿刺部位皮肤烧灼伤等,发生率不高,且绝大多数较轻,仅个别需特殊处理。较少见的并发症有应激性溃疡、心脏压塞、高热并呼吸性碱中毒等,经对症处理未造成生命危险。总体来讲,射频消融治疗肺癌是一种创伤性小,安全的治疗方法。

6. 疗效与展望　RFA对肺癌治疗具有较好的近期疗效,其操作方便,患者痛苦小,并发症轻,是一种安全有效的姑息治疗方法。必须强调,肺癌是一种全身性疾病,RFA仅是局部治疗手段之一,应该结合手术、放疗、化疗和生物治疗等方法进行肺癌的多学科综合治疗。

未来射频消融发展的关键在于改进电极针及射频技术,联合其他疗法,发展更适合的影像检查技术等。

7. 高强度超声聚焦刀治疗 高强度超声聚焦刀治疗(high intensity focused ultrasound, HIFU)技术是将体外低能量的超声聚焦于体内肿瘤靶区,通过高温效应、空化效应、免疫效应和机械效应等使肿瘤组织发生凝固性坏死,杀灭肿瘤细胞,达到治疗目的。通过 B 超或 CT 引导定位,进行实时监控和即时疗效评价。

HIFU 的没有化疗和放疗本身的禁忌证和不良反应,治疗反应小,除少数患者有低热外,所有的患者治疗后无恶心、呕吐、脱发、白细胞下降等不良反应。且治疗次数少,综合费用低,一般只需治疗 1 次。HIFU 由于其微创的特点,因而有广泛的适应证,适应于实质性脏器的多种肿瘤的治疗,如肝癌、乳腺癌、骨肉瘤、肺癌(周围型)、肾癌、软组织瘤、转移瘤、子宫及附件肿瘤等。HIFU 在肺癌治疗中的应用:由于肺组织为含气组织,B 超下不易观察,故肺癌的 HIFU 治疗是在 CT 引导下进行的。中央型肺癌受解剖部位的影响,不适合用 HIFU 治疗,故主要是周围型肺部恶性肿瘤,多数肿瘤经 HIFU 治疗后在 3 个月左右,体积明显缩小,病情趋于稳定,术后并发症较少见,偶有发热、局部疼痛、气胸和(或)少量血胸,对症处理即可。对于年老体弱,不能耐受手术的患者特别适合采用 HIFU 治疗,对于肺外围的孤立病灶可获治愈,是一种较为安全有效的肺癌的治疗方法。临床应用还较少,具体疗效,需进一步观察。

五、电化学治疗

1. 治疗原理 直流电对肿瘤组织有强力的电解杀伤作用。电针能迅速杀灭所接触到的癌细胞,同时随着肿瘤内的电解质(NaCl 和 H_2O)被电解后所释放的正离子 Na^+、OH^+ 向阴电极区迁移,NaOH、KOH 等强碱性,pH 升至 12~14。而带负电核的离子 Cl^-、H^- 被吸附在阳电极区产生 HCl,导致 pH 降至 1~2,肿瘤内酸碱度的剧变使癌细胞破灭。即电化学的杀伤原理。

2. 治疗方法 按病变所在部位采用两种插针方法:①局麻下用 CT 监测定位用套管针经皮穿刺作引导再将铂金针插入肿瘤内。此方法多用于外周型肺癌。②全麻开胸插针治疗,多用于开胸探查不能切除的中心型肺癌病例。

实验证明每根铂金针对肿瘤的杀伤范围为 2cm,所以插入肿瘤的铂金针的间距应为 1.5cm,按此规定去计算每个肿瘤所需插入的铂金针数量。在肿瘤周边处插入一圈铂金针,电针应贯穿肿瘤的直径,确保电场覆盖整个肿瘤。

应用电压、电流和电量:铂金针插妥后,分别连接在治疗仪的阳电极和阴电极线上进行通电治疗,缓慢上调电压、电流随之上升。常用电压为 4~8V,电流为 60~140mA,所需电量根据肿瘤大小而定。实验证明肿瘤直径每 1cm 需用 80~100 库仑。

3. 临床疗效 电化学治疗后肿瘤坏死灶的完全吸收需 3~5 个月。所以治疗后半年后复查时才能评价临床效果。其有效率为 70%。各不同病理类型肿瘤之间的近期效果无差异。肿瘤直径大小与临床疗效密切相关,直径小于 8.0cm 者有效率明显高于大于 8.0cm 者。外周型治疗效果优于中央型。

4. 并发症 电化学治疗多无严重的并发症:常见有气胸、咯血等。气胸可在术中抽气排出。因电化学具有很强的凝血作用,一般情况下不会发生大咯血。

(沈毅 王勇杰)

参考文献

1. Parkin DM, Bray F, Ferlay J, et al. Estimating the world cancer burden: Globocan 2000. Int J Cancer, 2001, 94: 153-156.

2. Zhang CZ,Chen MQ,Qin SK.The educative expent publication of Chinese clinical oncology.Kunming: Yunan Provincial Publisher,2004:51-101.

3. 张积仁,Gregory Graves,Peter J Littrup,等.氩氦靶向肿瘤治疗技术.香港:先锋生物科学出版社,2003:71-99.

4. 王洪武,段蕴铀,杨平地,等.树突状细胞诱导肺癌细胞凋亡的研究.中华结核和呼吸杂志,2003,26(12):801-802.

5. 张东升,林刚,李简.手术切除联合氩氦刀术中冷冻治疗胸部恶性肿瘤.河北医药,2006,28(10):937-938.

6. 王洪武,刘静,邓中山.肺癌冻融治疗对邻近大血管及心脏的影响.中国心血管病研究杂志,2006,4(8):605-607.

7. 王洪武,张燕群,罗晶,等.CT引导下经皮穿刺氩氦靶向治疗肺癌的临床应用.中华结核和呼吸杂志,2004,27(5):311-314.

8. 刘吉福,李迎春,武姗姗,等.晚期肺肿瘤冷冻消融治疗的探讨.中国肿瘤临床与康复,2006,13(4):355-357.

9. 张宗城,李凯滨,蒋剑霄.氩氦刀治疗晚期肺癌的临床观察.临床肿瘤学杂志,2003,8(3):193-194.

10. 闻炳基,李海兵,花金年,等.氩氦刀冷冻时间与冰球大小的临床研究.肿瘤学杂志,2005,11(6):458-460.

11. 胡凯文,姜敏,李占东,等.氩氦刀冷冻联合中药治疗肺癌65例的临床观察.中华中医药杂志(原中国医药学报),2005,20(5):295-296.

12. 温善禄,吴桂臣,吴俊.氩氦刀联合放化疗综合治疗Ⅲ期非小细胞肺癌.生物医学工程研究,2005,24:117-118.

13. 罗金香,邱怀明,刘忠,等.CT透视技术在氩氦刀靶向治疗肺癌中的应用.临床影像技术,2006,21(9):95-96.

14. 宋谦,李露嘉,夏放,等.CT引导经皮氩氦刀靶向治疗肺癌的临床应用.中国肿瘤临床与康复,2005,12(1):62-64.

15. 牛立志,何卫兵,贺轶松,等.氩氦刀冷冻治疗肺癌508例临床分析.中国交通医学杂志,2006,20(1):29-30.

16. 牛立志,何卫兵,郭子倩,等.经皮冷消融治疗局部进展型非小细胞肺癌.中国交通医学杂志,2006,20(2):138-139.

17. 张彩霞,马丽霞,程颖.氩氦刀治疗晚期非小细胞肺癌临床研究.吉林医学,2006,27(7):717-712.

18. 白广德,练组平,黄丁平,等.氩氦刀中药化疗合治中晚期非小细胞肺癌.浙江中西医结合杂志,2005,15(11):670-672.

19. Kawamura M,Izumi Y,Tsukada N,et al.Percutaneous cryoablation of small pulmonary malignant tumors under computed tomographic guidance with local anesthesia for nonsurgical candidates.J Thorac Cardiovasc Surg,2006,131(5):1003-1007.

20. Goldberg SN,Jonathan B,Kruskal,et al.Percutaneous tumor ablation:increased coagulation by combining radiofrequency ablation and ethanol instillation in a rat breast tumor model.Radiology,2000,217:827-831.

21. 邢国宏,张进川.肺癌的经支气管镜激光介入治疗.当代医学,2003,9(1):38-39.

22. 钱有辉,王正,周钧,等.激光热疗治疗晚期肺癌的疗效观察.2004,31(10):598.

23. 卫小红,刘喜群,王黎,等.经支气管镜Nd-YAG激光介入治疗肺癌气道肿瘤阻塞的临床研究.第四军医大学学报,2004,25(15):1413-1415.

24. 郭纪全,陈正贤,李静,等.激光治疗老年患者癌性气道内阻塞41例临床分析.中国实用内科杂志,2005,25(4):324-325.

25. 邓继兵,李志美,李忠泉,等.经支气管镜激光照射加全身化疗治疗肺部晚期恶性肿瘤50例.中国激光医学杂志,2004,13(1):60.

26. Osaki T,Hanagiri T,Nakanishi R,et al.Bronchial arterial infusion is all effective therapeutic modality for centrally located early stage lung caneer:Results of apilot study.Chest,1999,115(5):1424-1428.

27. Spasova I,Petera J.Long-term clinical benefits of the low dose rate endobronchial irradiation of malignant airway obstructions.Neoplasma,2001,48(3):234-240.

28. 曹慧,孙平.纤维支气管镜下微波治疗46例中心型肺癌临床观察分析.延安大学学报,2005,3(1):12-14.

29. 罗卿,何振华,殷建华,等.内镜下微波治疗晚期肺癌疗效观察.实用临床医学,2006,7(3):42-43.

30. 殷俊,陈锋,陈玉芬,等.经电子支气管镜微波治疗气管内恶性肿瘤疗效观察.西南国防医药,2005,15(4):386-387.

31. 祝新民,寿丽华,陈培峰,等.经支气管镜微波治疗气道狭窄28例.第四军医大学学报,2006,27(14):1330.

32. 左万里,余更生.经支气管镜介导微波热凝固疗法加全身化疗治疗晚期肺恶性肿瘤.中国实用内科杂志,2003,23(5):298-299.

33. 石寒冰,张贵祥.支气管镜下微波结合全身化疗治疗恶性气道狭窄疗效分析.医学研究杂志,2006,35(6):78-79.

34. 赵建清,李桂林,孙国英.经纤维支气管镜介导微波联合全身化疗治疗原发气管支气管肺癌23例疗效观察.中国综合临床,2006,22(7):646-647.

35. 陆建芳.纤支镜下微波并局部注药治疗18例晚期中央型肺癌的疗效观察.广西医学,2005,27(4):574-575.

36. 陈艺坛,陈志斌,黄芳芳,等.纤维支气管镜局部化疗加微波治疗晚期中央型肺癌疗效探讨.中国内镜杂志,2003,9(8):41-43.

37. 李球兵,王红阳,王兴旗,等.内镜下微波治疗联合局部放疗对晚期肺癌疗效及免疫指标的影响.中国内镜杂志,2005,11(8):822-824.

38. 刘玉全,刘为舜,涂明利,等.腔内后装联合微波与单纯后装治疗晚期中央型肺癌的临床疗效比较.中国内镜杂志,2005,11(5):492-494.

39. 刘春丽,张凤林,田颖,等.纤维支气管镜介入微波并局部化疗对晚期肺癌所致气道狭窄的治疗作用.现代肿瘤医学,2006,14(3):277-278.

40. Seki T,Wakabayashi M,Nakagawa T,et al.Ultrasonically guided percutaneous microwave coagufation therapy for small hepatocel lularcareinoma.Cancer,1994,74(18):817-825.

41. 耿怀成,陈龙邦,王靖华,等.经皮穿刺微波凝固活体肺的实验研究.医学研究生学报,2006,19(5):414-419.

42. 冯威健,刘巍,李彩英,等.经皮微波凝固疗法治疗肺癌的临床应用.中华肿瘤杂志,2002,24(4):388-390.

43. 王友,张如春,浦英彦.CT引导下微波经皮肺穿刺微创术治疗肺癌.江苏医药,2006,32(2):182-183.

44. 朱良明,李前生,蔺玉霞,等.经皮微波热凝固疗法治疗周围型肺癌的近期疗效评价(附16例报告).中国微创外科杂志,2006,6(2):115-116.

45. Goldberg SN,Stein MC,Gazelle GS,et al.Percutaneous radiofrequency tissue ablation:optimization of pulsed radiofrequency technique to increase coagulation necrosis.JVIR,1999,10:907-916.

46. Goldberg SN,Pierre F,Saldinger,et al.Percutaneous tumor ablation increased necrosis with combined radiofrequency ablation and intratumoraldoxorubicin injection in a rat breast tumor model.Radiology,2001,220:420-427.

47. MuneebAS,MeivynL,JosephW,et al.Improved coagulation with saline solution pretreatment during radiofrequency tumor ablation in a canine model.JVIR,2002,13:717-724.

48. Goldberg SN,Jonathan B,Kruskal,et al.Percutaneous tumor ablation increased coagulation by combining radiofrequency ablation and ethanol instillation in a rat breast tumor model.Radiology,2000,217:827-831.

49. Sonnenberg E,Shankar S,Morrison PR,et al.Radiofrequency ablation of thoraciclesions:part 2,initial clinical experience technical and multidisciplinary considerations in 30 patients.AJR,2005,184:381-390.

50. Dupuy DE,Zagoria RJ,Akerley W,et al.Percutaneous radiofrequency ablation of malignancies in the lung.AJR,2000,174:57-59.

51. 马连君,程庆书,张卫强,等.射频消融诱导兔肺内vX2鳞状细胞癌模型细胞凋亡.第四军医大学学报,2002,23(8):725-727.

52. 吴昱,姜南艳,程庆书,等.射频治疗肺癌患者免疫淋巴细胞检测.第四军医大学学报,2004,

25(7):671-672.

53. 李文海,程庆书,刘锟,等.射频消融对兔肺肿瘤新生血管的影响.第四军医大学学报,2003,24(9):831-833.

54. Gadaleta C,Mattioli V,Colueci G,et al.Radiofrequency ablation of 40 lung neoplasms:preliminary results.AJR,2004,193:361-368.

55. Steinke K,Glenn D,King J,et al.Pereutaneous pulmonary radiofrequency ablation:difficulty achieving complete ablations in big lung lesions.Br J Radiol,2003,76(910):742-745.

56. Jin GY,Lee JM,Lee YC,et al.Primary and secondary lung malignancies treated with percutaneous radiofrequency ablation:evaluation with follow-up helical CT.AJR,2004,183:1013-1020.

57. Akeboshi M,Yamakado K,Nakatsuka A,et al. Percutaneous radiofrequency ablation of lung neoplasms:initial therapeutic response.JVIR, 2004,15:463-470.

58. Yasui K,Kanazawa S,Sano Y,et al.Thoracic tumors treated with CT-guided radiofrequency ablation: initial experience.Radiology,2004,231:850-857.

59. Fernando HC,Hoyos AD,Litle V,et al.Radiofrequency ablation:identification of the ideal patient. CIin Lung Caneer,2004,6:149-153.

60. 赵峰,王建军,杨光海,等.冷循环射频消融术治疗晚期非小细胞肺癌的临床研究.华西医学, 2006,21(3):465-466.

61. 周伟生,陈慕豪.肺癌射频消融治疗.医学影像学杂志,2006,16(2):199-201.

62. 于维霞,郭悦鹏.CT引导下多弹头射频消融治疗肺癌疗效观察.中国综合临床,2004,20(11):987-988.

63. 殷伟强,何建行,徐鑫,等.CT定位下经皮穿刺射频消融治疗肺肿瘤疗效分析.中国实用外科杂志,2006,26(3):219-221.

64. 吴沛宏,赵明,范卫君,等.肺部实体肿瘤射频消融治疗的近期疗效观察.中华放射学杂志, 2002,36(4):321-324.

65. 周荣林,齐立伟,贾晓蕊,等.螺旋导引下肺部肿瘤射频热消融治疗的应用研究.中华放射学杂志,2006,40(3):310-314.

66. 李晓勇,刘新江,杨战锋,等.射频消融治疗肺癌的临床研究.医药论坛杂志,2006,27(13):55-56.

67. 刘全,王建军,潘永成,等.晚期非小细胞肺癌射频消融治疗的疗效观察.中华物理医学与康复杂志,2006,28(5):335-336.

68. 王少彬,陈俊辉,曹伟华,等.射频消融联合GP方案治疗晚期肺癌疗效观察.中国肿瘤临床, 2005,32(11):628-630.

69. 赵健,吴一龙,王远东,等.射频消融联合放化疗治疗局部晚期非小细胞肺癌.肿瘤防治研究, 2004,31(8):495-497.

70. 陈金忠.诱导化疗加放疗联合射频透热治疗非小细胞肺癌47例效果观察.南通大学学报, 2006,26(2):135-137.

71. 王建,王远东,赵建.射频治疗局部晚期非小细胞肺癌近远期疗效分析.国际医药卫生导报, 2006,12(13):20-23.

72. 卢珠明,伍硕允,马良赞,等.术中射频治疗在剖胸探查晚期非小细胞肺癌治疗中的作用和意义.岭南现代临床外科,2006,6(4):281-283.

73. 张铭秋,赵东菊,杨瑞民,等.多弹头射频联合支气管动脉灌注治疗老年人肺癌的疗效观察.中国介入影像与治疗学,2006,3(1):29-32.

74. 宋立军,黄进,郭炜,等.CT定位肺癌集束电极高温射频消融术的方法和技术.实用放射学杂志,2006,22(5):598-599.

75. 曾子芳,陈洁雅,吴桂梅.CT定位下经皮穿刺射频消融肺肿瘤的临床观察和护理.国际医药卫生导报,2004,10(12):159-160.

76. 潘春华,罗荣城.高强度超声聚焦刀在肿瘤治疗中的应用.肿瘤学杂志,2003,9(4):235-238.

77. 李方明,聂青,康静波,等.恶性肿瘤现代微创或无创治疗的临床工作准则.海军总医院学报, 2003,16(3):148-150.

78. LingCC.Permanent implants using Au-198,Pd-103 and I-125 radio-biogieal considerations based on the linear quadratic model.Int J RadiOncol BiolPhys,1992,23:81-87.

79. FleishmanEH,KaaganAR,StreeterOE,et al. Iodine-125 interstitia brachytherapy in the treatment of carcinoma of the lung.J SurgOncol,1992,49:25-

28.

80. 王玉君,崔亚利,余红波.CT 引导下经皮穿刺植入放射性 I 粒子治疗肺癌的临床应用.实用肿瘤学杂志,2006,20(5):386-388.

81. 李振家,明德国,迟翔字.CT 导向下经皮肺穿刺瘤体内植入 ^{125}I 粒子治疗老年肺癌的可行性研究.实用放射学杂志,2006,22(8):924-926.

82. 黄斌,黄永杰,钟醒怀,等.植入 ^{125}I 粒子治疗中晚期肺癌近期疗效观察.中国医学影像学杂志,2006,14(5):389-390.

83. 李小东,郭永涛,王钦,等.CT 引导 ^{125}I 粒子植入治疗非小细胞肺癌的剂量学验证.中华核医学杂志,2006,26(1):21-23.

84. 韩振东,张中太,任杰远.术中 ^{125}I 粒子植入治疗晚期肺癌的临床意义.肿瘤防治杂志,2005,12(11):848-849.

85. 范先基,宁雪坚,姚波,等.紫杉醇联合卡铂化疗并 ^{125}I 放射性粒子植入治疗非小细胞肺癌 28 例.肿瘤研究及临床,2006,18(1):50-52.

86. 王俊龙,张七一,任树云,等.CT 导引下 ^{125}I 放射粒子植入结合化疗治疗晚期非小细胞肺癌的临床观察.昆明医学院学报,2006,26(2):55-58.

87. 张旭,岳世昌,赵翌.手术加 ^{125}I 粒子植入治疗肺癌的初步评价.实用医学杂志,2005,21(4):375-376.

88. Lee W,Daly BD,DiPetrillo TA,et al.Limited resection for non-small cell lung cancer:observed local control with implantation of I-125 brachytherapy seeds.Ann Thorac Surg,2003,7(50):237-242.

89. 马旺扣,许运龙,邢光富,等.姑息手术 ^{125}I 粒子植入联合热疗及化疗治疗晚期肺癌.中国肿瘤临床与康复,2005,12(1):39-40.

90. 柯明耀,姜燕,王珠缎,等.经支气管镜植入放射性粒子治疗晚期中央型肺癌.临床肺科杂志,2006,11(2):247-248.

91. 张文莉,高宏,杜伟生,等.诱导化疗配合局部植入放化疗粒子治疗晚期非小细胞肺癌的临床观察.临床肿瘤学杂志,2006,11(4):286-288.

92. 张波,罗婷,刘卫平,等.光动力疗法治疗肿瘤机制的实验研究.华西医学,2005,20(4):695.

93. McOaughan J,Photodynic therapy for endobronchial

malignant disease.J Thorac Cardiovasc Surg,1997,114:940.

94. 郭子倩,牛立志,邓春娟,等.内镜下射频消融联合光动力学疗法治疗无法手术切除的梗阻性肺癌.中国激光医学杂志,2006,15(2):102-106.

95. Hellekant C.Bronchial angiography and intraarterial chemotherapy with mitomycin-C in bronchogenic carcinoma:anatomy,technique,complications.Acta Radiol,1979,20(3):478-496.

96. Hellekant C,Boijsen E,Svanberg L.Preoperative infusion of mitomycinC in the bronchial in squamous cell carcinoma of the lung.Acta Radiol,1978,19(6):1045-1056.

97. Omiya H,Saitoy,Hattorir,et al.Experimental study of pulmonary artery infusion with cisplatin in a solitary pulmonary tumor model using a rat colorectal adenocarcinoma cell line.Jpn J Thorac Cardiovasc Surg,2001,49(7):414-419.

98. 董伟华,肖湘生,李惠民,等.支气管动脉和肺动脉多层螺旋 CT 血管造影对肺癌血供的研究.中华放射学杂志,2003,37(7):612-614.

99. 滕皋军,蔡锡类,高广如,等.支气管肺癌的双重供血(肺癌标本的微血管造影及临床 X 线研究).中华放射学杂志,1991,25(2):80-83.

100. 孟亮.肺癌血供的血管造影再探讨.实用医技杂志,2006,13(16):2781-2782.

101. 高中度,茅爱武,蒋廷辉,等.介入治疗中晚期肺癌 264 例疗效分析.介入放射学杂志,2006,13(4):361-362.

102. 侯文忠,于昭,邱伟江.支气管动脉灌注治疗中晚期肺癌 40 例疗效分析.实用医技杂志,2006,13(13):2202-2203.

103. 李彦豪.实用介入治疗技术图解.北京:科学出版社,2002:130-136.

104. 吴恩惠.介入性治疗学.北京:人民卫生出版社,1994:209-219.

105. 周雪春,徐仁根,邓利群.晚期肺癌多次介入治疗疗效分析.实用临床医学,2006,7(7):114-116.

106. 高立伟,李志润,于耀龙.支气管动脉化疗栓塞治疗中晚期肺癌近期疗效探讨.肿瘤研究与临床,2006,18(8):553-554.

107. 李涛,李茂进,胡红耀,等.中央型肺癌介入化疗加栓塞的疗效分析.中华放射学杂志,2001,35(9):693-695.

108. 丛伟,甘崇志,曾富春.选择性肺动脉灌注治疗晚期肺癌.中国胸心血管外科临床杂志,2001,8(1):65-66.

109. 金刚,王徽,王纯,等.支气管动脉灌注化疗及支气管动脉、肺动脉双介入治疗肺癌疗效对比分析.实用肿瘤学杂志,2003,17(3):220-222.

110. 梁秀芬,刘锦程,余国政,等.肺癌双重介入治疗临床疗效分析.实用放射学杂志,2004,20(8):722-723.

111. 张跃民,黄求理,范海波.双重介入治疗中晚期肺癌45例分析.现代实用医学,2006,18(4):271-272.

112. 冯龙,郭武华,张玮,等.介入化疗加放疗治疗中晚期非小细胞肺癌的疗效分析.江西医学院学报,2005,45(4):113-114.

113. 毕晓霞,自力,王革.介入化疗联合放射治疗I/Ia期非小细胞肺癌的研究.现代中西医结合杂志,2005,14(19):2503-2505.

114. 王红旗,朱旭勇.三维适形放疗联合介入治疗晚期肺癌的近期疗效.中华实用中西医杂志,2004,4(17):2189-2190.

115. 苑静波,史金英,啜振华.中晚期肺癌的介入治疗与全身静脉化疗疗效观察.实用肿瘤杂志,2005,20(4):339-341.

116. 薛陆军,崔晓蔷,张彦,等.中西医结合介入治疗中晚期非小细胞肺癌120例.陕西中医,2004,25(12):1059-1061.

第七章　多原发肺部恶性肿瘤

一、概述

在不同的肺叶中，同时存在多于一个的肺部结节（multifocal lung nodule）并最终病理证实为肺部恶性肿瘤，即同时性多原发肺部恶性肿瘤（synchronous multiple primary lung cancer，MPLC）。随着 CT 影像学技术的提高和 CT 筛查技术的不断推广，肺部结节的检出率较以往有大幅的提高，病例数逐年增高。此外，在肺部原发恶性肿瘤患者术后随访过程中，不同肺叶出现区别于原发的第二原发病灶（second primary nodule），即异时性多原发肺部恶性肿瘤（metachronous MPLC）的病例也时有发生。

在 2007 年之前的 AJCC/IUCC 肺癌分期中，此两类患者均被归类为Ⅳ期肺癌，但是这种分期在临床应用中遇到了相当多的问题，很明显一部分的患者并不属于因单一肺叶原发病灶因肺内转移至另一肺叶而产生新病灶的情况，这个分型把多原发肺部肿瘤和多发肺内转移肿瘤混为一谈。而实际上，临床外科医生在多年的实践中已经发现这些患者的预后要明显好于其他类型的Ⅳ期患者，在最早的回顾性研究显示，对同侧多发肺部结节患者进行单独评估并选择性的进行积极的手术治疗，能够取得良好的效果，这部分患者可以得到大约 13 个月的中位生存期和 20% 的 5 年生存率，这对比其他 M1 的患者有显著的差别，更近似于其他类型 T4 的患者。

现如今，虽然多原发肺部恶性肿瘤的临床诊断、分型、随访策略以及治疗措施都有待进一步验证和规范，但可以肯定的是，多原发肺部恶性肿瘤患者经过积极手术干预治疗后其转归要远远好于肺内转移患者。

二、病理生理

肺癌的病理学特征在近几十年中发生了非常显著的变化，肺腺癌的发病率以及在确诊肺癌患者中所占的比例逐年升高，而相应的肺鳞癌则相应减少。相关临床研究数据显示，目前肺腺癌占所有非小细胞肺癌的比例为 58%，鳞癌为 20%，大细胞癌则为 8%，而小细胞肺癌占整体肺癌患者的权重也在减小。这一点在人口基数庞大的亚洲国家尤为明显。因此最常见的多原发肺部恶性肿瘤的病理类型即是双腺癌。

虽然分子基因学诊断如 DNA 测序在近几年已有长足的进步，能够用于鉴别原发和转移肿瘤，但因为其昂贵的检测费用及准入门槛，还未达到广泛临床常规应用。目前临床的病理学诊断仍然以免疫组织化学染色为标准。

近年来肺腺癌另一非常重要的进展就是取消了 BAC 的这一沿用许久但相对模糊的病理学定义，BAC 这一定义最先是由 Noguchi 和他的同事提出，他们的研究发现这类具有贴壁生长模式的肿瘤亚型可能具有非常小的生物学侵袭性而且几乎不会出现远处转移，因此在肺腺癌的病理学分型中把这部分肿瘤归类为两种：非侵袭性 BAC（A 类和 B 类）和侵袭性 BAC。前者几乎能够达到 100% 的 5 年生存率以及 0% 的淋巴结转移，后者则会逐步演进为侵袭性肺腺癌。而现在最新的病理分型则以 AAH、AIS、MIA 的分类替代 BAC 分类，从来更为细致的表述这一组肺腺癌亚型的特点。

三、病因学及危险因素

在大部分案例中,吸烟被认为与肺癌有直接的因果关系,为肺癌环境危险因素之一。它和其他类型的致癌物可以在肺内的微环境中促使良性的炎性病变转化为恶性病灶。

有文献综述估计非小细胞肺癌根治术后的患者每年大约有 1%~2% 的概率罹患第二原发肺癌,而小细胞肺癌患者经由治疗成功康复后,其罹患第二原发肺癌的概率每年在 6% 左右。在另一项研究数据中,小细胞肺癌患者罹患第二原发肿瘤的风险是普通人群的 3.5 倍。

肺部恶性肿瘤患者如果继续抽烟,那么罹患第二原发肺癌的风险就会大大增加。吸烟与第二原发肺癌的关系在一项Ⅲ期临床戒烟实验中已有相关描述,实验选取Ⅰ期非小细胞肺癌术后的患者作为研究对象,随访发现吸烟组的第二原发肺癌的发病率和肺癌复发率分别达到 30% 和 24%,明显高于非吸烟组。

四、诊断及鉴别诊断

目前多发肺部恶性肿瘤的诊断标准参考第 3 版 ACCP 指南可分为同时性多发肺部恶性肿瘤(synchronous MPLC)和异时性多发肺部恶性肿瘤(metachronous MPLC)。

(一)同时性多发肺部恶性肿瘤

所有的病灶都为恶性并且独立存在于肺组织当中。第二病灶需排除良性肿瘤、炎性病变或者肺外恶性肿瘤肺内转移等可能才能考虑原发恶性肿瘤的诊断。

应严格满足以下条件:

(1)同时发现的两个癌灶组织学类型不同或分子基因特点不同,或分别起源于不同的原位癌。

(2)同时发现的两个癌灶组织学类型相同,但位于不同器官或肺叶,且没有 N2 或 N3 淋巴结转移和全身转移。

(二)异时性多发肺部恶性肿瘤

需排除良性肿瘤、炎性病变或者肺外恶性肿瘤肺内转移等并满足以下条件:

① 两个癌灶组织类型不同或分子基因特点不同,或分别起源于不同的原位癌;

② 两个癌灶组织学类型相同但两者之间无瘤间隔时间至少达到 4 年以上且没有 N2 或 N3 淋巴结转移和全身转移。

许多疾病都可以使患者双肺出现多发结节,多原发肺部恶性肿瘤需要和各种良恶性疾病相鉴别,如肺结节病、韦格纳肉芽肿、非霍奇金淋巴瘤等,当然尤其需要除外肺内转移的可能。

一般来说,转移性肺部恶性肿瘤好发于外周胸膜下,倾向累及肺实质,当然如果肿瘤组织累及叶间裂胸膜,则会在胸片上表现为中央型的肿块,但对于病变所在肺叶或者肺段来说,仍然可以认为是解剖上的外周肿块。转移性病变通常影像表现为边缘光滑圆形肿块,血管肉瘤和绒癌肺转移肿瘤的周边新生血管壁脆弱而易破裂,比较典型的 CT 表现是结节周围出现磨玻璃样密度或边缘模糊的晕(晕轮征)。但晕征不具特异性,还可见于其他疾病,如侵袭性曲霉菌病、念珠菌病、Wegener 肉芽肿、伴咯血的结核瘤、细支气管肺泡癌和淋巴瘤等。非霍奇金淋巴瘤偶尔会表现为多发肺部结节,这些结节常来自于气管周围淋巴结肿大并好发于下叶,纵隔淋巴结可无明显肿大。卡波西肉瘤常出现在 HIV 患者身上,发现时肿块常大于 1cm,有相关既往史患者需格外注意。

肺部的感染性病变,包括肉芽肿性病变:结核、隐球菌,真菌感染,肺脓肿,细菌性梗死,肺寄生虫病(包虫、肺吸虫等)均可在双肺形成多发结节表现。肺脓肿通常为直径 0.5~3cm 的圆形病灶,好发于上叶后段以及下叶背段,病变常可演变为中心空洞的厚壁肿块。真菌感染所致多发肺部结节肿块直径无异与肺脓肿,无明显好发部位,常位于胸膜下,边缘光整,也可表现为模糊或有小毛刺。常有空洞形成洞壁比较光滑,早期可在呈现结节性密度影中有均匀一致、非常规整的低密度区。可发生在 AIDS 患者。其余的非感染性良性病变有错构瘤、软骨瘤、良性转移性平滑肌瘤、动静脉畸形等,诸如此类的良性病变在 CT 影像学表现上也易与恶性肿瘤相区别。

五、诊疗策略

双肺多发结节患者可以依据胸部 CT 影像学上的表现分为实性和非实性,因为实性和非实性肺部结节在病理生物学特性和临床转归上有着本质上的区别,例如 CT 影像中的实性肺部结节伴随毛刺分叶等征象往往提示其为侵袭性非小细胞肺癌的可能性较高,有着相对更高的淋巴转移和远处转移率。因而处理多原发肺部实性结节需要更为积极的临床策略。而影像学表现为 GGO 的肺部结节则可能是相对稳定的癌前病变或者是微浸润腺癌,因此可以选择相对保守的治疗方式。

(一)同时性多发肺部实性结节

1. 术前评估及随访策略 首先应依据临床表现、既往病史以及初步的检验检查结果对常见可以造成双肺多发结节的一系列恶性及良性疾病进行鉴别诊断,如肺结节病、韦格纳肉芽肿、非霍奇金淋巴瘤等,如考虑同时性多发肺部恶性肿瘤诊断,则必须除外肺内转移的可能,常规需行双侧锁骨上及腹腔淋巴结 B 超、颅脑 MRI、骨显像检查以排除全身转移病灶,必要时可行全身 PET/CT 以进一步协助诊断,如果经由患者的既往病史、临床表现以及影像学检查特点均无法做出倾向性的判断,明确各个肺部肿块的病理类型对这部分患者来说是很有必要的,尤其对于外周型的肺部实质性肿块,如能够明确两者之间存在组织学类型不同或分子基因特点不同,或分别起源于不同的原位癌,那么同时性多发肺部恶性肿瘤的诊断就可以确定,或者经由活检病理学阴性的结果结合临床其他检查可以排除恶性肿瘤可能,其对指定后续的治疗策略有相当大的参考价值。根据肿块的位置,大小可以选择 B 超或

CT 引导下经皮肺穿刺活检或者纤维支气管镜下肺穿刺活检术以及胸腔镜下肺肿块活检术。

理论上对于直径大于 3cm 的肺部占位应尽可能予以限期手术切除,因为其恶性的可能性非常大。如果影像学表现显示双肺出现多于两个的实性肺部肿块或结节,则应考虑原发肺部恶性肿瘤伴肺内多发转移的诊断,在决定是否选择外科手术治疗时需要格外的谨慎。

对于直径小于 3cm 的肺部实性结节,而又无法在术前明确病理或者做出倾向性判断的患者,则可以遵循以下的策略进行随访:

(1)对实性结节直径均小于 4mm 的低危患者,考虑恶性的可能性非常小,可以不做系统的 CT 随访。对于高危患者,则可以在第 12 个月行胸部 CT 复查,如结节无明显改变,则停止随访。

(2)对实性结节直径在 4~6mm 的低危患者需在第 12 个月行胸部 CT 复查,如结节无明显改变,则停止随访。高危患者则需在第 6、12、18、24 个月分别行胸部 CT 复查,如结节无明显改变,则停止随访。

(3)对实性结节直径在 6~8mm 的低危患者需在第 6、12、18、24 个月分别行胸部 CT 复查,如结节无明显改变,则停止随访。高危患者则应在第 3、6、9、12、24 个月分别行胸部 CT 复查,如结节无明显改变,则停止随访。

(4)对实性结节直接大于 8mm 的患者可行 PET/CT 评估,如 PET 结果阳性则行手术治疗,如 PET 结果为阴性,则可以行系统的 CT 随访,在第 3、9、12、24 个月分别行胸部 CT 复查,如结果为阳性则选择手术切除。如无条件行 PET/CT 检查,则应尽可能行肿块活检明确病理。

(5)如实性结节高度怀疑恶性可能,则应积极选择外科手术治疗。

对于病理诊断明确或者高度怀疑同时性多发肺实性结节患者,纵隔淋巴结的病理学评估及分期是至关重要的。I 期非小细胞肺癌患者的纵隔淋巴结活检阳性可能非常小,目前

的指南中对这部分患者并不主张侵袭性的术前纵隔淋巴结活检,除非其在 FDG-PET 检查中或胸部 CT 检查中高度怀疑阳性可能。然而对于同时性多发肺部实性结节患者,是否有必要行术前侵袭性纵隔淋巴结活检还没有足够的临床数据协助判断。

鉴于目前术前影像学评估淋巴结转移有相当的不确定性,外科医生常会发现影像学提示阴性的淋巴结组,其术后病理学确诊为阳性,就目前临床资料和研究数据显示,PET/CT 对纵隔淋巴结评估也只能达到大约 87% 的阴性预测值。因此,对于同时性多发肺部实性结节患者,术前有创纵隔淋巴结病理学评估并不能简单依据指南而予以忽视,毕竟纵隔淋巴结阴性是目前诊断多原发肺部恶性肿瘤的必要条件,就临床治疗规范来说,只有排除纵隔淋巴结 N2 阳性的多发肺部结节患者才能确诊为多原发肺癌,外科治疗才有意义,如果出现纵隔淋巴结 N2 组阳性,那么患者应该首先考虑原发病灶出现肺内转移而非多原发这一诊断,从而采取更为保守的综合治疗策略。

总而言之,笔者以为常规首先应安排 PET/CT 对纵隔淋巴分期进行评估,对于可疑淋巴结,特别是高度怀疑 N2 组淋巴结阳性的患者,应行术前有创纵隔淋巴结活检进一步明确。纵隔镜和超声引导支气管镜下穿刺活检都是较为可靠的方法,但鉴于纵隔镜对微小淋巴结相对更为确实和准确的诊断率以及易于在同次麻醉中与肺部手术同期进行,就目前来说,纵隔镜淋巴结活检仍然是 N2 组纵隔淋巴结评估的金标准。在实际应用当中,临床医生很可能需要同时结合多项技术,从来能够准确的判断。

2. 外科治疗 无论同时或者异时性多原发肺部恶性肿瘤患者,外科手术都是首选的治疗方法。对于多原发肺部恶性肿瘤患者来说,特殊性在于对肺功能残余和根治手术完整性的取舍。很显然,外科医生往往无法把所有病变累及的肺叶统统切除,此类手术成功的前提是患者经由手术切除多处病变后尚能有足够的肺功能储备代偿。

肿瘤微创手术入路的发扬光大也为临床外科医生在诊治这部分患者的过程中带来了不一样的思路,在保证肿瘤根治性切除的前提下,提倡尽可能减少手术入路相关皮肤软组织肌肉损伤,减少手术入路及手术区域神经损伤,获得更短的手术恢复时间,在临床上可选择的包括有胸腔镜三孔、双孔、单孔手术入路,侧胸壁或者后外侧胸壁免肌小切口入路等。这在不同的章节均有提及,在此不做赘述。

（二）同侧不同叶多发肺部实性结节

如果肺部多发实性结节都位于一侧的肺叶当中,那么外科手术治疗方案相对而言较为容易制定。Postmus P 等证实,同侧不同叶多发肺部结节患者经由积极的手术根治性治疗后可达到 13 个月的中位生存期以及 20% 的 5 年生存率,进而促使其从原本的 M1a 调整至 T4。经由临床胸外科专科医生的不断实践,已经有相当一部分临床数据进一步证实这部分患者具有不错的预后。Fukuse 等人报道了将近 21% 的 5 年生存率。Okada and colleagues 的研究报告显示这部分患者有大约 23.4% 5 年生存率,并可以看到 $N_0 \sim N_1$ 比 N_2 的患者具有统计学意义上更好的生存率,Vansteenkiste 等人报道了大约 33% 的 5 年生存率。Battafarano 及他的同事的研究数据中 N_0 的患者有 66.5% 的 5 年生存率。

理论上来说,外科医生如无必要,应避免行全肺切除术,单侧全肺切除术后的患者往往具有较高的病死率和较短的生存期,鉴于这个因素,同侧多发肺部结节患者是否应常规行全肺切除术越来越多的成为一个值得商榷的话题。幸运的是,大部分患者并非一定需要通过全肺叶切除来达到根治的目的。已有相当多的研究文献证实对于外周型,直径小于 2cm 的单一肺部实性结节,亚肺叶切除包括肺叶楔形切除也是一种十分适当的手术方式,并且能够尽可能地保留更多的肺组织,对肺功能受限的患者尤为适用。多原发肺部结节的第二原发病灶往往远远小于主病灶，并以外周型居多，外科医生可以选择肺叶或者肺段切除主病灶，即术前评估恶性程度较高，体积较大的病灶，并对其余肺部结节实施亚肺叶切除，例如右肺上叶切除合并右肺下叶背段切除，或者左肺下叶切除合并左肺上叶舌段切除都已经是临床实践成熟的术式。

手术过程中应常规行纵隔淋巴结清扫或采样，清扫与采样在多发肺部肿瘤病变中得取舍还未有相关数据提供支持，但相对比单发肺部恶性肿瘤，同侧多发肺部恶性肿瘤的淋巴结手术范围应明显更广泛，几乎包含全部纵隔淋巴结区域，清扫的难度相应增大。术者往往可以优先行 N_2 组淋巴结采样或者清扫，如第 7 组隆突下淋巴结采样或者清扫，以进一步排除 N_2 淋巴结转移，如 N_2 组淋巴结阳性，则考虑肺内转移癌可能改行肺部减瘤或活检术以及放置标记为后续治疗提供临床依据和靶区。

（三）双侧肺叶多发实性结节

尽管目前的 TMN 分型中，对侧肺叶出现实性结节仍属于 M_{1a}，但笔者认为在明确排除转移瘤的情况下，这部分患者的预后与同侧多发肺部结节患者理应无明显差别。根据既往的数据，双侧多发恶性肺部肿瘤 5 年生存率为 0%，而同侧则为 20%，故目前 2013 年修订的 NCCN 分期仍然把双侧不同肺叶多发结节仍然归类于 M_{1a}，但已有相当一部分的临床数据得出不一样的结论，Voltolini 和 Fabian 等人的研究都显示这部分患者（大部分为 N_0）有大约 27% 至 50% 的 5 年生存率并且与同侧多发肺部肿瘤无统计学差异。De Leyn 和他的同事报道了通过手术切除治疗的同时性双侧肺部恶性肿瘤患者，他们的 5 年生存率为 38%，更为近期的研究中 Shah 和她的同事在此种类型患者中可以得到了三年无瘤生存率 24% 的数据。几项研究均显示双侧多原发肺部恶性肿瘤的转归应该更近似于同侧多原发肺部恶性肿瘤，因此临床医生仍然需要依据实际情况考虑双

原发肺部结节的治疗对策，在排除对侧转移瘤以及纵隔淋巴结 N_2 阳性的可能性后，酌情施行同期或者分期双侧肿瘤手术根治性切除，如对侧病变较小，亦可按常规行 CT 随访，如病变进展再行根治性手术。同样的，对外周型直径小于 2cm 的实性结节，亚肺叶切除既能保证临床恶性肿瘤的根治，又能尽可能保留患者的肺功能，改善术后生活治疗，不失为一个两全其美的手术策略。

（四）同时性多发肺部非实性结节

1. 术前评估及随访策略　同时性多发肺部非实性结节的病理类型在除外非肿瘤之外基本由 AAH 的癌前病变以及 AIS 或者 MIA 的超早或早期肺恶性肿瘤病变组成，在 CT 影像学上可分为纯 GGO 和部分实变 GGO 的肺部结节，有双肺多发的特性，其在亚洲无吸烟史中年女性患者中尤为常见，以至于当临床医师检查到有一处肺部 GGO 病灶后，极有可能在再次细致的读片中发现其他肺叶存在有其他 GGO 病灶，这部分病灶就算是经验丰富的放射科医生也非常容易在初次检查中遗漏。

最新的 TMN 分期可能更适用于 CT 影像学表现为实质性改变的侵袭性多原发肺部肿瘤患者，对于病理类型为 AAH、AIS 或者 MIA 的这部分患者，把他们归类为Ⅲ期或者Ⅳ期显然是不合适的。事实上，许多经验丰富的胸外科专科医生已经意识到这个显而易见的问题，对这部分同侧及双侧多发肺部 GGO 患者的病灶进行单个评估后行相应的积极治疗，并取得良好的效果。

笔者以为对这部分单纯 GGO 或者混杂 GGO 的病变可单独进行分期并遵循以下诊疗策略：

（1）对最大直径均在 5mm 以下（包括 5mm）的多发肺部单纯 GGO 病灶，可在第 2 年及第 4 年行胸部 CT 复查。

（2）对最大直径大于 5mm 但没有相对显著的优势病变的多发肺部单纯 GGO 病灶，推荐随访 3 个月行胸部 CT 复查，有证据指出在

最初 3 个月的随访中,20%~40% 的 GGO 病变会消失。如果病变没有变化,则需每年复查胸部 CT 至 2~4 年以确保病变稳定。如果随访过程中出现病变进展,那么就必须行进一步的临床评估或行手术切除。鉴于 PET/CT 对此类型肺部结节存在一定的假阴性率,故不推荐行 PET/CT 评估。

(3) 对多发肺部混杂 GGO,推荐初步随访 3 个月复查胸部 CT。如病变持续存在,那么建议行进一步诊断性检查,如穿刺活检或者 VATS 肺结节活检术。如病灶直径在 8mm 以上,条件允许下可行 PET/CT 检查以协助明确良恶性,如提示恶性可能,则行手术切除。

2. 外科治疗 尽管此类患者的临床研究数据并不多,但根据现有的一些研究数据表明,此类多原发肺部肿瘤患者具有相当好的预后,多发结节中最具有侵袭性特点的那个对患者的生存期影响更大。Kim 及其同事的研究中,统计了 23 名 CT 影像学诊断为一处为部分实性的 GGO 病灶和其余多处为单纯 GGO 病灶的患者,其中 5 名患者予以切除了所有病变,另外的 18 名患者则只切除了部分病灶,中位随访 40.3 个月后,这些患者的生存率为 100%,只有一名患者出现了新的侵袭性肺腺癌病灶,并且没有一个未切出的 GGO 病灶在随访过程中出现进展。Mun and Kohno 回顾性报道了共携带有 91 处单纯 GGO 或者混杂 GGO 病变的 27 名患者,均予以外科手术切除治疗,经过 46 个月的中位随访期,没有出现死亡病例,但 27% 的患者发现了新的 GGO 病灶。Tsutsui 和他的同事统计了 23 名同时具有一处侵袭性肿瘤病变以及平均 8.5 个同时性多发纯 GGO 的患者,手术切除了其中 74 个的病灶,术后病例主要为 AAH,其余的 110 个 GGO 病变未予切除,在平均大约 4 年的随访过程中,没有一个病变出现进展,无疾病进展生存率为 87%。

以上的研究表明,当患者通过手术同期行肺段切除术治疗侵袭性较为明显的主病灶以及肺楔形切除术治疗同侧其余外周型 GGO 病灶后,其 5 年生存率能够维持在一个非常高的水平,鉴于 GGO 病变相对十分缓慢的疾病进展速度,似乎并没有必要对其他相对稳定的对侧的肺部 GGO 病灶以及同侧深部 GGO 病灶行同期外科手术切除,对于这些病变,严格的临床 CT 随访或许是更能使患者获益的策略。从另一方面来说,一部分随访的肺部多发 GGO 患者在 2~5 年内可能会出现原有病变进展的情况又或者是发现新的病变,考虑到后续外科治疗的可能性,在前期治疗中,应尽可能行亚肺叶切除术从而得以保留尽可能多的肺组织。

(五)异时性多原发肺部肿瘤

许多患者在原发肺部恶性肿瘤治疗成功痊愈后随访过程中在肺部发现第二原发病灶。在这些确诊异时性多原发肺部肿瘤的患者中,部分经积极的手术治疗后可以获得较长的生存期。基于一些回顾性的研究报告,异时性的恶性肿瘤中位间隔时间大致在 2 年左右,其中大约三分之二拥有相同的组织类型。

显而易见,评估是否可行手术切除及选择适当的手术方式是治疗第二原发肺恶性肿瘤的一大难题。大约三分之二的病例可以接受手术切除,而其中三分之一只能耐受亚肺叶切除手术治疗。就目前来说,对于需要再次手术治疗的患者,亚肺叶切除,特别是肺段切除术还是值得推崇的,因其可以尽可能地保留患者的肺功能,并且已有相关研究总结肺段切除术后患者在无瘤生存期方面和肺叶切除术后患者无显著差异,特别是肿瘤直径在 3cm 以下。

异时性多原发肺部肿瘤的预后可能要优于同时性多原发肺部肿瘤,一项研究回顾性的整理了 61 名进行了第二原发肺癌手术根治的患者,他们自诊断第二原发病灶的 5 年生存率以及 10 年生存率分别为 51% 和 20%,另一个 161 名例数的回顾性研究则报道了 61% 的 5 年生存率。如果再发的肿瘤大于 2cm 或者患者仍不曾中断吸烟,那将大大的影响其治疗效果。这些病例中未出现围术期死亡,术后并发症率在 29%，在多因素分析中，同侧二次手术和较低 FEV$_1$ 是出现术后并发症的显著危险因素。

（六）非手术局部治疗

对于全身情况较差而无法施行手术治疗的患者来说，可以选择其他的局部治疗手段来达到控制疾病进展，甚至根治的目的。这些局部治疗方式包括有立体定向放射治疗 SBRT、常规放射治疗以及影像引导下经皮肿瘤消融治疗。

对于 I 期非小细胞肺癌，多项非随机回顾性对照研究发现 SBRT 与常规放射治疗及肿瘤消融治疗相比能更有效的阻止原发灶的进展，但外科手术治疗则有更少的并发症。

同时性多原发肺部恶性肿瘤患者如无法耐受手术或只能承受部分病灶切除，那么 SBRT 联合外科手术的治疗方式是一个可选方案。就目前来说，对于手术高危的这部分患者，SBRT 不失为一个兼顾安全性和治愈率的折中方案。5 个回顾性研究数据一同统计了 246 个接受 SBRT 或者 SBRT 联合手术治疗的多原发肺部恶性肿瘤患者中，其中大部分的患者无法耐受单纯的手术治疗方案。他们的中位生存期在 20~46 个月，2 年原发灶控制率在 84%~97%，严重的毒性反应非常罕见。同时性多原发肺癌的患者在总生存期和无疾病进展期上均低于异时性患者。

（阮征）

参考文献

1. Kozower BD, Larner JM, Detterbeck FC, et al. Special treatment issues in non-small lung cancer: Diagnosis and management of lung cancer, 3rd ed; American College of chest physicians evidence-based clinical practice guidelines. Chest, 2013, 143:e369S.

2. NCCN Guidelines Version 1.2014 Non-Small Cell Lung Cancer http://www.nccn.org/professionals/physician_gls/pdf/nscl.pdf.

3. Shen KR, Meyers BF, Larner JM, et al. Special treatment issues in lung cancer: ACCP evidence-based clinical practice guidelines (2nd edition). Chest, 2007, 132:290S.

4. Goldstraw P. The 7th Edition of TNM in Lung Cancer: what now? J Thorac Oncol, 2009, 4:671.

5. Nakamura H, Saji H. A worldwide trend of increasing primary adenocarcinoma of the lung. Surg Today, 2014, 44(6):1004-1012.

6. Lou F, Huang J, Sima CS, et al. Patterns of recurrence and second primary lung cancer in early-stage lung cancer survivors followed with routine computed tomography surveillance. J Thorac Cardiovasc Surg, 2013, 145:75.

7. Travis WD, Brambilla E, Noguchi M, et al. International Association for the Study of Lung Cancer/American Thoracic Society/European Respiratory Society: international multidisciplinary classification of lung adenocarcinoma: executive summary. Proc Am Thorac Soc, 2011, 8:381.

8. Karp DD, Lee SJ, Shaw Wright GL, et al. A phase Ⅲ, intergroup, randomized, double-blind, chemoprevention trial of selenium (se) supplementation in resected stage I non-small cell lung cancer. J Clin Oncol, 2010, 28 (18 June 20 Suppl).

9. Dijkman BG, Schuurbiers OC, Vriens D, et al. The role of ^{18}F -FDG PET in the differentiation between lung metastases and synchronous second primary lung tumors. Eur J Nucl MedMol Imageing 2010; 37:2037.

10. Karp DD, Lee SJ, Keller SM, et al. Randomized, Double-Blind, Placebo-Controlled, Phase Ⅲ Chemoprevention Trial of Selenium Supplementation in Patients With Resected Stage I Non-Small-Cell Lung Cancer: ECOG 5597. J Clin Oncol, 2013, 31:4179.

11. Johnson BE. Second lung cancers in patients after treatment for an initial lung cancer. J Natlcaner Inst, 1998, 90:1335.

12. Goldstraw P, Crowley J, Chansky K, et al. The IASLC lung cancer staging project: proposals for the revision of the TNM stage groupings in the forthcoming (seventh) edition of the TNM classification of malignant tumours. J Thorac Oncol, 2007, 2:706-714.

13. Travis W, Brambilla E, Noguchi M, et al. International Association for the Study of Lung Cancer/American Thoracic Society/European Respiratory Society international multidisciplinary classification of lung adenocarcinoma. J Thorac Oncol, 2011, 6: 244-285.

14. Postmus P, Brambilla E, Chansky K, et al. The IASLC lung cancer staging project: proposals for revision of the M descriptors in the forthcoming (seventh)edition of the TNM classification of lung cancer. J Thorac Oncol, 2007, 2: 686-693.

15. Reed C, Harpole D, Posther K, et al. Results of the American College of Surgeons Oncology Group Z0050 trial: the utility of positron emission tomography in staging potentially operable non-small cell lung cancer. J Thorac Cardiovasc Surg, 2003, 126: 1943-1951.

16. de Cabanyes Candela S, Detterbeck F. A systematic review of restaging after induction therapy for stage Ⅲa lung cancer: prediction of pathologic stage. J Thorac Oncol, 2010, 5: 389-398.

17. Fukuse T, Hirata T, Tanaka F, et al. Prognosis of ipsilateral intrapulmonary metastases in resected non-small cell lung cancer. Eur J Cardiothorac Surg, 1997, 12: 218-223.

18. Okada M, Tsubota N, Yoshimura M, et al. Evaluation of TMN classification for lung carcinoma with ipsilateral intrapulmonary metastasis. Ann Thorac Surg, 1999, 68: 326-330.

19. Vansteenkiste J, De Belie B, Deneffe G, et al. Practical approach to patients presenting with multiple synchro- nous suspect lung lesions: a reflection on the current TNM classification based on 54 cases with complete follow-up. Lung Cancer, 2001, 34: 169-175.

20. Voltolini L, Rapicetta C, Luzzi L, et al. Surgical treatment of synchronous multiple lung cancer located in a different lobe or lung: high survival in node-negative subgroup. Eur J Cardiothorac Surg, 2010, 37: 1198-1204.

21. Fabian T, Bryant A, Mouhlas A, et al. Survival after resection of synchronous non-small cell lung cancer. J Thorac Cardiovasc Surg, 2011, 142: 547-553.

22. Shah A, Barfield M, Kelsey C, et al. Outcomes after surgical management of synchronous bilateral primary lung cancers. Ann Thorac Surg, 2012, 93: 1055-1060.

23. Koike T, Togashi K, Shirato T, et al. Limited resection for noninvasive bronchioloalveolar carcinoma diagnosed by intraoperative pathologic examination. Ann Thorac Surg, 2009, 88: 1106-1111.

24. Shi C, Zhang X, Han B, et al. A clinicopathological study of resected non-small cell lung cancers 2cm or less in diameter: a prognostic assessment. Med Oncol, 2011, 28: 1441-1446.

25. Sugi K, Kobayashi S, Sudou M, et al. Long-term prognosis of video-assisted limited surgery for early lung cancer. Eur J Cardiothorac Surg, 2010, 37: 456-460.

26. Liu S, Cheng H, Yao S, et al. The clinical application value of PET/CT in adenocarcinoma with bronchioloalveolar carcinoma features. Ann Nucl Med, 2010, 24: 541-547.

27. Kim H, Choi Y, Kim J, et al. Management of multiple pure ground-glass opacity lesions in patients with bronchioloalveolar carcinoma. J Thorac Oncol, 2010, 5: 206-210.

28. Tsutsui S, Ashizawa K, Minami K, et al. Multiple focal pure ground-glass opacities on high-resolution CT images: clinical significance in patients with lung cancer. AJR Am J Roentgenol, 2010, 195: 131-138.

29. Gu B, Stephanie S, Hoang C, et al. A dominant, invasive adenocarcinoma associated with multifocal in situ lesions does not represent M1 disease and should be treated surgically. Abstract presented at Society of Thoracic Surgeons Meeting. Los Angeles, 2013, 96(2): 411-418.

第八章　3D 胸腔镜技术在肺部小结节的应用

一、概述

100 年前瑞典斯德哥摩尔医院的 Jacob-aecus 教授首次报道了利用膀胱镜作为胸腔镜完成肺结核的胸膜粘连分离手术，造成人工气胸肺萎陷治疗肺结核病获得成功，由此拉开了胸腔镜外科的序幕。之后为许多国家临床用于肺结核病的治疗。但随着链霉素等有效结核药的陆续开发，胸腔镜技术应用骤减，胸腔镜仅用于胸膜疾病的诊断。随着科技的进步，在 20 世纪 80 年代，法国医师 Phillipe Mouret 首次完成了腹腔镜胆囊切除术，并很快在各国广泛使用，这也影响和冲击着胸外科领域。随着高清晰度摄像录像监视系统、医学纤维冷光源、腔镜外科手术器械的发展完善及麻醉技术的提高，在 20 世纪 90 年代胸腔镜技术终于进入了发展的新阶段——电视辅助胸腔镜外科（video-assisted thoracoscopic surgery，VATS）。进入 20 世纪初，VATS 开始广泛应用于胸部疾病的诊断和治疗，它也由单一的诊断目的，开始应用于除肺移植外几乎所有的胸部手术。与标准常规开胸手术比较，VATS 具有创伤小、术后并发症少、住院时间短、美容效果好等优点，其潜在优势还是减少炎症介质的活动，减轻手术对免疫系统的干预及降低治疗费用。尽管如此，VATS 的一些缺点也很明显，如二维手术视野失真，操作器械的角度限制，高度依赖助手的稳定性，手术技巧的学习曲线漫长等。为了弥补这些缺点，同时伴着自动机械技术、计算机导航技术、三维视频技术等的发展，可以模拟外科医生手操作的机器人外科技术应运而生。机器人手术无论从理念还是从技术而言都是外科学领域内的一次新的革命，它所拥有的一些明显优势有可能从根本上解决 VATS 技术的局限性，以达芬奇系统为代表的机器人手术特色在于：①高清晰度 3D 成像系统，还原了体内的三维世界。②能模仿人手腕关节运动的 Endo Wrist™ 手术器械，具有独特的几何定位、多自由度移动，可以使操作更灵活，精确。③可以将手指尖套入操作手柄控制器械，为术者提供了直觉式的观察方式，彻底避免了镜像操作。④方便进行远程手术和远程教学等。但与 VATS 类似，机器人手术亦有许多缺点，其中投入成本，设备维护费用，系统升级费用及患者手术费用昂贵是目前机器人手术系统难以普及的最重要原因。此外，从技术层面讲达芬奇手术也存在一定的局限性：①操作环缺少精细的力反馈，这给机器人辅助手术带来了一些不安全的因素；②主刀医生远程操控时，术中患者一旦出现意外，台上助手可能缺乏处理及应变能力，最终造成不可挽救的局面。③该技术开展时间尚短、经验有限，主刀医生和手术室相关人员必须接受特定的培训，机械手器械有限等问题都还有待解决。④机器人辅助胸外科手术在治疗胸部肿瘤上的局部复发率和远期效果尚无较大病例的积累和随访。以上种种原因限制了其临床应用和普及。

随着 20 世纪 90 年代末 Viking 3D 腹腔镜三维成像系统运用于泌尿外科及妇产科手术对胸外科领域的影响，以及在达芬奇手术方面所具有的技术基础，2011 年，既有传统胸腔镜的简单易普及又能提供三维立体手术画面的 KARL STORZ 3D 高清胸腔镜设备初等国际舞台并很快在许多国家开始备受青睐及广泛使用。3D高清成像胸腔镜手术系统的出现标志着微创外科与时俱进的求新求变，作为一项新兴发展的腔镜手术技术，除了具有微创的优点，较VATS视觉效果更佳，手术安全性更高，较达芬奇手术手术费明显降低，因此具有广泛的临床应用前景。

二、KARL STORZ 3D胸腔镜设备

KARL STORZ 3D胸腔镜设备主要包括成像系统和手术器械两大部分，成像系统包括被动型偏振3D监视器（24寸和32寸）、监视器坐架、VESA100转200接板、3D主机、DVI信号1080p、0°和30° 3D TIPCAM1电子镜、3D TIPCAM1消毒框、导光束及3D眼镜；手术器械与VATS所需器械类似，包括套管、抓钳、分离钳、内镜手术剪、打结器、电钩、电铲、超声刀、钛夹以及直线切割缝合器。STORZ 3D设备成像基本原理主要是：当监视器背后的

VESA200接口连接主机3D信号（DVI-D）时，通过3D电子镜前端的双镜头可捕获两幅画面，由于在监视器屏幕上配置了偏光板，屏幕便可以向观看者的输送两幅偏振方向不一样的画面，而3D眼镜的左眼和右眼分别装有横偏振片和纵偏振片，且当画面经过偏振眼镜时，由于偏振式眼镜的每只镜片只能接受一个偏振方向的画面，因此，人的左右眼就能接收两组画面，再经过大脑合成立体影像，观看者就可以在屏幕上看到立体画面（图3-53、图3-54）。

在使用KARL STORZ 3D设备时，由于光线偏振监视器表面涂有高反光材料，手术室内灯光应调暗。手术室内可按照医务人员的具体身高调整主导医师离32寸监视器的最佳距离为1.8~2.2m，24寸监视器的最佳距离为1.3~1.5m。STORZ 3D胸腔镜系统还具有以下特点：①可通过3D监视器或电子镜实现2D和3D模式互换。②3D监视器USB切口可录

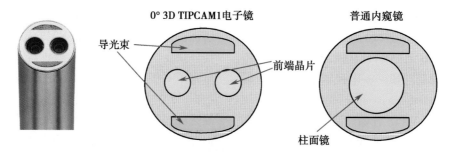

图3-53　电子镜前端比较（3D胸腔镜 vs 二维胸腔镜）

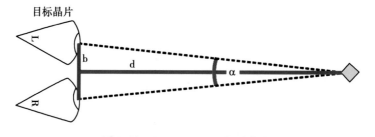

图3-54　3D TIPCAM1 成像原理

注：①左晶片与L右晶片R如人体左眼和右眼，两幅图像经大脑合成后可产生3D效果。②距离b决定3D效果的强弱，此值关系到3D电子镜直径，并是合成3D图像的关键因素。③距离d为对焦距离。最佳距离为2~18cm

制3D图像,也可用现有AIDA系统记录文件。③3D TIPCAM1电子镜直径10mm,前端包含双晶片,镜身材料为钛合金,轻便、瘦长,可用高温、高压消毒,方便清洗;信号线与光缆并列,具有整洁、方便等特点。④偏光眼镜不仅重量轻,成本低,观看角度大,色质损失小,没有闪烁,几乎不会引起眼睛疲劳和头晕。一幅完美的3D图像基于两个重要因素:①图像必须用特殊的3D模式采集,不能损失图像本身的信息,即要包括准确性与自然性;②所采集图像必须准确地、自然地展示于观众,且3D特有的景深感必须保存并展示于观众。

三、3D胸腔镜技术在肺部小结节中的应用

肺部小结节是胸外科常见又较难确诊的疾病,伴有肺部小结节的患者多于体检或因其他疾病在医院检查时发现,患者无其他肺部病变相对应的临床症状和体征。肺部小结节在CT图像上主要表现为肺实质内单发或者多发的类圆形性结节影,其最大径<30mm,肺部无伴肺不张、感染以及肺门和纵隔淋巴结的肿大。近年来随着低剂量CT的普及和普通人群体检意识的增强,肺部以磨玻璃样密度影(ground-glass opacity,GGO)为表现的微小结节病变的发现率明显增高,GGO是指在高分辨率CT图像上表现为边界清楚或不清的肺内局灶性密度增高影,其内的支气管及血管纹理仍可以显示。根据GGO中是否有实性成分又分为单纯型(pure GGO,pGGO)和混合型(mixed GGO,mGGO)。GGO的直径通常在<2cm左右,病理诊断主要以微浸润性腺癌,浸润性腺癌和原位腺癌居多,少数为炎性病变、局限性纤维化、不典型腺瘤样增生(atypical adenomatous hyperplasia,AAH)等。对于绝大多数肺部单发的小结节(即孤立性肺结节,solitary pulmonary nodule,SPN),李亚男等报道其恶性概率超过80%,且20%左右的直径<2cm的肺部恶性结节已有淋巴结的微小转移;而多发的肺部小结

节恶性概率亦可超过75%。由于肿瘤大小和淋巴结转移情况与患者预后具有明确的相关性,早期肺癌患者术后五年生存率能达到80%以上,而以GGO为表现的早期肺癌患者术后五年生存率往往达到100%。所以尽早明确肺部结节的良恶性,手术介入切除恶性病灶,并避免不必要的良性病灶切除以及减轻患者经济负担是目前肺癌诊断和治疗的热点。

常规诊治肺部小结节良恶性的途径较多,包括传统开胸手术切除、经皮肺穿刺、痰脱落细胞学、抗感染治疗等,但这些方法尚存在许多不足:开胸手术存在创伤大,术后恢复慢,瘢痕不美观等缺点,经皮肺穿容易导致患者胸膜反应、气胸、肺出血、种植转移等,痰脱落细胞查找癌细胞的阳性率通常较低,抗感染治疗及随访容易延误病情等。随着VATS技术的迅速发展和普及为肺部小结节患者提供了一种更好的微创诊治方法,但在没有术前定位的前提下,VATS术中仅凭术前CT片判断及伸入示指以及应用胸腔镜器械进行触诊,往往耗时过长,并因找不到病灶导致必须中转开胸手术的概率达46%。近年开展的新技术如CT引导下Hook-wire穿刺定位,注射硬化剂定位以及亚甲蓝定位等较好地补充了VATS术中定位困难的问题,其中CT引导下Hook-wire穿刺定位具有设备及操作简单、定位成功率高(96%)、安全系数高等优势,目前已作为辅助VATS手术诊断与治疗肺部小结节的主要方法。

但如同上述所提到,只能提供二维画面VATS系统在诊治肺部小结节时仍有许多不足,目前国内外使用3D胸腔镜切除肺部小结节具体报道极少,上海市第一人民医院在2014年3~8月使用KARL STORZ 3D胸腔镜成功开展肺部小结节切除术51例,所有肺部结节均在术前经CT发现(部分为高分辨CT)证实,所有结节直径均在0.6~3cm。51例患者中单发结节47例,多发结节4例,分单肺多发及双肺多发;pGGO病灶11个,mGGO病灶23个,实性结节21个。具体见表3-4。部分较小肺

结节常规行术前行 CT 引导下 Hook-wire 穿刺定位,术中找到病变后,楔形切除立即送冰冻检查,病理提示非小细胞肺癌 38 例,34 例进一步采用肺叶切除 + 系统淋巴结清扫术,1 例患者因心肺功能较差仅行单纯肺叶楔形切除术,3 例原位癌患者进一步采用肺叶切除 + 纵隔淋巴结采样术,其余手术相关数据具体见表 3-5。

表 3-4　患者基本信息

编号	性别	年龄(岁)	影像学表现	定位	结节大小(mm)
1	女	42	mGGO	右上叶	8
2	女	38	mGGO	右上叶	10
3	女	56	mGGO	右上叶	9
4	女	66	实性结节	右上叶	22
5	女	45	mGGO	右上叶	13
6	女	44	实性结节	右上叶	17
7	女	42	pGGO	右上叶	13
8	男	66	实性结节	右上叶	18
9	男	74	pGGO	右上叶	9
10	男	63	mGGO	右上叶	12
11	男	52	mGGO	右上叶	11
12	女	48	mGGO	右中叶	9.5
13	女	49	mGGO	右下叶	7.5
14	女	40	实性结节	右下叶	16
15	女	65	pGGO	右下叶	8
16	女	33	mGGO	右下叶	12
17	男	59	实性结节	右下叶	18
18	男	61	实性结节	右下叶	22
19	男	46	mGGO	右下叶	10
20	女	70	实性结节	左上叶	21
21	女	48	pGGO	左上叶	8
22	女	61	实性结节	左上叶	14
23	女	43	mGGO	左上叶	12
24	女	59	mGGO	左上叶	8.5
25	男	73	pGGO	左上叶	12
26	男	67	实性结节	左上叶	16
27	男	49	mGGO	左上叶	13
28	男	38	mGGO	左上叶	9
29	女	51	实性结节	左下叶	19
30	女	62	mGGO	左下叶	8.5
31	女	52	mGGO	左下叶	11

续表

编号	性别	年龄（岁）	影像学表现	定位	结节大小（mm）
32	男	64	mGGO	左下叶	12
33	男	51	实性结节	左下叶	17
34	女	47	mGGO	右上叶	9
			实性结节	右中叶	11
35	女	42	pGGO	右上叶	7.5
			pGGO	右下叶	9
			mGGO	左上叶	8.5
36	男	58	mGGO	右上叶	15
			实性结节	右下叶	6.5
37	女	45	实性结节	右上叶	20
38	女	52	实性结节	右下叶	27
39	男	40	实性结节	左下叶	25
40	女	44	mGGO	右上叶	16
41	男	52	实性结节	右上叶	18
42	男	51	实性结节	左上叶	22
43	女	60	pGGO	右上叶	9
44	男	70	pGGO	右下叶	9
45	女	49	pGGO	左上叶	8.5
46	女	51	mGGO	左上叶	10
47	男	61	实性结节	右上叶	23
48	男	63	实性结节	左上叶	22
49	女	48	pGGO	左上叶	8.5
50	男	48	mGGO	左上叶	9.5
51	男	68	实性结节	右上叶	8

表 3-5 手术相关临床数据

编号	手术方式	失血量（ml）	住院天数（术后）	手术时间（min）	并发症	病理结果
1	右上叶切除 + 系统性淋巴结清扫	25	5	70	无	微浸润 AC $T_1N_0M_0$（Ⅰa 期）
2	右上叶切除 + 系统性淋巴结清扫	35	5	70	无	浸润性 AC $T_1N_0M_0$（Ⅰa 期）
3	右上叶切除 + 系统性淋巴结清扫	30	4	68	无	微浸润 AC $T_1N_0M_0$（Ⅰa 期）
4	右上叶切除 + 系统性淋巴结清扫	35	5	75	无	浸润性 AC $T_1N_2M_0$（Ⅲa 期）

续表

编号	手术方式	失血量(ml)	住院天数(术后)	手术时间(min)	并发症	病理结果
5	右上叶切除 + 系统性淋巴结清扫	30	5	68	无	微浸润 AC $T_1N_0M_0$(I a 期)
6	右上叶切除 + 系统性淋巴结清扫	20	5	70	无	浸润性 AC $T_1N_0M_0$(I a 期)
7	右上叶切除 + 系统性淋巴结清扫	25	5	70	无	微浸润 AC $T_1N_0M_0$(I a 期)
8	右上叶切除 + 系统性淋巴结清扫	25	4	72	无	浸润性 AC $T_1N_0M_0$(I a 期)
9	右上叶楔形切除	5	5	45	无	浸润性 AC $T_1N_0M_0$(I a 期)
10	右上叶切除 + 系统性淋巴结清扫	30	4	71	无	浸润性 AC $T_1N_0M_0$(I a 期)
11	右上叶切除 + 系统淋性巴结清扫	35	5	70	无	浸润性 AC $T_1N_0M_0$(I a 期)
12	右中叶切除 + 系统淋性巴结清扫	25	4	56	无	微浸润 AC $T_1N_0M_0$(I a 期)
13	右下叶切除 + 系统性淋巴结清扫	35	5	40	无	微浸润 AC $T_1N_0M_0$(I a 期)
14	右下叶切除 + 系统性淋巴结清扫	30	4	70	无	浸润性 AC $T_1N_0M_0$(I a 期)
15	右下肺切除 + 系统性淋巴结清扫	25	5	70	无	微浸润 AC $T_1N_0M_0$(I a 期)
16	右下叶切除 + 系统性淋巴结清扫	30	5	76	无	浸润性 AC $T_1N_0M_0$(I a 期)
17	右下叶切除 + 系统性淋巴结清扫	25	5	70	无	浸润性 AC $T_1N_0M_0$(I a 期)
18	右下叶切除 + 系统性淋巴结清扫	35	5	80	无	浸润性 AC $T_1N_1M_0$(Ⅱ a 期)
19	右下叶切除 + 纵隔淋巴结采样	50	5	68	无	原位 AC $T_{is}N_0M_0$(0 期)
20	左上叶切除 + 系统性淋巴结清扫	80	5	90	无	浸润性 AC $T_1N_1M_0$(Ⅱ a 期)
21	左上叶切除 + 系统性淋巴结清扫	35	6	92	无	微浸润 AC $T_1N_0M_0$(I a 期)
22	左上叶切除 + 系统性淋巴结清扫	70	7	90	无	浸润性 AC $T_1N_0M_0$(I a 期)

续表

编号	手术方式	失血量(ml)	住院天数(术后)	手术时间(min)	并发症	病理结果
23	左上叶切除+系统性淋巴结清扫	70	6	92	无	微浸润 AC $T_1N_0M_0$（Ⅰa 期）
24	左上叶切除+纵隔淋巴结采样	60	5	80	无	原位 AC $T_{is}N_0M_0$（0 期）
25	左上叶切除+系统性淋巴结清扫	65	7	86	无	浸润性 AC $T_1N_0M_0$（Ⅰa 期）
26	左上叶切除+系统性淋巴结清扫	70	7	88	无	浸润性 AC $T_1N_0M_0$（Ⅰa 期）
27	左上叶切除+系统性淋巴结清扫	75	6	85	无	浸润性 AC $T_1N_0M_0$（Ⅰa 期）
28	左上叶切除+系统性淋巴结清扫	50	3	48	无	微浸润 AC $T_1N_0M_0$（Ⅰa 期）
29	左下叶切除+系统性淋巴结清扫	30	6	68	无	浸润性 AC $T_1N_0M_0$（Ⅰa 期）
30	左下叶切除+系统性淋巴结清扫	35	5	88	无	微浸润 AC $T_1N_0M_0$（Ⅰa 期）
31	左下叶切除+系统性淋巴结清扫	30	5	65	无	浸润性 AC $T_1N_0M_0$（Ⅰa 期）
32	左下叶切除+系统性淋巴结清扫	35	5	76	无	浸润性 AC $T_1N_0M_0$（Ⅰa 期）
33	左下叶切除+系统性淋巴结清扫	25	5	70	无	浸润性 AC $T_1N_1M_0$（Ⅱa 期）
34	右上叶楔形切除+右中叶切除+纵隔淋巴结清扫	45	5	65	无	AAH 微浸润 AC $T_1N_0M_0$（Ⅰa 期）
35	右上叶楔形切除+右下叶切除+左上叶楔形切除+纵隔淋巴结采样	30	5	90	无	原位 AC 原位 AC 原位 AC $T_{is}N_0M_0$（0 期）
36	右上叶切除+右下叶楔形切除+系统性淋巴结清扫	50	5	82	无	浸润性 AC $T_1N_1M_0$（Ⅱa 期） 纤维钙化灶
37	右上叶楔形切除	5	3	38	无	炎性假瘤
38	右下叶楔形切除	10	2	40	无	炎性假瘤
39	左下叶楔形切除	5	3	36	无	炎性假瘤
40	右上叶楔形切除	15	3	47	无	结核肉芽肿
41	右上叶楔形切除	30	7	52	包裹性胸腔积液	结核肉芽肿

续表

编号	手术方式	失血量(ml)	住院天数(术后)	手术时间(min)	并发症	病理结果
42	左上叶楔形切除	15	3	40	无	结核肉芽肿
43	右上叶楔形切除	5	4	38	无	AAH
44	右下叶楔形切除	5	3	35	无	AAH
45	左上叶楔形切除	5	3	38	无	AAH
46	左上叶楔形切除	5	3	40	无	AAH
47	右上叶楔形切除	5	3	38	无	错构瘤
48	左上叶楔形切除	5	3	40	无	错构瘤
49	左上叶楔形切除	10	2	38	无	炎性病变
50	左上叶楔形切除	5	3	36	无	炎性病变
51	右上叶楔形切除	5	3	37	无	纤维钙化灶

1. 术前准备 部分肺结节患者病灶直径<15mm或CT图像上显示病灶位置较深者常规行术前CT引导下Hook-wire穿刺定位,术前1天或手术当天根据患者影像资料结合微创手术方案,采取合适扫描体位,CT扫描(层厚2~3mm)定位,计划最优进针路线后体表标记进针点。常规消毒穿刺处,1%利多卡因局部麻醉后在CT引导下,先将Hook-wire针经皮经肺穿刺,再将套管针穿刺入目标病灶,后退套管针约2cm,金属钩自动膨胀弹开,轻拉金属线会有阻力感,重复CT扫描(层厚2mm)后显示针尖在病灶内或在周边肺实质内1cm左右范围(图3-55),将套管针拔出,固定好穿刺针,记录病灶位置、大小及形态等影像征象,并重建定位后图像。30min后再次记录并发症情况。再连同重建CT图像送手术室准备手术。

2. 手术方法 全麻双腔气管插管后,患者健侧90°侧卧位,健侧肺通气。连接并调节好3D胸腔镜系统后,常规皮肤消毒铺巾后,取腋中线靠前第7肋间1cm切口作为胸腔镜观察孔,腋前线第3或第4肋间2~3cm切口为胸腔镜主操作孔,腋后线靠后第8或9肋间2cm切口为第1副操作孔。主操作者站于患者腹侧,经主操作孔进行手术,助手经副操作孔协助暴露。术者均佩戴3D偏振眼镜,调暗手术室内灯光后,即可在屏幕上可以看到3D效果

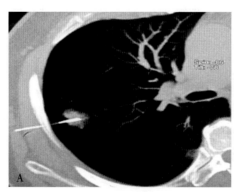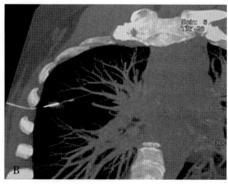

图3-55 CT引导下Hook-wire穿刺定位

A. 横截面;B. 冠状面

的手术画面。置入胸腔镜后，探查胸腔，若发现胸腔粘连，可使用电钩、分离钳仔细分离。未经 Hook-wire 穿刺定位者，根据我们的经验，术中定位方法可采用：①结合术前胸部 CT 等检查，初步定位病灶可能的位置；②健侧单侧通气，待患侧肺萎陷后仔细观察脏层胸膜有无胸膜凹陷征，可帮助迅速定位；③用卵圆钳在萎陷的肺表面轻轻滑拨，如遇到肿块时有异常；④卵圆钳夹住可疑病灶附近肺组织，将可疑病灶送至最近的操作孔，手指直接触摸探查以确认肿块位置。找到结节后，用内镜切割缝合器（Endo-GIA，美国强生公司）距肿瘤约 2cm 楔形切除肿瘤，为防止切口种植转移，通常将肿瘤置于无菌手套内完整取出并立即送冷冻切片检查，切缘亦行病理检查。对于术前需行 Hook-wire 穿刺定位者，相同体位常规皮肤消毒后剪断外露部分针尾，于腋中线靠第 7 肋间 1cm 切口置入胸腔镜，探查胸腔后明确定位针是否存在脱落或位移，根据定位后 CT 重建图像，确定钢丝深度及病灶部位。选择最易到达病灶的部位做一约 1.5cm 切口，用抓钳提起定位钢丝，伸入手指仔细触诊确定病变肺结节，同样用切割缝合器距肿瘤约 2cm 楔形切除肿瘤后，用无菌手套取出标本并将标本切开再次确认病灶后，紧靠病灶穿过 4 号丝线并打结固定以示标记，立即送冰冻检查。冷冻病理结果为良性肿瘤即可关胸终止手术。

冷冻病理结果为恶性肿瘤者，进一步行肺叶切除 + 系统淋巴结清扫 / 纵隔淋巴结采样术。我们通常选择解剖性肺叶切除方法，在处理肺动脉时，部分患者选用结扎法，另一部分用切割缝合器处理，较细的动脉也使用金属夹处理；在处理肺静脉时，较细的静脉用结扎或金属夹钳夹法处理，粗大的静脉则均用切割缝合器处理；支气管处理通常在肺动、静脉处理之后进行，彻底分离欲离断支气管周围的组织后，选择好层面，使用绿色钉夹夹闭切断支气管；对于发育不良的肺裂，根据实际情况可于离断肺静脉后或是离断支气管后用蓝色钉夹

切割出肺裂。肺叶完整切除后置于无菌手套内完整取出（图 3-56）。对于系统性淋巴结清扫，右肺肿瘤主要以右上叶支气管、右锁骨下动脉、上腔静脉和气管为界，清除范围内所有的淋巴组织（2R 和 4R 组）；左肺肿瘤主要清除膈神经、迷走神经和主动脉弓顶部范围内的所有淋巴组织（第 5、6 组）。无论右肺或左肺肿瘤，均规范清扫第 7~10 组淋巴结。对于纵隔淋巴结采样，在各组淋巴结相应部位打开纵隔胸膜探查，若可见明确的淋巴结，则将淋巴结完整切除，若未见有明确淋巴结，则仅采取部分脂肪组织送检，而不作系统性淋巴结清扫。每组分别标记并送病理检查。右侧肺癌采样 2R、4R、7、8 及 9 组淋巴结，左侧肺癌采样 4L、5、6、7、8 及 9 组淋巴结。双侧肺癌采样 2R、4R、4L、5、6、7、8 及 9 组。

3. 3D 胸腔镜在肺部小结节手术效果评价　3D 电视胸腔镜手术是 VATS 基础上的进一步改进，它不仅可以将目标最大放至 20 倍（32 寸显示器）效果，同时还原了体内的三维世界，使手术画面有了一定的景深及解剖层次感，使得手术医师术中解剖、游离、缝合等动作变得相对简单且更加精确，从而减少了术中副损伤的发生，手术时间更短，术后恢复时间更快。本组 51 例肺部小结节采用 3D 电视胸腔镜行肺癌根治术 31 例，肺楔形切除术 15 例，肺癌根治 + 楔形切除术 2 例，肺叶切除 + 纵隔淋巴结采样 2 例，肺叶切除 + 楔形切除 + 纵隔淋巴结采样 1 例，手术相关数据与之前文献报道的 VATS 数据统计相比均有明显改善趋势。此外，3D 高清手术系统较 VATS 系统在肺结节手术的优势，我们的体会是在术中寻找术前未定位的病灶时，原本传统微创手术扁平的二维视野，瞬间变成立体的三维世界，即便是 CT 图像上未显示出的肺较表浅的微小结节也以清晰可见，因此不仅缩短了寻找病灶的时间，也提示将来术前需要定位的部分患者是否可通过 3D 胸腔镜手术以避免接受 Hook-wire 穿刺所带来的创伤。在 3D 胸腔镜肺楔形切除

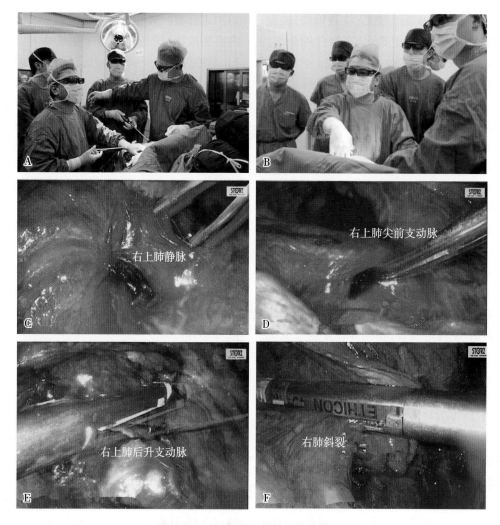

图 3-56　3D 胸腔镜右肺上叶切除术

A、B. 术中均佩戴 3D 眼镜；C. 分离右上肺静脉；D. 分离尖前支动脉；E. 离断后升支动脉；F. 切割斜裂

注：该图片为术中 3D 系统截图画面，因未经 3D 眼镜成像，故呈现出双影效果

术中，用卵圆钳夹住并提起病灶时，三维视野可以清晰地显示结节的位置与其毗邻之间的解剖深度，有时甚至可以看清病灶后方的解剖层次，这使得使用直线切割缝合器切除病灶时损伤其周围特别是后方正常组织或器官的概率明显降低。在肺叶切除 + 系统性淋巴结清扫手术中，三维视野凭借良好的景深和解剖层次感，还原了血管周围解剖深度，因此可以相对安全地分离肺动静脉间的间隙而不致损伤血管，使得手术更加安全；其中 1 例右上肺浸润性腺癌（$T_1N_2M_0$，Ⅲa 期）的癌患者我们常规清扫了淋巴结 10 枚，包括上纵隔、气管支气管旁、隆突下、下段食管旁、下肺静脉旁、肺门、肺叶间淋巴结，但在术中发现肺门处的部分癌症转移的淋巴结明显肿大且与血管鞘粘连较紧密，造成了比较一定的解剖识别困难，凭借 3D 视野下提供的立体感及各级血管分布走行及血管与周围组织清晰的解剖关系，我们可以迅速判断转移淋巴结尽管存在粘连但并没有侵及血管鞘内，仔细分离并打开血管鞘后，采用鞘内锐性结合钝性分离，将血管表浅的部分快速干净的游离，由于要给最后放置切割缝合器

的砧板提供足够的间隙,通常需要进一步尽量分离血管与其深方组织中的粘连,这时 3D 系统提供的景深手术视野使得操作变得更加容易且安全。因此相对于 VATS 而言,3D 立体视野下处理肺血管之间或是肺血管与淋巴结之间复杂的解剖关系时,有利于降低因操作不慎导致血管破损大出血而使手术中转开胸的可能性。此外,3D 视野下无论是肺残端缝合、血管破裂修补缝合及支气管残端加固等操作,从持针到进针、出针均能得心应手精确定位,大大降低了缝合难度,使 3D 胸腔镜手术相对 VATS 变得简单且更精确。

因此,相对于常规开胸手术,3D 系统不仅具与其共同的自然视觉优势,还具有"微创手术"的所有优势。相对于 VATS 手术,不仅保留了普通胸腔镜手术微创特点,还兼有三维高清视野下精细操作的优势;相对于达芬奇机器人手术,在保证了精确性的同时,还具有机器人手术不具有的"触觉"反馈,同时也避免了机器人手术需要的高昂费用。综上所述,3D 电视胸腔镜手术在肺部小结节的诊治中,具有三维视野,成像立体高清,可使操作动作精准安全,但该技术属于新开展项目,有待更多病例的积累使其优越性显现出来。

四、评语

VATS 手术自从 20 世纪 90 年代初开创以来,由于其损伤小,恢复快等优点越来越被胸外科医生所接受,并广泛应用于胸外科领域。但在二维 VATS 屏幕上原本有前后层次关系的器官、组织、血管呈现在同一平面上,通过长柄手术器械进行操作的医生很可能丧失深度感觉,视觉出现错位,可能导致操作失误使出血量增加、手术时间延长,影响手术效果。3D 胸腔镜技术是传统胸腔镜技术的一大进步,既保留了 VATS 微创的特点,又兼有高清立体视野下更精细操作的优点,更大限度地减少了对血管、神经的损伤,使手术并发症更少。此外,通过 Patel 等引进行了一项研究,15 名腹

腔镜新手随机分组,分别应用 2D 及 3D 系统完成线性切割缝合、曲线切割缝合、管状缝合、背深静脉复合体缝合以及输尿管膀胱吻合训练。3D 组手术时间和准确程度均好于 2D 组。因此他们认为 3D 高清成像系统更适合于腹腔镜新手,3D 技术可以为腹腔镜手术的初学者从临床解剖过渡到实践操作提供更好的帮助,更快地熟练掌握手术技术。由于 3D 胸腔镜和 3D 腹腔镜拥有许多共同点,我们也有同样的体会,常规二维腔镜系统需要外科医生不断修正平面与现实之间的差异,难以通过无障碍的手眼配合进行精确定位,而 3D 腔镜系统通过最真实的三维影像,不需要任何视觉修正即可进行精确的空间定位,能极大限度地提高医生的手眼配合度,给外科医生最真实的操作体会,从而降低了手术的难度,减少误差,使手术操作更加安全,且三维立体腔镜系统初期应用 3D 高清系统不需要特殊训练,不需要空间想象力,即使初学者也能很快适应该系统下的手术视野,因此学习曲线明显较 VATS 系统短。此外,3D 手术视野的清晰和明亮度更佳,同时只需要戴一副轻巧的偏振眼镜即可进行手术操作,十分方便。所有参与手术人员均可以通过佩戴 3D 偏振眼镜看到 3D 立体效果的手术画面,对手术中解剖层次画面的理解可以同步,这一形式的手术对于医学教学与培训同样具有重要意义,种种以上优势都使得 3D 胸腔镜的广泛应用成为可能。

除了在肺部小结节手术中,3D 视野所带来的立体层次感及处理肺血管时的解剖层次感,3D 电视胸腔镜相对于传统胸腔镜在普胸外科其他较高难度手术方面,还具有支气管、大血管断端吻合及重要组织器官的显露等优势:①在胸腺手术中可以更清晰更简易地暴露左右无名静脉,以及胸腺静脉,将术中出血导致的中转开胸可能降低到最小。也正是因为具有良好的暴露和视野,在 3D 胸腔镜下全胸腺切除时可以彻底切除胸腺上极,双侧胸膜外脂肪及心膈角脂肪,以保证重症肌无力的治

疗效果。②VATS下支气管袖型或是肺动脉袖型吻合是非常精细的操作,常常需要很有经验的胸外科医师在良好的暴露下细心完成,而正如上述提到3D视野下对持针到进针、出针的把握相对容易且精确,降低了缝合难度,这加快了支气管袖形吻合的操作时间上,使吻合不再成为胸腔镜手术的限速步骤,对缩短手术时间,减少手术并发症及促进患者术后恢复具有重要意义。③食管癌根治术是胸外科的经典手术,但是食管周围有很多重要的肌肉、神经和血管,良好的立体视野能明显降低术中在食管手术中可以清晰地辨别胸导管、气管膜部等,减少术后乳糜胸及气管膜部损伤的发生率,而3D系统对于食管癌左、右喉返神经的暴露具有特别的优势可使在清扫该区域淋巴结时既彻底又减少喉返神经损伤的概率。这些对术后的恢复起到了至关重要作用。

3D胸腔镜在手术方面较VATS及有许多优势,但在胸腔镜肺癌根治手术与患者术后生活质量及生存曲线之间的研究,尚未见3D胸腔镜相关报道,目前仍以VATS报道居多。Tashima报道VATS肺叶切除与开胸肺叶切除比较,术后疼痛次数差异有统计学意义(6.2±4.1次/天 vs13.5±5.8次/3天,$P<0.001$),且VATS肺叶切除组术后IL-6水平升高明显低于开胸肺叶切除手术(112±43pg/ml vs 351±133pg/ml)。Nakata报道VATS肺叶切除患者血氧饱和度、氧分压、FEV_1和FVC在术后7天与14天检查均明显优于接受开胸手术患者。Sugiura报道VATS肺叶切除患术后恢复至术前正常活动能力的时间平均均为2.5个月,而开胸手术则需7.8个月,结果具有显著统计学差异。这些数据都说明VATS肺叶切除与传统开胸相比,创伤小、痛苦小、恢复快、微创优势明显。Koizumi比较VTAS肺叶切除与开胸手术治疗早期非小细胞肺癌3年和5年生存率92.9%和53.8与84.2%和60.1%,亦无明显差异。Shigemura报道VTAS下肺叶切除、VATS辅助小切口与常规开胸肺叶切除手术治

疗早期非小细胞肺癌术后5年生存率分别为96.7%、95.2%、97.2%,三组比较并无显著性差异。2008年,美国胸外科医师Whitson等总结了Pubmed上自1992年胸腔镜肺叶手术报告以来至2007年4月间所有手术治疗早期肺癌的文章,对比了这些手术报告中VATS手术资料和开胸手术资料,总患者数6300多例。对比发现,接受胸腔镜的患者手术并发症、术后引流时间、住院时间显著低于开胸手术者,远期生存率VATS显著高于开胸,特别是4年生存率,胸腔镜比开胸患者绝对值高17%。此研究与第44届美国胸外科医师协会年会宣读。这些数据也都证明VATS下肺叶切除对于早期非小细胞肺癌的治疗是一种有效的手术方式。然而通过3D胸腔镜手术对VATS的许多优势,以及3D技术经验的积累、设备的进一步改进以及器械的进一步完善等,我们有理由相信,未来关于3D胸腔镜肺叶切除术的报道能较VATS给患者带来更多更大的福音。

当然,任何一项技术都不会是十全十美的。从Storz3D电视胸腔镜手术系统自身特点来讲,所有手术参与者还需要佩戴3D偏振眼镜,才能看到清晰的3D画面,这不仅带来许多不便,有待改进为裸眼3D画面,且不可否认的是应用3D系统进行胸腔镜手术也需要一个较短的适应期。例如刚戴上3D眼镜时,眼睛有个聚焦的过程,需要等大脑将左右眼所看到的画面匹配在一起才能形成3D画面。尽管对于多数手术医师来讲,能较好地适应大脑形成3D画面这一过程,但仍有少部分人感觉较难适应,对于时间较长的手术,甚至出现眩晕,眼部不适及疲劳感;有时也因为与3D显示器的距离不同,助手看到的画面有时也可能出现模糊造成视觉疲劳。此外,对于很多熟练操作普通胸腔镜的医生来说,由于过去十多年的应用,已经习惯了屏幕上的二维世界,换上3D系统要有一个重新认识解剖结构的过程,一开始会很不习惯,需要一定的时间训练,也有些人

就根本不能适应 3D 图像。无论是哪种不适应情况，均可能导致出现术中误伤重要组织和器官，造成手术中转开胸或是不可挽救局面等。因此，对于不能适应 3D 胸腔镜视野的胸外科医师来讲，合理选择手术方式十分重要。从患者角度来讲，目前来讲 3D 高清胸腔镜的收费较普通胸腔镜收费稍贵，但有理由相信随着国内胸腔镜设备和技术的普及，在不久的将来就如同 3D 腹腔镜与普通腹腔镜价格相同一样，3D 胸腔镜的价格也为趋于普通胸腔镜，因而不会增加的患者额外费用，因此 3D 胸腔镜技术将很可能成为未来发展趋势。

五、争议与展望

对于微创手术与常规开胸手术的关系，一直存有争议。随着微创胸部外科手术时代的来临，新一代的胸外科医生最开始接触到的绝大多数是胸腔镜下手术，以及很多人担心技术的进步会导致基本功的退步。对于一名胸外科医生来讲，正常的学习曲线应该是在有足够开胸基础上，再进入胸腔镜或是 3D 胸腔镜的操作是较为理想的，这样一来对于胸腔内的解剖结构学习曲线能明显缩短，且在胸腔镜下出现大出血或是紧急情况能够迅速开胸止血等；此外，医生原本在二维屏幕实战中锻炼出的"手感经验"会在清晰的三维屏幕上无可发挥而使基本功偏废。尽管如此，谁都不能否认这一科技进步带给医学的贡献。

对于胸外科来说，21 世纪是微创胸外科时代。微创，可相对理解为"确保手术安全的情况下，尽可能小的、少的损伤"，由于微创医疗技术涉及现代科学技术发展的方方面面和社会生活中患者的主观愿望与需求，因此其本身受制于当代物理、材料科学、医学基础理论等科学技术的发展水平和程度。以"尽可能少或小的创伤"使患者达到和保持最佳的内环境稳定（局部和全身）状态，是所有外科医生工作中永恒的追求与思考主题。随着影像学技术的发展和人们普查体检意识的提高，未来几年内肺部小结节的发现必定会呈现出一种上升趋势，而尽早明确结节性质是提高恶性肺结节患者生存率及改善预后的关键因素，3D 腔镜技术的开展和普及，很有希望成为未来胸部外科微创的主流，这也让包括肺部小结节在内的所有普胸外科疾病患者可以实现更大意义上的微创。

（乔文亮　林强）

参考文献

1. 吴孟超，吴在德．黄家驷外科学．第 7 版．北京：人民卫生出版社，2008：2013.
2. 林强．临床胸部外科学．第 7 版．北京：人民卫生出版社，2013：774-745.
3. Buchs NC，Volonte F，Pugin F，et al.Three-dimensional laparoscopy：a step toward advanced surgical navigation.Surg Endosc，2013，27（2）：692-693.
4. Storz P，Buess GF，Kunert W，et a1.3D HD versus 2D HD：surgical task efficiency in standardized phantom tasks.Surg Endosc，2012，26（5）：1454-1460.
5. 乔文亮，林强．肺内磨玻璃影的分子生物学研究进展．中国癌症杂志，2014，24（3）：235-240.
6. Travis WD，Brambilla E，Noguchi M，et al. International association for the study of lung cancer/american thoracic society/european respiratory society international multidisciplinary classification of lung adenocarcinoma. J Thorac Oncol，2011，6(2)：244-285.
7. 李亚男，张伟华，余秉翔．肺部 CT 多发磨玻璃结节的病理诊断分析．解放军医学院学报，2014，35（6）：585-588.
8. Kim EA，Johkoh T，Lee KS，et al. Quantification of ground-glass opacity on high-resolution CT of small peripheral adenocarcinoma of the lung：pathologic and prognostic implications. AJR Am J Roentgenol，2001，177（6）：1417-1422.
9. Takashima S，Maruyama Y，Hasegawa M，et al. Prognostic significance of high-resolution CT findings in small peripheral adenocarcinoma of the lung：a retrospective study on 64 patients. Lung Cancer，2002，36（3）：289-295.
10. Zakowski MF.Fine needle aspiration cytology of

tumor：diagnostic accuracy and potential pitfalls. Cancer Invest，1994，12（5）：505-510.

11. Suzuki K，Nagai K，Yoshida J，et al.Video-assisted thoracoscopic surgery for small indeterminate pulmonary nodules：indications for preoperative marking.Chest，1999，115：563-568.

12. 卢斌，戴玲华，赵晓东，等．Hook-wire 肺结节定位穿刺在临床中的应用．Modern Practical Medicine，2013，25（5）：502-503.

13. 于修义，姜杰，耿国军，等．3D 电视胸腔镜肺占位病变切除术．中国微创外科杂志，2014，14（4）：359-361.

14. Honeck P，Wendt-Nordahl G，Rassweiler J，et al.Three-dimensional laparoscopic imaging improves surgical performance on standardized ex-vivo laparoscopic tasks.J Endourol，2012，26：1085-1088.

15. Chan AC，Chung SC，Yim AP，et al.Comparison of two-dimensional VS three-dimensional camera systems in laparoscopic surgery.Surg Endosc，1997，11：438-440.

16. Yoshida T，Inoue H，Hara E，et al.Newly developed 3D endoscopic system：preliminary experience. Endoscopy，2003，35：181-184.

17. Pietrabissa A，Scarcello E，Carobbi A，et al.Three-dimensional versus two-dimensional video system for the trained endoscopic surgeon and the beginner.Endosc Surg Allied Techuol，1994，2：315-317.

18. Mueller MD，Camartin C，Dreher E，et al.Three-dimensional laparoscopy：gadget or progress? A randomized trial on the efficacy of three-dimensional laparo-scopy.Surg Endosc，1999，13：469-472.

19. Wagner OJ，Hagen M，Kurmann A，et al.Three-dimensional vision enhances task performance independently of the surgical method. Surg Endosc，2012，26（10）：2961-2968.

20. Kong SH，Oh BM，Yoon H，et al.Ahn HSComparison of two- and three- dimensional camera systems in laparoscopic performance：a novel 3D system with one camera. Surg Endosc，2010，24（5）：1132-1143.

21. Smith R，Day A，Rockall T，et al.Advanced stereoscopic projection technology significantly improves novice performance of minimally invasive surgical skills.Surg Endosc，2012，26（6）：1522-1527.

22. 韩雾．电视胸腔镜在孤立性肺结节临床诊治中的应用．福建医科大学，2009：10.

23. 林皓，黄佳，罗清泉，等．机器人辅助胸腔镜左肺下叶切除两例．中华腔镜外科杂志（电子版），2012，5（4）：288-293.

24. Hubber JW，Taffinder N，Russell RC，et al.The effects of different viewing conditions on performance in simulated minimal access surgery .Ergonomics，2003，46（10）：999-1016.

25. Blavier A，Nyssen AS.Influence of 2D and 3D view on performance and time estimation in minimal invasive surgery. Ergonomics，2009，52（11）：1342-1349.

26. Patel HR，Ribal MJ，Arya M，et al. Is it worth revisiting laparoscopic three-dimensional visualization：a validated assessment.Urology，2007，70：4749.

27. Tashima T，Yamashita J，Nakano S，et al. Comparison of video- assisted minithoracotomy and standard open thoracotomy for the treatment of non-small cell lung cancer，2005，14（3）：203-208.

28. Nakata M，Saeki H，Yokoyama N，et al. Pulmonary function after lobectomy：video-assisted thoracic surgery versus thoracotomy.The Annals of Thoracic Surgery，2000，70（3）：938-941.

29. Sugiura H，Morikawa T，Kaji M，et al. Long-term benefits for the quality of life after video-assisted thoracoscopic lobectomy in patients with lung cancer. Surg Laparosc Endosc Percutan Tech，1999，9（6）：403-408.

30. Koizumi K.Current surgical strategies for lung cancer with a focus on open thoracotomy and video-assisted thoracic surgery. J Nippon Med Sch，2006，73（3）：116-121.

31. Shigemura N，Akashi A，Funaki S，et al. Long-term outcomes after a variety of video-assisted thoracoscopic lobectomy approaches for clinical stage IA lung cancer：a multi-institutional study. J Thorac Cardiovasc Surg，2006，132（3）：507-512.

32. 王俊．全胸腔镜肺切术肺切除规范化手术图谱．北京：人民卫生出版社，2013：1-2.

33. 李汉忠，张玉石，张学斌，等．3D 腹腔镜系统在泌尿外科手术中的应用．中华泌尿外科杂志，2013，34（5）：325-328.

第九章 电磁导航技术在肺部小结节的应用

一、背景

世界上首例支气管镜检查是在 1897 年由 Gustav Killian 完成的,他使用喉镜和硬质食管插管在一例气管异物患者的气管内取出了异物。20 世纪在 Ikeda 及其同事的推动下,支气管镜检查经历了从硬质到软质的技术演变,这为肺部疾病诊断和治疗开辟了新的视野。纤维支气管镜检查作为一种微创性操作避免了全身麻醉并且消除了潜在相关并发症。20 世纪 80 年代新技术的发展也为诊断技术开辟了新的领域。这些创新包括支气管镜检查、支气管内超声检查(EBUS)、自发荧光支气管镜、及窄带成像技术。随着这些技术的进步内镜治疗也得到了进一步的发展,如经支气管镜的激光治疗(光切除术)、冷冻疗法、电灼和支架技术。与此同时,技术成像领域也经历了技术变革。

过去的三十年中,由于过滤嘴香烟的使用和香烟中较小的颗粒物质的释放,外周性非小细胞肺癌的发生率明显增加。有肺部结节或肿块的患者常常求助于肺内科、放射科或胸外科医师进行评估和组织学诊断,胸部 CT 广泛应用使得大量肺部结节得以被检出。对肺部外周型小结节或磨玻璃病变进行有创性检查以获取组织活检仍然相当困难。主要的方法有支气管镜检查,经皮穿刺抽吸术,胸腔镜下肺活检术。经皮穿刺抽吸活检术在外周型肺癌的诊断方面仍然发挥着重要作用,也带来了相关气胸(20%~34%)和出血的发生。气胸的高发生率可能与肺气肿和吸烟引起的肺功能减退有关。胸腔镜和常规开胸活检是一种有创性的检查,全麻手术中患者需要耐受单侧肺通气,死亡率为 0.5%~5.3%。

对于高度怀疑肺癌而且肺功能良好的患者,通常不需要获取组织学诊断。而另一些患者,则需要尽可能降低并发症的发生率,特别是有多发结节合并有肺功能损害的患者。文献表明大多数需要检查的多发结节均为良性的。因此,对于偶然发现的肺部结节的多数患者,手术并不作为首选,常常需要的是组织学诊断。

传统的软质支气管镜在外周性肺结节方面的诊断是有不足的,特别是病灶位于外周三级支气管以下的位置。如果病灶直径小于 2cm,活检的成功率进一步下降。支气管镜活检的不足之处是通过活检器械很难达到外周部位。活检器械也很难对病灶进行操作。一旦突破了支气管镜尖端的限制,支气管镜检查操作者将面对着如何在荧光显像下对病灶进行精确定位的问题,而 CT 引导下支气管镜和 EBUS 对操作者有技术要求,操作者需要经过特别训练。EBUS 可以让操作者看见病灶,但不能为操作者在选择正确的气道到达病灶时提供引导。

标准的支气管镜检查操作需要轻度的镇静而且整个操作是很安全的。由于支气管镜检查的死亡率很低(1/4000),镜下活检气胸的发生率(<2%)远低于其他方法,支气管镜检查是一项非常值得采用的方法。

二、电磁导航系统的组成和操作技术

ENB 即电磁导航支气管镜(electromagnetic navigation bronchoscopy)技术,是现代电磁导航

技术、虚拟支气管镜和三维 CT 成像技术相结合的新一代支气管镜检查技术。该技术使用体外电磁定位板来引导气管内带微传感器的探头进行病灶定位和穿刺活检,由此可显著提高肺周围型病变的定位诊断率。

ENB 技术需要首先进行胸部 CT 扫描,然后将 CT 扫描的数据导入术前定位计划系统,由系统自动生成支气管树的三维图像(图 3-57),并由医生在模拟图像中对可疑部位的位置和大小进行标记。随后,系统将根据医生的标记目标,自动模拟出支气管检查的最佳路径导航图(图 3-58),并进行播放演示。医生确认该路径后,即可在实时导航系统引导下实行 ENB 检查术(图 3-59)。

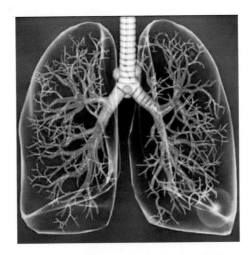

图 3-57　根据 CT 图像模拟出支气管树

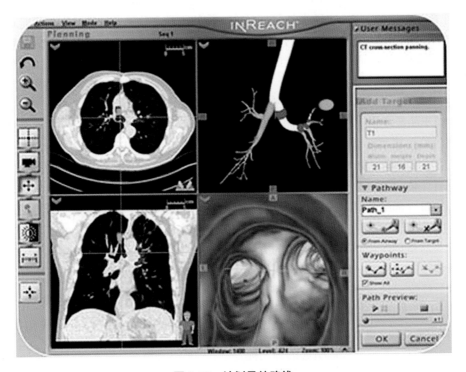

图 3-58　计划导航路线

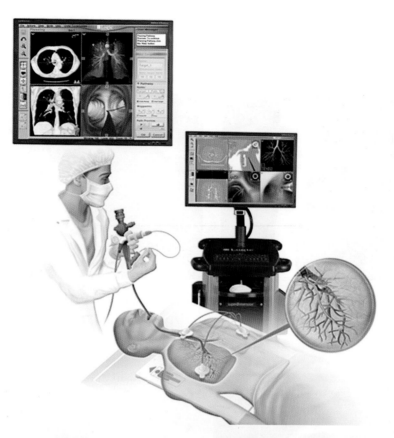

图 3-59 医生在实时导航系统引导下实行 ENB 检查术

施行 ENB 检查术前,需将电磁定位板置于患者身下(图 3-60),并将 3 个电磁片贴于患者胸前,然后施行电子支气管镜术。导航探头位于软质金属线的尖端,直径 1mm,长 8mm,可以任意弯曲,便于尖端朝向目标区域(图 3-61)。将导航探头通过支气管镜 2.8mm 的管道进一步插入下级支气管中(图 3-62),通过发射电磁信号,操作者可以借助电脑软件和显示器从各个方向观察患者三维重建 CT 扫描结构,在模拟解剖导航图中的标记位置进行显示,并通过信号修正行进路线,最终到达目标病灶(图 3-63)。在到达预定位置后,经活检管道,通过细针穿吸、活检钳及细胞刷等工具,分别进行病变组织的取样活检,活检结果作为胸外科手术前分期的病理学依据。

InReach 系统是 SuperDimension 为医师

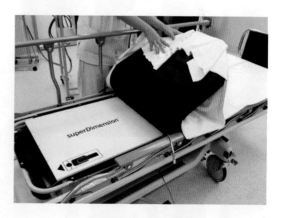

图 3-60 电磁定位板

提供周围性肺部病灶电磁导航支气管镜诊断的系统,这套系统包含了专属的软件和硬件系统。

(一)电磁导航主机(图 3-64)

1. 系统台车,包含了一些可重复使用,不需要消毒的硬件,并配备了相应的专业软件,

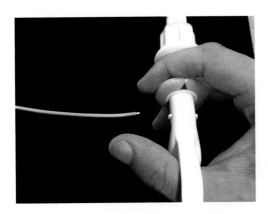

图 3-61　金属电缆的尖端的传感器探头

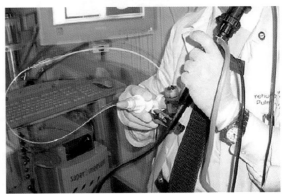

图 3-62　带有可控探头的支气管镜

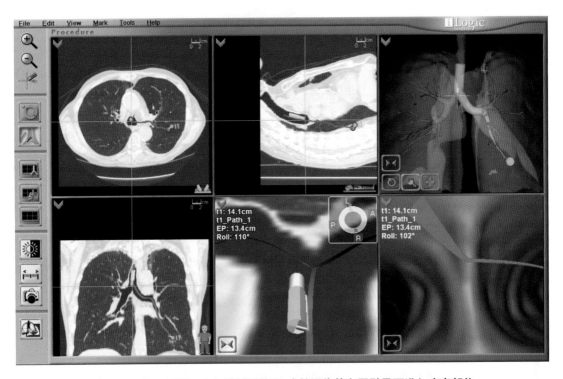

图 3-63　在 CT 图像、支气管树导航图,内镜图像等多图引导下进入病变部位

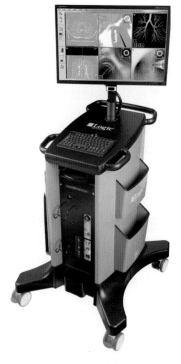

图 3-64　电磁导航主机

用于电磁导航支气管镜检查。

2. 定位导航子系统,电磁导航信号接收及实时处理。

3. 工业用计算机,提供高速硬件平台,供 CT 图像及实时导航图像处理和显示。

4. 24 寸触摸屏显示屏,提供 10 种不同的导航视窗,并可选择任意 4 个视窗组合用于高分辨率显示。

5. 计算机键盘和鼠标。

6. 隔离变压器,防止敏感设备的电磁干扰。

7. 不间断电源,为系统主机提供断电时保护。

8. 脚踏开关,可以在使用键盘上的 Enter 按钮的情况下使用。

(二)电磁定位系统

1. 电磁定位板,在平卧患者胸部范围产生均匀的电磁场。

2. 患者感应三联体,放置在患者胸部,感应导航定位导向管末端的三维位置,与患者呼吸同步消除呼吸造成的偏差。

3. 实时定位系统,通过"CT 引导"和"CT 和视频引导"两种模式,为医生提供实时导航,引导气管内带微传感器的探头到达病灶部位和进行穿刺活检。

(三)电磁定位组件

1. 定位导向管　直径 1.9mm,末端含电磁感应器,可感知三维空间位置及方向,可按导航指示 360° 转向。

2. 延长工作导管　最小管内直径 2.0mm,套在定位导向管外,到达周边病变目标位置后,把定位导向管抽出,延长工作导管变成气管镜工作通道延伸,实现周边病变活检。

三、电磁导航支气管镜(ENB)的适应证

1. 进行周围性肺部病变的导航和活检诊断。

2. 确定淋巴结分期以进行手术方案的规划。

3. 为放疗进行标记定位。

4. 为 VATS 手术进行标记定位。

5. 引导短距离放射治疗,射频消融治疗系统正在开发中。

四、电磁导航支气管镜的临床应用

Schwarz 首次在猪的模型上进行了 EMB 操作,证实了它的准确性、可操作和安全性。其认为结合以往的 CT 资料,实时电磁导航定位技术可以辅助常规支气管镜到达外周病灶位置并进行活检,是一项准确的技术。第一项针对患者的临床前瞻性研究开始于 2003 年,公布于 2006 年。这项研究对 13 例患者进行了 EMB 检查,其中 9(69%)例患者得以明确诊断,无检查相关的负面事件。另一项德国研究也得出了类似结论,确诊率为 69%,无严重并发症。两项研究均认为 EMB 结合 CT 信息在外周肺部病灶活检方面是一种可行安全的方法。

2006 年底一项前瞻性研究表明 EMB 在外周肺部病灶诊断的准确性可以达到 74%,其第

一次将诊断领域扩展到了纵隔淋巴结,其总体准确性达到了80.3%。气胸作为唯一的一种并发症,发生率为3.5%。由于并不是所有的病灶都有支气管经过,因此探头并不能到达所有的病灶。

Eberhardt报道了对89例患者实施EMB检查的成功为67%。未发生气胸,导航的误差控制在9mm左右。研究者还发现病灶的大小在诊断中并不是决定性因素,检查过程大约在30分钟或者更少。这与对间质性肺病患者行支气管镜检查并行经支气管活检术所花费的时间基本相同。该研究小组还比较了在软件引导下使用一种探头的效果,它可以在传感器达到病灶时确定并纠正传感器的位置。联合EBUS和EMB检查可以提高支气管镜检查对外周型肺部病灶的诊断准确性,同时不影响患者的安全性。与单纯EBUS(69%)和单纯EMB(59%)检查相比,联合EBUS和EMB检查可明显提高诊断准确性(88%),总体的气胸发生率为6%。

对于EMB检查时,并不是所有传感器均能到达病灶位置,许多学者给予的解释是缺乏通向目标区病灶的支气管通道,另一个原因是对位于气道外的病灶进行活检操作较困难。

Wilson和Bartlett在一项回顾性研究中,对248例因为外周性肺部病灶或纵隔淋巴结增大需要明确诊断的患者进行了EMB检查。气胸的发生率为1.2%,确诊率为70%。目标区域外周性肺部病灶的大小为(2.1+1.4)cm,淋巴结为(1.8+0.9)cm。淋巴结确诊率为94.3%。

EMB在治疗方面的应用在文献中也有报道。2006年Harms及同事使用EMB技术成功为外周性不可切除的肺癌患者放置进行近距离放射治疗。另一篇文章报道了在EMB系统引导下为一例早期小病灶肺癌患者放置放射源进行了放射治疗。作者认为采用这种微创的方法放置放射源较传统的开胸放置方法更为确切,并发症发生率更低。

Anantham报道了在9例患者放置39个

放射源的经验。成功率为89%。平均放置放射源的数量为4.9个。90%的患者未发生远处转移。Weiser报道了其在病灶及其周围放置放射源以便于进行立体定向放疗。Krimsky使用EMB系统对近胸膜处肺部结节进行标记后再进行VATS手术治疗。

五、电磁导航支气管镜(ENB)技术优势

1. 杜绝了"等候观察",所有早期病变可以及时发现,精确诊断,避免病情延误。

2. 对于一些术前对于病变部位性质不确定的胸外科手术。ENB可以进行准确的诊断,避免不必要的肺切除。并且目前也有医疗机构正在研究用肺段切除取代肺叶切除,最大限度地保留肺功能。

3. 相比TTNA,ENB技术杜绝了气胸的发生。并且,TTNA通过针吸穿刺这一单一方式活检,成功率较低,多次反复施行的情况经常发生。ENB技术通过穿刺针、细胞刷和活检钳活检这三种方式进行多次活检,明显地提高了活检的成功率。因此相比TTNA,ENB无论在安全性和成功率方面都是重大的突破。

4. 对于EBUS-TBNA技术而言,ENB技术和EBUS-TBNA互为补充,ENB对于远端病变的诊断效果无可比拟。ENB对于纵隔部位的诊断也可轻而易举的实施,但考虑到成本因素,虽然EBUS-TBNA操作性不如ENB,该部位的诊断一般采用成本较低的EBUS-TBNA实施。

5. 各种诊断方式对于支气管树的深入程度见表3-6。

表3-6　各种诊断方式与支气管检查范围

诊断方式	检查深入范围	活检方式(工具)
常规支气管镜	4~5级支气管	气道内(活检钳、细胞刷)
EBUS-TBNA	2~3级支气管	气道外(穿刺针)
ENB 电磁导航支气管镜	全支气管,可达肺泡	气道内、外皆可(活检钳、细胞刷、穿刺针)

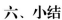

六、小结

电磁导航支气管镜(ENB)技术可以进行周围性(远端)肺部病变精确诊断。这种技术采用了 CT 扫描,建立模拟的 3D 支气管树模型以利于到达病变部位。通过无创伤性的导航技术深入支气管分支,进行活检,从而获得较为直接和准确的肺部疾病诊断。其对于支气管深部的到达性无可比拟,大大提高支气管镜检查对外周型肺部病灶的诊断区域,是对于周围性病变将高诊断率和微创性兼而得之的唯一方式,同时可以对纵隔淋巴结进行活检。此外 EMB 系统还有其他一些优势:无射线辐射伤害;操作者学习时间较短、使用方便、不需要使用造影剂。EMB 也可以被用于放置放射源进行短距离放射治疗和立体定向放疗。当前 EMB 在超细支气管镜检查和 EBUS 检查中发挥着重要作用。

(陈晓峰 黄达宇)

参考文献

1. Killian G. Meeting of the Society of Physicians of Freiburg. December 17, 1897. Munchen Med Wschr, 1989, 45:378.

2. Ikeda S, Yanai N, Ishikawa S. Flexible bronchofiberscope. Keio J Med, 1968, 17:1-16.

3. Lam S, Kennedy T, Unger M, et al. Localization of bronchial intraepithelial neoplastic lesions by fluorescencebronchoscopy. Chest, 1998, 113:696-702.

4. Herth FJF, Becker HD. Endobronchial ultrasound of the airways and the mediastinum. Monaldi ArchChest Dis, 2000, 55:36-45.

5. Baram D. Palliation of endobronchial disease: flexible and rigid bronchoscopic options. Respir CareClin N Am, 2003, 9:237-258.

6. Healthcare Cost and Utilization Project. Rockville (MD): Agency for Healthcare Research and Quality. 2001.

7. Sharma SK, Pande JN, Dey AB, et al. The use of diagnostic bronchoscopy in lung cancer. Natl Med J India, 1992, 5:162-166.

8. Laurent F, Michel P, Latrabe V, et al. Pneumothoraces and chest tube placement after CT-guidedtransthoracic lung biopsy using a coaxial technique. Am J Roentgenol, 1999, 172(4):1049-1053.

9. Mullan CP, Kelly BE, Ellis PK, et al. CT-guided fineneedleaspiration of lung nodules: effect on outcome of using coaxial technique and immediate cytologicalevaluation. Ulster Med J, 2004, 73(1):32-36.

10. Baaklini WA, Reinoso MA, Gorin AB, et al. Diagnostic yield of fiberoptic bronchoscopy in evaluating solitary pulmonary nodules. Chest, 2000, 117:1049-1054.

11. Santambrogio L, Nosotti M, Bellaviti N, et al. CT Guidedfine-needle aspiration cytology of solitary pulmonary nodules. Chest, 1997, 112(2):423-425.

12. Gould MK, Sanders GD, Barnett PG, et al. Cost effectiveness of alternative management strategies for patients with solitary pulmonary nodules. AnnIntern Med, 2003, 138:724-735.

13. Swensen SJ, Jett JR, Hartman TE, et al. Lung cancer screening with CT: Mayo Clinic experience. Radiology, 2003, 226:756-761.

14. Schreiber G, McCrory DC. Performance characteristics of different modalities for diagnosis of suspected lung cancer. Summary of published evidence. Chest, 2003, 123:115S-128S.

15. Schwarz Y, Mehta AC, Ernst A, et al. Electromagneticnavigation during flexible bronchoscopy. Respiration, 2003, 70(5):516-522.

16. Schwarz Y, Greif Y, Becker H, et al. Real-time electromagneticnavigation bronchoscopy to peripheral lung lesions using overlaid ct images: the first human study. Chest, 2006, 129(4):988-994.

17. Heinrich D, Becker HD, Herth F, et al. Bronchoscopicbiopsy of peripheral lung lesions under electromagneticguidance. Apilot study, J Bronchol, 2005, 12:9-13.

18. Gildea TR, Mazzone PJ, Karnak D, et al. Electromagneticnavigation diagnostic bronchoscopy: a prospective study. Am J Respir Crit Care Med, 2006, 174(9):982-989.

19. Makris D,Scherpereel A,Leroy S,et al. Electromagnetic navigation diagnostic bronchoscopy for small peripheral lung lesions. Eur Respir J,2007, 29(6):1187-1192.

20. Eberhardt R,Anantham D,Herth F,et al. Electromagneticnavigation diagnostic bronchoscopy in peripheral lung lesions. Chest,2007,131(6):1800-1805.

21. Eberhardt R,Anantham D,Ernst A,et al. Multimodalitybronchoscopic diagnosis of peripheral lung lesions:a randomized controlled trial. Am J Respir Crit Care Med,2007,176(1):36-41.

22. Wilson DS,Bartlett RJ. Improved diagnostic yield of bronchoscopy in a community practice: combination of electromagnetic navigation system and rapid on-site evaluation. J Bronchol,2007,14: 227-232.

23. Harms W,Krempien R,Grehn C,et al. Electromagneticallynavigated brachytherapy as a new treatment option for peripheral pulmonary tumors. Strahlenther Onkol,2006,182:108-111.

24. Kupelian PA,Forbes A,Willoughby TR,et al. Implantation and stability of metallic fiducials within pulmonarylesions. Int J Radiat Oncol Biol Phys,2007,69:777-785.

25. Anantham D,Feller-Kopman D,Shanmugham LN, et al. Electromagnetic navigation bronchoscopy guided fiducial placement for robotic stereotactic radiosurgery of lung tumors--a feasibility study. Chest,2007,132:930-935.

26. Weiser TS,Hyman K,Yun J,et al. Electromagneticnavigational bronchoscopy:a surgeon's perspective.Ann Thorac Surg,2008,85:S797-801.

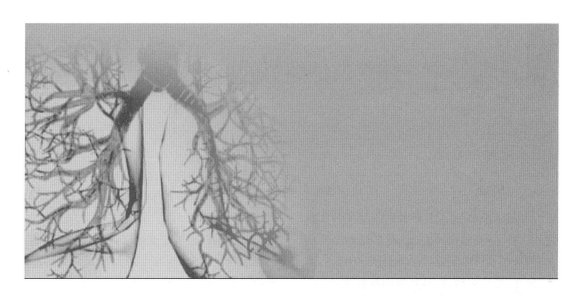

第四篇　内科治疗

第一章　肺部炎性结节的抗感染治疗

一、概述

呼吸道感染是临床最常见的感染性疾病之一。肺炎（炎性肺部结节）指的是肺实质的炎性改变，可以由多种病原体引起，如细菌、真菌、病毒、寄生虫等，还有其他如放射线、化学、过敏等因素亦可以引起肺炎。尽管目前呼吸道病原菌检测手段有很大的提高以及广谱抗菌药物的广泛应用，但肺炎的发病率及病死率仍无明显的下降，我国每年约有250万例肺炎，其中5%死亡。在各种死因中肺炎占第5位。肺炎的治疗困难与肺炎的病原体复杂、病原诊断困难及病原体对抗菌药耐药性的上升等因素有关。

二、临床表现

1. 诱因和危险因素

（1）患者常有受凉、淋雨、潮湿、疲劳、酗酒、精神刺激、病毒感染史，大部分患者有数日上呼吸道感染的先驱症状。

（2）先天性或后天性免疫球蛋白缺乏症，本身抵抗力低下。

（3）手术、放化疗后，机体抵抗力低下。

2. 典型的临床表现　不同的病原体引起的感染，所表现的症状不尽相同：

（1）高热、畏寒、寒战：80%的患者出现，常突然发生，起病急骤，体温可高至39~40℃，高峰常出现在下午或傍晚；此多提示为细菌感染性肺炎，尤其是 G⁺ 菌，且可能有大量的细菌入血。

值得注意的是：体温高低与病情严重程度有时没有直接关系，而与其敏感性有关，老年体弱的患者可以没有高热，但往往提示病情严重，机体反应不起来；体温骤降时要警惕发生休克。

（2）疼痛：患者往往可以有全身肌肉酸痛；患侧胸部的疼痛，可能与脏层胸膜受累有关，部分患者可闻及胸膜摩擦音。疼痛可以进一步放射到肩部、腹部并常常与呼吸有关，轻重不等，往往提示：膈肌中心部位和（或）周边部位受侵及。

（3）咳嗽、咳痰：大多数患者均可以出现，临床上通过对痰液的观察可以初步帮助医生对肺炎病因的判断。

例如：痰中带血或铁锈色痰，为典型的大叶型肺炎的表现，常见于肺炎球菌感染，为肺炎部位血管充血，红细胞渗出，释放含铁血黄素所致；砖红色痰，常为肺炎杆菌所引起的肺炎；脓血痰，往往是金黄色葡萄球菌所致的肺炎；脓臭痰：一般为厌氧菌感染引起的肺炎等。

（4）当肺部炎症病变广泛，通气/血流比例减低，可以出现低氧血症，患者可出现气促、发绀等不适症状。

（5）大部分患者会出现胃纳减少，偶可伴有恶心、呕吐、腹痛或腹泻等症状。

（6）严重感染者可伴发休克和精神症状，如神志模糊、烦躁不安、嗜睡、昏迷等，须密切观察，积极救治。

3. 体征　不同病变期肺部体征不同：早期肺部可以无明显异常，或仅有胸廓呼吸幅度减小，轻度叩诊浊音，可以有呼吸音减低和胸膜摩擦音。肺部实变时可以有典型的体征：肺部叩诊浊音、触觉语颤增强并常伴有支气管呼吸音。在消散期可以清晰的闻及较多湿啰音。

重症患者可以伴有肠胀气、上腹部压痛(可能由于炎症累及膈胸膜外周)。

4. X线及CT表现　大片状密度增高影一般在大叶性肺炎时可见,小片状、斑点状影,沿支气管分布往往多见于支气管肺炎,双肺散在斑点影,其内有网纹,大小不等,分布均匀更多见于间质性肺炎,而临床往往X线表现并不十分典型,应予以注意,并且不同致病菌引起的肺炎,X线表现可以不尽相同,肺炎球菌性肺炎早期可仅有肺纹理增粗或受累肺段、叶稍模糊。在实变的阴影中可有支气管气道征。肋膈角可有少量胸腔积液征。在肺炎消散期,炎性浸润逐步吸收,可有片块区域吸收较早,呈现"假空洞"征。葡萄球菌性肺炎X线可表现片状阴影伴有空洞和液平。一般革兰阴性杆菌肺炎X线可见肺组织实变,并可伴有肺脓肿和(或)脓胸(图4-1~图4-5)。

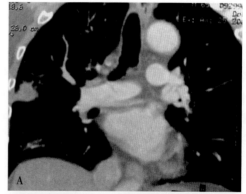
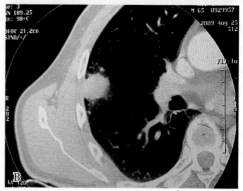

图4-3　肺部非特异炎性结节

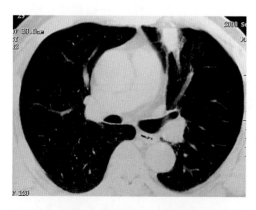

图4-1　左肺舌段炎性结节

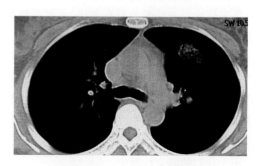

图4-4　左肺上叶炎性结节

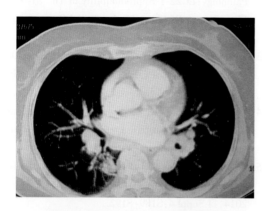

图4-2　右下肺部非特异炎性结节

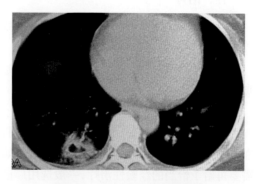

图4-5　右下肺部急性肺脓肿

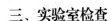

三、实验室检查

典型肺炎患者的血象一般会出现异常：WBC$>10\times10^9$/L 或 $<4\times10^9$/L 中性粒细胞百分比经常会升高，并且镜下可出现细胞核左移现象。少数患者血、痰或其他分泌物培养细菌可以获得阳性结果。

四、诊断

一般典型性肺炎根据：①新近出现咳嗽、咳痰，或原有呼吸道疾病症状加重，并出现脓性痰，伴或不伴有胸痛；②发热；③肺实质体征和（或）湿啰音；④白细胞升高或降低，伴或不伴核左移；⑤胸部 X 线表现：片状、斑片状或间质性影，伴或不伴有胸腔积液。根据以上①~④的任何一条如果再有⑤的表现，同时应该注需除外结核、肿瘤、非感染性肺间质疾病、肺水肿、肺不张、肺栓塞、肺嗜酸性粒细胞浸润症、肺血管炎等，可建立临床诊断。

虽然实验室培养的阳性率不高，但病原培养是获得病原学诊断的可靠方法，尤其是细菌培养。特殊病原感染可以利用相关的抗原抗体检测，可以提高诊断正确性，目前还可以利用分子生物学检测，（例如：PCR、DNA-RNA 探针等）是一种早期、快速的诊断方法，特异性和敏感性均很高，但存在假阳性问题，因此质量控制极为重要，但这种检测方法已经越来越多的用于我们的肺炎诊断中。

五、治疗

1. 一般治疗 卧床休息，补充能量，支持疗法。

2. 对症处理 例如止咳、祛痰，必要时吸氧。

3. 高热处理 物理降温或使用药物降温。

4. 抗感染治疗 原则上根据药敏选用，在确诊之后尽可能早开始使用，未获药敏前如需要可给予恰当的经验性治疗，一般选用广谱抗生素，如青霉素、氨苄西林等，重症可选用头

孢类，青霉素过敏者可用红霉素、喹诺酮类等。抗生素疗程一般至少 5 天，通常为 7~14 天，军团菌肺炎至少 14 天。

5. 对于反复治疗无效，又无法明确诊断的，必要时可以通过穿刺活检或者外科诊断性手术治疗。

六、评语

感染性肺炎治疗的关键在于病原学的诊断和由此所作出的抗微生物治疗方案的选择，对反复发作的病患要明确病因、尽早建立正确的诊断思路和诊断方法。近年来随着 CT 等影像技术的发展，以及微创技术的不断进步，CT 引导下的肺穿刺活检和胸腔镜下的切取活检等逐渐在临床上得到广泛应用，使亚肺段后支气管以及肺组织的炎性反应病变得到及时确诊。特别是以前难以诊断的真菌性肺炎有时可得到及时诊断、治疗。所以即使在感染性病变中，外科治疗仍是不可忽视的一个重要手段。

（陈晓峰 马勤运）

参考文献

1. Finney L, Berry M, Singanayagam A et al. Inhaled corticosteroids and pneumonia in chronic obstructive pulmonary disease. Lancet Respir Med, 2014, 2(11): 919-932.

2. Fukuoka J, Tanaka T, Tabata K, et al. Pulmonary Pathology: LC22-1 Reproducibility of The Ats/Ers Classification Of Idiopathic Interstitial Pneumonias. Pathology, 2014, 46 Suppl 2: S37-S38.

3. Simonetti AF, Viasus D, Garcia-Vidal C, et al. Management of community-acquired pneumonia in older adults. Ther Adv Infect Dis, 2014, 2(1): 3-16.

4. Ouchi K, Sunakawa K. Effect of new oral antimicrobial agents in outpatient treatment of pneumonia in children. Jpn J Antibiot, 2014, 67(3): 157-166.

5. Mattila JT, Fine MJ, Limper AH. Pneumonia Treatment and diagnosis. Ann Am Thorac Soc, 2014, 11 Suppl 4: S189-S192.

6. van der Maaden T, van der Steen JT, de Vet HC, et

al. Development of a practice guideline for optimal symptom relief for patients with pneumonia and dementia in nursing homes using a Delphi study. Int J Geriatr Psychiatry,2015,30(5):487-496.

7. Wells AU,Kokosi M,Karagiannis K.Treatment strategies for idiopathic interstitial pneumonias. Curr Opin Pulm Med,2014,20(5):442-448.

8. De Bus L,Saerens L,Gadeyne B,et al. Development of antibiotic treatment algorithms based on local ecology and respiratory surveillance cultures to restrict the use of broad-spectrum antimicrobial drugs in the treatment of hospital-acquired pneumonia in the intensive care unit:a retrospective analysis. Crit Care,2014,18(4):R152.

9. González Del Castillo J,Martín-Sánchez FJ,Llinares P,et al. Consensus guidelines for the management of community acquired pneumonia in the elderly patient. Rev Esp Geriatr Gerontol. 2014,49(6):279-291.

10. van Werkhoven CH,Postma DF,Oosterheert JJ, et al. Antibiotic treatment of moderate-severe community-acquired pneumonia:design and rationale of a multicentre cluster-randomised cross-over trial. Neth J Med,2014,72(3):170-178.

11. Rezaeetalab F,Aryana K,Attaran D,et al. The role of octreotate scan in discrimination of solitary pulmonary nodule. World J Nucl Med,2014,13(1): 46-49.

12. Wong CY,Al-Faham Z,Jolepalem P,et al. Time sensitivity-corrected retention index:an enhanced metabolic index from ^{18}F -FDG PET to differentiate between benign and malignant pulmonary nodules. Nucl Med Commun,2014,35(12):1220-1223.

13. Cheng M,Yang J,Gao YD,et al. Corticosteroid therapy for severe community-acquired pneumonia:

a meta-analysis-reply. Respir Care,2014,59(8): e118-e119.

14. Eckenrode S,Bakullari A,Metersky ML,et al. The Association between Age,Sex,and Hospital-Acquired Infection Rates:Results from the 2009-2011 National Medicare Patient Safety Monitoring System. Infect Control Hosp Epidemiol,2014,35 Suppl 3:S3-S9.

15. Naito R,Miyazaki T,Kajino K,et al. Fulminant pneumococcal infection. BMJ Case Rep,2014,pii: bcr2014205907. doi:10.1136/bcr-2014-205907.

16. Shevchuk O,Pägelow D,Rasch J,et al. Polyketide synthase(PKS)reduces fusion of Legionella pneumophila-containing vacuoles with lysosomes and contributes to bacterial competitiveness during infection. Int J Med Microbiol,2014 Aug 23. pii: S1438-4221(14)00109-X.

17. La Scola B. Looking at protists as a source of path-ogenic viruses. Microb Pathog,2014 Sep 12. pii: S0882-4010(14)00129-6.

18. Weber SS,Ducry J,Oxenius A. Dissecting the Contribution of IgG Subclasses in Restricting Airway Infection with Legionellapneumophila. J Immunol,2014 Sep 10. pii:1401031.

19. Nagai H. The host-pathogen interaction of Legio-nella pneumophila. Nihon Saikingaku Zasshi, 2014,69(3):503-511.

20. Miyashita N,Akaike H,Teranishi H,et al. Chest computed tomography for the diagnosis of Mycoplasma pneumoniae infection. Respirology, 2014,19(1):144-145.

21. Hanada S,Morozumi M,Takahashi Y,et al. Comm-unity-acquired pneumonia caused by macrolide-resistant Mycoplasma pneumoniae in adults. Intern Med,2014,53(15):1675-1678.

第二章 肺结核的治疗

一、概述

结核病是结核分枝杆菌引起的慢性传染病,可累及全身多个脏器,其中以肺部感染最为常见,占各器官结核病总数的80%~90%,其中痰液中检出结核菌者称为传染性肺结核病。人体感染结核菌后不一定发病,只有在抵抗力低下时才会发病。

然而,目前由于耐药菌的出现及扩展,HIV、治疗规划的问题导致全世界范围结核病的疫情明显上升,目前全球结核患者约2000万,每年死于该病的患者约300万,大部分在发展中国家。我国结核发病率较高,每年约有13万人死于肺结核,是我国十大死亡病因之一。

二、临床表现

1. 全身症状 肺结核患者常有一些结核中毒症状,其中发热最常见,一般为午后37.4~38℃的低热,可持续数周,热型不规则,部分患者伴有脸颊、手心、脚心潮热感。急性血行播散性肺结核、干酪性肺炎、空洞形成或伴有肺部感染时等可表现为高热。夜间盗汗亦是结核患者常见的中毒症状,表现为熟睡时出汗,几乎湿透衣服,觉醒后汗止,常发生于体虚患者。其他全身症状还有疲乏无力、胃纳减退、消瘦、失眠、月经失调甚至闭经等。

2. 呼吸系统症状

(1) 咳嗽:常是肺结核患者的首诊主诉,咳嗽3周或以上,伴痰血,要高度怀疑肺结核可能。肺结核患者以干咳为主,如伴有支气管结核,常有较剧烈的刺激性干咳;如伴纵隔、肺门淋巴结结核压迫气管支气管,可出现痉挛性咳嗽。

(2) 咳痰:肺结核患者咳痰较少,一般多为白色黏痰,合并感染、支气管扩张常咳黄脓痰;干酪样液化坏死时也有黄色脓痰,甚至可见坏死物排出。

(3) 咯血:当结核坏死灶累及肺毛细血管壁时,可出现痰中带血,如累及大血管,可出现量不等的咯血。若空洞内形成的动脉瘤或者支气管动脉破裂时可出现致死性的大咯血。肺组织愈合、纤维化时形成的结核性支气管扩张可在肺结核痊愈后反复、慢性地咯血或痰血。

(4) 胸痛:胸痛并不是肺结核的特异性表现,靠近胸膜的病灶与胸膜粘连常可引起钝痛或刺痛,与呼吸关系不明显。肺结核并发结核性胸膜炎会引起较剧烈的胸痛,与呼吸相关。胸痛不一定就是结核活动或进展的标志。

(5) 呼吸困难:一般初发肺结核患者很少出现呼吸困难,只有伴有大量胸腔积液、气胸时会有较明显的呼吸困难。支气管结核引起气管或较大支气管狭窄、纵隔、肺门、气管旁淋巴结结核压迫气管支气管也可引起呼吸困难。晚期肺结核,两肺病灶广泛引起呼吸功能衰竭或伴右心功能不全时常出现较严重的呼吸困难。

3. 结核性变态反应 可引起全身性过敏反应,临床表现类似于风湿热,主要有皮肤的结节性红斑、多发性关节痛、类白塞病和滤泡性结膜角膜炎等,以青年女性多见。非甾体抗炎药物无效,经抗结核治疗后好转。

4. **体征** 患肺结核时,肺部体征常不明显且没有特异性。肺部体征常与病变部位、性质、范围及病变程度相关。肺部病变较广泛时可有相应体征,有明显空洞或并发支气管扩张时可闻及细湿啰音。若出现大面积干酪性肺炎可伴有肺实变体征,如语颤增强、叩诊呈实音或浊音、听诊闻及支气管呼吸音。当形成巨大空洞时,叩诊呈过清音或鼓音,听诊闻及空洞性呼吸音。支气管结核常可闻及局限性的哮鸣音。两肺广泛纤维化、肺毁损时,患侧部位胸廓塌陷,肋间隙变窄,气管移位,其他部位可能由于代偿性肺气肿而出现相应的体征,如叩诊呈过清音,呼吸音降低等。

总之,肺结核并无非常特异性的临床表现,有些患者甚至没有任何症状,仅在体检时发现。如伴有免疫抑制状态,临床表现很不典型,起病和临床经过隐匿;或者急性起病,症状危重,且被原发疾病所掩盖,易误诊。

三、实验室检查和辅助检查

1. 病原学检测

(1) 痰涂片显微镜检查:痰标本涂片找抗酸杆菌具有快速、简便等优点,厚涂片可以提高检测阳性率。荧光染色敏感性高,但易出现假阳性。抗酸染色直接镜检不能区分结核和非结核分枝杆菌,但我国非结核分枝杆菌病较少,故涂片找到抗酸杆菌绝大多数是结核分枝杆菌,可以提示诊断。

(2) 结核菌培养:敏感性和特异性都很好,培养后亦可进行药敏检测,随着耐药结核菌的出现,该检测尤为重要。结核菌培养传统方法至少1个月,近来应用BactecTB系统培养和早期鉴定,可缩短至2周左右。

(3) 分子生物学检测:运用PCR技术,将标本中微量结核菌DNA扩增,提高检出率,但会出现假阳性结果。目前该检测方法主要用于快速区分结核与非结核分枝杆菌的感染。

(4) 结核菌抗原和抗体检测:采用ELISA方法检测痰液中的结核菌抗原结果差异很大,可能和其抗原分部不均有关。而不同抗原A60,LAM等检测血标本中的结核菌IgG价值尚不肯定。

(5) γ-干扰素释放试验(IGRA):采用结核分枝杆菌特异性抗原,在体外刺激血液单核细胞释放干扰素-γ,对其进行测定。操作过程干扰少,报告结果快(24h)。该方法敏感性比较低,但特异性较好。

2. 结核菌素试验(TST) 结核菌素为结核菌的代谢产物,主要成分为结核蛋白。目前所使用的结核菌纯蛋白衍生物(PPD)无非特异性反应。使用时用5IU(0.1ml,1:2000)于前臂屈侧皮内注射,72小时测量局部硬结反应的横径和竖径求其平均直径进行记录。如有水疱、丘疹、淋巴管炎等反应,也应加以注明。结果判定:阴性:局部硬结平均直径0~4mm;弱阳性(+):5~9mm;阳性(++):10~19mm;强阳性(+++):20mm及以上或无论大小伴局部水疱形成。短期内重复进行结核菌素试验可出现复强效应而出现增强的阳性结果,会误导临床诊断,因此主张在3个月内不进行重复的结核菌素试验。

试验阳性反应表明受试者感染了结核菌,但不一定患有活动性结核病。结核菌素试验对婴幼儿的诊断价值比成年人大。3岁以内的婴幼儿未接种过卡介苗而结核菌素阳性反应者,应视为新近感染结核菌。试验反应强阳性可见于结核病患者或感染结核菌未发病者。强阳性人群结核病的发病率高,在未找到病变时并有结核发病的高危因素如密切接触史、需服用免疫抑制药物等人群可作预防性治疗。

结核菌素试验阴性除了表明未感染结核菌外,还可见于:结核菌感染后需4~8周免疫反应才能充分建立,此前结核菌素试验可为阴性;患急性传染病、发热、使用免疫抑制剂等;免疫功能低下如重症结核病、慢性消耗性疾病、肿瘤、艾滋病、高龄等。

3. 其他实验室检测 包括血清抗结核抗

体、血常规、血沉、C反应蛋白等检查。血清学抗结核抗体阳性是结核病的快速辅助诊断手段，但由于特异性欠强，敏感性较低，尚需进一步研究。血常规可无变化，或有白细胞轻度增高，个别患者甚至有类白血病反应。血沉和C反应蛋白增高，但无特异性。

4. 影像学诊断

（1）X线胸片检查：是诊断肺结核最传统、方便而快速的必备检查，对了解病变的部位、范围、性质并了解病情的演变有重要价值。不同类型的肺结核均有其X线影像特征。

1）原发综合征：典型的病变表现为哑铃状双极现象，一端为肺内原发灶，另一端为同侧肺门和纵隔肿大的淋巴结，中间为发炎的淋巴管。肺部原发结核病灶一般为单个，开始时呈现软性、均匀一致、边界比较明确的浸润改变，如果病变再行扩大，则可累及整个肺叶。淋巴管炎为一条或数条自病灶向肺门延伸的条索状阴影。同侧肺门和纵隔肿大的淋巴结，边缘光整或呈分叶状。肿大淋巴结压迫支气管使之狭窄阻塞时，则在肺门附近呈基底向肺门、尖端向肺边缘的三角形阴影。这种肺段或肺叶不张多见于右肺中叶，有时在右上叶前段发生。

2）血行播散性肺结核：表现为两肺广泛均匀分布的密度和大小相近的粟粒状阴影，即所谓"三均匀"X线征。亚急性和慢性血行播散性肺结核的粟粒状阴影则分布不均匀，新旧不等，密度和大小不一。

3）继发性肺结核：病灶多发生在肺上叶尖后段、肺下叶背段，病变可局限也可多肺段侵犯，X线影像可呈多形态表现（即同时呈现渗出、增殖、纤维和干酪性病变），也可伴有钙化。可伴有支气管播散灶和胸腔积液、胸膜增厚与粘连，易合并空洞，典型的结核空洞表现为薄壁空腔影，内壁光整，有时有液平，可见引流支气管；不典型的结核空洞可分无壁、张力、干酪厚壁或椭圆形，其周围可以没有或有多少不等的周围炎和纤维性变。干酪性肺炎病变往往限于一个肺段或一个肺叶。初期病变呈毛玻璃样、弥漫性的炎性阴影，其密度较一般肺炎的单纯渗出性阴影更高。在大块炎性阴影中隐约可见密度高的干酪性病灶。病变溶解后，可在浓密的炎性阴影中出现形态不一、大小不等的透明区。小叶性干酪性肺炎的溶解则不明显。呈球形病灶时（结核球）直径多在3cm以内，周围可有卫星病灶，内侧端可有引流支气管征，病变吸收慢（1个月以内变化较小）。晚期肺结核可见蜂窝肺、毁损肺，常表现为两肺或一侧肺的广泛纤维性变、厚壁纤维空洞和沿支气管播散灶，可发生由大量纤维组织和肺气肿所致的胸廓畸形、纵隔移位、膈肌下降、垂位心、垂柳状肺纹和胸膜增厚等种种不同影像。

（2）胸部CT扫描：对X线胸片有补充性诊断价值。肺结核的胸部CT表现可归纳为"三多三少"，即多形态、多部位、多钙化和少肿块、少堆聚、少增强。胸部CT扫描可发现胸内隐匿部位病变，包括气管、支气管内的病变；早期发现肺内粟粒阴影；诊断有困难的肿块阴影、空洞、孤立结节和浸润阴影和鉴别诊断；了解肺门、纵隔淋巴结肿大情况，鉴别纵隔淋巴结结核与肿瘤；少量胸腔积液、包裹积液、叶间积液和其他胸膜病变的检出；囊肿与实体肿块的鉴别等（图4-6～图4-14）。

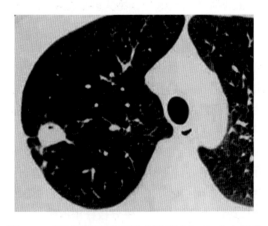

图4-6　CT扫描显示右肺上叶有20mm大小的结节，结节内空洞，周围卫星结节可见

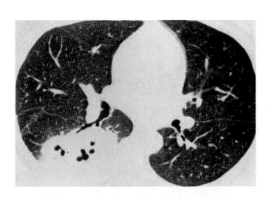

图 4-7　CT 扫描显示病灶的内部多个空洞

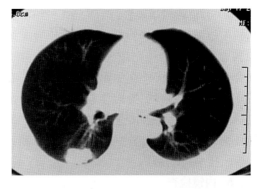

图 4-11　CT 扫描显示右下叶结节,术后病理肺结核

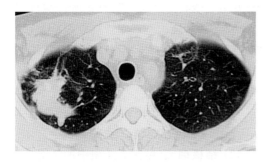

图 4-8　CT 扫描显示右上叶结节,术后病理肺结核

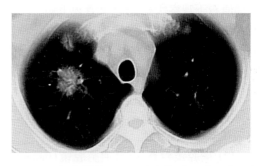

图 4-12　CT 扫描显示右上叶结节,术后病理肺结核

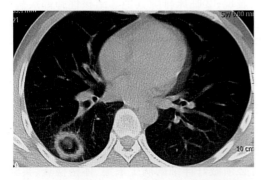

图 4-9　CT 扫描显示右下叶空洞,术后病理肺结核

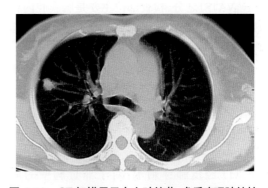

图 4-13　CT 扫描显示右上叶结节,术后病理肺结核

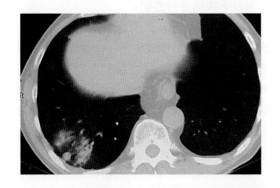

图 4-10　CT 扫描显示右下叶结节,术后病理肺结核

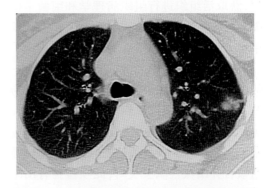

图 4-14　CT 扫描显示左上叶结节,术后病理肺结核

（3）其他影像学检查：胸部 MRI 扫描对肺结核的诊断价值不如胸部 CT，但可作为 X 线和胸部 CT 扫描的补充，例如用于观察合并支气管结核时气管狭窄的范围和程度。此外，有报道称放射性核素扫描对诊断肺结核有一定的价值，但由于目前缺乏对结核病灶特异性的显像剂，此法诊断结核准确性并不高，需和其他诊断技术联合应用。

5. 内镜检查

（1）支气管镜检查：常用方法包括：①支气管镜直视下观察病变部位；②直视下病变或可疑病变部位的活检和刷检；③支气管镜介导下可疑病变区域行支气管肺泡灌洗术。通过这些方法获取病原学和组织病理学依据，从而提高肺结核的诊断敏感性和特异性。支气管镜检查尤其适用于痰涂片阴性和伴有支气管结核堵塞支气管的病例。

（2）胸腔镜检查：有普通胸腔镜（thoracoscopy）和电视胸腔镜（video assisted thoracic surgery，VATS）之分，检查部位主要是胸膜腔内胸膜或肺表面病变，应用穿刺获得组织作病理诊断，是肺结核诊断的有效手段之一。

（3）纵隔镜检查：纵隔镜检查术是一种比较安全，可靠的检查手段，尤其是对诊断困难的肺结核合并纵隔淋巴结肿大者提供了有价值的诊断方法。

6. 穿刺活检

（1）经皮肺穿刺术：对于靠近胸壁的周围性病变，在 B 超或 CT 引导下进行经皮肺穿，获取活组织进行组织病理学和细菌学检查，是一项提高疑难肺结核诊断率的有效手段。

（2）胸膜穿刺活检术：胸膜活检方法一般为经胸壁针刺活检，国外最常用 Cope 与 Abrams 穿刺针，国内有作者采用改良的 Cope 穿刺针取得了较好效果。最近有不少作者应用 Tru-cut 和 Vacc-cut 细针进行胸膜活检。肺结核合并结核性胸膜炎时，此项检查有助于确诊。

四、诊断

1. 病史和临床表现　当患者具有以下症状时，应高度怀疑肺结核可能：长期低热、咯血或痰中带血、咳嗽≥3 周，经抗感染治疗疗效不佳，尤其是有结核病密切接触史，或者伴有结核病好发的高危因素如糖尿病、硅沉着病、肿瘤、器官移植、长期使用免疫抑制药物或者皮质激素者。对怀疑肺结核的患者应进行痰抗酸杆菌涂片和分枝杆菌培养，可反复多次进行；并进行 X 线胸片检查，必要时行胸部 CT 扫描和支气管镜检查或组织病理学检查。痰抗酸杆菌涂片阳性和（或）分枝杆菌培养阳性结合肺部病变，肺结核的诊断不难得出。

2. 诊断标准

（1）结核菌阳性：痰涂片和（或）培养阳性，并具有相应临床和 X 线表现，可以确诊。

（2）结核菌阴性：具备 4 项中的 3 项临床诊断肺结核：①典型肺结核临床症状和胸部 X 线表现；②临床排除其他非结核性肺部疾病；③PPD 阳性或血清抗结核抗体阳性；④诊断性抗结核治疗有效。

（3）病理检查：必要时可以作纤维支气管镜、穿刺、胸腔镜、纵隔镜等检查采集微生物标本或活检标本，通过组织病理学确诊。

3. 鉴别诊断　由于肺结核的临床表现缺乏特征性，与许多肺部疾病相似，因此在诊断时必须做好详细的病史采集、体格检查、实验室检查，必要时进行创伤性检查。肺结核主要应与以下疾病进行鉴别：

（1）非结核分枝杆菌肺病：本病的临床表现与肺结核相似，难以鉴别。影像学检查提示肺内病变多以增殖、纤维条索为主，常有空洞形成，可表现为多房性，往往侵犯两胸膜下的肺组织，以薄壁为主。病变多累及胸膜。临床上可见症状与病变的分离现象，即患者肺部病变较广泛，而症状较轻。

组织病理所见亦与肺结核很难鉴别，但干酪坏死较少，纤维或玻璃样变较多，机体组织反应较弱。如有坏死,则坏死物往往比较稀薄。

未使用过抗结核药物的新发肺结核患者,其致病菌如对一线抗结核药物耐药尤其是耐多种药物者,应高度怀疑非结核分枝杆菌肺病。本病的确诊主要依赖于菌种鉴定。

(2) 肺癌:中央型肺癌常有痰中带血,肺门附近有阴影,与肺门淋巴结结核相似。周围型肺癌可呈团块、分叶状块影,需与结核球鉴别。肺癌多见于 40 岁以上嗜烟男性;常无明显结核中毒症状,多有刺激性咳嗽、胸痛及进行性消瘦。X 线胸片示团块状病灶边缘常有切迹、小毛刺,周围无卫星灶,胸部 CT 扫描对可进一步鉴别,增强扫描后肺癌病灶常有增强。结合痰菌、脱落细胞检查及通过纤支镜检查及活检等,常能及时鉴别。但需注意有时肺癌与肺结核可以并存。临床上难以完全排除肺癌者,结合具体情况,必要时可考虑剖胸探查,以免贻误治疗时机。

(3) 肺炎:典型肺炎球菌肺炎与继发性肺结核区别不难。继发性肺结核主要表现为渗出性病变或干酪性肺炎时,需与肺炎特别是肺炎球菌肺炎鉴别。肺炎球菌性肺炎起病急骤、高热、寒战、胸痛伴气急,咳铁锈色痰,X 线胸片病变常局限于一叶,血白细胞总数及中性粒细胞增多,痰涂片或培养可分离到细菌,抗酸杆菌或分枝杆菌阴性,抗生素治疗有效。干酪样肺炎则多有结核中毒症状,起病较慢,咳黄色黏液痰,X 线胸片病变可波及右上叶尖、后段,呈云絮状、密度不均,可出现虫蚀样空洞,抗结核治疗有效,痰中易找到抗酸杆菌或分枝杆菌。

有轻度咳嗽、低热的支原体肺炎、病毒性肺炎或过敏性肺炎(嗜酸性粒细胞肺浸润症)在 X 线上的炎症征象,与早期继发性肺结核相似,对这一类一时难以鉴别的病例,不宜急于抗结核治疗,应先行结核相关检查如 PPD 试验,血清结核抗体,痰抗酸杆菌涂片等,如仍无法鉴别,可行抗感染治疗后复查。支原体肺炎通常在短时间内(2~3 周)可自行消散;过敏性肺炎的肺内浸润常呈游走性,血中嗜酸性粒细胞增多。

(4) 肺脓肿:肺脓肿起病较急,高热、大量脓痰,空洞以厚壁多见,内常有液平面。肺结核空洞则多发生在肺上叶,空洞壁较薄,洞内很少有液平面。此外,肺脓肿痰中无抗酸杆菌或分枝杆菌,但有多种其他细菌,血白细胞总数及中性粒细胞增多,抗生素治疗有效。继发性肺结核中形成慢性纤维空洞合并感染时易与慢性肺脓肿混淆,后者痰抗酸杆菌或分枝杆菌阴性。

(5) 支气管扩张:有慢性咳嗽、咳痰及反复咯血,需与继发性肺结核鉴别。支气管扩张的痰结核菌阴性,X 线胸片多无异常发现或仅见局部肺纹理增粗或卷发状阴影,CT 尤其是高分辨 CT 有助确诊。需注意两种疾病可同时存在,而且结核病本身可导致支气管扩张,此时判定结核的活动性非常重要。

(6) 其他发热性疾病:伤寒、白血病、败血症、淋巴瘤等与结核病亦有相似之处。根据各种疾病的典型特点还是可以相互鉴别的,必要时可以采取组织活检等手段。

五、治疗

(一)抗结核化学治疗

1. 化疗理论基础　结核病灶中的菌群不均一,初治结核菌中大部分对一线抗结核药物敏感,但有少量天然耐药菌,如使用单一抗结核药物,敏感菌被杀灭,耐药菌大量生长而取代成为主要菌群,会造成临床耐药病例。联合用药具有交叉杀灭细菌的作用,可有效防止耐药的产生。此外,病灶中的结核菌的代谢状态也可影响化疗的结果。现在普遍认为,结核病灶中存在 4 种不同状态的菌群,A 群为持续生长繁殖菌,B 群为间断繁殖菌,C 群为酸性环境中半休眠状态菌,D 群为完全休眠菌。一线抗结核药物并非对所有代谢状态的细菌有效,例如链霉素对 C 群菌完全无效,只有吡嗪酰胺对此菌群作用最强。B、C 群结核菌可保持在体内很长时间,化疗药物应使用足够的疗程才能杀灭。因此,如果使用的化疗药物不当或者疗程不够时,B、C群结核菌往往不能被完全消灭,很容易造成复发。

2. 化疗原则 肺结核的治疗以化学治疗为主,其原则为:早期、规律、全程,适量、联合。

3. 一线抗结核药物

(1) 异烟肼(isoniazid,INH):INH 是最强的抗结核药物之一,是治疗结核病的基本药物,其作用机制可能是通过细菌内触酶——过氧化物酶的活化作用,抑制敏感细菌分枝菌酸(mycolic acid)的合成而使细胞壁破裂。抑制细菌叶酸的合成。此药能杀死细胞内外生长代谢旺盛和几乎静止的结核菌,是一个全效杀菌剂。

(2) 利福平(甲哌利福霉素,rifampin,RFP):RFP 为半合成广谱杀菌剂,与依赖于 DNA 的 RNA 多聚酶的 β 亚单位牢固结合,抑制细菌 RNA 的合成,防止该酶与 DNA 连接,从而阻断 RNA 转录过程。与异烟肼一样,本品属于全效杀菌剂,能杀死细胞内外生长代谢旺盛和几乎静止的结核菌。

(3) 链霉素(streptomycin,SM):SM 属于氨基糖苷类抗生素,其抗菌机制为抑制细菌蛋白质的合成,对结核菌有较强的抗菌作用。SM 主要通过干扰氨酰基-tRNA 和核糖体 30S 亚单位结合,抑制 70S 复合物形成,从而抑制肽链的延长,影响合成蛋白质,最终导致细菌死亡。但本品只能杀灭细胞外的结核菌,在 pH 中性时起作用,不易通过血-脑屏障及透入细胞内,属于半效杀菌剂。

(4) 吡嗪酰胺(pyrazinamide,PZA):本品为烟酰胺的衍生物,具有抑菌或杀菌作用,取决于药物浓度和细菌敏感度。本品仅在 pH 偏酸时(pH≤5.6)有抗菌活性,为半效杀菌剂。

(5) 乙胺丁醇(ethambutol,EMB):本品为合成抑菌抗结核药。其作用机制尚未完全阐明,可能为抑制 RNA 合成。有研究认为可以增加细胞壁的通透性,渗入菌体内干扰 RNA

的合成,从而抑制细菌的繁殖。本品只对生长繁殖期的结核菌有效。

(6) 氨硫脲(结核胺,thiosemicarbazone,TB1):本品为抑菌剂,作用机制尚不十分清楚。有研究认为,TB1 易与铜生成一种络合物,使结核菌缺少铜离子,也可能有碍核酸的合成,并使菌体形态发生变化,如失去正常大小、颗粒样变性、产生线状或球菌状变形、抗酸染色反应减失等。

4. 二线抗结核药物

(1) 对氨基水杨酸(para-aminosalicylic acid,PAS):PAS 对结核菌有抑制作用。本品为对氨基苯甲酸(PABA)的同类物,通过对叶酸合成的竞争性抑制作用而抑制结核菌的生长繁殖。

(2) 丙硫异烟胺(prothionamidam,1321th,PTH):本品为异烟酸的衍生物,化学结构类似于氨硫脲(TB1),弱杀菌剂,作用机制尚不明确,可能对肽类合成具抑制作用。本品对结核菌的作用取决于感染部位的药物浓度,低浓度时仅具抑菌作用,高浓度具杀菌作用。

(3) 阿米卡星(阿米卡星,amikacin,AMK,AK):属于氨基糖苷类药物,在试管中对结核菌是一种高效杀菌药。AMK 的作用机制是与 30S 亚单位核糖体结合,干扰蛋白质的合成而产生抗菌作用。对耐 SM 的菌株仍然有效。

(4) 卷曲霉素(capreomycin CPM):CPM 是从卷曲链霉菌属中获得的一种杀菌剂,为多肽复合物,是有效的抗结核药物,对耐 SM、卡那霉素(KM)或 AMK 的细菌仍然有效。作用机制与氨基糖苷类药物相同。

(5) 利福喷汀(环戊哌利福霉素,rifapentine,DL473,RPE,RPT):利福类药物,作用机制与 RFP 相同。试管中的抗菌活力比 RFP 高 2~10 倍,在小鼠体内的抗结核作用也优于 RFP,消除半衰期时间亦较 RFP 延长 4~5 倍。所以,RPE 是一种高效、长效抗结核药物。

(6) 利福布汀(rifabutin,RFB,RBU):利福类药物,作用机制与 RFP 相同,是由 S 类利福霉素衍生而来的半合成的抗生素。耐 RFP 的结核菌可能同时耐 RBU，但有研究结果表明，耐 RFP 结核菌对本品仍有 31% 的敏感度。

5. 喹诺酮类药物在肺结核治疗中的应用

第三代喹诺酮类药物中有不少具有较强的抗结核分枝杆菌活性，喹诺酮类药物的主要优点是易经胃肠道吸收，消除半衰期较长，组织穿透性好，分布容积大，不良反应较小，适合于长程给药。这类化合物通过抑制结核菌旋转酶而使其 DNA 复制受阻，导致 DNA 降解及细菌死亡。目前国内较常用于肺结核治疗的喹诺酮类药物主要有氧氟沙星(ofloxacin，OFLX)、左氧氟沙星(levofloxacin，LVFX)、加替沙星(gatifloxacin，GAFX)和莫西沙星(moxifloxacin，MXFX)等，效果上以 MXFX 和 GAFX 最佳，然后依次为 LVFX 和 OFLX。此外，还有抗结核疗效与 OFLX 相似的环丙沙星(ciprofloxacin，CPFX)(MIC 约 0.5~2μg/ml)和疗效可与 MXFX 和 GAFX 相媲美的司氟沙星(sparfloxacin，SPFX)。但 CPFX 胃肠吸收差，生物利用度只有 50%~70%，体内抗结核活性弱于 OFLX，且有研究证明，该药在试管内和 RFP 有拮抗作用，与茶碱类药物同时使用时，易使后者在体内蓄积；光敏反应则限制了 SPFX 的应用。如此种种，使得 CPFX 和 SPFX 在抗结核治疗的使用中并不广泛。

国外发达国家已将喹诺酮类药物用于各种类型的肺结核，根据我国的实际，喹诺酮类药物主要用于以下几种情况：①耐药肺结核，尤其是耐多药肺结核(MDR-PTB)；②肺结核患者因种种原因不能耐受传统抗结核药物者。考虑到喹诺酮类药物间的交叉耐药性，只要条件许可，喹诺酮类药物可用至最高级，以求达到最佳的抗结核效果，对于 MDR-PTB 尤应如此。

6. 复合制剂 复合制剂有杀菌剂与抑菌剂、杀菌剂与增效剂以及物理组合和化学组合等多种形式，一般是两药复合，也有三药复合的情况。物理组合的复合制剂的药效仅仅是

单药累加效应，目的是提高患者的依从性。化学组合的复合制剂不仅可提高依从性，也能起到增进药物疗效的作用。

(1) 固定剂量复合制剂(fixed dose combination，FDC)：属于物理组合的复合制剂，是根据化疗方案的要求将几种不同的抗结核药物按一定剂量配方制成复合的抗结核药片或胶囊，有利于患者的治疗管理、提高患者的用药依从性、防止单一药物治疗结核病的现象发生。常用的有 FRP、INH、PZA 固定剂量复合制剂和 RFP、INH 固定剂量复合制剂。

(2) 杀菌剂 + 增效剂的复合制剂：例如利用脂质体或单克隆抗体作载体，使药物选择作用于靶位，增加药物在病变局部或细胞内的浓度，以增进疗效。文献早已报道了脂质体包埋的 INH 和 RFP 对鼠实验结核病的治疗取得良好效果。有人以携有吞噬刺激素(Tuftsin)的 RFP 脂质体治疗实验鼠结核病，使小鼠肺脏活菌数下降的效果明显强于游离 RFP。

(3) 化学组合形式的复合制剂：对氨基水杨酸异烟肼片(Pasiniazide，Pa)是这类药物的成功品种，其化学名为 4- 吡啶甲酰肼 -4- 氨基水杨酸盐，是 INH 与 PAS 的化学分子结合形式。疗效不仅高于单剂 INH，亦明显高于以物理方式混合的 INH 加 PAS。对耐 INH 或 PAS 的菌株仍然有效。Pa 口服后崩解快速而完全，最终以分子化合物的形式被肠绒毛吸收，肺内外分布较好，能够很轻易地到达骨骼、淋巴和脑脊液等部位。而且毒性低、耐受性良好、耐药发生率低。由于其小剂量片剂、服用方便和较低的不良反应，更适合在儿童肺结核患者中应用。

(二) 手术治疗

化疗的发展使得外科治疗在肺结核治疗的比重地位显著降低。但对药物治疗无效或威胁生命的单侧肺结核病变尤其是局限性病变，外科治疗不可忽视。手术指征：①规则化疗 9~12 个月，痰菌阳性的干酪样病灶、厚壁空洞、阻塞性空洞等；②一侧毁损肺，支气管狭窄

伴远端肺不张或肺化脓症;③结核性脓胸或伴支气管胸膜瘘;④无法控制的大咯血;⑤可疑肺癌或并发肺癌可能的。当然手术治疗还要结合患者的实际情况而定,充分评估手术效果和风险程度及康复可能,以便做出合理的治疗。

(三) 并发症的治疗

1. 咯血 肺结核咯血原因多为渗出和空洞病变存在或支气管结核及局部结核病变引起支气管变形、扭曲和扩张。肺结核患者咯血可引起窒息、失血性休克、肺不张、结核性支气管播散和吸入性肺炎等严重并发症。

咯血者应进行抗结核治疗,中、大量咯血应积极止血,保持气道通畅,注意防止窒息和出血性休克发生。一般改善凝血机制的止血药对肺结核大咯血疗效不理想。垂体后叶素仍是治疗肺结核大咯血最有效的止血药,可用 5~10U 加入 25% 葡萄糖 40ml 缓慢静注,持续 10~15 分钟。非紧急状态也可用 10~20U 加入 5% 葡萄糖 500ml 缓慢静滴。对垂体后叶素有禁忌的患者可采用酚妥拉明 10~20mg 加入 25% 葡萄糖 40ml 静注,持续 10~15 分钟或 10~20mg 加入 5% 葡萄糖 250ml 静滴(注意观察血压)。近年支气管动脉栓塞术介入疗法治疗肺结核大咯血收到近期良好的效果。

2. 自发性气胸 肺结核为气胸常见病因。多种肺结核病变均可引起气胸:胸膜下病灶或空洞破入胸腔;结核病灶纤维化或瘢痕化导致肺气肿或肺大疱破裂;粟粒型肺结核的病变位于肺间质,也可引起间质性肺气肿性肺大疱破裂。病灶或空洞破入胸腔,胸腔常见渗出液体多,可形成液气胸、脓气胸。

3. 支气管扩张 肺结核病灶破坏支气管壁及支气管周围组织、支气管结核本身也可导致支气管变形和扩张,称为结核性支气管扩张,可伴有咯血。

4. 肺部继发感染 肺结核空洞(尤其纤维空洞)、胸膜肥厚、结核纤维病变引起的支气管扩张、肺不张及支气管结核所致气道阻塞,是造成肺结核继发其他细菌感染的病理基础。细菌感染常以 G⁻ 杆菌为主,且复合感染多。

肺结核治疗疗程长,由于长期使用抗生素(如链霉素、阿米卡星、利福平等),部分年老、体弱及同时应用免疫抑制剂者,可以继发真菌感染。常见在空洞、支气管扩张囊腔中有曲菌球寄生,胸部 X 线呈现空腔中的菌球上方气腔呈"新月形"改变,周围有气带且随体位移动,临床表现可有反复大咯血,内科治疗效果不佳。也有少数患者可继发白念珠菌感染。继发感染时应针对病原不同,采用相应抗生素或抗真菌治疗。

5. 心、肺功能衰竭 是肺结核严重的并发症,肺结核治疗无效,形成慢性病变破坏肺组织,形成肺气肿、肺大疱,进而影响肺功能,导致慢性呼吸功能衰竭。气胸和并发感染则可引起急性呼吸功能衰竭。长期缺氧,肺内纤维组织牵拉血管壁,造成肺动脉高压,可继发肺心病、右心功能衰竭。以上均应进行相应的积极处理。

(四)其他治疗

如免疫治疗、介入治疗、中医中药等,但只能作为辅助治疗手段。对于严重的耐药性肺结核,宜强调综合治疗,以提高疗效。

六、疾病预防

1. 建立完善的结核病防治体系 政府承诺,各级卫生行政部门统一监督管理,各级结核病防治机构具体实施国家结核病防治规划,对结核病进行预防和治疗并进行执法监督;将结核病纳入初级基层卫生保健,使防治工作在广大农村和社区得到落实。

2. 控制传染源 是控制结核病流行的关键环节。主要是通过肺结核病例的早期发现、早期进行强有效的化学治疗,加强肺结核的化学治疗管理,使排菌的肺结核患者失去传染性,保护健康人群免受结核菌感染。

3. 卡介苗接种 卡介苗(bacillus calmette-guerin,BCG)是一种无毒牛型结核菌的活菌疫苗,接种后人体获得一定的免疫力,对结核病有一定的特异性抵抗力。BCG 在预防儿童结核病,特别是那些可能危及儿童生命的严重类型,如结核性脑膜炎、血行播散型结核等方面具有相当的效果,但对成人的保护有限,不足以预防感染和发病。BCG 的缺陷可能与其制作过程中丢失了许多保护性免疫基因有关。比较基因组学已证实 BCG 中缺失许多有效基因,而且环境分枝杆菌致敏也是影响 BCG 效力的一个重要因素。BCG 接种已纳入计划免疫之中,在结核病发病率高的地区,仍属结核病控制工作的一项内容。

发明一种能有效预防结核菌感染的疫苗是控制结核病的关键,BCG 的局限性推动了抗结核病新疫苗的开发。目前世界范围内正在开发的结核病疫苗包括减毒或增强的活疫苗、全菌体灭活疫苗、亚单位疫苗、DNA 疫苗、初免 - 加强疫苗等。但还没有一种疫苗的免疫效果能超过 BCG,距实际应用还有很大的距离。鉴于一些候选疫苗能增强 BCG 免疫后的效果,而目前大部分人群都已接种过 BCG,因此易于接受的方案是增强现有的免疫应答,即与 BCG 进行联合免疫。

4. 化学预防 针对感染结核菌并存在发病高危因素的人群进行药物预防,主要对象包括:HIV 感染者;与新诊断为传染性肺结核有密切接触史且结核菌素试验阳性的幼儿;未接种 BCG 的 5 岁以下结核菌素试验阳性的儿童;结核菌素试验强阳性且伴有糖尿病或硅沉着病者;与传染性肺结核有密切接触的长期使用肾上腺皮质激素和免疫抑制剂的患者。可单用 INH 口服,成人 0.3g/d,儿童 8~10mg/(kg·d),服用 6~12 个月。

七、评语

结核病重在预防,必要时可以外科介入。现代社会提供给人们优越便捷生活的同时,也使生活节奏变得过于紧张,部分人的生活失去正常规律,运动减少,糖尿病及免疫系统疾病增多,部分人的免疫力下降,人口流动带来疾病传播机会的增加等,都使得结核病有死灰复燃的机会,所以加强对结核病的认识,提高警惕,提倡健康生活,才能防患于未然。

(陈晓峰 马勤运)

参考文献

1. Guidelines for the surveillance of drug resistance in tuberculosis, 22, 4th ed. Geneva, World Health Organization, 2009 (WHO/HTM/TB/2009.422).

2. Harries AD, Zachariah R, Lawn SD. Providing HIV care for co-infected tuberculosis patients: a perspective from sub-Saharan Africa. International Journal of Tuberculosis and Lung Disease, 2009, 13: 6-16.

3. Khan FA. Treatment of active tuberculosis in HIV co-infected patients: a systematic review and meta-analysis. Clinical Infectious Diseases, 2010, 50 (9): 1288-1299.

4. Lawn SD, Churchyard G. Epidemiology of HIV-associated tuberculosis. Current Opinion in HIV and AIDS, 2009, 4: 325-333.

5. International Standards for Tuberculosis Care (ISTC). 2nd ed. The Hague: Tuberculosis Coalition for Technical Assistance, 2009.

6. Keshavjee S. Treatment of extensively drug-resistant tuberculosis in Tomsk. Russia: a retrospective cohort study. Lancet, 2008, 372: 1403-1409.

7. Bartacek A. Comparison of a four-drug fixed-dose combination regimen with a single tablet regimen in smear-positive pulmonary tuberculosis. International Journal of Tuberculosis and Lung Disease, 2009, 13: 760-766.

8. Menzies D. Effect of duration and intermittency of rifampin on tuberculosis treatment outcomes: a systematic review and meta-analysis. PloS Medicine, 2009, 6: e1000146.

9. Saravia JC. Retreatment management strategies when first-line tuberculosis therapy fails. International Journal of Tuberculosis and Lung Disease, 2005, 9: 421-429.

10. Michelsen SW, Agger EM, Hoff ST, et al. Author's response: BCG and infection with Mycobacterium

tuberculosis. Thorax,2015 Mar;70(3):286-287.

11. Sukumar N,Tan S,Aldridge BB,et al. Exploitation of Mycobacterium tuberculosis Reporter Strains to Probe the Impact of Vaccination at Sites of Infection. PLoS Pathog,2014,10(9):e1004394.

12. Pai M,Nathavitharana R. Extrapulmonary tuberculosis:new diagnostics and new policies. Indian J Chest Dis Allied Sci,2014,56(2):71-73.

13. Lun S,Miranda D,Kubler A,et al. Synthetic Lethality Reveals Mechanisms of Mycobacterium tuberculosis Resistance to β-Lactams. MBio, 2014,5(5):e01767-14.

14. Garcia-Prats AJ,Willemse M,Seifart HI,et al. Acquired drug resistance during inadequate therapy in a young child with tuberculosis. Pediatr Infect Dis J,2014,33(8):883-885.

15. Iype T,Pillai AK,Cherian A,et al. Major outcomes of patients with tuberculous meningitis on directly observed thrice a week regime. Ann Indian Acad Neurol,2014,17(3):281-286.

16. Kumar P,Pandya D,Singh N,et al. Loop-mediated isothermal amplification assay for rapid and sensitive diagnosis of tuberculosis. J Infect,2014, pii:S0163-4453(14)00278-3.

17. Lorent N,Choun K,Thai S,et al. Active tuberculosis screening of close contacts among the urban poor:a Cambodian experience. Int J Tuberc Lung Dis,2014,18(10):1259-1260.

18. Nunn AJ,Cook SV,Burgos M,et al. Results at 30 months of a randomised trial of FDCs and separate drugs for the treatment oftuberculosis. Int J Tuberc Lung Dis,2014,18(10):1252-1254.

19. Somashekar N,Chadha VK,Praseeja P,et al. Role of pre-Xpert(®) screening using chest X-ray in early diagnosis of smear-negative pulmonarytuberculosis. Int J Tuberc Lung Dis,2014,18(10):1243-1244.

20. Paquette K,Cheng MP,Kadatz MJ,et al. Chest radiography for active tuberculosis case finding in the homeless:a systematic review and meta-analysis. Int J Tuberc Lung Dis,2014,18(10):1231-1236.

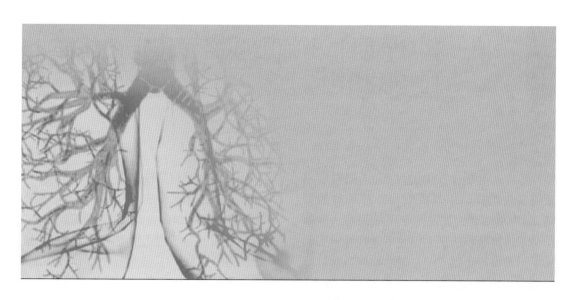

第五篇　放射治疗

第一章　早期非小细胞肺癌立体定向体部放射治疗

随着医学影像技术的发展,人们对肺癌重视程度的提高以及吸烟和外部环境的影响,肺内小结节的发现率在不断提高。肺部小结节的诊断和治疗干预时机选择等问题解决的困难程度要远大于临床上如何治疗肺部小结节的困难度。作为局部治疗的一种,放射治疗通常情况下仅用于诊断明确且为恶性的肺部小结节的处理。在此种情况下肺部小结节通常就是早期肺癌,且以非小细胞肺癌(non small cell lung cancer,NSCLC)为主要组织学类型。

手术是早期 NSCLC 患者的首选治疗手段,但在早期 NSCLC 中有超过一半的人因年龄、医学原因不能或不愿接受手术治疗,对于这部分患者放疗便成了主要的治疗手段。然而,过去基于传统放疗技术基础上的常规分割放疗治疗早期 NSCLC 的疗效确不尽如人意,报道的 5 年总体生存率仅为 6%~42%,这主要是因为在传统技术条件下肿瘤周围的正常组织在放疗时不能得到很好的保护,从而放疗剂量得不到有效提高所致。20 世纪 90 年代中期,一项新的放射治疗技术,体部立体定向放射治疗(stereotactic body radiotherapy,SBRT),目前又称立体定向消融放疗(Stereotactic Ablative Radiotherapy,SABR)的引入使得早期 NSCLC 的放疗疗效得到明显提高。因此,本章节将就 SBRT 在早期 NSCLC 中应用现状和进展介绍如下:

一、SBRT 定义和分类

SBRT 是集中了近年来放疗技术进展为一体的新型放疗技术,是基于适形放疗、图像引导和呼吸控制等新型技术为一体的新的放疗技术。它的技术优势表现在可以获得一项非常理想的物理剂量分布,即肿瘤区域能得到高剂量照射而肿瘤周边正常组织器官辐射受量却很低,并且能准确实施此放疗技术。相比较常规分割放疗,SBRT 临床表现为在不明显增加正常组织和器官放射性损伤前提下,明显提高了肺癌放疗的生物等效剂量(BED),改善了早期 NSCLC 的治疗疗效,使早期 NSCLC 的局控率达到 90% 以上,取得了与手术相似的治疗效果。

根据 SBRT 实施方式和设备不同,可以分为两种主要形式:一种是基于多个放射源聚焦或采用加速器机头多角度和多方向投照形成焦点或加速器配备特殊限光筒使射线相对聚集在一点等情况下的集束或焦点放疗,如伽马刀、X 刀和赛博刀等;另一种方式基于加速器所配备的多叶光栅(MLC)通过适形或调强放疗技术来实施对靶病灶的治疗。前种方式的放射线剂量分布常为圆形,范围较小,靶区内剂量不均匀性大,靶区周边的剂量跌落迅速,因此要求所照射肿瘤靶区外形规则,最好是圆形,靶区较小直径最好 2cm 以内,肿瘤靶区周边边界清晰;而后一种基于 MLC 所实施的 SBRT 靶区剂量分布可以不规则形状,周边剂量跌落慢,因此对肿瘤靶区外形和大小以及边界清晰度要求并不是抬高。从物理剂量分布看,若适合于焦点或集束治疗的肿瘤,采用焦点或集束治疗的放射线投照方式,则靶区周边正常组织器官保护的会更好。

可以说,SBRT 治疗早期 NSCLC 是放疗技术进步带给患者总体获益的一个典型的成功范例。就技术层面讲,聚焦式和基于 MLC 等 SBRT 治疗均是可以选择的模式,主要依据肿瘤靶区的特点和周边正常组织器官保护的需要。目前的数据并没有显示出不同的实施技术对于治疗疗效影响。但需要指出的是,SBRT 是集中了近年来放疗技术的进展为一体的新技术,是基于适形放疗、图像引导以及呼吸控制技术而形成一项高精确的放疗技术。因此其技术的建立需要依据各放疗中心自身的条件而确定,技术的实施需要一个有丰富治疗经验的治疗团队来进行。否则,一旦精确的治疗被不准确地实施,后果将不堪设想。

二、SBRT 的实施

1. 技术流程　正如其他适形放疗一样,SBRT 就其技术本身也包括图像采集、计划设计、计划验证和计划实施 4 个环节。由于考虑到 SBRT 是少分割,每次分割剂量很高的一种特殊照射技术,因此对放疗精度要求非常高,因此目前建议 SBRT 均是在图像引导下实施,因此,SBRT 技术流程中的放疗实施环节增加了图像引导下实施的概念,即要求在放疗前依据治疗体位下,在治疗机器上获得患者治疗体位图像,然后与计划设计时所得到患者治疗体位图像进行配对融合,以发现患者治疗实际体位与模拟时的体位差异性,通过移动治疗床来校正这一差异,从而使放射线更加准确投照在靶区上。

SBRT 用于临床的核心技术包括:①影像引导放疗(IGRT)技术的建立:包括了千伏级锥形束 CT 引导放疗系统质量保证体系的建立和肺癌影像引导放疗图像配准方法研究两个方面;②影像引导肺癌立体定向放疗(IG-SBRT)技术的建立:包括了肺部肿瘤随着呼吸移动而移动的因素管控和在图像引导下的残余误差的估计及 CT 引导肺癌立体定向放疗PTV 外放边界确定;③影像引导肺癌立体定向放疗技术的临床应用的临床研究计划建立。

2. 靶区的定义

(1) GTV:依据胸部 CT 的肺窗所显示的可见肿瘤病灶,必要时参考 PET/CT 所提供的信息作为参考来确定可见肿瘤病灶的范围。

(2) CTV:参照 Giraud 的研究所报道,要包括 95% 的亚临床病灶,在 GTV 基础上鳞癌外放的 CTV 为 6mm,腺癌外放的 CTV 为 8mm。但来自于国内的临床研究显示在 GTV 基础上鳞癌外放的 CTV 为 5mm,腺癌外放的 CTV 为 7mm。这些数据仅供临床上由 GTV 到 CTV 外放时参考。

(3) ITV:目前对于 ITV 确定和控制,各家医院有不同的做法,从不干预呼吸运动只是精确定 ITV 方面考虑,ITV 的个体化确定途径包括以下几种方式:①依据不同呼吸时相所采集的图像进行融合,从而确定 ITV;②采取慢速 CT 扫描(1 层 /3~4 秒),此时所采集得到图像包含了一定的呼吸运动的信息,但该图像由于存在周边伪影效应,因此肿瘤靶区的边界欠清晰等缺点;③采用治疗机器上所配置的在线 MV 级 CT 所获得图像,由于该图像采集速度慢,因此该图像中也包含了一定的呼吸运动的信息,但该图像分辨率低,图像质量差,对于靶区范围的估计不够准确等缺点;④依据 PET/CT 图像来确定,由于 PET 图像采集速度慢,因此 PET 上所见到肿瘤也包含了一定呼吸运动信息,但依据 PET 信息来个体化确定 ITV 何为最佳阈值目前不明确;⑤依据 4D CT 来个体化确定 ITV,此为目前应用最多,相对说最为客观准确的方法。

(4) PTV:PTV 确定仍是一项复杂的环节,其中影响因素包括了图像引导校正后的残余误差,患者治疗过程中不自主移动误差和随着呼吸运动肿瘤变形移动等因素影响而综合确定,其中 PTV 大小来源的最主要参考因素为剩余误差。

3. 肿瘤处方剂量　何为早期 NSCLC 的 SBRT 治疗最佳剂量? 一项 Meta 分析回顾了国内外应用 SBRT 治疗早期 NSCLC 临床研究报

道。将 SBRT 所用的剂量分为 4 个剂量组：低剂量组（BED<83.2Gy）、中剂量组（83.2~106Gy）、中高剂量组（106~146Gy）和高剂量组（>146Gy）等 4 个组，结果显示：83.2~146Gy 为 SBRT 治疗早期 NSCLC 的最合适和有效的剂量组。

SBRT 治疗早期 NSCLC 常用的剂量分割模式依据肿瘤所在部位可以分为：①周围型肺癌：主要有北美临床试验中采用的 54Gy 分 3 次和日本研究中应用的 48~50Gy 分 4 次照射两种；②中央型：可以参照 RTOG0813 临床研究的初始剂量 50Gy/5F，或 70Gy/7~10F 或参照欧洲的临床研究 60Gy/8F 来进行。

其他的剂量分割模式，多参照以上剂量分割模式并根据肿瘤周边正常组织器官的安全性予以改良，并遵循以下原则：①所用剂量分割的肿瘤的 BED 应该大于 100Gy，这主要是基于日本学者进行的回顾性临床研究，结果发现：BED 大于 100Gy 与否是影响患者局部控制率和生存率的主要因素；②在现有剂量分割 83.2~146Gy 基础上的过低或过高的放疗剂量均会影响到局部控制疗效；③对于中央型肿瘤和距离胸壁较近的肿瘤，降低单次剂量和增加治疗次数会降低正常组织放射性损伤的发生，中央型 NSCLC 最佳的 SBRT 剂量仍需要大样本和长期随访数据来确定。

4. 正常组织剂量限制标准　SBRT 治疗早期 NSCLC 正常组织剂量限制，主要来源于近距离放疗，术中放疗，采用 LQ 模型对正常组织的剂量进行换算评估以及根据现有临床研究随访的经验总结分析获得。值得注意的是，SBRT 技术中正常组织的剂量限制，与所采用的剂量分割有密切关系。

以下两张正常组织器官剂量限制参考标准是依据 RTOG0236 的研究方案中，肿瘤治疗的剂量分割为 60Gy/3 次和另一项 RTOG0813 中央型肺癌放疗剂量递增的临床研究中，研究者所采用单次最大剂量为参数对正常组织接受剂量进行限制条件（表 5-1、表 5-2）。

5. 质量控制和保证　除了常规放疗实施的质量控制和保证外，SBRT 技术用于早期

表 5-1　周围型肺癌的正常组织和器官剂量限制标准（肿瘤物理剂量 60Gy/3F）

器官	体积	剂量
脊髓	任何点	18Gy（6Gy/F）
食管	任何点	27Gy（9Gy/F）
臂丛神经	任何点	24Gy（8Gy/F）
心脏 / 心包	任何点	30Gy（10Gy/F）
气管 / 支气管	任何点	30Gy（10Gy/F）
全肺	两肺之和 -GTV	V20<10%（10~15）
皮肤	任何点	24Gy（8Gy/F）

表 5-2　中央型肺癌的正常组织器官剂量限制标准（肿瘤物理剂量 50Gy/5F，70Gy/7~10F 或 60Gy/8F）

器官	体积	体积剂量	最大点剂量
脊髓	<0.25CC	22.5Gy（4.5Gy/F）	30Gy（6Gy/F）
	<0.5CC	13.5Gy（2.7Gy/F）	
臂丛神经	<3CC	30Gy（6Gy/F）	32Gy（6.4Gy/F）
皮肤	<10CC	30Gy（6Gy/F）	32Gy（6.4Gy/F）
全肺	1500CC	12.5Gy（2.5Gy/F）	
	1000CC	13.5Gy（2.7Gy/F）	
食管（非邻近壁）	<5CC	27.5Gy（5.5Gy/F）	<105% 处方剂量
心脏 / 心包	<15CC	32Gy（6.4Gy/F）	<105% 处方剂量
气管 / 支气管（非邻近壁）	<4CC	18Gy（3.6Gy/F）	<105% 处方剂量
大血管（非邻近壁）	<10CC	47Gy（9.4Gy/F）	<105% 处方剂量

NSCLC 还需要特别注意两项核心内容:影像引导放疗(image guided radiotherapy,IGRT)技术和肿瘤随呼吸运动干预技术。所以,SBRT 技术的质量保证与控制主要是围绕在线 IGRT 技术和呼吸运动干预技术以及这两项技术的衔接展开。

在线 IGRT 的质量保证与控制,主要与所选择的影像引导设备有关。目前应用于 SBRT 的影像引导设备,概括起来讲,主要是从成像射线的性质:千伏(KV)级或兆伏(MV)级;用于引导的图像为两维或三维;若用于引导的图像为 CT 影像,成像的方式为锥形束或扇形束,进行区分。将这些特性进行不同的排列组合,通过具体的机械设施来实现这些排列组合,可以形成具有各自特点,适合于不同的患者的 IGRT 设备。但是,所有 IGRT 技术的质量保证与控制均需要围绕以下几个方面内容展开:加载影像引导设备后与原有治疗计划系统和治疗系统的连接;机械精准程度;所成影像的图像质量;图像配准方法;患者体位校准的精准程度。不同的放疗中心,需要根据自己所拥有的 IGRT 设备和其发挥的主要作用,形成适合自己中心的质量保证体系。

目前的呼吸运动干预技术主要包括以下几种形式:在一定时间段内控制呼吸;选择特定呼吸周期给予肿瘤投照;在影像获取手段上进行改进,用以确定个体化 IGTV,对呼吸运动本身并不干预;跟踪技术。呼吸运动干预方式的选择主要与患者的肺功能,肿瘤随呼吸运动的幅度来进行选择。呼吸运动干预的关键是为适合的患者选择适合的干预措施,兼顾患者的治疗时间和耐受程度。呼吸干预技术的质量保证体系,主要包括:根据每种呼吸干预技术本身进行的质量保证与控制,干预技术的可重复性,与 IGRT 技术和治疗系统的衔接。

因此,SBRT 临床应有时候需要特别注意建立影像引导放疗和肿瘤随呼吸运动干预这两项核心技术。

三、SBRT 在早期 NSCLC 治疗中地位

1. SBRT 是不可能手术或拒绝手术早期 NSCLC 的标准治疗　Ⅰ期 NSCLC 约占 NSCLC 总数的 20%,待确诊时近 50% 不能或拒绝手术治疗。不能耐受手术的原因主要在于年龄和心肺功能状态。

若治疗前评估存在以下情况,临床上常提示为该患者为手术治疗的高危人群:PCO_2>45mmHg;PO_2<50mmHg;术后预计 FEV_1< 0.71% 或 <40% 参考值;年龄 >70 岁;运动耐力差(爬楼 <2 层,固定时间行走试验,运动试验后气体分析 VO_2max<15ml/(kg·min);术前的 DLCO<40% 预计值;术前的 FEV_1<70%;心脏功能障碍(LVEF<40%,心律不齐,6 个月内有 MI)和过度肥胖等。

以往针对这些高危人群所采取的放疗为每周五天,每天一次,每次 2Gy,总剂量 60~70Gy 的常规分割放疗,但总体疗效非常不能令人满意,5 年生存率在 6%~42%。

随着 SBRT 开展和临床应用,目前在世界范围内已经集聚了较多 SBRT 治疗不能耐受或拒绝手术的早期 NSCLC 临床疗效的资料。一项 Meta 分析汇总了世界范围内 SBRT 治疗该组人群的临床疗效,5 年局部控制率为 86%,5 年生存率为 46% 和 5 年肿瘤特异性生存率为 57%。由于本组人群绝大多数是属于高龄和心肺功能差无法耐受手术患者,临床上通过 SBRT 治疗获得以上效果已经是非常令人鼓舞的。

因此,基于目前的证据和以往常规分割放疗的经验,对于不能耐受或解决拒绝手术的早期 NSCLC 患者,SBRT 为其首选的标准治疗。

2. SBRT 是临界可以手术的患者除楔形手术外的另一选择　一项回顾性分析评价 SBRT 和楔形切除治疗临界可以手术的 Ⅰ期 NSCLC 的疗效差异性。所有入组患者均为临床诊断为 $T_{1-2}N_0M_0$,其中楔形切除:69 例(43 例接受了纵隔淋巴结清扫术),SBRT 治疗:58 例(放疗总

剂量:48~60Gy/4~5F 次)结果:中位随访期为 2.5 年,30 个月的区域性、局部区域性、远处转移等指标,二组之间无显著差异。但 2 年生存率楔形切除优于 SBRT(87% vs 72%,P=0.01),局部复发则为 SBRT 显著低于楔形切除率(4% vs 20%,P=0.07)。本研究结果提示:无论 SBRT 还是楔形切除均是治疗不可以行肺叶切除的有效治疗手段。之后也有另两项研究所治疗人群也为手术切除为临界状态人群,结果与之类似。因此,对于该组人群,SBRT 可以作为楔形切除外的另一局部治疗方法的选择。

3. 目前已经具备了开展针对可以手术患者的临床Ⅲ期试验,目的是为检验 SBRT 能否为基于楔形切除外的另外的一项治疗方法的选择,对于可手术的早期 NSCLC 患者绝大多数接受是根治性手术切除术,因此 SBRT 治疗所积累的经验比较有限,特别是大样本长期的临床证据更加缺乏。应用 SBRT 治疗可以手术的早期 NSCLC 的研究主要来自于一些回顾性分析的资料。一项来自日本的多中心研究分析了对于可以手术治疗但是拒绝手术的早期 NSCLC 患者接受了 SABR 治疗的疗效,结果提示对于那些适合于手术治疗患者采用了 SBRT 治疗是安全和有效的。另一项来自荷兰阿姆斯特丹 VUmc 癌症中心的研究,回顾性分析了 2003 年至 2010 年 177 例有手术可能但是接受 SBRT 治疗的患者,3 年局部控制率达 93%,中位生存期 61.5 个月,3 年、5 年生存率分别为 84.7% 和 51.3%。这与之前报告的接受手术治疗的患者的预后情况相当。这些数据均支持 SBRT 可以用于可手术的早期 NSCLC,但是否能作为手术外的另一治疗方法有待进一步开展手术与 SABR 对于可手术切除早期 NSCLC 患者的随机对照研究。因此,我们认为现有临床数据支持开展手术与 SBRT 临床疗效头对头临床试验来比较两者疗效的差异性,从而说明 SBRT 可能是手术外另一临床治疗的选择。

4. SBRT 治疗早期 NSCLC 对患者的内科条件不高造成早期 NSCLC 无法耐受手术切除

的主要原因为年龄和心肺功能等。那这些是否也会限制 SBRT 的临床应用?

一项早年的回顾性分析探讨了年龄≥75 岁患者中 SBRT 治疗的疗效。193 例 203 个肿瘤病灶接受了 SBRT(其中 T_1 118 例,T_2 85 例),中位年龄 79 岁,入组患者中 80% 无法耐受手术,20% 拒绝手术。中位 Charlson 夹杂病评分为 4 分,25% 有Ⅲ期及以上的 COPD。SBRT 放疗剂 60Gy/3F(33%)、5F(50%)、8F(17%)。

结果:除 1 例外其余患者均完成了 SBRT 治疗。3 年局控率为 89%,3 年生存率为 45%。急性不良反应不常见,≥Ⅲ级后期损伤发生率 <10%。本研究结果提示:对于高龄伴有严重夹杂病患者,SBRT 仍有较好的疗效,不失为该类患者根治性治疗的另一选择。

COPD 是另一严重影响到患者手术切除安全性和术后并发症的疾病。那么 COPD 会影响到 SBRT 的安全性? 一项临床回顾性研究探讨了此问题。该研究首先分析了该中心 GOLD 评分为Ⅲ~Ⅳ级 COPD 伴早期 NSCLC 的 SBRT 临床疗效,然后结合文献报道相类似患者条件其他单位 SBRT 疗效进行了系统性分析,目的观察是在严重 COPD 条件下 SBRT 治疗的疗效和安全性。该研究结果提示相比较手术,SBRT 治疗后 30 天的死亡率为 0,显著低于手术组为 10% 的水平,虽有 COPD 影响到患者生存疗效的不利因素,但总体看 SBRT 疗效并不差于手术组。

因此,基于现有的临床回顾性分析,SBRT 治疗高龄和(或)伴有严重内科夹杂病的患者仍然是安全的。虽然有严重内科夹杂并会影响到患者总体生存疗效,但总体看在该组人群中 SBRT 治疗疗效仍然是非常令人满意的。

四、SBRT 使用适应和禁忌证

决定 SBRT 治疗早期 NSCLC 的适应证的关键因素为:肿块的大小和肿块在肺内的位置。在最初开展的临床试验中,SBRT 主要用于周围型 NSCLC 的治疗。由于单次分割剂量较高，为了不明显增加正常组织的治疗相关毒副作用，所以临床试验中对肿块的大小亦有限制。大多数的临床试验中将肿块的大小限定为小于5cm。临床试验中显示出SBRT治疗周围型NSCLC较好的疗效之后，于是就有研究者试图将SBRT应用于中央型肺癌的治疗。在美国印第安纳大学开展的SBRT治疗早期NSCLC临床Ⅱ期研究中，研究结果显示：60Gy/3次的剂量分割方式，对于中央型肺癌（肿块位于距气管和支气管1cm以内的位置）并不适合，治疗相关毒副作用明显高于周围型肺癌。2年无严重毒副作用生存率，中央型肺癌为54%，周围型肺癌为83%。所以，肿块在肺内的位置是决定SBRT治疗NSCLC适应证的另外一个因素。

目前，美国推荐的SBRT治疗早期NSCLC的适应证为：周围型T_1期或T_2期患者，肿瘤直径小于5cm；对于肿瘤直径大于5cm者，建议采用常规分割治疗，治疗总剂量60~70Gy。对于中央型肺癌，建议采用的剂量分割为50Gy/5次。欧洲推荐的SBRT治疗早期NSCLC的适应证为：周围型Ⅰ期NSCLC，肿瘤直径小于6cm。对于中央型肺癌和肿瘤直径大于6cm者仍需研究。日本规定的SBRT治疗早期NSCLC的医疗保险报销范围内：原发性肺癌，未发生远处转移，肿瘤直径小于5cm；1~3个转移性肺癌，癌肿直径之和小于5cm的患者。

另外欧洲的治疗推荐中认为：患者的一般状况、年龄、肺功能等不应成为限制SBRT使用的因素。

SBRT临床应用并无明确的禁忌证，除非是患者一般情况很差，伴有严重内科夹杂病预期生存时间短于6个月者。

五、特殊人群的SBRT应用

1. 中央型早期NSCLC的SBRT治疗是否安全　SBRT是否可以用于中央型早期NSCLC？对于此问题的关注来自于美国得克萨斯大学西南医学中心Timmerman教授总结了该中心开展SABR治疗早期NSCLC的疗效。在那项研究中，采用60~66Gy/3次的治疗剂量（未经过组织不均质校正的剂量，实际受量比这还高），3~5级的毒性反应，在中央型肺癌高达46%，相比于周围型肺癌严重毒性增加了10倍。现已认识到管状结构，如气管、肺门血管、食管等在接受消融性剂量放疗时更易出现毒副作用。然而，并非中央型肺癌不能接受SBRT治疗，不少学者通过调整剂量分割的方法在中央型病灶实施SBRT是可行的。2013年，荷兰学者Senthi等进行了一项系统综述分析SBRT在中央型NSCLC治疗中的价值，共有20篇文献报道的563例患者被纳入。结果显示，SBRT治疗早期NSCLC的生存率并没有受肿瘤位置的影响，只要采用合适的剂量分割，中央型肿瘤仍然可以取得与周围型病灶相似的肿瘤控制与毒性反应。

中央型早期NSCLC的SBRT放疗剂量可以参照RTOG0813有关于SBRT治疗中央型早期NSCLC剂量递增临床研究的初始剂量50Gy/5F或70Gy/7~10F或参照欧洲的相关临床研究报道的60Gy/8F。

2. 能否用于多原发早期NSCLC的治疗　随着低剂量螺旋CT临床筛查的应用，目前肺多原发癌检出率较前明显增加。位于同一肺叶内甚或同侧肺叶同时双原发肿瘤，通常情况下通过手术一次性可以明确诊断同时也能达到根治性治疗的目的。但异时性双原发或发生双侧肺内的双原发甚或多发肿瘤临床处理则有更多因素需要考虑，此时作为急性创伤小，不需要全身麻醉，对患者年龄和内科条件要求低的SBRT治疗可能是较好的选择。

一项回顾性临床研究观察多原发肺癌的SBRT治疗的疗效。该组患者经过多学科诊断为同时多原发肺癌62例，56例两个病灶均采用SBRT治疗，6例为一个病灶SBRT治疗而另一个病灶采取手术切除的治疗。SBRT剂量：54~60Gy/3~8F。结果显示：全组患者中位随访时间为44个月，2年总生存，局部控制率和区域控制率分别为:56%、84%和87%。全组患者无Ⅳ~Ⅴ级不良反应。该结果提示:SBRT治疗同时多原发肺癌的近期疗效较好;不良反应较轻,可以考虑作为同时多原发而无淋巴结转移者治疗的选择。

3. 一侧肺叶全切术后对侧肺第二原发性NSCLC是否可以用SBRT治疗 因为种种原因一侧肺叶切除后,若对侧肺发生或第二原发性出现NSCLC,若为早期患者再次手术切除是非常危险和术后并发症极高的一种治疗措施,那么是否可以应用SBRT治疗?

一项回顾性分析探讨了此问题。15例患者在一侧肺叶切除术中位时间8.9年后出现另一侧肺的早期NSCLC。其中半数患者伴有严重的COPD。SBRT的剂量为7.5Gy/F*8F到20Gy/F*3F。中位随访时间16.5个月,无一例患者出现局部复发,1例患者出现远处转移,1例患者出现孤立性淋巴结转移,1年无肿瘤进展生存率为92%。治疗不良反应为2例患者有Ⅲ级及以上不良反应。该研究结果显示:全肺切除后,即使伴有严重COPD,若对侧肺为Ⅰ期NSCLC,SBRT治疗仍是安全和有效的。

尽管本研究样本量很小,随访时间短,但结合以往临床研究所见,SBRT治疗早期NSCLC是非常安全和有效的措施,因此本研究所得到初步印象仍具有临床指导意义。

4. SBRT能否用于SBRT治疗后局部复发患者的再次治疗 尽管早期NSCLC经过SBRT治疗后局部复发率在10%左右,但临床仍可以见到SBRT治疗后局部复发的患者。若患者仅仅表现为局部复发而无远处转移和其他区域性淋巴结复发,对于该类患者再次应用SBRT治疗是否安全有效?

有关于此方面临床研究报道临床并不多见。新近的一项回顾性临床研究观察了早期NSCLC先前接受过BED≥100Gy的SBRT治疗后出现局部复发为唯一复发,对于该类患者再次SBRT治疗的疗效。2004年8月到2012年1月,436例患者中22例出现局部复发,其中10例采取了SBRT挽救性治疗。中位随访期13.8个月,中位肿瘤直径为3.4cm。再次SBRT治疗后的10例患者,3例无瘤生存,2例远处转移,4例局部复发,1例死于其他。Ⅰ~Ⅱ级乏力和胸疼分别为3例、5例。无Ⅲ级以上损伤。本研究结果提示对于周围型小于5cm的SBRT治疗后的复发病灶再次SBRT是安全有效的。

六、SBRT治疗后局部复发的判断

由于剂量分割和剂量梯度的变化,SBRT治疗早期NSCLC患者的肺损伤表现得最大特征就是接受高剂量照射区域的纤维化与伴随的炎性改变。而这些改变一旦与治疗靶区重叠,就为判断肿瘤的局部控制情况带来不便。从胸部X线片和CT看,SBRT治疗后肺损伤早期改变类似于GGO表现,而后期损伤则表现为不同程度的纤维化,因此非常难以与肿瘤的局部复发相区别。所以,有研究试图通过PET/CT检查的SUV值改变情况来加以判断,但是这些研究结果并不完全一致,部分研究结果认为SBRT治疗后肿瘤内中度代谢增高可以维持2年,而临床上并无肿瘤进展表现,这是在判断中需要注意的。

鉴于从影像学判断SBRT治疗后是局部复发还是肺损伤的临床表现,有学者做了SBRT治疗后肺损伤相关临床研究汇总分析提出SBRT治疗后胸部CT和PET/CT上所见肺损伤的影像学常见特征。并提出如下的SBRT治疗后局部复发的诊断流程供临床医生参考(图5-1)。

七、个人评语

迄今为止,对于早期NSCLC,若能耐受手术,临床上多数仍然是选择手术切除为其主要治疗手段,根据术后病理再考虑术后辅助性治疗实施。然而,近年来诞生的SBRT为早期NSCLC治疗提供了更多选择。

从物理剂量分布看,不论是以伽马刀、X刀还是赛博刀为代表的焦点式治疗还是以加

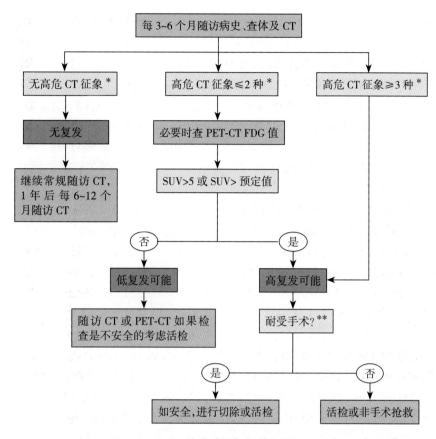

图 5-1 SBRT 治疗后局部复发的诊断流程

速器 MLC 为基础的适形和调强放疗都能获得一个比较理想的剂量分布,使得肿瘤靶区得到高剂量照射条件下,其周边正常组织器官辐射受量很低。这样物理剂量分布有利于临床调整放疗时间剂量分割,即提高分割剂量,减少照射次数,从而提高了生物效应剂量(BED)。

已经有比较多临床研究支持 SBRT 治疗早期 NSCLC 的临床地位如下:①SBRT 是不能手术或拒绝手术早期 NSCLC 的标准治疗;②是临界可以手术的患者除楔形手术外的另一选择;③具备了针对可以手术早期 NSCLC 患者开展 SBRT 与手术头对头比较的临床Ⅲ期试验前的证据;④ SBRT 治疗早期 NSCLC 对患者的内科条件不高。

SBRT 对以下特殊人群同样也具有一定的临床价值,表现在:①中央型早期 NSCLC:只要掌握好合适时间剂量分割也是安全的;②多原发早期 NSCLC 的治疗:可以作为独立或与手术联合应用于多原发肺癌的治疗;③一侧肺叶全肺切术后对侧肺原发性 NSCLC:这也是临床可能遇到的问题,若一侧肺叶全肺切除术后,对侧肺若是早期 NSCLC 则可以通过 SBRT 治疗来解决;④SBRT 治疗后局部复发患者:尽管 SBRT 治疗后原发病灶局部失败率在 10% 左右,但该部分患者特别是单纯原发病灶复发患者仍可以通过再次 SBRT 的治疗获得好处。

SBRT 技术建立和临床应用是一项复杂的系统工程,需要医生、物理师、技师和工程师共同参与的工作。因此整个流程 QA 和 QC 显得非常重要,否则后果不堪设想。

SBRT 是采取了大分割剂量和少分割次数的特殊照射技术,因此治疗后正常组织器官的放疗不良反应需要进一步积累临床经验,也需要积累肿瘤经 SBRT 治疗后退缩规律的表现,这样从两个方面着手才能更好地确定肿瘤控制水平和正常组织损伤程度,明确哪些为肿瘤治疗后局部控制失败,哪些为治疗后遗留的正常组织器官损伤,这样才能使临床工作更加精准。

(傅小龙)

参考文献

1. 王艳阳,傅小龙.早期非小细胞肺癌立体定向放疗实施要点.中华放射肿瘤学杂志,2010,19(4):381-383.

2. 王艳阳,傅小龙.胸部肿瘤影像引导放疗剩余摆位误差分析.肿瘤防治研究,2010,37(12):1430-1432.

3. 王艳阳,傅小龙.早期非小细胞肺癌放射治疗:从常规放疗到立体定向放疗.肿瘤,2009,15(6):486-488.

4. Timmerman R,Paulus R,Galvin J,et al. Stereotactic body radiation therapy for inoperable early stage lung cancer. AMA,2010,303(11):1070-1076.

5. Grills IS,Mangona VS,Welsh R,et al. Outcomes after stereotactic lung radiotherapy or wedge resection for stage Ⅰ non-small-cell lung cancer. J Clin Oncol,2010,28(6):928-935.

6. Lagerwaard FJ,Verstegen NE,Haasbeek CJ,et al.Outcomes of stereotactic ablative radiotherapy in patients with potentially operable stage I non-small cell lung cancer. Int J Radiat Oncol Biol Phys,2012,83(1):348-353.

7. Senthi S,Haasbeek CJ,Slotman BJ,et al.Outcomes of stereotactic ablative radiotherapy for central lung tumours:a systematic review. Radiother Oncol,2013,106(3):276-282.

8. Haasbeek CJ,Lagerwaard FJ,Antonisse ME,et al.Stage Ⅰ nonsmall cell lung cancer in patients aged>or=75 years:outcomes after stereotactic radiotherapy. Cancer,2010,116(2):406-414.

9. Palma D,Lagerwaard F,Rodrigues G,et al. Curative treatment of Stage Ⅰ non-small-cell lung cancer in patients with severe COPD:stereotactic radiotherapy outcomes and systematic review. Int J Radiat Oncol Biol Phys,2012,82(3):1149-1156.

10. Griffioen GH,Lagerwaard FJ,Haasbeek CJ,et al.Treatment of multiple primary lung cancers using stereotactic radiotherapy,either with or without surgery. Radiother Oncol,2013,107(3):403-408.

11. Haasbeek CJ,Lagerwaard FJ,de Jaeger K,et al.Outcomes of stereotactic radiotherapy for a new clinical stage I lung cancer arising postpneumonectomy. Cancer,2009,115(3):587-594.

12. Hearn JW,Videtic GM,Djemil T,et al. Salvage Stereotactic Body Radiation Therapy(SBRT)for Local Failure After Primary Lung SBRT. Int J Radiat Oncol Biol Phys,2014,pii:S0360-3016.

13. Huang K,Dahele M,Senan S,et al.Radiographic changes after lung stereotactic ablative radiotherapy(SABR)—can we distinguish recurrence from fibrosis? A systematic review of the literature. Radiother Oncol,2012,102(3):335-342.

14. Huang K,Senthi S,Palma DA,et al. High-risk CT features for detection of local recurrence after stereotactic ablative radiotherapy for lung cancer. Radiother Oncol,2013,109(1):51-57.

15. Giraud P,Antoine M,Larrouy A,et al. Evaluation of microscopic tumor extension in non-small-cell lung cancer for three-dimensional conformal radiotherapy planning. Int J Radiat Oncol Biol Phys,2000,48(4):1015-1024.

16. Ge H,Cai J,Kelsey CR,et al. Quantification and minimization of uncertainties of internal target volume for stereotactic body radiation therapy of lung cancer. Int J Radiat Oncol Biol Phys,2013,85(2):438-443.

17. Zhang J,Yang F,Li B,et al. Which is the optimal biologically effective dose of stereotactic body radiotherapy for Stage Ⅰ non-small-cell lung cancer? A meta-analysis. Int J Radiat Oncol Biol Phys,2011,81(4):e305-e316.

18. Timmerman R,McGarry R,Yiannoutsos C,et al. Excessive toxicity when treating central tumors in a phase II study of stereotactic body radiation therapy for medically inoperable early-stage lung cancer. J Clin Oncol,2006,24(30):4833-4839.

19. Onishi H,Shirato H,Nagata Y,et al.Stereotactic body radiotherapy(SBRT)for operable stage I non-small-cell lung cancer:can SBRT be comparable to surgery? Int J Radiat Oncol Biol Phys,2011,81(5):1352-1358.

20. Palma D,Lagerwaard F,Rodrigues G,et al. Curative treatment of Stage Ⅰ non-small-cell lung cancer in patients with severe COPD:stereotactic radiotherapy outcomes and systematic review. Int J Radiat Oncol Biol Phys,2012,82(3):1149-1156.

第二章　伽马刀治疗肺癌

一、概述

随着影像技术和电子计算机技术的飞速发展，立体定向放射外科（SRS）和立体定向放射治疗（SRT）技术的建立、完善和临床的广泛应用，其治疗效果明显，这是放射肿瘤学在技术上的一次革命性进步。自放射肿瘤学问世以来，临床放射肿瘤学家、放射物理学家、放射生物学家的共同努力目标是最大限度地提高肿瘤控制率，降低正常组织的放射损伤。借助计算机技术、影像学技术的进展和医学领域各学科的广泛协作，这一目标正在逐步实现。近40年来，SRS技术的临床推广应用，获得了对颅内小体积病变的良好治疗效果，在全世界范围内有大量的患者接受了这一治疗，解除了病痛。近20年来，越来越多的肿瘤放疗学家开展立体定向治疗体部肿瘤，大量临床观察结果表明，这种较大剂量立体定向适形分次放疗技术的合理应用不但提高了肿瘤局部控制率，而且降低了放疗并发症，开创了肿瘤立体定向放疗的新纪元。

伽马刀又称为立体定向伽马射线放射治疗系统，是一种融合了现代计算机技术、影像学技术、立体定向技术的治疗性设备，目前主要包括治疗颅内病变的头部伽马刀系统和治疗体部恶性肿瘤的体部伽马刀系统。它通过将钴-60发射出的伽马射线立体定向、精确聚焦，采用单靶点或多靶点填充治疗，形成剂量分布以逐渐递增的高剂量覆盖计划靶体积为特点，剂量计算以边缘剂量（50%等剂量线）为参考，使高剂量区集中于病灶（靶区），周围正常组织的剂量锐减，在照射治疗范围及正常组织间形成像"刀"一样锋利的界限，因此称为伽马刀。

以往常规放射治疗采用2Gy/次，每周5次，总剂量50~60Gy的常规分割治疗肺癌，由于受到正常肺组织、食管及脊髓等器官剂量限制，同时照射面积过大，因此导致放射总剂量不敢提高，局控率差，大量数据表明放疗局部未控或复发率高达40%~70%。近10年来，在放疗模式中提出了高分次剂量、低分割、短疗程的高分割剂量治疗模式，将单次照射剂量提高至5~10Gy，分割次数5~12次，总治疗时间缩短至2~3周。国内外大量治疗结果显示，BED（生物等效剂量）达到100~130Gy对提高局部控制率有显著意义，只有采用高分割剂量才有利于BED的提高，而采用常规分割剂量要使BED>100Gy，至少需要照射84Gy以上，从而不可避免地增加正常组织严重后期放射损伤的发生率。

二、立体定向放射治疗设备

在旋转式头部伽马刀的基础上，中国科学家经过多年的奋斗，于1997年研制成功了世界上首台体部（全身）伽马刀。体部立体定向放疗系统是立体定向γ射线全身治疗系统的简称，是深圳奥沃公司在头部旋转式立体定向放疗设备基础上开发的一项新技术，是一台可对全身各部位肿瘤实施立体定向放疗且具有适形功能的国产化大型医疗设备。各放射源（18~30个^{60}Co源）发出射线束经过准直器引导，聚集于球心位置，形成了剂量分布上的Bragg峰。靶区周围剂量分布梯度变化大，在周围正常组织中的剂量跌落快，而且由于放射源的旋转,对穿透的机体正常组织呈瞬时扫描照射,故对正常组织的放射损伤极小。通过计算机自动更换不同孔径的准直器,可得到不同大小不同形状的剂量分布体积,满足不同病灶的适形治疗要求。

SRT设备包括立体定位系统、治疗计划系统及治疗实施系统三部分。

三大部分的基本任务是建立患者治疗部位的坐标系,进行靶区(病变)和重要器官及组织的三维空间定位和摆位,制定一个优化的靶区(病变)治疗方案,实施立体定向照射。在从定位到分割治疗的过程中,通过皮肤上的标记点能够维持患者在每次治疗时其体位坐标与定位坐标的一致性。这就要求上述皮肤标记点设置好以后,它们与病变(靶区)间的相对位置形成似刚性结构。全身立体定向框架系统由真空负压成形垫、CT定位框架及治疗摆位框架组成。

三、立体定向放射治疗计划系统

1. SRT治疗计划系统的任务　三维治疗计划系统是立体定向放疗不可缺少的及其重要的组成部分,其重要任务是:根据输入的带有定位标记点的CT/MRI/DSA图像,重建包括体表轮廓在内的病变和重要器官与组织结构的三维立体图像;规划射野入射方向、大小及剂量权重以及等中心位置,制订出优化的剂量分布治疗方案;打印输出治疗方案的细节及治疗摆位的详细数据。

2. SRT治疗计划系统应具备的基本功能

(1) 计划系统必须是三维的,包括三维图像重建及显示功能,其中至少有横断、冠状、矢状面及治疗床在不同位置时CT/MRI图像重建及显示。

(2) 剂量计算必须是三维的,剂量归一方式及参考剂量线(面)的选择必须遵从ICRU第50号报告的有关规定。

(3) 系统具有良好的评估治疗方案的软件工具(如剂量-体积直方图等)。

(4) 病变(靶区)以及重要器官的横断、冠状、矢状面以及CT/MRI图像为背景的等剂量线分布及截面剂量分布。

(5) 提供射野方向观(BEV)功能,使医生及物理师能够从放射源方向观察射野与病变(靶区)的适形度,以及重要器官和组织结构的相互空间关系。

(6) 实现CT/MRI图像与X线血管图像(正、侧位)间等中心位置及等剂量曲线显示的映射。这是一项极其重要的功能,它能帮助医生进一步确认所制订治疗方案的等剂量分布与病变(靶区)的适形情况。病变(靶区)、重要器官和组织剂量-体积直方图(DVH)以定量的方式告诉医生和计划设计者靶区或重要器官内剂量大小与受照射体积间的关系,一个好的治疗计划应使靶区内接受参考剂量线水平的体积不小于靶区体积的90%。

(7) 靶体积与等剂量面的三维显示,即从另一侧面定性地显示等剂量面与靶区表面的三维适形情况。

四、γ射线立体定向放射治疗流程

1. 定位扫描在明确诊断及经过讨论决定实施立体定向放疗后,主管医生根据患者治疗部位的特点,决定采用仰卧位或俯卧位。在定位床内用真空成形垫将患者按治疗体位进行体位固定塑形,在重复摆位支架下用品红溶液在患者体表标记4~6个坐标点,在靶区位置安放定位标尺(N形线)支架后进行CT扫描。品红标记线宽度不超过3mm,以保证患者在以后每次治疗时的体位能够准确复位到定位时的体位。扫描时要使病灶和所有标记线都在扫描范围内,嘱患者平稳呼吸,根据需要选择不同层厚进行螺旋CT薄层断层扫描,平扫和增强图像层厚为3~5mm,所获得的定位图像采用光盘刻录或直接通过网络传输到立体定向放疗计划系统。

定位要点:重复摆位支架安放位置要靠近靶区,体表标记点选择位置变化小的骨性部位。每次治疗时让患者保持与定位时同一状态。安放定位标尺时认真记录定位标尺与床边的对应刻度,定位标尺必须放在靶区之上,靶区范围尽量在定位标尺的范围,病灶不能超过定位穿的有效治疗范围。

2. 制订治疗计划在 γ 射线立体定向放疗计划系统上调出 CT 薄层扫描图像,根据 IC-RU50 对精确放疗的要求逐层勾画 GTV、CTV 和周围危机器官(OAR),PTV 包括 CTV 及其周围 5mm 的范围。靶区确定后,根据病灶的大小采用不同孔径的 ^{60}Co 准直器进行填充式布源,以 50%~60% 的等剂量曲线包绕 95% 的 PTV 作为处方参考剂量,每次剂量 3~6Gy,每天或隔天 1 次,总剂量 36~48Gy,分 6~16 次完成。使用剂量 - 体积直方图(DVH)对治疗方案进行评估,以确定最佳的治疗方案。

制定治疗计划的要求:①单靶点照射。在肿瘤小而规则时采用单靶点照射。单靶点治疗计划简单,剂量分布集中,边缘剂量衰减锐利,高剂量区涉及范围小,正常组织受量低。适宜采用高分次剂量,短疗程方案。②多靶点照射。在肿瘤较大或形状不规则时,采用多靶点照射。多靶点治疗计划复杂,剂量分布相对不均匀,边缘剂量衰减相对缓慢,高剂量区容易涉及正常组织。因此,在有空腔器官附近的部位分次剂量不宜过高。③以 50%~60% 剂量线紧扣 PTV 靶区为布靶点要求。靶区内剂量线要求同心圆排列,多靶点填充时要避免靶区内出现低剂量区域。

3. 治疗计划的实施根据坐标记录数据,将患者固定在与定位治疗床有确定固定关系的真空负压成形垫上。三维全自动治疗床会按照传输到治疗机上的治疗计划系统数据,将照射靶点按顺序自动移到 γ 射线聚焦照射点,并按设定的时间停留,每次治疗时间 10~25 分钟。

五、适应证

周围型肺癌治疗应以手术治疗为主。立体定向放疗可以作为根治性治疗手段之一,适用于年迈、医学原因不能行手术治疗及拒绝手术治疗的早期患者,临床上未发现有淋巴结转移及远处转移者。大的病灶应慎用或配合常规放疗及其他疗法综合治疗。中心型肺癌立体定向放疗通常不单独使用,可作为和常规放疗和(或)化疗配合的肺癌综合治疗手段。对于肺转移性肿瘤,均可考虑行立体定向放疗或配合化疗的综合治疗。而大量胸腔积液、腹腔积液、恶病质、并发严重感染,评估治疗不会给患者带来明显利益的,可考虑列为禁忌证。

1. 原发性肺癌单纯体部立体定向根治放疗的指征 ①诊断明确,无区域淋巴结转移和远处转移;②病灶较局限,肿瘤最大径小于等于 50mm;③患者不能耐受或拒绝手术,④手术后的局部残留或手术后局部复发;⑤患者一般情况尚好,呼吸功能良好,KPS 评分大于 60。

2. 肺转移性肿瘤的立体定向放疗的指征 ①有明确的原发恶性肿瘤史,肺部病灶诊断明确或基本排除其他伴发肿瘤;②转移瘤病灶最大径小于等于 50mm,球形病灶疗效好;③病灶数少于 3 个效果较好,但最多不超过 5 个转移病灶;④患者的心肺功能情况良好,原发瘤灶已切除或已较好控制,或预期患者生存时间大于 3 个月。

3. 常规放射治疗后残留或短期内复发的支气管肺癌患者。

4. 肺癌骨转移的姑息性止痛治疗,有脊髓压迫症状的患者为禁忌。

5. 原发性肺癌伴有上腔静脉压迫者,如果在吸氧情况下可仰卧并坚持 20~30 分钟以上,亦可以考虑接受伽马刀治疗。

六、立体定向放射治疗的副作用

体部 γ 射线立体定向放疗,由于肿瘤周边正常组织中的剂量跌落较快,故正常组织的放疗反应较少。个别表现有发力、恶心、食欲缺乏等全身症状。特别是肺转移癌灶为多发时,增加了对正常肺组织的照射体积,加之病灶之间的剂量叠加,是引起放射性肺炎与放射性肺纤维化的主要原因。临床表现为患者咳嗽加重,痰量增加,严重者有呼吸困难。胸部 X 线摄片及 CT 检查可见治疗区域较为广泛的肺间质炎症及肺纤维化。处理措施与原发性肺癌立体定向放疗相同。另外,由于提高了每次分割剂量,将会提高后期反应正常组织损伤的发生率和损伤程度。因此,采用高分割剂量治疗 NSCLC 时,必须具备相应的条件:①有立体定位和三维适形放疗的技术和设备;②必须进行严格的体位固定和相应的体位验证;③必须是小靶区,一般认为原发病灶小于等于 5cm,且患者没有严重的肺功能障碍;④病灶与脊椎或食管有一定间距,可避开高剂量照射。

七、立体定向放射治疗的展望

体部立体定向放疗临床应用以来,不但成功地治疗早期肺癌,也为全身其他部位的实体瘤治疗提供了一个新的治疗方法。随着体部立体定向放疗技术的不断成熟,经验的积累,各学科研究的进展和互相渗透,立体定向放疗的适应证将不断得到拓宽。体位立体定向放疗技术充分体现了当初放疗技术潮流的"三精原则"(精确定位、精确计划、精确治疗),其结果是高剂量分布区域与肿瘤靶区三维形状的适形度较常规治疗大有提高,进一步减少了周围正常组织和器官的放射损伤。立体定向放疗技术将会更加成熟,而成为 21 世纪肿瘤治疗的重要方法之一。

(刘炜)

参考文献

1. 蒋国梁 . 现代肿瘤放疗学 . 上海:上海科学技术出版社,2003.
2. 夏廷毅,孙庆选,李平,等 . 体部 γ 刀高分割剂量治疗 I - II 期非小细胞的临床研究 . 临床肿瘤学杂志,2005,10:20-24.
3. 钱浩,吴开良 . 实用胸部肿瘤放射治疗学 . 上海:复旦大学出版社,2007.

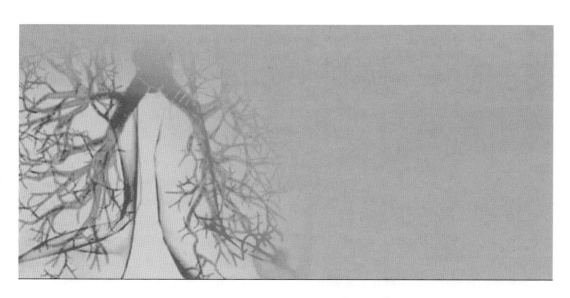

第六篇　其他治疗

第一章 肺癌的靶向治疗

第一节 肺癌靶向治疗的 发展历程

肺癌的内科治疗最初的研究大多集中在细胞毒药物，从20世纪20年代的氮芥，50年代的环磷酰胺、氟尿嘧啶，70年代的顺铂及蒽环类药物，80年代后的紫杉醇、多西他赛、拓普替康、伊立替康、草酸铂、吉西他滨等药物的问世，并在各个不同类型的肺癌化疗中发挥作用，但其性质仍然属于不能分辨肿瘤细胞和正常细胞的药物，临床疗效较差。随着肺癌的分子生物学研究逐渐深入，意识到如果能够针对癌症的特异性分子变化给予有力的打击，将会大大改善治疗效果，引发抗癌治疗理念的变革。分子靶向治疗是针对可能导致细胞癌变的环节，如细胞信号转导通路、原癌基因和抑癌基因、细胞因子及受体、肿瘤血管形成、自杀基因等，从分子水平来逆转这种恶性生物学行为，从而抑制肿瘤细胞生长，甚至使其完全消退的一种全新的生物治疗模式。针对肿瘤细胞与正常细胞之间的差异，只攻击肿瘤细胞，对正常细胞影响非常小，所以说它"稳、准、狠"。目前常见的靶向治疗药物包括受体型酪氨酸激酶（RTKs）非受体型酪氨酸激酶（ras/MAPK通路）和以抗血管生成为靶点的药物，实践已证明了分子靶向治疗理论的正确性和可行性，从此肿瘤治疗进入了一个新的阶段。

晚期非小细胞肺癌（non-small cell lung cancer，NSCLC）的标准一线治疗是全身化疗，化疗能有效地缓解症状、延长生存期、改善生活质量，但不良反应大。分子靶向治疗已逐渐成为NSCLC临床标准治疗的一部分，与传统化疗相比具有无可比拟的优越性。分子靶向治疗不是将杀灭肿瘤细胞作为目标，而是将肿瘤细胞核或细胞内特异性表达或高表达的分子作为作用靶点，这不仅能更加特异性作用于肿瘤细胞，阻止其生长、转移或诱导其凋亡，同时还降低了对正常细胞的杀伤作用；从广义上讲其作用靶点包括参与肿瘤细胞分化、周期、迁移、浸润、淋巴转移、全身转移等过程，以及从DNA到蛋白/酶水平的任何亚细胞分子。NSCLC靶向治疗主要包括单克隆抗体、抑制酶/蛋白活性的小分子药物、抗血管生成药物、抑制蛋白翻译的反义RNA，以及与细胞内分子特异性作用的药物等。

第二节 非小细胞肺癌靶向治疗

蛋白酪氨酸激酶（protein tyrosine kinase，PTK）是一类催化ATP的γ-磷酸转移到蛋白酪氨酸残基上的激酶，能催化多种底物蛋白质酪氨酸残基的磷酸化，在细胞生长、增殖、分化中具有重要作用。迄今发现的蛋白酪氨酸激酶中多数是属于致癌RNA病毒的癌基因产物，也可由脊椎动物的原癌基因产生。蛋白酪氨酸激酶在肺癌原癌基因异常表达中最明显，根据蛋白酪氨酸激酶是否存在于细胞膜受体，可将其分为非受体型和膜受体型。膜受体型酪氨酸激酶（RTKs）指细胞表面受体中的酪氨酸激酶（TKs），如EGFR家族。肺癌临床使用的TKs抑制剂（TKI）包括：①针对EGFR（表皮生长因子受体)的 TKI(EGFR-TKI):厄洛替尼、吉非替尼、西妥昔单抗、帕尼单抗;②针对HER2 的 TKI:曲妥珠单抗;③针对 c-kit/ 干细胞因子受体的 TKI;④针对胰岛素样生长因子受体(IGF-1R)的 TKI:CP-751871;⑤多靶点受体 TKI:凡德他尼、舒尼替尼、索拉非尼、阿西替尼等。EGFR 家族(或称为人表皮生长因子受体家族,HER 家族)包括 EGFR(HER1、erbB-1)、erbB-2(HER2、HER-2、p185/neu)、erbB-3(HER-3)、erbB-4(HER-4)。EGFR 家族是跨膜糖蛋白受体,由 N 端的胞膜外配体结合域、一个跨膜 α 螺旋锚、C 端的胞浆 TK 活性域组成。配体与 EGFR 家族受体的 N 端胞外结合域结合后,形成二聚体,自身磷酸化激活C 端,继而激活下游信号分子(如磷脂酶 C 和RAS /MAPK)。肿瘤细胞和正常细胞膜的受体一样能控制细胞内信号转导通路,调节细胞增殖、凋亡、黏附、运动、血管生成。正常细胞的EGFR 家族的 RTKs 活性被严密控制,但在恶性细胞发生基因扩增、突变、结构重排、过表达等后,RTKs 逃脱了这种严密控制,结果造成肿瘤生长和进展。肿瘤细胞 TKs 的激活存在三种机制:①由配体通过自分泌和(或)旁分泌刺激受体,如自分泌环路;②其他激酶产生的交叉激活和(或)调节磷酸酶活性的损失;③突变导致的非配体刺激的结构性激活。EGFR 家族 -TKI 的原发性耐药和继发性耐药的发生机制包括:①肿瘤不依赖 EGFR/HER 通路,其他受体信号转导通路(如 IGF-1R、磷脂酰肌醇 3PI3KERK)活化,肿瘤细胞对抑制通路的绕行;②药物可能仅对 HER 通路有部分抑制作用;③药物无法与受体结合,如不表达 HER2 C 末端片段的 p95 变异、HER2 缺失、靶基因的二次突变(EGFR T790M 突变,占 50%);④受体下游(如 PI3K 和 AKT)突变或缺失引起激活。可通过作用于不同靶点的多种靶向药合用来治疗 TKI 耐药,如 mTOR 抑制剂(依维莫司,可提高肿瘤的 p-Akt 活性)联合 IGF-1R TKI。HER3 通路激活会导致 MET 基因的扩增,对此

可选择 MET 抑制剂 +EGFR-TKI 治疗。IGF 结合蛋白(IGFBP)表达的下调可导致 IGF-1R 激活,可采用 EGFR-TKI 联合 IGF-1R TKI 疗法。HSP90 和 mTOR 阻滞剂合用对耐药的肿瘤细胞有效。

对 EGFR-TKIs 最早的研究是 ISEL 和 BR.21。这两个研究分别证实了吉非替尼和厄洛替尼与安慰剂相比能延长亚裔晚期非小细胞肺癌(non-small cell lung carcinoma,NSCLC)患者一线治疗失败后的生存期。此后多项研究比较了 EGFR-TKIs 和标准化疗相比二线治疗晚期 NSCLC 的随机对照临床试验,包括 INTEREST、V15-32、SIGN 等,结果显示 EGFR-TKIs 与标准化疗相比总生存期均无差异。这些文献中的研究对象均为没有经过筛选的人群。通过亚群分析发现 EGFR-TKIs 治疗的 NSCLC 优势人群具有下列特征:亚裔、腺癌、不吸烟和女性。同时在 Paez 1 和 Lynch 等发表的两篇文献提出了 EGFR 基因突变是 EGFR-TKIs 疗效最重要的预测指标。IPASS 试验入组了具有亚裔、腺癌和不吸烟特征的 EGFR-TKIs 治疗的优势人群,虽然吉非替尼与标准化疗相比一线治疗晚期 NSCLC 的总生存期无差异,但该试验第 1 次证实了可以根据 EGFR 基因突变选择吉非替尼治疗。此后又有多项针对 EGFR 基因突变患者的临床试验,包括 NEJ002、WJTOG3405、OPTIMAL、EURTAC 等,EGFR-TKIs 治疗组的无进展生存期显著延长,生活质量提高,但总生存期无显著差异。

一、吉非替尼

吉非替尼(gefitinib)是一种可以口服的EGFR TKI 小分子抑制剂。是一种合成的苯胺喹唑啉化合物,化学名称:N-(3- 氯 -4- 氟苯基)-7- 甲氧基 -6-(3- 吗啉丙氧基)喹唑啉 -4- 胺,分子式:$C_{22}H_{24}ClFN_4O_3$,主要使癌细胞阻滞于G1 期。两项多中心的双盲随机对照Ⅲ期临床试验:IDEAL 1 和 IDEAL 2 于 2003 年完成,促使美国食品药品监督管理局(FDA)在Ⅲ期临

床试验尚未完成的时候就迅速批准吉非替尼作为 NSCLC 的三线治疗药物。

1. 药理活性和药物动力学特征

(1) 吉非替尼是一种选择性表皮生长因子受体（EGFR）酪氨酸激酶抑制剂，该酶通常表达于上皮来源的实体瘤。吉非替尼广泛抑制异种移植于裸鼠的人肿瘤细胞的生长，抑制其血管生成，在体外，可增加人肿瘤细胞衍生系的凋亡并抑制血管生成因子的侵入和分泌。在动物实验或体外研究中已证实吉非替尼可提高化疗、放疗及激素治疗的抗肿瘤活性。

(2) 药物动力学特征

1) 吸收和分布：本品口服给药后，吉非替尼的血浆峰浓度出现在给药后的 3~7 小时。癌症患者的平均绝对生物利用度为 59%。进食对吉非替尼吸收的影响不明显。在稳态时吉非替尼的平均分布容积为 1400L，表明其在组织内分布广泛。血浆蛋白结合率约为 90%。吉非替尼与血清白蛋白及 α_1- 酸性糖蛋白结合。

2) 代谢和消除：体外研究数据表明参与吉非替尼氧化代谢的 P450 同工酶主要是 CYP3A4。体外研究显示吉非替尼可有限地抑制 CYP2D6。在动物研究中吉非替尼未显示酶诱导作用，在体外对其他的细胞色素 P450 酶也没有明显的抑制作用。吉非替尼的代谢中三个生物转化的位点已被确定：N- 丙基吗啉基团的代谢，喹唑啉上甲氧取代基的脱甲基作用及卤化苯基基团类的氧化脱氟作用。在粪便中已有 5 种代谢物被完全鉴别，其主要代谢物是 O- 去甲基吉非替尼，尽管它只占剂量的 14%。在人血浆中有 8 种代谢物被完全鉴别，主要代谢物是 O- 去甲基吉非替尼。它对 EGFR 刺激细胞生长的抑制作用比吉非替尼弱 14 倍，对小鼠肿瘤细胞生长没有抑制作用。因此被认为对吉非替尼的临床活性不太可能有作用。体外研究表明，CYP2D6 参与 O- 去甲基吉非替尼的产生。CYP2D6 在吉非替尼代谢清除过程中的作用已在以 CYP2D6 状态

分型的健康志愿者的临床研究中被评价。在慢代谢者中未产生可测量水平的 O- 去甲基吉非替尼。吉非替尼暴露的范围在快慢代谢人群中均非常大且重叠，但吉非替尼在慢代谢人群的平均暴露量比快代谢人群高 2 倍。由于不良反应与剂量和暴露相关，因此在缺乏活性 CYP2D6 的个体所达到的高平均暴露可能具有临床相关性。吉非替尼总的血浆清除率约 500mL/min。主要通过粪便排泄，少于 4% 通过肾脏以原型和代谢物的形式清除。

2. 毒性和不良反应　最常见的药物不良反应（ADRs）为腹泻、皮疹、瘙痒、皮肤干燥和痤疮，发生率 20% 以上，一般见于服药后 1 个月内，通常是可逆性的。大约 8% 的患者出现严重的 ADRs（CTC 标准 3 或 4 级）。另外，以前化疗失败的晚期 NSCLC 患者对吉非替尼在美国接受吉非替尼治疗的患者，间质性肺病的发生率约为 1%，对于那种有先天肺部纤维化或是做过肺部放射治疗肺功能不好的患者，在用吉非替尼治疗时要特别注意观察肺损害，同时引起人们兴趣的还有皮疹。许多临床研究发现皮疹的发生率、严重程度与患者接受生存情况有一定的相关性。因此，将皮疹作为监测预后有一定可行性，需进一步研究。

3. 临床研究进展

(1) IDEAL1 和 IDEAL2 试验分别由日本大阪大学医院的 Fukuoka 和美国 Sloan-Kettering 纪念癌症和肿瘤中心的 Kris 主持，主要目的观察吉非替尼治疗肺癌的最佳剂量，正是这两项临床试验的结果促使 FDA 在Ⅲ期临床试验尚未完时就迅速批准了吉非替尼作为 NSCLC 的三线治疗药物，此研究确定了吉非替尼的使用剂量为 250mg/d。

对于 IDEAL1 和 IDEAL2 疗效结果的总结见下表。不考虑 WHO 体力状况评分（0、1 或 2）和既往接受的化疗次数，两个研究中得到的肿瘤客观缓解率结果相似。大多数患者肿瘤客观缓解发生于治疗的第 1 个月，少部分患者的客观缓解可迟至治疗的第 4 个月发生（表 6-1）。

表 6-1 IDEAL1 和 IDEAL2 疗效总结

疗效终点	IDEAL1		IDEAL2	
	250mg(n=103)	500mg(n=106)	250mg(n=102)	500mg(n=114)
肿瘤客观缓解率(%)	18.4	19.0	11.8	8.8
中位客观缓解时间(月)	13	10.1	7.0	5.8
客观缓解时间范围(月)	2.0~19.9+	1.8~19.9+	3.4~18.6+	4.4~15.6+
中位 PFS(月)	2.7	2.8	1.9	2.0
中位生存期(月)	7.6	8.0	6.5	5.9
一年生存率(%)	35	29	29	24

(2) 联合化疗:吉非替尼和化疗药物合用是否会有更好的效果? INTACT(Iressa in NSCLC Trail Assessing Combination Therapy)研究回答了这一问题。该研究是继 IDEAL 之后有关吉非替尼最重要的研究。目的是探讨吉非替尼为肺癌一线用药的可能性。INTACT 1 研究中,1093 名晚期 NSCLC 患者随机进入吉非替尼 250mg/d、500mg/d 或安慰剂组,同时使用的是顺铂/吉西他滨化疗方案。结果 3 组的中位生存期分别为 9.9 个月、9.9 个月和 11.1 个月(P=0.456);1 年生存率分别为 44%、41%、43%;有效率分别为 44.8%、50.3% 和 49.7%,INTACT2 研究中,1037 名患者随机分入同样的 3 组加卡铂/紫杉醇化疗方案,中位生存期分别为 9.8 个月、8.7 个月和 9.9 个月(P=0.638);1 年生存率分别为 42%、41% 和 37%,有效率分别为 28.7%、30.4% 和 30.0%。结果表明,在常规化疗中加入吉非替尼并不比单纯常规化疗更能改善生存。但一些专家提出同步使用化疗和吉非替尼时,吉非替尼与化疗药物作用于同一周期的细胞,其作用可能被化疗药物所掩盖,最好序贯使用;另一些人认为由于没有区分 TKI 的生物学亚群而冲淡了这一作用的益处。

(3) 优势人群的筛查任何靶向治疗都有其特定的"优势人群",即有靶点才可能有效,关键在于特定"优势人群"的筛选。2004 年 6 月,美国哈佛医学院的 Lyuch 和 Paez 率先发现了其中的可能奥秘。他们发现肺癌细胞中 EGFR-TK 编码区基因突变是靶向药物有效的可能位点,对突变型肺癌,吉非替尼的有效率可高达 50% 以上,而对无突变的野生型肿瘤有效率低于 10%。

IPASS 研究显示,晚期或复发转移性 NSCLC 的 *EGFR* 外显子 19 缺失或外显子 21 L858R 突变者使用吉非替尼一线治疗后,其 PFS 优于顺铂联合多西他赛组(ORR74.5% vs 29.0%,P<0.001;PFS 10.4 个 月 vs 5.5 个 月,HR0.357,P<0.001;OS 30.6 个月)。NEJGSG 002、FirstSIGNAL 研究成果与上述类似。Tsurutani 等Ⅲ期日本研究(WJTOG3405)表明 *EGFR* 基因突变的晚期或复发 NSCLC 使用吉非替尼治疗的预后较好。IPASS 试验入组了具有亚裔腺癌和不吸烟特征的 EGFRTKIs 治疗的优势人群,虽然吉非替尼与标准化疗相比一线治疗晚期 NSCLC 的总生存期无差异,但该试验第 1 次证实了可以根据 EGFR 基因突变选择吉非替尼治疗。

EGFR 基因位于 7p13-q22 区,110kb,含有 26 个外显子,编码 170kD 糖蛋白。*EGFR* 几乎表达于除血细胞外的所有正常组织与细胞,*EGFR* 在正常细胞增殖、分化、发育等活动中起极为关键的作用,并借助一种内吞的调节机制防止过多的信号转导。正常细胞的胞间通讯以及细胞与胞外基质间信号转导的存在,使得 *EGFR* 阻断对正常细胞的存活以及功能没有明

显的影响。因此,EGFR-TKI 治疗未见到显著的不良反应。然而,肿瘤细胞特别是 *EGFR* 阳性肿瘤细胞的生长和进展更依赖于 *EGFR* 信号转导,且有显著的降调机制缺陷,其 *EGFR* 表达水平可比正常细胞高几千倍。此外,肿瘤细胞难以从胞间通讯以及细胞与胞外基质间的信号转导获得存活信号。

在肺癌中,EGFR 突变多出现于外显子 18-21 区。最常见的突变包括 19 区的缺失突变(deletion)和 21 区的点突变(point mutation),这两种突变占所有 *EGFR* 突变的 85%~90%。外显子 19 区的碱基缺失主要是第 746~752 位密码子的缺失突变,导致 EGFR 蛋白中氨基酸序列丢失,这一缺失改变了受体酪氨酸激酶 ATP 结合槽(ATP-binding cleft)的角度,从而改变了细胞对 TKIs 的敏感性。外显子 21 点突变主要是第 858 位密码子出现 T-G 转换,引起 EGFR 蛋白中该位点的氨基酸由亮氨酸转变为精氨酸(简称 L858R;,此种结构改变也使细胞对 TKI 的敏感性发生变化。其他 EGFR 突变比较少见,包括外显子 18 区的点突变和外显子 20 区的插入突变(insertion)。

通过体外基因转染试验,Lynch 等发现带有 *EGFR* 突变的细胞对 EGF 的反应性提高,对吉非替尼的敏感性也增加,认为 *EGFR* 变异使得酪氨酸激酶 ATP 结合位点的关键基团发生重构,增强了 *EGFR* 与 ATP 或其竞争性抑制剂的相互作用。随后,这些发现不仅相继被美国、日本、加拿大和中国等的研究人员所证实,而且发现 *EGFR* 突变和患者的临床病理特征有明显的相关性。*EGFR* 突变多出现于非吸烟、女性以及亚洲的肺癌人群中,腺癌尤其是细支气管肺泡癌的 NSCLC 患者 *EGFR* 突变率较高。这些结果与不同种族及不同病理类型病例对 TKI,不同的治疗有效率恰好相符。

二、厄洛替尼(erlotinih,Tarceva)

厄洛替尼盐酸盐(erlolinib hydroehloride),曾被命名为 CP-358、744 和 051-774、Tarceva 等,

是一个强有力的喹唑啉胺类 FGFR 酪氨酸激酶抑制剂。

1. 药理活性和药物动力学特征

(1)药理活性:Moyer 等发现厄洛替尼在不足 1μmol/L 的浓度下就可以抑制体外培养的人结肠癌细胞的增殖,使细胞处于 G 期并诱导细胞凋亡。该药的 IC50 仅为 2μmol/L,起效阈值浓度低,特异性强,对其他酪氨酸激酶的交叉活性低,因此不良反应轻、安全性好。

(2)药物动力学特征:Ⅰ期临床试验推荐口服剂量为 150mg/d。该药口服后生物利用度约 60%,4h 达到血浆峰浓度,平均半衰期 36.2h,给药 7~8 天后达到稳态的血浆峰值浓度。加拿大国家癌症研究所临床试验小组进行的 BR.21 临床试验(厄洛替尼和安慰剂治疗一线化疗失败患者的疗效比较研究)中亚组患者的药代动力学结果发现,同其他组相比(从不吸烟或曾经吸烟组)相比,吸烟组的血药浓度明显降低。此外,该作者又对健康志愿者进行了单剂口服 1500mg 的厄洛替尼的前瞻性药代学研究,也发现吸烟和不吸烟之间的这种差别,吸烟可以降低体内厄洛替尼的浓度。

2. 不良反应 最常见的不良反应为皮疹和腹泻,严重程度达Ⅲ~Ⅳ级的皮疹和腹泻的发生率分别为 9% 和 6%。在采用单药治疗的患者中,有 1% 的患者因严重皮疹和腹泻而停药。另分别有 6% 和 1% 的患者因此而降低剂量。皮疹发作的中位时间为 8 天,腹泻为 1~2 天。总的来说,其安全性在性别、65 岁以上人群间无显著差异。

3. 临床研究进展 BR.21 研究是第一个确认 HER1/EGFR 靶向治疗在 NSCLC 的二、三线治疗能延长生存期的随机对照研究。该研究共有 17 个国家的 82 个中心加入,针对复发的Ⅲ B 和Ⅳ期 NSCLC 患者进行的多中心、随机、双盲、对照研究,从 2001 年 11 月至 2003 年 2 月共有 731 例患者八组,所有病例至少接受过 1 次以上的化疗,厄洛替尼治疗组 57.4% 的患者年龄 >60 岁。治疗组 427 例口服厄洛

替尼 150mg/d,持续到疾病进展或出现不可接受的毒性,结果显示厄洛替尼治疗组有效率为 8.9%(35 例部分缓解,3 例完全缓解),中位疗效持续时间为 7.9 个月。疾病控制率厄洛替尼治疗组为 45,安慰剂组只有 27.5%(P=0.004)。厄洛替尼治疗组的总生存期和无进展生存时间有显著改善,分别 6.7 个月和 4.7 个月,有统计学意义(HR=0.70,P<0.001,1 年生存率 31.2%,比安慰剂组(21.5%)大约提高 10%。亚组分析显示不论性别、年龄、PS 评分、治疗前疾病持续时间、吸烟状况、组织学类型(腺癌或非腺癌)、种族、既往接受的治疗和 EGFR 表达状况等,厄洛替尼均能显著延长无进展时间(厄洛替尼组为 2.2 个月,安慰剂组为 1.8 个月,HR=0.61,P<0.001)。此外,厄洛替尼能显著改善症状,明显延长疾病症状恶化的时间,在延缓咳嗽、呼吸困难和疼痛方面有显著性差异。

三、T790M 突变

T790M 突变是通过阻碍 EGFR 与 TKIs 的结合或者增加 EGFR 与 ATP 的亲和力而导致耐药的,这是 EGFR-TKIs 耐药的原因之一。有研究发现,大约 50% 的获得性耐药患者发生了 EGFR20 外显子 T790M 突变,那么 T790M 突变发生在用药前还是用药后,又对病情预后有什么提示意义呢? Su 等用 MALDI-TOF 法和直接测序法分别测量未接受 EGFR-TKIs 治疗和接受 EGFR-TKIs 治疗前后的 EGFR 基因突变患者 T790M 突变状态,共入组 107 例未接受过 EGFR-TKIs 治疗的患者和 85 例接受 EGFR-TKIs 治疗的患者。结果显示用 MALDI-TOF 法测得的 T790M 突变率的敏感性比直接测序法高,其中未接受 EGFR-TKIs 治疗的患者为 25.2%,而接受 EGFR-TKIs 治疗的患者在治疗前为 31.5%,治疗后为 83.3%,而且 T790M 突变的患者 EGFR-TKIs 治疗的无进展生存期显著降低。Oxnard 等通过对 93 例有 EGFR 基因敏感突变而后对 EGFR-TKIs 耐药患者的肿瘤组织重新进行活检分析发现其中 62% 的患者有 T790M 突变。有趣的是,EGFR-TKIs 治疗失败的患者中有 T790M 突变的患者与无此突变患者相比疾病进展后的中位生存时间显著延长(分别为 19、12 个月,P=0.036)。因此 T790M 突变对 EGFR-TKIs 疗效的预测,对患者生存期的预后还不清楚,需要进一步研究。

四、化疗过程中 EGFR 基因的变化

化疗后肺癌患者的 EGFR 基因状态是否会发生改变呢? 如果会发生改变,也就是说会由阴性变成阳性或由阳性变成阴性,那么就更需要所有非鳞癌患者在治疗前进行 EGFR 基因检测,同时有突变的患者更应该一线接受 EGFR-TKIs 治疗。由于肺癌多克隆中心的存在,EGFR 基因突变状态很有可能随疾病进程而发生改变。Jiang 等利用 PCR 测序技术分析了 6 例患者在接受吉非替尼治疗前和治疗后基因的变化。结果显示 EGFR 突变基因在治疗过程中是有变化的,初始为 EGFR 野生型的肿瘤细胞虽然只占整个肿瘤的小部分,但是随着治疗时间的延长,对吉非替尼不敏感的野生型突变被保留,敏感性的突变减少或者消失了。我们报道了化疗前后晚期 NSCLC 血浆的 EGFR 基因状态会发生改变 0。临床试验中 EGFR 基因突变患者一线使用 EGFR-TKIs 的客观有效率高于二/三线使用的客观有效率似乎支持此观点,但 Yatabe 等的研究不支持此观点。总的来看,化疗后肺癌患者的 EGFR 基因状态是可能发生改变的,但在临床上应该很少见,不影响临床治疗的选择。

五、西妥昔单抗

西妥昔单抗(cetuximab,C225,商品名爱必妥,Erbitux)是目前临床上最为先进的人/鼠嵌合型 IgG 1 单克隆抗体,可以高度特异地与 EGFR 结合。2003 年 2 月首次在瑞士批准 C225 用于对伊立替康标准疗法有效的结肠癌

患者。2004年2月初被FDA批准上市。在体内外试验中显示对多种肿瘤细胞株具有抗瘤活性,已被证实它对非小细胞肺癌、头颈部癌和结肠癌等多种肿瘤有效。其抗肿瘤作用主要通过以下两种方式:①直接抗肿瘤作用:包括诱导凋亡、抑制受体的生物功能、提高其他药物的细胞毒作用和抑制肿瘤细胞生长和存活的重要蛋白质的表达;②间接作用:包括补体介导的细胞杀伤(CRC)和抗体依赖的细胞杀伤(ADCC)效应。

1. 作用机制和药代活性 C225可与表达于正常细胞和多种癌细胞表面的EGFR特异性结合,竞争性阻断EGFR和其他配体结合,通过以下几个作用途径发挥作用:①通过增加细胞周期抑制因子p27kip的表达,诱导细胞停留G_1期,抑制细胞增殖。②增加BAX表达和减少bcl-2表达而诱导肿瘤细胞凋亡。③减少TDF-α、双向调节因子等生长因子和血管内皮生长因子、基础成纤维细胞生长因子及白介素-8等促血管生成因子,抑制肿瘤血管形成。

目前推荐C225首次负荷量为400mg/m^2,维持量为250~100mg/m^2,每周1次,静脉给药。C225的主要清除途径可能是通过与许多组织〔包括肝、皮肤)中的EGFR抗体结合,使抗体受体复合物内在化,并使其从循环中清除。

2. 临床试验 EGFR单克隆抗体一直未获得批准用于NSCLC的治疗期FLEX试验,把1125例EGFR阳性患者随机分为西妥昔单抗联合化疗组和单化疗组,结果显示接受联合化疗患者的中位生存期要长于单化疗组(11.3个月 vs 10.1个月),但临床上多认为花费大,生存期延长短,亚洲亚组分析没有生存获益。

六、尼单抗(panitumumab,ABX-EGF)

它是一个完全人源化的针对EFGR的单克隆抗体。与西妥昔单抗(cetuximab)一样,它是针对EGFR胞外配体结合域。作为第一个完全人源化的单克隆抗体,由其导致的免疫原性反应的风险被消除。因此,帕尼单抗的给药不需要负荷剂量或预防用药。PC方案联合帕尼单抗治疗NSCLC的II期临床试验中患者要求既往未接受过化疗,10%以上的EGFR染色达到"++"或"+++",结果显示,联合帕尼单抗组有效性并不显著优于单纯化疗组,缓解率分别是15.2%和11.1%(P=0.63),PFS分别是4.2个月和5.3个月(P=0.55),MST分别是8.5个月和8个月(P=0.81)。目前帕尼单抗在结、直肠癌中的研究取得了令人满意的疗效,但在肺癌中的疗效尚在研究中。

七、曲妥珠单抗(trastuzumab;商品名赫赛汀,Herceptin)

HER-2是由原癌基因neu编码的185kD的具有Ks活性的跨膜糖蛋白受体。体内未发现内源性HER-2的配体。大约25%~30%的NSCLC过表达HER2/neu主要是腺癌),HER-2过表达者预后差。转染HER2/neu的转基因小鼠也产生了乳腺肿瘤。曲妥珠是针对HER2人源化McAb,可单药或与细胞毒性药物联合治疗转移性乳腺癌。

HER-2在各肺癌组织类型中的表达率不同:腺癌为30%~40%、大细胞癌约20%,而鳞癌和小细胞癌<5%,HER-2的表达与肺癌的不良预后、对化疗抵抗相关。用对肺癌治疗有协同作用,其临床试验正在进行。研究为52例HER-2过度表达的初治NSCLC患者接受紫杉醇(225mg/m^2,q3w)+卡铂(按浓度×时间曲线下面积=6)+曲妥珠(第1周4mg/kg,以后每周2mg/kg),其ORR为25%、一年生存率为42%。另一研究为21例HER-2阳性初治晚期NSCLC患者接受6周期的吉西他滨(1250mg/m^2,d8,q3w)+顺铂(75mg/m^2,q3w)+曲妥珠单抗(2mg/kg/周),8例部分缓解(PR),中位TTP 36周。另一随机II期国际试验比较了吉西他滨/顺铂单独、加用或不加用曲妥珠治疗HER-2过表达NSCLC患者,其结果令人失望,加用曲妥珠者ORR更低,病情稳定者更

少,PFS 更短。因此,曲妥珠效果不明确。

八、ALK 融合基因

ALK 融合基因是目前肺癌治疗批准的第 2 个靶点。2007 年,日本研究者首次报道了肺癌中 ALK 融合基因的存在,2011 年 8 月 26 日,MET/ALK 融合基因受体的多靶向酪氨酸激酶抑制剂克唑替尼就获得了美国食品安全局认证,而且是批准用于 MET/ALK 融合基因阳性患者的各种情况下治疗。《新英格兰医学杂志》编者称克唑替尼为"抗癌战争的最新冠军",治疗 ALK 阳性的 NSCLC 患者,不论作为一线还是二/三线治疗均有不俗的效果。Shaw 等回顾性分析了克唑替尼治疗 ALK 阳性患者的整体生存率,该试验入组分析了 ALK 阳性并且接受克唑替尼治疗的 82 例患者、ALK 阳性但不接受克唑替尼治疗的 36 例患者、EGFR 基因突变型 67 例患者以及既无 ALK 基因重排也无 EGFR 基因突变的 253 例患者。结果显示 ALK 阳性的患者接受克唑替尼治疗的 1 年生存率为 70%,与 EGFR 基因突变阳性的患者接受 EGFR-TKIs 后的 1 年生存率类似(71%)。但 MET/ALK 融合基因与 EGFR 基因突变也有所不同,即使未接受 EGFR-TKIs 治疗,EGFR 基因突变患者预后也优于突变阴性患者,但未接受克唑替尼治疗的患者中 ALK 阳性患者的预后差于 ALK 阴性患者。克唑替尼是靶向治疗药物研发的 1 个经典,最初就在有作用靶点"MET/ALK 融合基因"的患者人群中进行研究,因此得以迅速批准应用于临床。而 EGFR-TKIs 则经历了二/三线、二线、一线、维持治疗等漫长的研发过程。克唑替尼的研发说明,根据恶性肿瘤发生、发展的关键机制,建立特异的靶向和个体化治疗是目前最可行的途径。

总之,肺癌耐受分子靶向药物治疗的机制目前尚未完全研究透彻,一般认为与 EGFR 基因突变、下游信号分子的结构性活化、血管生成、其他酪氨酸激酶受体活性加强和上皮间质型转化等有关。了解肺癌耐受分子靶向药物的机制有助于将来更好地筛选合适病例进行治疗,以提高疗效。

九、以抗新生血管生成为靶点的肺癌靶向治疗新生血管的形成是肿瘤增殖、侵袭和转移的必要条件

对于不超过 1~2mm 的微小肿瘤,通过被动弥散就可获得生长所需的氧和营养,肿瘤要进一步生长就需要血管形成。当肿瘤生长到一定程度,其周围的缺氧环境可以诱导肿瘤 VEGF mRNA 的表达。另外,当癌基因 SIC、ras、$p53$、$p73$ 和 VHL 的基因突变时,均可导致多种肿瘤内 VEGF 的表达。临床研究表明,VEGF 高表达患者的生存质量明显低于 VEGF 不表达或低表达的患者,免疫缺陷裸鼠异种移植的人类肿瘤,用抗体中和血管内皮细胞生长因子,能抑制多种肿瘤模型的生长。因此,通过阻断血管内皮因子来抑制血管生成,是治疗恶性肿瘤的有效靶点。其优点是 VEGF 靶向治疗可防止信号转导通路中所有因 VEGF 激活引起的血管生成及阻断 VEGF 下游信号的传导,进而导致大量肿瘤细胞死亡,可避免细胞毒药物治疗引起的不良反应,同时以内皮细胞为作用靶点促进药物渗透到肿瘤细胞以降低获得性耐药的发生。目前有多个血管生成抑制剂进入临床研究,这些血管生成抑制剂包括以下几大类贝伐珠单抗是第 1 个在美国获得批准上市的抑制肿瘤血管生成的药物,是 1 种可特异性结合血管内皮生长因子(vascular endothelial growth factor,VEGF)并阻断 VEGF 受体激活的人源化单克隆抗体与 EGFR-TKIs 不同的是,贝伐珠单抗单药治疗 NSCLC 效果不好,但是与各种化疗方案联合可显著提高化疗的治疗效果在 ECOG4599 试验中贝伐珠单抗联合化疗组的整体生存期要比单化疗组高,分别为 12.3、10.3 个月($P=0.003$)另外,AVAil 试验也得到了类似的结果目前最可能预测贝伐珠单抗疗效的分子标志物是血浆中 VEGF 的水平,这与贝伐珠单抗作用靶点一致。

我国自行研制的重组人血管内皮抑制素(endostain,恩度)是目前有效的抗肿瘤新生血管生成抑制剂之一。同样,恩度与化疗药联合治疗晚期 NSCLC 患者可以有效提高生存率及整体反应率。但是恩度的作用机制仍然没统一定论,Shi 等认为恩度是通过结合血管源性细胞表面核仁蛋白发挥作用的;Chen 等认为细胞膜穴样凹陷/脂质筏网格蛋白覆盖的细胞凹陷是恩度内化作用的机制,制菌霉素可以增强恩度在抑制内皮细胞管的形成及迁移方面的作用两者连用可以有选择性地仅增加肿瘤血管及肿瘤组织中恩度的摄取和分布,对正常细胞组织没有抑制作用。虽然恩度联合治疗的疗效是我们有目共睹的,但其具体作用机制还需要我们进一步研究确认。

十、其他单靶点的药物

(一) COX-2

抑制剂环氧化酶(cyclooxygenase,cox)又称前列腺素内过氧化物合成酶,是一种膜结合蛋白,通过其环氧化酶活性催化花生四烯酸(AA)转化为前列腺素 G(PGG),然后通过其过氧化物酶活性催化 PGG_2 转化为 PGH;PGH 被单个的合成酶或还原酶作用才能转化为具有活性的终产物 PGE、PGF、TXA 等;肿瘤细胞 COX-2 的过度表达,催化花生四烯酸,导致 PGE_2 的增加。花生四烯酸是一个诱导凋亡的信号分子,月中瘤细胞表达的高水平 COX-2 减少了 AA 的积聚,从而抑制细胞凋亡,而 PGE 是很多肿瘤形成早期所共有的。COX-2 激活后生成的 PGE 增加细胞内 cAMP 浓度,通过诱导凋亡抑制基因 bcl-2 的表达,并激活抗凋亡关键激酶 Akt,抑制内皮细胞凋亡,促进微血管形成;PGE 及其他前列腺素能提高细胞内细胞周期蛋白 4MP 浓度而抑制凋亡。可见过度表达 COX-2 改变某些增殖、凋亡相关基因的表达,促进肿瘤的发生、发展。

目前研究认为,特异性 COX-2 抑制剂可能通过抑制肿瘤细胞增殖、诱导细胞凋亡、抑制肿瘤新血管生成、阻断致癌物质的代谢及减弱肿瘤介导的免疫抑制表达等机制达到抗肿瘤的目的。近年研究还发现其可增强射线对肿瘤的作用。1994 年日本学者首次报道流行病学调查结果发现,长期服用阿司匹林的人群中肺癌发生率较正常人群降低,对重度吸烟人群的回顾性分析发现,每天摄入阿司匹林或布洛芬至少 2 年,患肺癌的相对危险度下降了68%,提示 COX-2 抑制剂能阻断烟草的致癌作用。

(二) 基质金属蛋白酶

MMPs 是依赖锌的肽链内切酶家族,肽链内切酶能降解细胞外基质蛋白。在体内,基质金属蛋白酶的活性通常被严格管制。如果肿瘤引起其过表达或不受控制地活化,就会促使血管生成,促进肿瘤生长、侵袭和转移。NSCLC 肿瘤细胞的活化型 MMP-2 和活化型 MMP-9 水平高于周围的正常组织。一些研究报道表明:活化型 MMP-2 和活化型 MMP-9 表达者的预后较差。人工合成的基质-金属蛋白酶抑制剂(MMPIs)的抗癌效果及其与化疗药物合用的效果正在评价。尽管前景看好,但 MMPIs 加化疗,与单独化疗比较,治疗 NSCLC 的Ⅲ期研究并未表现出生存益处。CR 或 PR 患者使用细胞毒性化疗结合马立马司他(marimastat)维持治疗,Ⅲ期试验结果未改善生存期和缓解期。

十一、多靶点受体(TKI)药物

(一) 凡德他尼(vandetanib,ZD6474,Zactima)

能抑制血管内皮生长因子受体(VEGFR)、EGFR、RTKs,既能抑制血管内皮细胞的过度增殖,也可阻断 EGFR 自分泌信号通路。研究显示凡德他尼单独使用或与多西他赛合用,对二、三线治疗 NSCLC 均有效,与吉非替尼对比,延长了 PFS(凡德他尼 11 周,吉非替尼 8 周,HR 0.69,95%CI 0.50~0.96)。凡德他尼加多西他赛(TXT)治疗晚期 NSCLC 既往铂类为基础的化疗失败者,与单用 TXT 比较,延长了 PFS,凡德他尼 100mg/d+TXT、凡德他尼 300mg/d+TXT、单用 TXT 的 PFS 分别为 19 周、17 周和 12 周。但紫杉醇 + 卡铂加凡德他尼治疗初治 NSCLC 的 PFS,与加安慰剂组相近(24 周 vs. 23 周,HR 0.76)。凡德他尼剂量限制性毒性表现为腹泻、皮疹和无症状的 QT 间期延长。

(二)阿西替尼(axitinib)

可抑制 VEGFR-1、VEGFR-2、VEGFR-3、PDGFR-β 和 KITR。32 例 II 期研究的结果显示:中位生存期为 14.6 个月,3 例 PR,10 例 SD,疾病控制率 41%。

第三节　小细胞肺癌的分子靶向治疗

小细胞肺癌(small cell lung cancer,SCLC)是高侵袭性疾病,其特点是肿瘤倍增时间快、生长分数高、播散转移早,且对一线放射治疗和化学治疗高度敏感,约 60%~70% 的患者被诊断时就已处于广泛期(extensive disease,ED)

近 10 年来 SCLC 的疗效达到一平台后,未能取得更大的进展。SCLC 是多个分子水平改变累积的结果,迄今为止没有找到一个明确的致病分子或基因,SCLC 的 E GFR 和 C-kit 有较高的阳性率,但对吉非替尼和伊马替尼疗效欠佳。唯一可能的假说是神经内分泌细胞增生,Watkins 和 Peacock 提出的依据是 SCLG 可以表达一些神经和内分泌标志物,如突触素、嗜铬粒蛋白和 CD50 等;SCLC 完全缺失 Ras 以及其他的关键基因的突变,说明 SCLC 细胞内存在一条尚未得知的分子超高水平表达的信号传一导途径,且是非染色体突变导致的下游改变。该疾病的复杂性和缺少对其整体结构的认识,致使无法明确靶向治疗的靶点,可能是 SCLC 缺少治疗进展突破的重要原因。正在进行转化性研究的靶向药物包括:血管生成抑制药、基质金属蛋白酶(MMP)抑制药、mTOR 抑

制药、c-Kit 抑制药、Bcl-2 拮抗药、拓扑异构酶抑制药等

SCLC 的靶向治疗仍然面临着巨大的挑战,尽管开展了大量的临床试验,但尚未找到 SCLC 的有效靶点,许多临床前研究认为有前景的靶向药物单药治疗并未能给 SCLC 患者带来获益,所以目前大多数的研究均是在化疗的基础上给予靶向药物,以期得到更好的疗效。

贝伐单抗是开展临床研究最多的靶向治疗药物。既往的两项 II 期临床研究结果显示贝伐单抗维持治疗增加了 LD-SCLC 患者在接受化放疗后气管食管瘘的发生率,而对于 ED-SCLC 患者尚没有贝伐单抗或其他的抗血管生成药物出现气管食管瘘的报道。E3501、SALUTE 和 CALGB 30306 研究结果均显示贝伐单抗一线治疗 ED-SCLC 可改善 PFS,但不能改善 OS。最新发表的口服拓扑替康联合贝伐单抗二线治疗复发 SCLC 的有效性和安全性的开放、单臂、多中心 II 期研究结果提示该方案可能对敏感复发型患者更有效。另外 3 项贝伐单抗二线治疗 ED-SCLC 的研究表明也贝伐单抗的加入对 PFS 有延长的趋势。

在 2013 年 ASCO 会议上,ECOG1508 研究也尝试在 ED-SCLC 中加入 Hedgehog 通路抑制剂 vismodegib(V)和 IGF-1R 抑制剂 cixutu-mumab(Cx),将 155 例患者随机分为三组:顺铂 + 依托泊苷组(CE),CE+V 后 V 维持治疗和 CE+cCx 后 Cx 维持治疗组。研究结果显示,三组毒性反应相似,CE、CEV 和 CECx 三组 PFS 分别为 4.4 个月、4.6 个月及 4.7 个月,OS 分别为 9.8 个月、10.1 个月和 9.1 个月,RR 分别为 43%、52% 和 49%,均无明显差别。舒尼替尼是小分子多靶点 TKI,可抑制 VEGFR1-3、PDGFR 和 KIT,既往研究结果表明广泛期 SCLC 化疗后给予舒尼替尼维持治疗有较好的耐受性及疾病控制率。II 期随机、双盲、安慰剂对照研究 CALGB30504(ALLIANCE)比较了 ED-SCLC 一线化疗后舒尼替尼与安慰剂对照维持治疗的疗效。CE 方案化疗后予以舒尼替尼或安慰剂

维持治疗,CR 和 PR 的患者化疗后 4~6 周可给予预防性脑照射(PCI)。PD 后允许交叉治疗。共 85 例患者入组,其中试验组 44 例,安慰剂组 41 例。44% 的 PR 和 CR 患者接受 PCI,试验组 16 例,对照组 18 例。结果显示,舒尼替尼组和安慰剂组的中位 PFS 分别为 3.77 个月和 2.30 个月($P=0.037$);中位 OS 为 8.95 个月和 6.89 个月($P=0.27$)。舒尼替尼维持治疗达到了研究的主要终点 -PFS 得到改善,其中 59% 的患者接受了维持治疗,与 PARAMOUNT 研究中的 57% 相似,但 OS 并没有明显改善的趋势。

SCLC 的靶向治疗仍然面临着巨大的挑战,尽管开展了大量的临床试验,但大部分临床研究均为Ⅱ期研究,尚需开展大规模Ⅲ期临床研究提供更多循证医学依据。此外,目前还没有找到 SCLC 的有效靶点,所以寻找 SCLC 的驱动基因从而找到准确的靶点,SCLC 的靶向治疗才能得到突破。

(李献文)

参考文献

1. Paez J G, Janne P A, Lee J C, et al. EGFR mutations in lung cancer correlation with clinical response to gefitinib therapy. Science, 2004, 304(5676):1497-1500.
2. Lynch T J, Bell D W, Sordella R, et al. Activating mutations in the epidermal growth factor receptor underlying responsiveness of non small-cell lung cancer to gefitinib. N Eng J Med, 2004, 350(21):2129-2139.
3. Takano T, FukuiT, O he Y, et al. EGFR mutations predict survival benefit from gefitinib in patients with advanced lung adenocarcinoma:a historical comparison of patients treated before and after gefitinib approval in Japan. J Clin Oncol, 2008, 26(34):5589-5595.
4. Su K Y, Chen H Y, Li KC, et al. Pretreatment epidermal growth factor receptor(EGFR)T790 M mutation predicts shorter EGFR tyrosine kinase inhibitor response duration in patients with non-small-cell lung cancer. J Clin Oncol, 2012, 30(4):433-440.
5. OxnardGR, Arcila ME, Sima C S, Acquired resistance to EGFR tyrosine kinase in hibitors in EGFR-mutant lung cancer:distinct natural history of patients with tumors harboring the T790M mutation. Clin Cancer Res, 2011, 17(6):1616-1622.
6. Yatabe Y, Matsuo K, Mitsudomi T. Heterogeneous distribution of EGFR mutations is extremely rare in lung adenocarcinoma. J Clin Oncol, 2011, 29(22):2972-2977.
7. Zhou Q, Zhang XC, Chen ZH.Relative abundance of EGFR mutations predicts benefit from gefitinib treatment for advanced non-small-cell Lung cancer. J Clin Oncol, 2011, 29(24):3316-3321.
8. Matar P, Rojo F, Cassia R, et al. Combined epidermal gro factor receptor targeting with the tyrosine kinase inhib gefitinib(ZD1839)and the monoclonal antibody cetuxim(IMC-C225):superiority over single-agent recept argeting. Clin Cancer Res, 2004, 10(19):6487-6501.
9. Heymach J V, Paz-Ares L, DeBraud F, et al. Randomized phase Ⅱ study of vandetanib alone or with paclitaxel and carboplatin as first-line treatment for advanced non-small cell lung cancer. J Clin Oncol, 2008, 26(33):5407-5415.
10. Socinski M A, Novello S, Brahmer J R, et al. Multicenter, phase Ⅱ trial of sunitinib in previously treated, advanced non small-cell lung cancer. J Clin Oncol, 2008, 26(4):650-656.
11. Pirker R, PereiraJR, von-Pawel J.EGFR expressionasapredictor of survival forfirst-line chemotherapy plus cetuximab in patients with advanced non-small-cell lung cancer:analysis of data fromthe phase 3FLEX study. Lancet Oncol, 2012, 13(1):33-42.
12. Sandler A, GrayR, PerryMC. Paclitaxel-carboplatin alone or with bevacizumab for non-small-cell lung cancer. N Engl J Med, 2006, 355(24):2542-2550.
13. Reck M, von-Pawel J, Zatloukal P. Phase trial of cisplatin plus gemcitabine with either placeboor bevacizumab as first-line therapy for non squamous non-small-cell lung cancer:AVAil. J Clin Oncol, 2009, 27(8):1227-1234.
14. Jemal A, Siegel R, Xu J, et al. Cancer statistics,

2010. CA Cancer J Clin,2010,60(5):277-300.

15. Horn L,Dahlberg SE,Sandler AB,et al. Phase Ⅱ study of cisplatin plus etoposide and bevacizumab for previously untreated,extensive-stage small-cell lung cancer:Eastern Cooperative Oncology Group Study E3501. J Clin Oncol,2009,27(35):6006-6011.

16. Heymach J,Glisson BS,Doebele RC,et al. Phase Ⅰ open-label study of cediranib plus etoposide (E)and cisplatin as first-line therapy for patients (pts) with small cell lung cancer(SCLC)or lung neuroendocrine cancer(NEC). J Clin Oncol,2010,28(15S):7050.

17. Schneider BJ,Gadgeel SM,Ramnath N,et al. Phase Ⅱ trial of sunitinib maintenance therapy after platinum-based chemotherapy in patients with extensive-stage small cell lung cancer(ES SCLC). J Clin Oncol,2010,28(15S):e18041.

18. Lubiner ET,Spigel DR,Greco FA,et al. Phase Ⅱ study of irinotecan and carboplatin followed by maintenance sunitinib in the first-line treatment of extensive-stage small cell lung cancer. J Clin Oncol,2010,28(15S):e7049.

19. Lee DH,Kim SW,Suh C,et al. Multicenter phase 2 study of belotecan,a new camptothecin analog, and cisplatin for chemotherapy-naive patients with extensive-disease small cell lung cancer. Cancer, 2010,116(1):132-136.

20. Chen Y,Wang S,Lu X. Cholesterol sequestration by nystatin enhances the uptake and activity of endostatin in endothelium regulating distinct endocytic pathways. Blood,2011,117(23):6392-6403.

21. Kris MG,Johnson BE,Kwiatkowski DJ,Identification of driver mutations intumor specimens from1,1000patients with lung adenocarcinoma:The NCI s Lung Cancer Mutation Consortium(LCMC). J Clin Oncol,2011,29(Suppl):CRA7506.

22. Tsimberidou A M,Iskander N G,Hong DS. Personalized Medicineina Phase Clinical Trials Program: The MD Anderson Cancer Center Initiative. Clin Cancer Res,2012,2012,18(22):6373-6383.

第二章 肺癌的基因治疗

第一节 概述

随着现代分子生物学及其技术的发展,人们对疾病的认识和治疗手段已进入分子水平。越来越多的研究资料表明,多种疾病与基因的结构或功能改变有关,因而萌生了从基因水平治疗疾病的想法。DNA 重组、基因转移、基因克隆和表达等技术的建立和完善,为基因治疗(gene therapy)奠定了基础。

早在 20 世纪 60 年代末,美国科学家迈克尔·布莱泽首次在医学界提出了基因治疗的概念;进入 20 世纪 80 年代,对基因治疗能否进入临床存在很大争议。直到 1989 年美国才批准了世界上第一个基因治疗临床试验方案,当然这不是一个真正意义上的基因治疗,而是用一个示踪基因构建一个表达载体,了解该示踪基因在人体内的分布和表达情况。

1990 年 9 月,French Anderson 首次应用腺苷脱氨酶(adenosine deaminase,ADA)基因治疗了一位因 ADA 基因缺陷而导致严重联合免疫缺陷病(severe combined immune deficiency,SCID)的 4 岁女孩,经反转录病毒导入人自身 T 细胞,经扩增后回输患儿体内,5 年后其体内 10% 造血细胞呈 ADA 基因阳性,这一成功病例标志基因治疗时代的开始。

第二节 基因治疗策略

基因治疗是随着 DNA 重组技术的成熟而发展起来的,是以改变人的遗传物质为基础的生物医学治疗技术,是通过一定方式将人正常基因或有治疗作用的 DNA 序列导入人体靶细胞而干预疾病的发生、发展和进程,纠正人自身基因结构或功能上的错乱,杀灭病变细胞或增强机体清除病变细胞的能力等,从而达到治疗疾病的目的。也就是,基因治疗是将具有治疗价值的基因,即"治疗基因",装配于能在人体细胞中表达所必须元件的载体中,导入细胞,直接进行表达。例如,干扰某个基因的功能、恢复失去的功能和启动一个新功能。基因治疗的策略,即达到基因置换、基因增补、基因修饰、基因抑制或封闭。基因治疗根据靶细胞的不同,分为生殖细胞(germ cell)治疗和体细胞(somatic cell)治疗两类,由于前者涉及人类伦理学等诸多问题,暂不宜应用;因此,基因治疗研究的重点是体细胞基因治疗。

基因治疗程序:①在内切酶的作用下,分离、制备待克隆的 DNA 片段(目的基因,治疗基因);②将目的基因与载体在体外连接,形成重组 DNA;③重组 DNA 进入宿主细胞;④筛选、鉴定阳性重组子;⑤重组子的扩增(PDR 聚合酶链式反应)。

肺癌的发生、发展是一个多步骤、多基因参与的过程,包括原癌基因的活化、抑癌基因的失活等许多相关基因的突变,参与肿瘤的启动、促进、发展和转移等各个阶段。针对肿瘤发生、发展的基因的改变,基因治疗可概括为两种疗法,即体外(ex vivo)疗法和体内(in vivo)疗法。体外疗法是在体外将外源基因的载体导入同体或异体细胞(或异种细胞),经细胞扩增后回输体内。体外疗法操作简便,具有安全性,但应用范围受限。体内疗法是将外源基因装配于特定的真核细胞表达载体直接导入体内,要求技术条件高,并注意其安全性。

第三节 肺癌基因治疗方法

围绕肺癌基因治疗的目的,针对肺癌的发生、发展和转移等各个阶段以及治疗靶位的不同,基因疗法可以概括为以下几种类型:

一、阻碍原癌基因过量表达治疗

原癌基因的突变激活是肺癌发生的充分条件,原癌基因或其启动子的突变可导致原癌基因的高水平表达,最终导致肺癌细胞的永生化和恶性生长。针对原癌基因的异常活化,设计特异的反义 RNA 或 siRNA 进行 RNA 干扰,可以有效地阻碍原癌基因的过量表达。目前常用的 RNA 干扰的靶基因包括:myc、neu、ras 等。目前已报道,将抑制 c-Myc 基因的 microRNA-45 表达质粒转染至 ras 基因异常表达的 NSCLC 细胞中,可以抑制 NSCLC 细胞的生长;myc 基因的反义 RNA 体外实验可以抑制 SCLC 细胞的恶性生长。阻碍原癌基因的过量表达治疗,可以抑制肺癌的生长和转移,但却不能杀死肿瘤细胞。

二、补偿抑癌基因表达治疗

补偿抑癌基因表达治疗的方法,是利用分子生物学的技术,将正常的抑癌基因导入肿瘤细胞中,替代原有的突变失活的抑癌基因,或者干扰因抑癌基因的突变造成的信号转导通路的失调,抑制肿瘤细胞的生长和转移,进而诱导肿瘤细胞凋亡。目前常用的抑癌基因包括:*p53*、*p16*、*RB* 等;其中又以 *p53* 基因应用最广,目前已有针对 NSCLC 治疗携带 *p53* 基因的重组腺病毒载体的 I 期临床试验,相关的治疗效果和毒副作用需进一步的总结。*p53* 基因过表达治疗主要针对 *p53* 基因缺陷的肿瘤细胞,而对无此突变的细胞无效。抑癌基因表达治疗配合放化疗,增强肿瘤细胞敏感性的联合治疗,目前已经进入临床试验阶段。

三、抗血管生成基因治疗

肺癌是血管依赖性肿瘤,肿瘤血管为肿瘤的生长提供氧气和养分的输送和代谢废物的输出,此外肿瘤血管通常缺乏平滑肌,基底膜有不规则的漏洞,有利于肿瘤的转移。抗血管生成基因治疗主要通过抑制肿瘤血管的生成,抑制肿瘤的生长和转移。目前抗血管生成基因治疗主要包括:针对 VEGF 及其受体(VEGFR)的基因治疗、血管抑素(vasostatin)基因治疗、内皮抑素(endostatin)基因治疗。其中又以 VEGF 诱导肿瘤血管生成作用最强、特异性最高,为抗血管生成基因治疗的首选。

四、自杀基因治疗

针对肿瘤治疗的自杀基因治疗方法,是通过将表达外源性酶活性的基因导入肿瘤细胞,随后在体内稳定表达的活性酶可以将肿瘤细胞周围的无毒性的药物(称为药物前体)催化成为仅对肿瘤细胞具有细胞毒性的药物,从而达到杀死肿瘤细胞的目的。由于在实际应用中,通常采用病毒载体,因此又被称为病毒介导的酶解药物前体疗法(virus directed enzyme pro drug therapy,VDEPT)。自杀基因治疗系统有数十种,其中在肺癌研究中运用最多的是胸腺嘧啶激酶基因 / 丙氧鸟苷系统(TK/GCV)和胞苷脱氨酶 / 氟胞嘧啶系统(CD/5-FC)。除了针对肿瘤细胞进行治疗,目前已经出现应用 TK/GCV 系统且以肿瘤血管内皮细胞作为靶细胞进行治疗的尝试。但自杀基因治疗仅能杀伤 S 期细胞,自杀基因的靶向导入问题是该疗法的主要限制因素。

五、免疫基因治疗

肺癌细胞的免疫原性弱,一般不足以刺激免疫系统对其产生排斥反应。免疫基因治疗就是将特定外源基因转入肿瘤细胞中，使其高水平表达相关的细胞因子或 MHC 抗原，从而激化抗肿瘤的特异性免疫作用。使用遗传工程技术处理肿瘤细胞，使其携带特定细胞因子基因，注射至机体后可以在肿瘤位点持续稳定的表达并释放所携带的细胞因子。注射活的携带特定细胞因子基因的肿瘤细胞，经过增殖会产生更多的抗原并提高细胞因子浓度，直到达到生物学和药理学所需的阈值，引起抗肿瘤的特异性免疫反应。随着免疫反应的进行，肿瘤细胞被杀死，从而关闭了初始的触发作用。目前研究常用的细胞因子包括：提高 IL-2、INF-γ、TNF-α 等从而提高机体免疫系统对肿瘤细胞的识别作用，增强组织相容性抗原等位基因表达，诱导机体的免疫反应。

研究表明，45%~75% NSCLC 和 70% 以上 SCLC 中可探测基因突变，将外源野生型 p53 基因导入 p53 失活的肺癌细胞，可以对其进行遗传修饰，抑制其恶性增殖从而产生治疗效应。用腺病毒抗体将 IL-24 转染至肺癌细胞可以抑制肺癌细胞的增殖并可增强肺癌细胞对放疗的敏感性。将自杀基因导入肺癌细胞，通过表达，使前体活化，阻断癌细胞的核酸代谢，导致癌细胞的死亡。

肺癌的免疫治疗研究主要在主动免疫治疗方面，即通过给机体注射肿瘤特异性抗原或基因修饰的肿瘤细胞或树突状细胞，抗原信息经抗原递呈细胞至 111 细胞和细胞毒 T 细胞（CTL），致 Th、CTL 等细胞激活分泌大量的细胞因子，进而活化 NK 细胞及巨噬细胞发挥抗肿瘤作用。同时活化 B 细胞向浆细胞分化，产生大量针对肿瘤抗原的特异性抗体，发挥抗体依赖细胞介导的细胞毒作用。肺癌的免疫治疗从非特异性免疫刺激物如 IL-2、胸腺肽、卡介苗等逐步发肿瘤特异性疫苗。一项 II 期临床试验，应用了携带 GM-CSF 腺病毒载体的自体肿瘤细胞疫苗，入组 43 例 NSCLC 患者，10 例为早期，33 例为晚期。结果显示 3 例患者出现缓解期，亚组分析显示疫苗 GM-CSF 分泌量与患者生存率有关，初步显示免疫治疗肺癌的前景。

1. 补充免疫细胞因子疗法　细胞因子是由免疫活性细胞（淋巴细胞、单核 - 吞噬细胞等）和相关细胞（成纤维细胞、内皮细胞等）产生的具有生物活性的糖蛋白和肽类物质，常用于肺癌治疗的基因重组细胞因子有 IFN-α、IL-22、粒细胞集落刺激因子（G2CSF）、促细胞生成素（EPO）和血小板生成因子（TPO）等。IFN-α 是最早发现的具有抗癌效应的细胞因子，在 NSCLC 的临床试验中显示出了良好的疗效，单独应用每日肌注 $3×106U$，可达到 9% 的缓解率（PR）。2002 年，一个包含 714 例 SCLC 患者长达 20 年的随机临床试验结果显示，与标准的单一放化疗相比，联合持续低剂量应用 IFN-α，治疗组中位生存期有显著延长；同时还提示，其可能有放射增敏作用。G-CSF、EPO 和 TPO 的应用，对于改善传统放疗、化疗患者的白细胞减少、贫血及血小板减少、缓解相关临床症状、减少粒细胞缺乏性发热、出血等发挥了重要的作用。由于这三种细胞因子的保障，目前 SCLC 的大剂量化疗和造血干细胞移植得以广泛开展，使广泛期 SCLC 患者的 5 年生存率有所提高。

2. 输注免疫活性细胞过继免疫疗法　免疫活性细胞过继免疫疗法是指以输注自身或同种特异性或非特异性肿瘤杀伤细胞，来达到治疗肿瘤目的的治疗方法，它不仅可纠正细胞免疫功能低下，并且可直接补充免疫活性细胞数量，从而发挥抗肿瘤作用。输注的细胞主要包括淋巴因子活化的杀伤细胞（LAK）、肿瘤浸润性淋巴细胞（TIL）、CD3 单克隆抗体激活的杀伤细胞（CD3AK）、细胞毒性 T 细胞、树突状细胞（DC）、基因改造的免疫活性细胞以及 CIK 细胞等。LAK 和 TIL 细胞常用 IL-2 直接或间接激活并扩增，然后输注给患者，定期补充 IL-2 来维持它们的活性；CTL 一般通过效应细胞与刺激细胞混合培养产生，效应细胞可以是患者的外周血、淋巴结、脾脏来源的淋巴细胞，也可以用 TIL 刺激细胞,可以是肿瘤细胞系或手术切除的肿瘤组织细胞。CIK 细胞是一种新型的免疫活性细胞,它是将人外周血单个核细胞在体外用多种细胞因子共同培养一段时间后,获得的一群异质细胞,具有 T 淋巴细胞强大的抗瘤活性和非主要组织相容性复合体(MHC)限制性杀瘤的优点,与其他过继性免疫治疗细胞相比,具有增殖速度快、杀瘤活性高、杀瘤谱广等优点。CD3$^+$、CD56$^+$ T 细胞是 CIK 群体中主要效应细胞。CIK 细胞凭借其增殖速度快、杀瘤谱广、杀瘤活性高的优势,已经成为了新一代肿瘤过继免疫疗法中的主要细胞。对其在基础及临床方面的研究正在不断深入,相信在不远的将来,CIK 细胞在肿瘤生物治疗方面将会获得更大的应用。

3. *p53* 基因　是人们用于基因治疗中最早选择的一种治疗基因,肺癌的基因治疗主要是采用野生型 *p53* 基因,通过与腺病毒而构建成 Ad-53;然而采用瘤体内直接注射,以使肿瘤细胞内突变型 *p53* 基因,被野生型所取代。Clarke LE 等首先公布了在 NSCLC 患者中进行的反转录病毒 *p53* 基因的替代治疗,证明了这种治疗的安全性;同时也观察到了 p53 的表达、肿瘤的凋亡及退缩。随后,相继报告了腺病毒作为载体的安全性及疗效,载体相关反应是轻微的。

以 *p53* 为靶点的肿瘤基因治疗临床前研究表明,腺病毒转染 *p53* 基因,能抑制小鼠肿瘤生长,诱导肿瘤细胞凋亡,与化疗药物顺铂合用能增加疗效,而且不影响成纤维细胞的生长。在肺癌和头颈部肿瘤有抗瘤活性。Weill 对 12 例气道堵塞而无法手术的肺癌患者,进行支气管镜下瘤内注射 rAd-p53,每次剂量为 $(1 \times 106) \sim (1 \times 109)$ pfu,28 天注射 1 次,6 例患者气道堵塞的症状缓解,3 例患者的肿瘤达到部分缓解。但 rAd-p53,也存在一些疗效欠佳的报道,临床试验结果难以令人满意,究其原因可能与 *p53* 基因不能在靶细胞内足量表达有关。

4. Survivin　属于凋亡抑制蛋白(IAP)基因家族中的新成员,与其他抑制蛋白(IAP)基因家族的成员相比,其羟基末端缺少直接与 caspase23 结合的环指结构,且在多数肿瘤组织中高表达;但不表达于终末分化组织。该基因在肺癌组织的表达率达 72%,且具有抗细胞凋亡和促进细胞增殖的双重作用。Survivin 反义寡核苷酸(ASODN)能有效抑制肺癌细胞株 NCI2H446 Survivin mRNA 和蛋白的表达,并诱导凋亡,抑制细胞生长。*Ras* 基因是肺癌治疗极为重要的靶分子,且其是控制正常细胞向癌细胞演变过程的重要靶点。已知 Ras 基因经蛋白质活化,促进 Ras 基因与细胞膜接触,从而参与细胞生长信号传播途径。据此原理,人们已设计系列法尼基抑制剂(FTIs),拟通过对该转移酶的抑制,起到阻断 Ras 基因的活化,从而最终抑制癌细胞生长。尽管该类药物其中包括 lonafarnib 及 tipifarnib 等,已分别进入临床Ⅱ期试验;但对其毒副作用及临床上的疗效,还有待于验证。

5. Sp1　是一个普遍存在于哺乳动物细胞中的转录因子,在保证持家基因、组织特异性表达基因及病毒基因正确表达过程中起重要作用。Sp1 特异性的结合启动子区的 GC/GT 盒,激活有关 *TopoⅡ* 基因在内的有关基因转录。对于含多个 Sp 结合位点的启动子,Sp1 通过直接的蛋白质 2 蛋白质相互作用,发挥协同转录功能。已有研究证实,在 *TopoⅡα* 的启动子区包含了 2 个 GC 盒,Sp1 通过 3 个锌指结构与 *TopoⅡα* 启动子区的 GC/GT 盒,上调 TopoⅡ的表达。通过 *TopoⅡα* 基因转染,提高 TopoⅡα 水平,可使肿瘤细胞对 Vp216 敏感性增加,从而达到对小细胞肺癌耐药细胞的化疗增敏作用。

结语:肺癌的基因治疗总体上还处于起步阶段,大部分还处于初创或临床Ⅰ期试验阶段,成功应用于临床尚需大量的工作。亟待解决的问题主要为以下几方面:①组织和细胞的特异性,其关系到提高基因治疗的杀伤效率、减轻毒副作用的关键性问题,尽管已经有了初步成功,但离真正解决临床问题还有待进一步研究和完善。②理想载体的选择问题。目前在构建靶向性基因转移的载体方面与理想载体还有很大差距。③载体的安全性问题。④目的基因表达水平的控制问题。目的基因在靶细胞内如何适度表达,还是个难以解决的问题。⑤体内转导的成功率低、靶向性较差。⑥单一基因治疗的有效率尚有待提高。⑦肿瘤耐药性以及肿瘤内部用药对远处转移灶无效。目前还存在缺少高效传递系统、缺少稳定持续表达以及易产生宿主免疫反应等诸多问题。但有理由相信,随着基础研究的深入,将出现更多的、更为有效的基因治疗靶位和治疗方式;随着大量临床试验的进行,将会出现较为固定和常规的基因治疗模式和方法,成为可供医生选择的治疗手段。由基因治疗自身的靶向性好、可操控等特点,可以预见其将有较好的应用前景。同时,随着基因诊断等其他新兴技术的临床应用的普及,将最终实现肺癌患者的基因组水平的个性化诊断。根据诊断结果,将可以实现肺癌的个性化、多靶位的基因治疗,完成对患者手术前肺癌的生长转移控制,术后恢复期的持续治疗最终将大大提高肺癌患者的 5 年存活率。基因治疗必将成为肺癌治疗的重要工具,最终将造福广大肺癌患者。

(李献文)

参考文献

1. Van Waardenburg RC, Meijer C, Burger H, et al. Effects of an inducible antisense c-myc gene transfer in a drug-resistant human small-cell-lung-carcinoma cell line. Int J Cancer, 1997, 73(4):544-550.

2. Kagawa S, Ohtani S, Tanaka N, et al. A case of advanced non-small lung cancer responding to tumor suppressor p53 gene therapy. Gan To Kagaku Ryoho, 2004, 31(11):1788-1790.

3. Huang X, Lin T, Gu J, et al. Combined TRAIL and Bax gene therapy prolonged survival in mice with ovarian cancer xenograft. Gene Ther, 2002, 9(20):1379-1386.

4. Swisher SG, Roth JA, Komaki R, et al. Induction of p53-regulated genes and tumor regression in lung cancer patients after intratumoral delivery of adenoviral p53 (INGN 201)and radiation therapy. Clin Cancer Res, 2003, 9(1):93-101.

5. Voutsinas GE, Stravopodis DJ. Molecular targeting and gene delivery in bladder cancer therapy. J BUON, 2009, 14(Suppl 1):S69-S78.

6. Yang Y, Bai Y, Xie G, et al. Efficient inhibition of non-small-cell lung cancer xenograft by systemic delivery of plasmid-encoding short-hairpin RNA targeting VEGF. Cancer Biother Radiopharm, 2010, 25(1):65-73.

7. Tanaka M, Inase N, Miyake S, et al. Neuron specific enolase promoter for suicide gene therapy in small cell lung carcinoma. Anticancer Res, 2001, 21(1A):291-294.

8. Dancer A, Julien S, Bouillot S, et al. Expression of thymidine kinase driven by an endothelial-specific promoter inhibits tumor growth of Lewis lung carcinoma cells in transgenic mice. Gene Ther, 2003, 10(14):1170-1178.

9. Palucka K, Ueno H, Fay J, et al. Dendritic cells and immunity against cancer. J Intern Med, 2011, 269(1):64-73.

10. 张振峰. p53 与人类肺癌研究进展. 国外医学·内科学分册, 1999, 26(6):255-261.

11. 吴沛宏, 罗慧玲, 刘然义, 等. 介入导向下 Ad-p53 基因治疗晚期恶性肿瘤的临床安全性初步观察. 癌症, 2001, 20(1):57-60.

12. Pearson AS, Spitz FR, Swisher, SG, et al. Up-regulation of the proapoptotic mediators Bax and Bak after adenovirus-mediated p53 gene transfer in lung cancer cells. Clin Cancer Res, 2000, 6(3):887-890.

13. 周怡婷, 曹建民. 肺癌介入基因治疗的现状. 医学影像学杂志, 2008, 18(6):691-693.

14. 马利军, 张罗献. 肺癌的综合治疗. 临床内科杂志, 2010, 27(4):227-229.

15. 张霆, 李彦. 肺癌综合治疗范畴内中医药之作用及展望. 湖北中医杂志, 2007, 29(12):63-64.

16. Tirapu I, Rodriguez-calvillo M, Qiar C, et al. Cytgokine gene transfer into dendritic cells for cancer treatment.Curr Gene Ther,2002,2(1):19-89.

17. Weill D,Mack M,Roth J,et al.Adenoviral mediated p53 gene transfer to non-small cell lung cancer through endobronchial injection.Chest,2000,118 (4):966-970.

18. Swissher SG,Roth JA.Clinical update of Ad-P53 gene therapy for Lung cancer.Surg oncol Clin N Am,2002,11(3):521-535.

19. Kimn D.Clinical research results with dl1520 (onyx015),a replicationselective denovirus for the treatment of cancer what have we learned. GeneTher,2001,8(2):89-98.

20. 马利军,张罗献.肺癌的综合治疗.临床内科杂志,2010,27(4):227-229.

第三章 肺癌的免疫治疗

肺癌是当前世界最常见的恶性肿瘤之一，据世界卫生组织国际癌症研究中心最近公布的统计数据显示，肺癌是目前全球发病率与病死率最高的癌症，成为当今对人类健康与生命危害最大的恶性肿瘤。目前肺癌的诊断治疗在循证医学证据的基础上逐步走向规范化，倡导以临床分期为基础的肺癌多学科综合治疗。围绕肺癌多学科诊治的研究及探讨肺癌健康管理的新模式已成为研究者关注的热门课题。近年来，伴随着细胞生物学、分子生物学、肿瘤免疫学、生物工程技术的迅速发展，有关人肿瘤抗原表达、肿瘤免疫逃逸或抑制以及细胞免疫特异识别抗原等机制取得突破性进展，免疫治疗（immunotherapy）在进展期肺癌的辅助治疗中显示出良好的应用前景。

肿瘤免疫治疗是通过调动宿主的天然防卫机制或给予某些生物制剂增强人体抗肿瘤能力以取得抗肿瘤效应。早在1909年，Ehrlich就首先提出，免疫系统不仅负责防御微生物侵犯，而且能从机体内清除变异细胞。20世纪中期，Foley的实验发现肿瘤细胞确能被宿主视为非己而产生特异的免疫排斥反应，机体存在抗肿瘤免疫机制，再次证实了这一观点。进入20世纪60年代，Thomas等将该观点系统化，提出了免疫监视学说。直至20世纪70年代，研究者首次观察到肺癌术后脓胸的患者生存率较未发生感染的患者提高，提示可能是细菌产物发挥了辅助免疫刺激作用，激发了人体自身抗肺癌的免疫能力的结果。随着20世纪80年代末至90年代初期抗原加工和呈递机制、Ⅰ型主要组织相容性复合物（major histocompatibility complex；MHC）、涉及免疫调节的细胞因子网络的相继发现，以及对树突状细胞的深入研究，导致了对免疫识别的更多了解。在过去的十年间，对肿瘤相关抗原及抗原相关表位、免疫细胞亚群、细胞因子调节通路、肿瘤微环境以及肿瘤免疫抑制、激活及逃逸的理解不断进步并获得了实质性进展，使得目前包括肺癌在内的实体瘤免疫治疗模式又进入一个新的阶段。

一、非特异性免疫疗法

20世纪90年代以前，肺癌的免疫治疗主要集中在非特异性免疫系统刺激物（如卡介苗、胸腺肽、短小棒状杆菌、细胞因子等生物制品，或左旋咪唑等药物），这些物质可以刺激单核-吞噬细胞系统活性，非特异性地增强人体免疫功能。这种方法特点是不依赖于肿瘤抗原的识别，也不受MHC-Ⅰ限制。研究较多的有以下几种。

（一）卡介苗

卡介苗（Bacillus Calmette-Guerin vaccine，BCG）是用牛型结核分枝杆菌培育而成的减毒活疫苗，不仅广泛用于结核病预防，且具有抗肿瘤活性，作为一种免疫调节制剂，BCG可通过促进T淋巴细胞增殖，刺激淋巴细胞释放淋巴因子，从而抑制和杀伤肿瘤细胞。BCG先前的抗肿瘤治疗研究主要集中于对膀胱癌的治疗并取得明显的进展，但BCG在肺癌的免疫辅助治疗中的效果尚无一致定论。20世纪70年代末的两个肺癌大样本研究与历史对照相比较发现，BCG联合其他治疗或是癌性胸腔积液患者胸腔注射BCG均能够提高患者的生存率以及胸腔积液控制率。随后McKneally

等进一步的随机对照研究将切除术后的Ⅰ、Ⅱ期的非小细胞肺癌患者分为术后胸膜腔内注射 BCG 组和单独手术组,结果发现在Ⅰ期的患者生存率轻度延长($P<0.05$)。但 80 年代中期 Maurer 等进行的随机对照研究中,BCG 对患者总体生存率(overall survival,OS)却没有影响。随后 Holmes 等又将 141 名术后分期分为Ⅱ期和Ⅲ期的腺癌,大细胞癌随机分为辅助化疗组和辅助胸膜腔内注射 BCG 组。结果是术后化疗组在统计学上优于 BCG 组,但 BCG 组和历史对照组之间却没有统计学上的差别。因此,BCG 的在肺癌方面的疗效尚未得到肯定,仍需要进一步探索。

(二)短小棒状杆菌

短小棒状杆菌(corynebacterium parvm,CP)是一种厌氧的革兰阳性杆菌,其细菌壁的类脂质具有显著的免疫刺激作用,此外 CP 能促进恶性胸腔积液中淋巴细胞 DNA 的合成,并释放单核 - 吞噬细胞活化因子,后者激活巨噬细胞,使之黏附于肿瘤表面,增强其对肿瘤细胞的杀伤力。利用这一原理,20 世纪 80 年代 Rossi 等对顽固性恶性胸腔积液的患者进行胸腔内注入 CP,通过刺激胸膜组织中大量的巨噬细胞,产生化学性炎性反应而使胸膜纤维化、粘连、肥厚,通透性降低,有效地减少了胸液地持续渗出。最近一个大规模Ⅲ期临床试验中,200 例晚期 NSCLC 患者接受短棒状杆菌疫苗联合多药化疗,与单纯化疗相比,生存率上并无显著改善,但生活质量有明显改善。

(三)胸腺肽 α_1

胸腺肽 α_1(thymosin alpha-1)是一种 T 细胞生长因子,作为一种免疫增强剂。在机体内具有诱导 T 细胞分泌,促进 T 淋巴细胞亚群发育、成熟并活化的功能,并能增强巨噬细胞的吞噬功能,提高自然杀伤细胞活力,提高 IL-1 的产生与受体表达水平,同样具有明显的免疫刺激作用和直接的抗病毒、抗肿瘤作用,可通过增强对肿瘤细胞的免疫应答能力和提高肿瘤组织的免疫原性而达到抗肿瘤目的,

此外胸腺肽 α_1 还可使化疗后受抑制的免疫功能得到部分恢复。现已广泛应用于治疗肿瘤和一些免疫缺陷性疾病。余荣等研究报道胸腺肽 α_1 与放疗照射同期使用可明显减轻放射性肺损伤的发生;而作为一种免疫增强剂配合化疗使用,可提高肺癌患者的 $CD4^+/CD8^+$ 水平。顾红梅等对 32 例联合化疗同时给予胸腺肽 α_1 皮下注射和 30 例仅单药化疗的恶性肿瘤患者研究显示,恶性肿瘤患者的外周血 CIM、$CD8^+$、$CD4^+/CD8^+$、$CD16^+56$ 均低于正常人,差异有统计学意义,说明恶性肿瘤患者存在明显的免疫功能降低,联合组加用胸腺肽 α_1 后 $CD4^+$、$CD4^+/CD8^+$、$CD16+56$ 明显高于治疗前($P<0.05$),治疗后联合组 CIM、$CD4^+/CD8^+$、$CD16+56$ 明显高于单化组($P<0.05$)。以上研究说明了胸腺肽 α_1 可以增强人体细胞的免疫功能,改善全身状况,减轻化疗毒副作用,进而增强患者对放化疗副作用的耐受,改善其生活质量。但目前胸腺肽 α_1 在细胞免疫功能调节中的作用国内外仍缺乏大样本随机对照研究,值得进一步研究。

(四)细胞因子

细胞因子(cytokines)是指一类由免疫细胞(淋巴细胞、单核 - 吞噬细胞等)和相关细胞(成纤维细胞、内皮细胞等)产生的、具有调节细胞功能的、高活性、多功能的多肽。生物效应的特点是微量高效,在体内各种细胞因子的作用构成复杂的网络关系,常以自分泌(autocrine)或旁分泌(paracrine)方式在局部发挥免疫调节作用。目前临床上常用的治疗肺癌的细胞因子有干扰素、IL-2、肿瘤坏死因子和集落刺激因子等,现简述如下。

1. 干扰素(interferon,IFN) 是一种人类和动物细胞在对各种病毒等因素刺激的应答中产生的具有多种功能的一类蛋白或糖蛋白,是细胞因子家族中的成员,具有广谱抗病毒及免疫调节等作用。根据 IFN 生物信号传递途径(受体)的不同,将其分为 2 种类型:Ⅰ型 IFN(IFNα、IFNβ、IFNω 和 IFNτ)和Ⅱ型 IFN(IFNγ)。

根据组成氨基酸的差异 IFNα 又可分为 α1、α2 等亚型。肺癌患者干扰素辅助疗法中，以 IFNβ 和 IFNγ 的相关研究最为多见。IFNα/β 主要是通过对淋巴细胞和巨噬细胞的调节或诱导 MHC Ⅰ型分子的表达起免疫调节作用的。Byhardt 等发现 IFNβ 和辐射的联合治疗可以增强非小细胞肺癌的疗效。McDonMd 等发现，IFNβ 能够提高辐射对肺癌细胞的治疗效果。Schmidberger 等研究了 IFNβ 与放射治疗联合应用对 A549 细胞的影响，发现 IFNβ 可以提高 A549 细胞的放疗效果，且随着 IFNβ 剂量的增加治疗效果也逐渐变好。IFNγ 主要由活化的 NK 细胞和 Th 细胞（辅助性 T 细胞）产生，其免疫调节作用比 IFNα/β 更为强大，IFNγ 能诱导多种抗原，激活 NK 细胞和 CTL 的抗瘤活性，诱导 MHCⅠ、Ⅱ类抗原和 Fc 受体表达，激活单核 - 吞噬细胞系统，促进其分泌 IL-1、IL-6、IL-8、TNF-α 等细胞因子，提高机体免疫功能。此外，IFN 可抑制肿瘤细胞的蛋白合成及抑制血管内皮生长因子的合成，后者行为可使肿瘤血管形成受到抑制，因而进一步抑制肿瘤的生长和增殖。在 Schmidberger 研究基础上，夏晖等发现 IFNγ 与 IFNβ 类似也能够增加 A549 细胞对放射治疗的敏感性，其原因可能是 IFNγ 和 γ 射线联合作用可以诱导 P53 蛋白的表达，同时影响细胞周期的变化，显著增加 S 期细胞，并引起明显的 G2/M 期细胞阻滞，从而提高肿瘤细胞对放疗的敏感性，增强 A549 细胞的放疗效果。在联合化疗治疗方面，姜正华等发现小剂量的 IFNγ 联合小剂量的部分化疗药物能增加对 A549 细胞的毒性效应，例如 IFN 与 MMC 联用对 A549 细胞的抑制率最高可达 99%，而与 VCR、5-FU 联用时抑制率也可达 80%。近年来，中成药和生物制剂的不断研发，胡代菊将 IFNγ 联合复方苦参行胸腔内注射治疗癌性胸腔积液疗效良好，能够明显较少不良反应的发生，值得临床推广。IFN 作为肺癌综合治疗的一种方法，目前临床已较多使用。但疗效不一，副作用也不容忽视。

在选择正确病例、给药途径、联合用药及药物剂量方面，还需要更多更深入的探讨。

2. 白介素（interleukin，IL）　白介素是种类最繁多、应用最广泛、作用最复杂的一类。IL-2 有诱导 T 淋巴细胞、CTL 细胞和 B 细胞的增殖分化，促进多种细胞因子分泌，激活 NK 细胞，LAK 细胞和 TIL 细胞，增强单核细胞的免疫活性等作用。在肺癌中的应用，可以弥补患者自身 IL-2 水平不足，延长广泛 NSCLC 患者生存期，控制癌性胸腔积液等治疗。随着研究的深入，不断有其他种类的白介素被发现与肺癌的发生发展有关。Takeuchi 等研究发现，IL-12 可诱导肺癌患者胸腔积液及外周血中的单核细胞产生明显的杀瘤活性；且在肺癌患者中，经 IL-12 孵育的胸腔积液单核细胞可产生更多的 IFNγ。Yanagawa 等通过向恶性胸腔积液患者胸膜腔内注射 IL-8 控制胸腔积液取得良好效果，并延缓了病情的发展。IL-18 发现是最新发现的具有抗肿瘤和抗血管生成作用的细胞因子。IL-24 是近来发现的一种新白介素，利用腺病毒转染的方法发现其可抑制肺癌细胞的增殖，并可以增强肺癌细胞对放疗的敏感性。

3. 肿瘤坏死因子（tumor necrosis factor，TNF）　TNF 是一种能够直接杀伤肿瘤细胞而对正常细胞无明显毒性的细胞因子，是迄今为止所发现的直接杀伤肿瘤作用最强的生物活性因子之一。目前认为，TNF 的抗肿瘤机制除了特异性地直接杀伤肿瘤细胞外，还能诱发其他细胞因子（GM-CSF、IL-1、IL-2、IL-6）合成，有助于机体的防御功能和抗癌作用的提高。此外，TNF 可以抑制和破坏肿瘤内新生血管，使得肿瘤内循环障碍，最后出现肿瘤组织内出血、坏死等；TNF 还可以通过逆转肿瘤细胞多药耐药增加患者化疗敏感性。然而，既往因 TNF 制备技术及纯度影响，全身用药不良反应较为严重，临床使用受限。近年来应用蛋白质工程技术改造野生型 TNF 所获得的重组改构人肿瘤坏死因子（rmhTNF）是新型的生物免疫调节剂,具有疗效肯定、低毒性、耐受性较好的特点,使得其临床适应性得到了较大发展。研究发现 rmhTNF 与 DDP 联合应用于小鼠 Lewis 肺癌移植瘤细胞生长时,rmhTNF 协同顺铂在抑制生长的同时,下调了 Survivin 的表达水平,从而使 Caspase 介导的凋亡信号转导途径激活,最终达到促凋亡的作用,因此它可以增强 DDP 对细胞的杀伤效应,具有化疗增敏作用。此外,还有研究发现经 rmhTNF 处理后的肺癌细胞 A549 对化疗药物多柔比星(DOX)的敏感性显著增加,其原因与肿瘤转移抑制基因 KAll/CD82 在联合处理时表达增高有关。在恶性胸腔积液治疗方面,已有报道 rmhTNF 用于肺癌恶性胸腔积液治疗疗效较其他药物疗效高,其有效率可达 90% 以上,而 rmhTNF 与 DDP 等化疗药物联用胸腔内给药亦取得明显疗效。

4. 集落刺激因子(colony stimulating factor, CSF) 肿瘤化疗和放疗常常造成骨髓严重抑制,白细胞、血小板计数大量减少,导致患者并发感染、自发性出血的危险。CSF 对正常机体以及骨髓抑制的动物和人都有调节血细胞生成的功能。根据这一理论,目前 CSF 在肺癌的临床应用中主要是两个方面:①中晚期肺癌化疗后预防性使用粒细胞集落刺激因子,以减少重度骨髓抑制的发生、降低骨髓抑制的程度、持续时间;②用 CSF 帮助肺癌患者因放化疗所引起的骨髓抑制甚至是免疫缺陷状态中恢复,抵抗细菌感染。目前进入临床试验的 CSF 有对白细胞系统具有刺激其增殖和分化的 G-CSF、GM-CSF、M-CSF,及刺激红细胞产生的红细胞生长因子(EPO),临床应用前景乐观。近年来,有报道称基因重组人粒细胞集落刺激因子(recombinant human granulocy-colony stimulating factor,rhG-CSF)具有配合支持肿瘤化疗的作用 rhG-CSF 不但能增加白细胞的数量,而且可增强中性粒细胞吞噬功能,并可通过改善中性粒细胞活性氧的释放功能来加强其杀灭病原微生物的能力,因此能显著降低肿

瘤化疗过程中及化疗后的感染率,因此临床运用前景较好。

目前认为,肺癌的非特异性免疫治疗多联合各种化疗方案,而免疫细胞在化疗前后经历了以下变化:①自由基增多,影响免疫细胞功能;②免疫能力降低与化疗造成炎性因子有较大关系;③蛋白质分解代谢大于合成代谢,免疫细胞合成能力降低;④患者在化疗过程中进食状况不佳,耐力降低,影响治疗效果及生存时间。非特异性主动免疫治疗与化疗联合应用,在增强机体抗肿瘤免疫功能、调剂自身免疫系统的同时,又在一定程度上拮抗了化疗药物对机体免疫系统的抑制作用,因而能够取得令人比较满意的效果。

二、特异性免疫疗法

肿瘤疫苗是一种有生物活性的前体,可以"训练"免疫系统对抗已知的肿瘤。一种有效的肿瘤疫苗,应当能够特异性地锚定到某种特定肿瘤的抗原上,如肿瘤相关性抗原等,而这种抗原经常可以在患者的循环系统中检测到升高。特异性免疫疗法正是通过这一原理,通过体外分离、提取肿瘤特异性抗原或肿瘤相关抗原,制备不同形式的疫苗注射到肿瘤或者肿瘤患者体内,由抗原呈递细胞摄取并呈递给免疫细胞,使机体 T 细胞致敏、活化,生成肿瘤特异性细胞毒性 T 细胞,激发或增强患者的特异性抗肿瘤免疫应答,专一性地结合并杀伤肿瘤细胞,抑制或减少肿瘤的生长、转移及复发(图6-1)。疫苗在组织学上一般是糖肽、重组蛋白或者完整的肿瘤细胞前体(已经失去复制功能)等。目前,用于肺癌相关疫苗研究领域主要分肿瘤细胞制备的疫苗和抗原制备的疫苗,后者又包括黑素瘤相关抗原、表皮生长因子、肽疫苗 / 核酸疫苗、树突状细胞疫苗等。

(一)肿瘤细胞疫苗

肿瘤细胞具有特异性肿瘤抗原,能够被宿主免疫系统识别,破坏肿瘤细胞。在大多数情况下,肿瘤细胞本身抗原性较弱,或抗原特

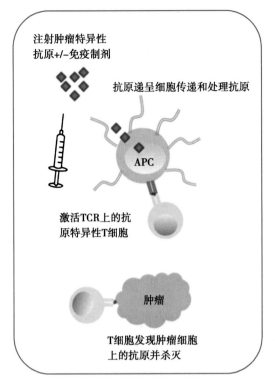

图 6-1　肿瘤疫苗的作用机制

异性不强,不足以引起有效的抗肿瘤反应,可用取自患者的肿瘤细胞,应用加热、冷冻、照射、经神经氨酸酶或病毒等物理、化学方法处理肿瘤细胞,改变抗原结构,提高免疫原性。BELAGENPUMATUCEL-L(又名 Lucanix)是一个从 4 种经辐射过的人类非小细胞肺癌细胞系[SK-LU-1(腺癌细胞系)、NCI-H 460(大细胞癌细胞系)、NCI-H 520(鳞癌细胞系)、Rh 2(转染了抗 TGF-β 基因的质粒细胞系)]中制备的同种异源型肿瘤疫苗,可以呈递一系列的抗原。在一项 Ⅱ 期临床试验中,纳入了 41 名 Ⅱ~Ⅳ 期低肿瘤负荷的受试者,通过皮内注射疫苗发现接受高剂量注射患者的 2 年生存质量明显优于接受低剂量注射的患者,差异具有统计学意义。另一项 Ⅱ 期临床试验纳入的是已经接受过治疗的 Ⅳ 期非小细胞肺癌患者,受试者获得了长达 19 个月的中位总生存。在这项实验当中,该疫苗同时诱导出了细胞免疫和体液免疫反应,表现为细胞毒性细胞因子水

平和 IgG、IgM 水平均有升高。在 Ⅲ 期临床试验中,纳入了进展期的非小细胞肺癌患者,最初采用含铂方案的化疗后,行 Lucanix 注射免疫治疗,结果发现联合治疗组获得了 20.3 个月的总生存时间(OS),相比化疗对照组 17.8 个月稍有提高,尽管统计学无明显差异,但从亚组分析来看,非腺癌患者以及接受了初始化疗及 12 周内便开始接受免疫治疗的 ⅢB/Ⅳ 期患者。可以获得较长的总生存,且统计学具有显著差异。用类似这类物理、化学等方法处理的疫苗虽有悠久的历史,但多数尚未取得满意疗效。

随着基因技术的发展,出现了基因修饰的肿瘤细胞疫苗,即用基因工程方法将不同的目的基因导入受体细胞制成的疫苗。主要包括将 IL-2、IL-12 以及 GM-CSF 等一些细胞因子的基因,或将肿瘤细胞所缺乏的某些分子如 B7 和 MHC-Ⅰ 分子、共刺激信号分子、黏附分子以及编码肿瘤抗原肽的基因等导入肿瘤细胞,增强其免疫原性。Niethammer 等将编码 CEA 的基因导入肺癌细胞后,该疫苗可使 CTL 和 DC 活化,产生抗肺癌作用。就目前而言,基因工程疫苗的研究尚处于初级阶段,其在肿瘤治疗中的价值有待进一步研究。

(二)抗原制备疫苗

1. 蛋白质疫苗

(1)黑素瘤相关抗原 E-A3(melanoma-associated antigen E-A3,MAGE-A3)蛋白疫苗:人类黑色素瘤抗原(MAGE)-A、-B、-C 是一个基因家族,它是胚胎来源的正常表达抗原,也在人类特殊免疫组织部位表达。MAGE-A3 是这个家族基因的一个亚型,在早期(35%)及进展期(55%)肺癌中的表达存在差异,于是被认为是免疫治疗的一个非常好的靶点。MAGE-A3 疫苗是由起主要作用的重组全长型 MAGE-A3 蛋白以及它的免疫辅助因子的嗜血杆菌蛋白 D 和免疫激活因子 AS02B 或 AS15 组成。全长型 MAGE-A3 蛋白可以 Ⅰ 型及 Ⅱ 型人类白细胞抗原(human leukocyte antigen,HLA)形式

被呈递并激活 CD4 及 CD8 T 细胞,激发患者的特异性抗肿瘤免疫应答。Ulloa-Montoya 等一项特殊的研究发现在黑色素瘤及非小细胞肺癌中存在 84 个基因所组成的一个"基因阳性表达的签名",这些基因与 IFNγ 通路、获得性免疫以及 T 细胞活化相关及其归巢密切相关。当在这些"基因签名"阳性的患者中应用 MAGE-A3 型疫苗时,使用疫苗的患者生存似乎生存可以获益。而当不考虑"基因签名"时,使用疫苗并未发现任何生存优势,这说明"基因签名"可以作为一种有效性的分子标志物来指导免疫治疗。Vansteenkiste 等报道了一项随机双盲、安慰剂对照、多中心Ⅱ期临床研究,纳入了 182 名完整手术切除的 MAGE-A3 阳性的ⅠB 期和Ⅱ期患者,随机分成两组,接受 MAGE-A3 或安慰剂的辅助治疗,尽管两组之间在无疾病进展生存、总生存方面并未发现显著性的差异。但接受 MAGE-A3 疫苗的患者都产生了抗 MAGE-A3 的 IgG 抗体,说明 MAGE-A3 激活了机体的免疫反应,且采用森林图进行生存危险因素的分层分析时,从肿瘤分期、组织类型以及手术切除方式的角度评估使用 MAGE-A3 疫苗的患者预后明显更好。基于这些结果,一个启动于 2007 年的多中心Ⅲ期国际性的大型调查(MAGRIT)纳入了 2270 名患者,这些患者接受了完整的手术切除,随后进行 / 或未进行辅助化疗,以 2∶1 的比例随机分为两组,它旨在探寻 MAGE-A3 疫苗在 MAGE-A3 阳性的完整切除的ⅠB、Ⅱ和ⅢA 期非小细胞肺癌患者中的有效性以及观察疫苗治疗的安全性和毒性反应。不幸的是,因该试验结果在无疾病进展生存方面实验组与安慰剂组间并未发现任何差异,因此未能达到预期目标在 2014 年 4 月宣布 MAGRIT 试验终止,目前原亚组分析正在进行当中,尚不清楚哪些亚组患者最可能从疫苗治疗中获益。

(2) 表皮生长因子(epidermal growth factor,EGF):EGF 是一个研究相对清楚的靶点,也是一种潜在的肿瘤抗原。临床前研究显示当给动物注射 EGF 蛋白后能够产生免疫源性以及抗肿瘤活性。在一项Ⅱ期随机临床试验中,纳入 100 例一线化疗失败的ⅢB/Ⅳ期 NSCLC 患者,疫苗为重组 EGF 蛋白耦合脑膜炎奈瑟菌 P64K 蛋白。结果显示 45% 接种疫苗的患者产生强烈的抗 EGF 抗体反应,与对照组相比,疫苗组总体生存期显著延长,8.5 个月 vs.4.3 个月($P<0.05$)。

人类表皮生长因子受体(epidermal growth factor receptor,EGFR)是原癌基因 C-erbB1 的表达产物,属于酪氨酸激酶生长因子受体家族成员之一,在人类多种实体肿瘤中过度表达,与肿瘤细胞的增殖、侵袭、转移及血管生长等有关。目前,两种 EGFR 酪氨酸激酶抑制剂(TKI)厄洛替尼(elotinib,特罗凯)和吉非替尼(gefitinib,易瑞沙)已被批准用于治疗 NSCLC。尽管最初治疗很敏感,然而由于耐药的发生限制了其治疗的长期有效性。目前认为耐药的机制主要是由于 T790M 突变有关,即 EGFR 外显子 20 的第 2369 位的胞嘧啶(C)转化为胸腺嘧啶(T),从而导致第 790 位的编码产物由苏氨酸替换为甲硫氨酸,前者与吉非替尼的苯胺基团形成具有高度亲和力的氢键,从而保证了药物与酪氨酸激酶紧密结合而发挥抗肿瘤作用;一旦苏氨酸被甲硫氨酸取代,将失去与吉非替尼的结合能力产生耐药。所以,NSCLC 患者在接受 EGFR-TKIs 治疗前必须进行基因突变检测。近年来,EGFR 不可逆抑制剂的出现给临床带来曙光,这些药物通过同时抑制 EGFR 受体家族的多个成员,能延长靶点抑制效应,从而增加疗效、减少耐药的发生。当前尚有多种 EGFR 不可逆抑制剂被研制出来,比如 BIBW-2922、HKI-272(neratinib)、PF-02341066 等,少部分已从临床前研究逐渐走向临床。对于深刻理解非小细胞肺癌对 TKI 耐药机制,可以开启新的治疗策略的发展。

2. 肽疫苗 / 核酸疫苗 肿瘤抗原的呈递必须先在抗原呈递细胞的胞内降解为短肽,与 MHC 分子结合,最后形成肽 -MHC-TCR 复合物呈递在细胞表面,使 T 细胞所识别。肽疫苗主要包括肿瘤特异性抗原肽疫苗、癌基因和抑癌基因突变肽疫苗与病毒相关肽疫苗。Kontani 等采用 MUC-1 多肽刺激 MUC-1 阳性肿瘤患者的自身 DC 细胞(8 例)或用细胞溶解产物刺激 MUC-1 阴性表达患者自身 DC 细胞(5 例),疫苗接种后,MUC-1 阳性肿瘤均获得 MUC-1 特异性的免疫反应,而 5 例 MUC-1 阴性肿瘤中只有 1 例获得自身肿瘤抗原的免疫反应。所有 MUC-1 阳性患者中见到肿瘤缩小,肿瘤标志物水平下降和胸腔积液减少,且生存期明显长于 MUC-1 阴性患者。端粒酶反转录酶(telomerase reverse transcriptase,TRET)在多数肿瘤中过表达,超过 85% 的 NSCLC 患者过表达 TERT,一项 I/II 期临床研究采用 hTERT 来源的 GV1001(hTERT:611-626) 和 HR2822 (hTERT:540-548)治疗 26 例 NSCLC 患者,24 例可评价病例中 11 例产生了抗 GV1001 的免疫反应,2 例对 HR2822 产生了免疫反应,其中 1 例产生 GV1001 特异性细胞毒 T 淋巴细胞反应的患者获得了完全缓解(emplete regression,CR)。除了 MUC-1 和 TRET 疫苗外,已有人构建 rim、ras、HER-2/neu、MAGE-12、WT-1、转化生长因子(TGF)及 p21 突变肽等疫苗,将在肺癌的防治中发挥一定的作用。核酸疫苗被称为第 3 代疫苗,是由编码能引起保护性免疫反应的抗原基因片段和载体构建而成的,包括 DNA 疫苗和 RNA 疫苗。从患者细胞中提取少量 DNA 注入患者体内,可高表达相应抗原,被 DC 摄取并致敏 DC 后,可激发高效的细胞和体液免疫,引导其他细胞继续产生反应,而且能介导 CTL 效应。与以往的多肽/蛋白质抗原一样,DNA 疫苗也可加入免疫佐剂,来增强免疫反应。RNA 疫苗比 DNA 疫苗有更多的优点:由于使用的是总 RNA 或 mRNA,因此不需要了解发挥作用的肿瘤抗原分子结构特征;没有基因整合到宿主细胞基因组的风险;不但适用于分裂期细胞,而且还可用于静息期细胞。RNA 疫苗所使用的甲病毒载体又被称

为复制子,保留了编码病毒复制酶的非结构蛋白基因,可以促进载体 RNA 在胞浆内的高水平扩增、表达。

3. 树突状细胞(dendritic cell,DC)疫苗　DC 是重要的抗原呈递细胞,以其为基础制备瘤苗研发较多。DC 疫苗是采用自体或异体肿瘤细胞成分致敏 DC 从而直接诱导抗原特异性的免疫反应。NSCLC 树突状细胞疫苗设计思路是将树突状细胞与各种 NSCLC 抗原物质进行接触,树突状细胞会吞噬这些抗原物质并将它们呈递于细胞表面,然后将这种处理过的树突状细胞皮下或皮内注射于机体,以刺激免疫系统产生抗肿瘤免疫。对 NSCLC 而言,p53 和 CEA 已被用于制备 DC 疫苗,野生型 p53 基因可以通过腺病毒转染至 DC 中。除此之外,腺病毒还具有直接活化 DC 的作用。Antonia 等在 29 例小细胞肺癌中进行了这项研究.57.1% 的患者产生了 p53 特异性的 T 细胞反应,这些患者在疫苗治疗后进行后续化疗时,61.9% 的患者获得了临床反应。这项研究结果揭示了一个重要的肿瘤生物治疗模式,就是即便患者未能从生物治疗中获得直接的疗效,但这可能为后续治疗提供一个很好的基础。此外,研究发现,腺病毒载体在承载外源基因较其他载体在基因转染方面有优势,包括能够激活未成熟和成熟的 DC,能高表达 DC,且 DC 疫苗较少产生抗体,即使没有治疗性的转染也能提高 DC 的功能。CEA 也是 DC 疫苗常用的一种肿瘤相关抗原。Ueda 等用 CEA 来源的、HLA.A24 限制性肽段(CEA652)致敏 DC 后,皮下接种 18 例 CEA(+)转移性胃肠肿瘤或肺癌患者,结果显示部分患者治疗后病情得到长期控制或血清中 CEA 水平显著下降。

4. 抗独特型疫苗　所谓独特型,指的是不同克隆 B 淋巴细胞产生的免疫球蛋白分子具有的特有抗原性。用外源性的肿瘤相关抗原(TAA)免疫动物产生相应的抗体,此即为独特型(Ab1),再用 Ab1 免疫动物产生针对此独特型的独特型抗体 Ab2。Ab2 的亚型 Ab2β

具有相应的 TAA 内镜像作用,可以模拟肿瘤相关抗原诱导机体产生针对 TAA 的特异性抗体 Ab3。这种 Ab2β 即为抗独特型疫苗,其优点是提高了免疫刺激的特异性,同时不将肿瘤细胞制剂直接用于人体,进一步地保证了这一疗法的安全性,因而是癌症特性免疫治疗又一可供选择的方法。有人以抗神经节苷脂 GD2 的单克隆抗体 14G2A(Ab1)作为免疫原,诱导产生出抗独特型抗体 1A7(Anti-Id 1A7)并将其用于 SCLC 的免疫治疗,可使生存时间明显延长,目前该研究已进入Ⅲ期临床阶段。而针对 SCLC 的疫苗主要集中在对 GD2、GD3 的抗独特性抗体的研究中。BEC2 是一种抗神经节苷脂 GD3 的抗独特型抗体,一项 GD3 Ⅲ期临床试验研究共纳入 515 例局限期小细胞肺癌患者,随机分为接种疫苗组以及观察组。与观察组相比,疫苗接种组在生存率、无病生存率(DFS)以及生活质量改善方面并未见显著改善。但在疫苗接种组,肱骨接种部位出现明显反应的患者似乎生存时间更长。目前针对黑色素瘤、结直肠癌、卵巢癌、B 淋巴瘤等独特型抗体的研究已经取得了一定成绩,但肺癌研究方面还需进一步深入探索。

5. TG4010 TG4010 是从转染了 Ankara 质粒的重组修饰病毒悬浮液中获得,可使肿瘤患者体内产生 MUC1 和 IL-2。MUC1 是一种跨膜糖蛋白,其功能与黏蛋白的形成有关,它在正常的管道上皮中都有表达,如乳腺、前列腺、肺、汗腺等。肿瘤当中 MUC1 常表达过量,MUC1 的高度表达可激活 PI3K 和 AKT 通路,导致肿瘤的增殖,也可增加肿瘤的侵袭转移性,导致肺癌患者预后不良。一个多中心、开放的ⅡB 期随机对照研究纳入了 148 名ⅢB/Ⅳ期的非小细胞肺癌患者,随机分为了单纯化疗对照组(顺铂＋吉西他滨方案)以及 TG4010 联合化疗组,结果显示联合用药组的 6 个月无疾病进展生存率(PFS)比对照组(43%vs.35%,$P<0.05$)客观缓解率优势更为明显(41.9% vs. 28.4%,$P<0.05$),联合用药组也叫对照组的中

位总生存时间更长(23.3 个月 vs.12.5 个月 $P<0.05$)。FDA 批准了 TG4010 在进展期非小细胞肺癌患者中的Ⅲ期临床试验,目前在欧洲和美国同时就Ⅳ期非小细胞肺癌患者进行的一项ⅡB/Ⅲ期的大型双盲随机临床试验(TIME 试验),旨在比较一线治疗联合或不联合 TG4010 免疫治疗的差异,结果值得期待。

6. BLP25 BLP25(Tecemotide),也 被 称为 L-BLP25 或 Stimuvax,它是一种从免疫辅助因子单磷脂酰脂 A,以及 3 种脂质成分(胆固醇、二肉豆蔻酰磷脂酰甘油以及磷脂酰甘油)中获得的脂类疫苗。近期研究发现,采用 MUC1.TG 肺癌小鼠模型证实了用环磷酰胺及 BLP25 联合预处理小鼠后,不仅可以有效地促进 Th1 细胞免疫反应,还可刺激其他炎症趋化因子如 IP-10、MIG、KC、MCP-1 以及 MIP-$1α$ 升高,两者通过抑制调节性 T 细胞作用或是减少其数量促使细胞及体液介导疫苗发挥抗肿瘤免疫反应。一项ⅡB 期临床试验纳入了 171 例在一线化疗或放化疗中获得稳定或者临床缓解的ⅢB/Ⅳ期非小细胞肺癌患者,主要研究终点是总生存率以及治疗的毒性反应,次要研究终点是生活质量及疫苗引起的免疫反应。患者被随机分至维持疗法联合 BLP25 治疗组以及单独维持疗法组。用 BLP25 或者安慰剂对患者每周皮下注射一次,进行 8 周治疗,之后每周进行 6 次,直到疾病进展或者出现严重的毒性反应,BLP25 组的所有患者预先接受了低剂量环磷酰胺。结果发现 BLP25 治疗组的患者 3 年的总生存率显著性高于对照组(31% vs.17%,$P<0.05$)。第二项Ⅱ期临床试验称为 INSPIRE 试验,这是一项双盲随机试验,准备纳入在亚洲范围内除日本外 420 例Ⅲ期非小细胞肺癌患者,目前仍在进行当中。激活非小细胞肺癌抗原免疫反应的研究(START 研究)是一项国际的、随机双盲Ⅲ期临床试验研究,旨在评估在接受化疗之后获得疾病稳定或缓解的Ⅲ期非小细胞肺癌中进行 BLP25 的维持治疗的效果。这项研究始于 2007 年,纳

入了 1513 名全球来自 33 个国家 264 个中心的患者。研究结果发现两组之间的 1~3 年的中位生存率没有显著性的差异。但在进行同步放化疗亚组患者中,进行免疫治疗的患者预后明显优于对照组(30.8 个月 vs.20.6 个月,$P<0.05$),而在接受序贯放化疗的患者亚组中无此差异。

7. 其他疫苗　目前也有一些其他疫苗正在进行临床预试验或早期的人体临床试验。其中一个采用的是与维 A 酸受体抑制相关的 PRAME 抗原,它在正常组织中也有低度表达,但在黑色素瘤及非小细胞肺癌中均高表达,因此可以作为一个疫苗靶点。另一个正在早期非小细胞肺癌术后患者中进行试验的是一个重组 PRAME 蛋白,它包含免疫辅助因子 AS15,这项研究正在招募志愿者。此外,针对靶点是表皮生长因子配体的疫苗联合环磷酰胺治疗研究,构建可表达各种抗原或者免疫激活因子的细胞治疗模式以及制备溶瘤病毒策略,均在不断的研发之中。

肿瘤疫苗主要目的在于诱导针对肿瘤特异性抗原的免疫反应,从而达到杀伤表达这些抗原的肿瘤细胞的目的。尤其是肺癌有吸引力的治疗策略,适用于完全切除术后患者的辅助治疗,它的低风险性和合理性尤其引人关注。尽管如此,目前疫苗仍处于研究和临床试验阶段,其特异性、有效性和安全性有待提高。多种方法联合制备新型疫苗已成为研究的热点,随着疫苗制备技术的发展和成熟,其在肿瘤的治疗中会起到愈来愈重要的作用。

三、过继性免疫治疗

过继性免疫治疗(adoptive cell immunotherapy,ACI)是指向肿瘤患者输注具有抗肿瘤活性的免疫细胞,通过直接杀伤肿瘤或激发机体免疫反应来杀伤肿瘤细胞达到治疗肿瘤的目的。ACI 可通过体外扩增筛选出高活性的免疫效应细胞,将其转入宿主体内并建立长期的特异性抗肿瘤免疫效应,克服了疫苗免疫治疗

的诸多缺陷,具有良好的应用前景。该方法所用细胞主要包括淋巴因子激活的杀伤细胞、肿瘤浸润性淋巴细胞、CTL、CD3 单克隆抗体激活的杀伤细胞、细胞因子诱导的杀伤细胞等。

(一)淋巴因子激活的杀伤细胞

淋巴因子激活的杀伤(lymphokine-activated killer cells,LAK)细胞作为第一代过继性免疫细胞治疗的主要方法,LAK 细胞目前在 ACI 中应用最为广泛,1987 年,YaSumoto 等首次报告使用 IL-2 胸内注射诱导 LAK 细胞治疗肺癌性胸腔积液 11 例,9 例有效。近年来,基因重组 IL-2 和生物反应器等的应用,大大促进了 LAK 细胞的体外激活、培养扩增、体内回输和维持,联合应用 LAK 细胞核 IL-2 是当前临床上应用最多的一种过继性细胞免疫治疗。

(二)细胞因子诱导的杀伤细胞

细胞因子诱导的杀伤细胞(cytokine-induced killer cell,CIK)是第二代过继性免疫细胞治疗的主要方法,CIK 是体外诱导活化的 T 细胞,具有直接杀伤肿瘤细胞的作用,其强大抗瘤活性已被动物和临床试验所证实。Wu 等开展的一项临床试验中,59 例ⅢA~Ⅳ期进展的 NACLC 患者随机分为单纯 TP(顺铂 + 多西他赛)化疗组和化疗联合 CIK 细胞治疗组。相较于单纯化疗组而言,联合治疗组的疾病控制率更高,疾病进展时间延长,中位生存期提高,且联合治疗组显示了更长的无病生存期和总体生存期。Li 等报道自体 CIK 细胞治疗肺癌的一项Ⅱ期配对临床研究,包括 50 对Ⅰ期 ~ⅢA 期的早期患者和 37 对ⅢB 期 ~Ⅳ期的晚期患者,分为对照组(吉西他滨或长春瑞滨或多西他赛加铂类)和治疗组(化疗加 CIK 细胞疗法)。结果发现 CIK 疗法联合化疗改善早期肺癌患者的 3 年总生存率(82%vs.66%,$P=0.049$)及中位 OS(73 个月 vs. 53 个月,$P=0.006$)。晚期肺癌患者中 CIK 疗法加化疗可明显延长 3 年 PFS(13 个月 vs. 6 个月,$P<0.001$)与 OS(24 个月 vs.10 个月,$P<0.001$)。与过去 ACI 的 LAK 细胞,TIL 细胞和 CD3$^+$AK 细胞相比,CIK 细胞具有增殖

速度快,杀瘤活性高,杀瘤谱广,对多重耐药肿瘤细胞同样敏感、对正常骨髓造血前体细胞毒性小,目前被认为是新一代ACI的首选方案。

(三)肿瘤浸润性淋巴细胞

肿瘤浸润性淋巴细胞(tumor infiltrating lymphocytes,TIL)是从肿瘤组织中分离出来的淋巴细胞,在IL-2诱导下经离体培养而成,具有特异性肿瘤杀伤活性。TIL体外抗肿瘤能力比LAK细胞大50~100倍,但临床应用TIL抗瘤活性略高于LAK细胞。Ruffini等证实TIL在肺腺癌、鳞状细胞癌及大细胞肺癌中分布相似,Logistic回归分析显示,TIL细胞与肿瘤分级、肿瘤直径大小及微血管转移相关。Ratto研究小组用TIL协同大剂量IL-2治疗肺癌,亦发现Ⅲ期患者生存期明显提高。Kilic等对TIL细胞密度与NSCLC复发和生存期之间的关系作了相关研究,结果显示:在肿瘤直径≥5cm的患者中,TIL细胞密度较高组肿瘤复发率较低(P=0.02),5年无病生存率较高(P=0.04),而在直径<5cm的患者中TIL细胞密度与肿瘤复发率无明显相关性。TIL作为第三代过继性免疫细胞治疗的主要方法,因其特异、副作用小、体外扩增效率高等优点,目前被认为是一种有效的抗肿瘤效应细胞。

(四)CD3单克隆抗体激活的杀伤细胞

CD3单克隆抗体激活的杀伤细胞(anti-CD3 monoclonal antibody activated killer cells,CD3 AK)是由抗CD3单克隆抗体激活的杀伤细胞,具有扩增能力强,体外存活时间长,细胞毒活性高,体内外抗肿瘤效果明显和分泌淋巴因子能力强等优点。但其肿瘤杀伤机制尚不完全明确,目前已知的是它可以通过细胞受体与靶细胞结合,释放细胞毒颗粒或因子直接杀伤肿瘤细胞;也可分泌IL-2、TNF、INF等细胞因子间接杀伤肿瘤细胞。高中度等人采用CD3 AK细胞支气管动脉灌注与化疗药物灌注联合应用治疗中晚期肺癌,比单纯支气管动脉化疗疗效明显提高。

(五)嵌合抗原受体T细胞

嵌合抗原受体T细胞(chimeric angtigen receptor T cell,CART)是利用基因工程修饰外周血T细胞使其表达嵌合性抗原受体(chimeric angtigen receptor,CAR)来特异性识别肿瘤相关性抗原的方法,是最新的且非常具有前景的过继性免疫治疗策略。嵌合性抗原受体主要由细胞膜外抗原结合区和细胞内信号转导区两部分通过多肽接头(Linker)及跨膜区构成。膜外区具有特异性识别并结合肿瘤细胞表面抗原的功能,其构成是将单克隆抗体的重链可变区(VH)和轻链可变区(VL)用一可弯曲的多肽接头将VH和VL连接起来,构建成由单链可变区结构域(single chain variable fragment,scFv)组成的抗原结合区,其形式为VH-Linker-VL或VL-Linker-VH。细胞内信号转导区主要来源于T细胞受体的CD3ζ链。近年来,随着对嵌合性抗原受体结构及功能研究的发展,更多的研究者把CD28或CD137(4-1BB)协同共刺激信号分子与CD3ζ链的细胞内区顺式组成胞内信号转导区,使表达嵌合性抗原受体的T细胞与肿瘤表面抗原结合时更充分激活及免疫应答而杀伤肿瘤细胞。T细胞通过CAR与靶细胞结合后,胞内信号转导区将信号传入T细胞,从而激活T细胞分泌细胞因子,包括穿孔素、颗粒酶、INF-Y、TNF-α等发挥杀伤作用。同时,表达嵌合性抗原受体的T细胞具有MHC非限制性靶细胞识别功能。

四、单克隆抗体疗法

单克隆抗体是杂交瘤分泌的抗体,具有高度特异性和专一性,单抗可发挥两种效能,一是起促进影响,激活补体、杀伤细胞(K细胞)或巨噬细胞,二是作为引物,与生物毒素、药物或放射性物质交联带到肿瘤靶细胞处,又称"导向"治疗起"生物导弹作用"。Nakamara等发现非小细胞肺癌(NSCLC)常同时表达人表皮生长因子受体-2(HER-2)和EGFR,两者在多种肿瘤组织中高表达,与肿瘤的生长、血管形成及转移密切相关。研究证明将 HER-2 单克隆抗体曲妥单抗与化疗药物紫杉醇以及卡铂联合应用于治疗肺癌 NSCLC Ⅱ 期患者是可行的,其药物毒性比单用化疗药物并未增加,虽然总的生存率无明显增加,但是对于强表达 HER-2 的患者疗效优于单用化疗方案。而西妥昔单抗为另一种作用于 EGFR 胞外结合区的单克隆抗体,它能够抑制肿瘤生长,是放化疗的增敏剂,2004 年经美国 FDA 批准上市。Govindan 报道了西妥昔单抗与多西他赛联合治疗复发性 NSCLC 的有效率可达 28%,联合应用显著高于单独多西他赛的治疗方案。有报道称,西妥昔单抗联合化疗对未经治疗的转移性 NSCLC 患者,应答率为 29%~53%,对难治和(或)复发性 NSCLC 患者,本品联合多西他赛的应答率为 28%,高于多西他赛单药治疗。核内不均一核糖核蛋白(hnRNP)B1 是存在于细胞核的一种 RNA 结合蛋白,有研究表明 "[125]I- 抗 hnRNPB1 单克隆抗体([125]I- 抗 hnRNPB1MAb) 在肺癌小鼠移植瘤具有选择性积聚作用,具有靶向分布性. 单用 [131]I- 抗 hnRNPBl MAb 对肺癌小鼠移植瘤的生长具有明显抑制作用,且抑制作用呈量效关系,但联合其他肿瘤治疗方式(如化疗)能否增强疗效还有待进一步研究。总的来讲,单克隆抗体在肺癌治疗中的疗效和机制尚未完全确定,但前景非常乐观,因此值得开展进一步地大规模多中心研究。

五、生物反应调节剂

1982 年,Oldham 提出生物反应调节剂(biologic response modifier,BRM)概念,此类药物主要调节机体防御功能,过去称之为免疫兴奋药或免疫增强药和免疫调节药,因均有一定局限性,改称为 BRM。其作用环节大致为:①激活巨噬细胞或中性粒细胞;②激活天然杀伤性细胞(NK);③促使 T 细胞分裂增殖、分化,调整抑制性与辅助性 T 细胞的比例;④提高体液免疫;⑤诱生干扰素;⑥生产 IL-1、IL-2、NK

细胞等激活因子,再进一步激活有关的免疫细胞而起作用。植物制剂是 BRM 中的一大分类,包括植物提取物和其他成分等,其中以香菇多糖(Lentinan,LTN)临床应用较为普遍,LTN 是从香菇的子实体中分离纯化出来的一种多糖,有效成分主要为甘露聚糖和葡聚糖,一般以糖蛋白的形式存在,具有很强的抗肿瘤活性,并能提高机体的免疫功能。近年来研究表明香菇多糖能显著延长晚期肿瘤患者的生存期,提高生活质量,被广泛应用于恶性肿瘤的治疗。许多研究还发现将香菇多糖联合化疗治疗,与单纯使用化疗治疗肺癌相比,治疗组治疗后 NK 细胞以及 CD4+T/CD8+T 的比值明显高于对照组,而 CD8+T 细胞明显低于对照组($P<0.05$),说明了香菇多糖具有增强患者免疫功能的作用。与之前的非特异性免疫刺激物类似的报道一样,香菇多糖局部给药亦可促进肿瘤组织内免疫细胞功能及肿瘤特异性的杀伤性 T 淋巴细胞诱导增强,同时兼有促进局部产生化学性胸膜炎,有使胸膜粘连、胸膜腔闭塞的作用,因此它可以协同增效控制恶性胸腔积液的渗出。除具有独特的抗肿瘤作用外,还有减轻化疗不良反应、提高患者化疗耐受性的作用。化疗前应用香菇多糖,能减少化疗药物所致恶心、呕吐等胃肠道不良反应,还能减轻化疗药物所致骨髓抑制,其机制可能是通过增强细胞及免疫的功能及刺激中性粒细胞、单核细胞、淋巴细胞及巨噬细胞的恢复和反弹。尽管目前关于香菇多糖在临床的疗效已经较为被认可,但其远期有效性还需进一步的循证依据证实。其余的植物制剂还有海参多糖、灵芝多糖、云芝多糖(云芝蛋白多糖、云芝多糖 K)、银耳多糖(银耳孢多糖)、黄芪多糖等,临床用途与香菇多糖类似,但研究较少。

六、免疫检查点阻断剂

在众多激活治疗性抗肿瘤免疫的策略中,对于免疫检查点分子进行阻断是肿瘤免疫治疗的有效策略之一。由于获得性免疫的启动是一种复杂的发生在抗原呈递细胞及 T 细胞之间的多层面的反应过程。在 T 细胞的激活和抑制免疫反应信号之间需要严密而精确的平衡，否则会导致自身免疫过度或障碍的问题。抗原呈递细胞接受并加工外来的抗原后，在其自身表面以 Ⅱ型 HLA 形式表达该抗原，随即效应 T 细胞便可识别并与携带这种特异性抗原的细胞表面相结合，发挥杀伤作用。另一种通路则是通过抗原呈递细胞（antigen-presenting cells，APCs）表面 CD86 分子与 T 细胞表面 CD28 分子结合方式达到共同激活。在这复杂的相互作用下，T 细胞得到激活并分泌诸如 IL-2 之类又可以激活 T 细胞克隆增殖的细胞因子，产生更为复杂和强大的网络式免疫效应（图 6-2）。

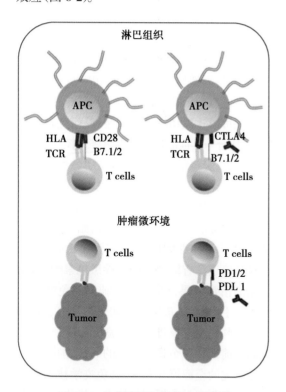

图 6-2　免疫检查点阻断治疗机制

为了避免自身免疫反应或是免疫过度的发生，T 细胞的增殖通常又会受到细胞毒性 T 细胞淋巴抗原 -4（cytotoxic T-lymphocyte antigen 4，CTLA-4）的负反馈调节，CTLA-4 是免疫球蛋白

超家族的一名成员，可由 T 调节细胞产生并表达于 T 细胞表面的一种跨膜受体，通过与 CD28 分子竞争性结合 APCs 表面的 B7-2 分子以及绑定于 APC 表面的共刺激分子 CD86、CD80，启动抑制信号下调效应 T 细胞的反应，因此 CTLA-4 是目前较为常见的抑制靶点之一。CTLA-4 单克隆抗体 Ipilimumab 又名 MDX-010 或 MDX-101，是首个被美国 FDA 批准靶向免疫检查点的治疗药物。它实际上是一种针对 CTLA-4 分子的单克隆抗体，通过阻断 CTLA-4 与其 APCs 表面的配体 B7-2 结合效应，引起 T 细胞的活化、增殖、细胞毒因子的诱导以及肿瘤抑制。目前进行的 Ipilimumab 联合化疗治疗晚期 NSCLC 的Ⅱ期临床试验，一共纳入了 204 例患者入组，按照 1∶1∶1 的比例分为 CP 方案组（卡铂 +紫杉醇）同步给予 Ipilimumab 组（前 4 周期每次给予 Ipilimumab，后 2 周期给予安慰剂）、CP 方案序贯 Ipilimumab 组（前 2 周期给予安慰剂，后 4 周期给予 Ipilimumab）及对照组 CP 方案组，有治疗效果的患者每 12 周给予 Ipilimumab 或安慰剂以作为维持治疗，对于治疗效果的评估分别采用免疫相关有效率评估标准和 WHO 标准。结果显示：化疗序贯应用 Ipilimumab 组患者免疫相关无疾病进展时间（immune-related PFS，irPFS）有实质性改善（序贯组 vs. 对照组 =5.7 个月 vs. 4.6 个月，HR=0.72，P=0.05），序贯应用组也延长了 WHO 标准的 PFS（序贯组 vs. 对照组 =5.1 个月 vs.4.2 个月，HR=0.69，P=0.02），且 OS 得到明显延长（序贯组 vs. 对照组 =12.2 个月 vs.8.3 个月，HR=0.87，P=0.23），而其余治疗方案均无统计学差异。进一步分析提示，序贯应用 Ipilimumab 更利于达到临床效果，主要获益的人群是非小细胞肺癌患者中的鳞癌患者。Ⅲ期临床研究（NCT01285609）Ipilimumab 联合 CP 方案的治疗Ⅳ期肺鳞癌患者正在进行，计划纳入 920 例患者，进一步评估该治疗方案的有效性。广泛期小细胞肺癌（extensivediseasesmall-cell-lung cancer，ED-SCLC）患者应用 Ipilimumab 也有明显的 irPFS 效果（治疗组 vs. 对照组 =6.4 个

月 vs.5.3 个月，HR=0.64，P=0.03)，可能对于 ED-SCLC 患者有效。Ipilimumab 联合 EP(依托泊苷 + 铂类) 治疗 ED-SCLC 正在进行Ⅲ期临床试验 (NCT01285) 也正在进行，计划纳入 1125 例患者，同样进一步评估该治疗方案有效性。此外，还有研究报道了一例经系统性治疗但出现复发转移的非小细胞肺癌患者，接受了同步的姑息性放疗以及 Ipilimumab 治疗后，获得了肿瘤局部及远处症状的完全缓解，患者的肿瘤标记物水平也出现明显降低甚至恢复正常。而在治疗 1 年之后，从 PET-CT 图像上已看不出该患者肿瘤的任何迹象。

程序化死亡受体 -1(programed death-1，PD-1) 分子是另外一种研究较为广泛的免疫检查点阻断剂(immune checkpoint regulators)。PD-1(CD279) 是 B7-CD28 家族中的一员，通常在活性 CD4$^+$ 和 CD8$^+$ T 细胞、NK 细胞及激活的单核细胞和成熟的 DC 细胞表面表达，PD-1 具有两个配体即 PD-L1(B7-H) 和 PD-L2(B7-DC)，前者通常以活性形式表达在巨噬细胞表面，后者主要表达在抗原呈递细胞以及一些肿瘤细胞上。PD-1 途径是一个重要的调节因子，可以诱导和维持免疫耐受，保护组织不受自身免疫的伤害与 CTLA-4 的负反馈调节类似，激活 PD -1 信号通路后，T 细胞可触发凋亡，因此也与可通过特异性抑制性调节因子作用于 PD-1 通路来增强 T 细胞的活化和提高肿瘤的免疫活性等。Nivolumab 和 MK-3475 是完全人类抗体，可以抑制 PD-1 受体在激活 T 细胞上的表达。这两种药物可以阻断 PDL-1/2 与活化 T 细胞表面表达来的 PD-1 结合及通过消除 PD-1 的抑制信号来增加 T 细胞活化。一项接受 Nivolumab 治疗的 129 名复发的非小细胞肺癌Ⅰ期临床试验，患者每 2 周以 3 种不同浓度方式服用(1mg/kg，5mg/kg，10mg/kg)，结果发现患者 2 年总体生存率可达 24%，中位总生存时间达 9.9 个月，且毒副作用非常轻微。目前一项 Ⅲ期临床试验已经开展，纳入的是 582

个转移或复发型非鳞癌型非小细胞肺癌，通过接受 Nivolumab 和使用多西他赛二线化疗治疗对比在后总生存差异，了解无疾病进展生存以及疾病相关症状进展，并且评估 PD-1 阻断剂的临床效果。此外，还有研究结果显示使用 PD-1 单抗的 Ⅰ 期临床研究在非小细胞肺癌、肾细胞癌、恶性黑色素瘤患者中治疗有效率分别为 18%、28% 和 27%。肿瘤缓解持续时间较长，并且表达 PD-L1 的肿瘤患者更易于从 PD-1 单抗治疗中获益。使用 PD-L1 单抗的临床研究获得了和 PD-1 单抗类似的结果，尤其值得关注的是被认为对免疫治疗反应较低的非小细胞肺癌客观缓解率仍能达到 10%。继Ⅰ期临床试验成功之后，目前Ⅱ期和Ⅲ期试验也正在开展中。使用 PD-1 及 PD-L1 单抗出现的不良反应与 CTLA-4 单抗相比较轻，可能是由于靶向 PD-1 以及 PD-L1 的单克隆抗体主要在肿瘤微环境中发挥改善效应 T 细胞功能的作用，而 CTLA-4 特异性抗体主要是在外周淋巴器官中抑制 T 细胞的活化。因靶向 PD-1/PD-L1 的治疗不仅可以诱发持续的肿瘤缓解，而且安全性较好，适合与其他的治疗联合更好地控制肿瘤。

总之，肺癌的免疫治疗是应用各种生物活性制剂来激发调节机体的免疫功能和抗癌能力，变被动为主动抗癌，具有巨大治疗潜力。但目前的肺癌免疫治疗仍处于初始阶段，仅仅是提供了一种细胞毒性药物替代物的可能，它对肺癌还没有取得类似恶性黑色素瘤、前列腺癌的治疗效果，尽管如此，肺癌的免疫治疗作为继手术疗法、放射疗法和化学疗法之后的第四种肿瘤治疗模式正在被众多学者所认可。我们目前处在一个日新月异的时代，随着免疫治疗研究的全面展开和深入，免疫学技术的不断发展和免疫学分析工具的不断优化，新的更加安全而有效的免疫疗法会不断走进临床实践，真正成为肺癌综合治疗的不可或缺的组成部分。

（乔文亮　林强）

参考文献

1. Jemal A,Bray F,Center MM,et al. Global cancer statistics .CA Cancer J Clin,2011,61(2):69-90.

2. 郭其森.现代肺癌诊断治疗学.北京:人民卫生出版社,2010:250-264.

3. 吴一龙.肺癌多学科综合治疗的理论与实践.北京:人民卫生出版社,2000:139-146.

4. 白澎,张沪生,王毓洲.肺癌免疫治疗的进展.国外医学呼吸系统分册,2004,24:21-25.

5. 薛庆节,吕厚东,陈延.卡介苗抗肿瘤治疗研究进展.国际生物制品学杂志,2012,35(5):250-253.

6. McKneally MF,Maver C,Kausel HW,et al. Regional immunotherapy with intrapleural BCG for lung cancer.J Thorac Cardiovasc Surg,1976,72:333-338.

7. Maurer LH,Pajak T,Eaton W,et al. Combined modality therapy with radiotherapy,chemotherapy,and immunotherapy in limited small-cell carcinoma of the lung:a Phase III cancer and Leukemia Group B Study. J Clin Oncol,1985,3(7):969-976.

8. Holmes EC,Gail M. Surgical adjuvant therapy for stage II and stage III adenocarcinoma and large-cell undifferentiated carcinoma. J Chin Oncol,1986,4:710-715.

9. Rossi GA,Felletti R,Balbi B. Symptomatic treatment of recurrent malignant pleural effusions with intrapleurally administered Corynebacterium parvum. Clinical response is not associated with evidence of enhancement of local cellular-mediated immunity. Am Rev Respir Dis,1987,135(4):885-890.

10. 吴孟超,吴在德.黄家驷外科学.北京:人民卫生出版社,2008:245-252.

11. Garaei E,Pica F,Sinibaldi-Vallebona P,et al. Thymosin alpha(1)in combination with cytokines and chemotherapy for the treatment of cancer.Int Immunopharmacol,2003,3(8):1145-1150.

12. 余荣,孙宇,蔡庆,等.α1胸腺肽减轻放射性肺损伤.中国肺癌杂志,2011,14(3):187-192.

13. 顾红梅,刘贤称,陈不尤.胸腺肽α1对恶性肿瘤化疗患者T细胞亚群的影响.南通大学学报(医学版),2010,30(6):478-480.

14. Chelbi-Alix MK,Wietzerbin J.Interferon,a growing cytokine family:50 years of interferon research. Biochimie,2007,89:713-718.

15. Ryman KD,Meier KC,Gardner CL,et al.Non-pathogenic Sindbis virus causes hemorrhagic fever in the absence of alpha/beta and gamma interferons. Virology,2007,368(2):273-285.

16. Byhardt RW,Vaickus L,Witt PL,et al.Recombinant human interferon-beta(rHuIFN-beta)and radiation therapy for inoperable non-small cell lung cancer.J Interferon Cytokine Res,1996,16:891-902.

17. McDonald S,Chang AY,Rubin P,et al.Combined Betaseren R(recombinant human interferon beta)and radiation for inoperable non-small cell lung cancer. Int J Radiat Oncol Biol Phys,1993,27:613-619.

18. Schmidberger H,Rave-Frank M,Lehmann J,et al.The combined effect of interferon beta and radiation on five human tumor cell lines and embryonal lung fibmblasts.Int J Radiat Oncol Biol Phys,1999,43:405-412.

19. 夏晖,张宜明,于长海,等.干扰素γ和γ射线对人肺癌A549细胞联合作用的体外观察.中华医学杂志,2012,92(5):348-350.

20. 姜正华,朱慕云,吕元文,等.干扰素γ与化疗药物协同抑制肺癌细胞系的生长.中国癌症杂志,2000,10(4):296-298.

21. 胡代菊,梅晓冬.复方苦参注射液、IL-2及α-干扰素治疗肺癌伴恶性胸腔积液疗效.临床肺科杂志,2012,17(10):1844-1845.

22. Takeuchi E,Yanagawa H,Suzuki Y,et al. IL-12-induced production of IL-10 and interferon-gamma by mononuclear cells in lung cancer-associated malignant pleural effusions. Lung Cancer,2002,35(2):171-177.

23. Yanagawa H,Haku T,Takeuchi E,et al. Intrapleural therapy with MDP-Lys(L18),a synthetic derivative of muramyl dipeptide,against malignant pleurisy associated with lung cancer. Lung Cancer,2000,27(2):67-73.

24. Lasek W,Giermasz A,Kuc K,et al.Potentiation of the anti-tumor effect of actiomycin D by tumor necrosis factor-alpha in mice:correlation between in vitro

and vivo results.Int J Cancer,1996,66:374-379.

25. Lee K Y,Chang W,Qiu D,et al.PG490(triptolide) cooperates with tumor necrosis factor-alpha to induce apoptosis in tumor cells.J Biol Chem,1999, 274(19):13451-13455.

26. Huang LY,Shi HZ,Liang QL,et al.Expression of soluble triggering receptor expression onmyeloid ceils-1 in pleural effusion.Chin Med,2008,121: 1656-1661.

27. 魏素菊,张楠.rmhTNF-α协同顺铂对小鼠Lewis 肺癌移植瘤的抑制.中国肿瘤生物治疗杂志, 2008,15(4):361-364.

28. 唐娟娟,胡燕清,陆琰.rmhTNF-α在肺癌细胞 A549中的作用.中国肿瘤生物治疗杂志,2006, 13(4):3.

29. 李永梅,王梅,顾军,等.重组改构的人肿瘤坏死 因子治疗恶性胸腔积液.中国癌症杂志,2006, 16(10):870-871.

30. Ashida T,Ishilkwa H,Urase F,et al .Effect of recombinant human granulocyte colony-stimulating factor on white blood cell count and neutrophil functions in patients with malignam lymphoma. Rinsho-Ketsueki,1989,30(10):1778-1782.

31. Kuni-Eda Y,Okabe M,Kurasawa M,et al.Effects of rhG-CSF on infection complications and impaired function of neutrophils secondary to chemotherapy for non-Hodgkin's lymphoma. Hokkaido Study Group of Malignant Lymphoma,and rhG-CSF, Japan. Leuk Lymphoma. 1995,16(5~6):471-476.

32. Mostafa AA,Morris DG. Immunotherapy for lung cancer:has it finally arrived? Front Oncol,2014,4: 288.

33. Nemunaitis J,Murray N. Immune-modulating vaccines in non-small cell lung cancer. J Thorac Oncol,2006,1(7):756-761.

34. Akhurst RJ,Derynck R. TGF-beta signaling in cancer-a double-edged sword. Trends Cell Biol, 2001,11(11):S44-51.

35. Anscher MS,Kong FM,Andrews K,et al. Plasma transforming growth factor beta 1 as a predictor of radiation pneumonitis. Int J Radiat Oncol Biol Phys,1998,41(5):1029-1035.

36. Niethammer AG,Primus FJ,Xiang R,et al. An oral DNA vaccine against human carcinoembryonic

antigen(CEA) prevents growth and dissemination of Lewis lung carcinoma in CEA transgenic mice. Vaccine,2001,20(3-4):421-429.

37. Jungbluth AA,Silva WA Jr,Iversen K,et al. Expression of cancer-testis(CT) antigens in placenta. Cancer Immun,2007,7:15.

38. Kim SH,Lee S,Lee CH,et al. Expression of cancer testis antigens MAGE-A3/6 and NY-ESO-1 in non-small-cell lung carcinomas and their relationship with immune cell infiltration. Lung,2009,187(6): 401-411.

39. Marchand M,Punt CJ,Aamdal S,et al. Immunisation of metastatic cancer patients with MAGE-3 protein combined with adjuvant SBAS-2:a clinical report. Eur J Cancer,2003,39(1):70-77.

40. Ulloa-Montoya F,Louahed J,Dizier B,et al. Predictive gene signature in MAGE-A3 antigen-specific cancer immunotherapy. J Clin Oncol, 2013,31(19):2388-2395.

41. Vansteenkiste J,Zielinski M,Linder A,et al. Adjuvant MAGE-A3 immunotherapy in resected non-small-cell lung cancer:phase II randomized study results. J Clin Oncol,2013,31(19):2396-2403.

42. Tyagi P,Mirakhur B. MAGRIT:the largest-ever phase III lung cancer trial aims to establish a novel tumor-specific approach to therapy. Clin Lung Cancer,2009,10(5):371-374.

43. Neninger E,Crombet T,Osorio M,et al. Vaccination with EGF active immunotherapy improves survival in advanced non small cell lung cancer (NSCLC) patients:interim analysis of a randomized phase II trial.J Clin Oncol,2005,23(Supple):abs 7210.

44. 乔建兵,陈文萍.酪氨酸激酶抑制剂耐药机制 及其治疗策略.中国肺癌杂志,2011:14(10): 806-809.

45. Giaccone G. EGFR point mutation confers resistance to gefitinib in a patient with non- small-cell lung cancer. Nat Clin Pract Oncol,2005,2(6):296-297.

46. Kontani K,Taguehi O,Ozaki Y,et al.Dendritic cell vaccine immunotherapy of cancer targeting MUC1 mucin. Int J Mol Med,2003,12:493-502.

47. Marchetti A,Bertacca G,Buttitta F,et al. Telome-

rase activity as a prognostic indicator in stage I non-small cell lung cancer. Clin Cancer Res, 1999, 5(8):2077-2081.

48. 周彩存.肺癌疫苗的临床研究现状.临床肿瘤学杂志,2007,12(9):641-645.

49. Antonia SJ, Mirza N, Fricke I, et al.Combination of p53 cancer vaccine with chemotherapy in patients with extensive stage small cell lung cancer.Clin Cancer Res,2006,12:878-887.

50. Ueda Y, Itoh T, Nukava I, et al.Dendritic cell-based immunotherapy of cancer with carcinoembryonic antigen-derived HLA-A24-restricted CTL epitope: clinical outcomes of 18 patients with metastatic gastrointestinal or lung adenocarcinomas.Int J Oncol,2004,24(4):909-917.

51. Giaccone G, Debruyne C, Felip E, et al. Phase III study of adjuvant vaccination with Bec2/bacille Calmette-Guerin in responding patients with limited-desease small-cell lung cancer(European Organization for Research and Treatment of Cancer 08971-08971B; Silva Study). J Clin Oncol,2005, 23(28):6854-6864.

52. Nemunaitis J, Jahan T, Ross H, et al.Phase 1/2 trial of autologous tumor mixed with an allogeneic GVAX vaccine in advanced-stage non-small-cell lung cancer.Cancer Gene Ther,2006,13(6):555-562.

53. Rochlitz C, Dreno B, Jantscheff P, et al. Immunotherapy of metastatic melanoma by intratumoral injections of Verocells producing human IL-2: phase II randomized study comparing two doselevels. Cancer Gene Ther,2002,9(3):289-295.

54. Peat N, Gendler SJ, Lalani N, et al. Tissue-specificexpression of a human polymorphic epithelial mucin(MUC1)in transgenicmice. Cancer Res, 1992,52(7):1954-1960.

55. Guddo F, Giatromanolaki A, Koukourakis MI, et al. MUC1(episialin)expression in non-small cell lung cancer is independent of EGFR and c-erbB-2 expression and correlates withpoor survival in node positive patients. J Clin Pathol,1998,51(9):667-671.

56. Raina D, Kosugi M, Ahmad R, et al. Dependence on the MUC1-C oncoprotein in non-small cell lung cancer cells. Mol Cancer Ther,2011,10(5):806-816.

57. Quoix E, Ramlau R, Westeel V, et al. Therapeutic vaccination with TG4010 and first-line chemotherapy in advanced non-small cell lung cancer:a controlled phase 2B trial. Lancet Oncol,2011,12 (12):1125-1133.

58. Butts C, Murray N, Maksymiuk A, et al.Randomized phase IIB trial of BLP25 liposome vaccine in stage IIIB and IV nonsmall-cell lung cancer.J Clin Oncol,2005,23(27):6674-6681.

59. Clark WH Jr, Mastrangelo MJ, Ainsworth AM, et al. Current concepts of the biology of human cutaneous malignant melanoma.Adv Cancer Res,1977,24: 267-338.

60. Berd D, Mastrangelo MJ. Effect of low dose cyclophosphamide on the immunesystem of cancer patients:reduction of T-suppressor function without depletion of the CD8$^+$ subset. Cancer Res,1987,47 (12):3317-3321.

61. Ghiringhelli F, Menard C, Puig PE, et al. Metronomic cyclophosphamide regimen selectively depletes CD4+CD25+ regulatory T cells and restores T and NK effector functions in end stage cancer patients. Cancer Immunol Immunother,2007,56(5):641-648.

62. Butts C, Socinski MA, Mitchell PL, et al. Tecemotide (L-BLP25) versus placebo after chemoradiotherapy for stage III non-small-cell lung cancer(START): a randomised, double-blind, phase 3 trial. Lancet Oncol,2014,15(1):59-68.

63. 杨双宁,王丽萍,张毅.肺癌免疫治疗现状.肿瘤基础与临床,2010,23(5):456-460.

64. Wu C, Jiang J, Shi L, et al.Prospective study of chemotherapy in combination with cytokine-induced killer cells in patients suffering from advanced non-small cell lung cancer.Anticaneer Res,2008,28(6B):3997-4002.

65. Li R, Wang C, Liu L, et al.Autologous cytokine-induced killer cell immunotherapy in lung cancer: a phase II clinical study. Cancer Immunol Immunother,2012,61(11):2125-2133.

66. Ruffini E, Asioli S, Filosso PL, et al.Clinical

significance of tumor-infiltrating lymphocytes in lung neoplasms.Ann Thorac Surg,2009,87(2):365-372.

67. Kilic A,Landreneau RJ,Luketich JD,et al.Density of Tumor-Infiltrating-Lymphocytes Correlates with Disease Recurrence and Survival in Patients with Large Non-Small-Cell Lung Cancer Tumors.J Surg Res,2009,23(4):1-4.

68. 高中度,茅爱武,邱晓雯,等.支气管动脉灌注CD3AK治疗中晚期肺癌近期疗效观察.中国肿瘤临床与康复,2000,7:36-37.

69. Nakamara H,Takamofi S,Fujii T,et al.Cooperative cell-growth inhibition by combination treatment with ZDl839(Iressa)and trastuzumab(Herceptin)in non-small-cell lung cancer.Cancer Lett,2005,230(1):33-46.

70. Langer CJ,Patficia S,Ann T,et al.Trastuzumab in the treatment of advanced non-small-cell lung cancer:is there a role? Focus on Eastern Cooperative Oncology Group study 2598.J Clin Oncol,2004,22(7):1180-1187.

71. Govindan R.Cetuxlmab in advanced non-small cell lung cancer.Clin Cancer Res,2004,10(12):4241-4244.

72. Nemunaitis J,Murray N.Immune-modulating vaccines in non-small cell lung cancer.J Thorac Oncol,2006,1(7):756-761.

73. Murata Y,Shimamura T,Tagami T,et al.The skewing to Thl induced by lentinan is directed through the distinctive cytokine production by macrophages with elevated intracellular glutathione content.Int Immunopharmacol,2002,2:673-689.

74. 赵林.香菇多糖联合化疗对肺癌患者免疫功能影响的研究.中国实用医药,2014,9(11):151-152.

75. 叶茂,周毅.顺铂联合香菇多糖对肺癌并发恶性胸腔积液患者胸水调节性T细胞的影响及意义.浙江医学,2014,36(2):124-129.

76. 蔡月娥.天地欣治疗晚期肺癌疗效观察.中华肿瘤杂志,1996,16(5):321.

77. Greenwald RJ,Freeman GJ,Sharpe AH. The B7 family revisited. Annu Rev Immunol,2005,23:515-548.

78. Zou W,Chen L. Inhibitory B7-family molecules in the tumour microenvironment. Nat Rev Immunol,2008,8(6):467-477.

79. Cameron F,Whiteside G,Perry C. Ipilimumab:first global approval. Drugs,2011,71(8):1093-1104.

80. Lynch TJ,Bondarenko I,Luft A,et al. Ipilimumab in combination with paclitaxel and carboplatin as first-line treatment in stage ⅢB/Ⅳ non-small-cell lung cancer:results from a randomized,double-blind,multicenter phase Ⅱ study. J Clin Oncol,2012,30(17):2046-2054.

81. Reck M,Bondarenko I,Luft A,et al. Ipilimumab in combination with paclitaxel and carboplatin as first-line therapy in extensive-disease-small-cell lung cancer:results from a randomized,double blind,multicenter phase 2 trial. Ann Oncol,2013,24(1):75-83.

82. Golden EB,Demaria S,Schiff PB,et al. An abscopal response to radiation and Ipilimumab in a patient with metastatic non-small cell lung cancer. Cancer Immunol Res,2013,1(6):365-372.

83. Riella LV,Paterson AM,Sharpe AH,et al. Role of the PD-1 pathway in the immune response. Am J Transplant,2012,12(10):2575-2587.

84. Ramsay AG. Immune checkpoint blockade immunotherapy to activate antitumour T-cell immunity. Br J Haematol,2013,162(3):313-325.

85. Keir ME,Butt MJ,Freeman GJ,et al. PD-1 and its ligands in tolerance and immunity. Annu Rev Immunol,2008,26:677-704.

86. Topalian SL,Hodi FS,Brahmer JR,et al. Safety,activity,and immune correlates of anti-PD-1 antibody in cancer. N Engl J Med,2012,366(26):2443-2454.

87. Jun REN,Hongyan HUANG. Current situation and trends in blockade of targeted immune check points in cancer immunotherapy. Chin J Clin Oncol,2014,41,(7):415-419.

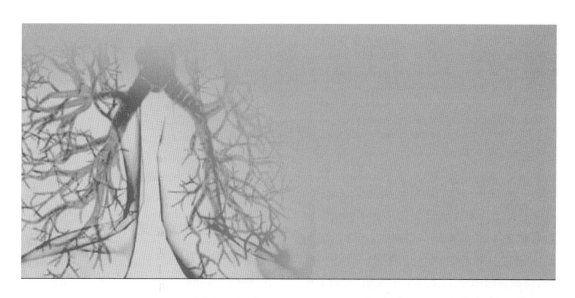

第七篇　肺部结节的诊治策略

第一章 肺部结节的诊疗策略——国际诊疗策略

一、背景

肺癌是世界上癌症死亡的首要原因。可是肺癌的5年生存率并不理想。主要是因为绝大多数肺癌患者都是出现症状时才去就诊,待确诊时80%以上都是中晚期,失去了根治性手术治疗的机会。近年来,随着人们健康保健意识的提高和医学影像技术的飞速发展,尤其是薄层CT和高分辨率CT在临床上的广泛应用,孤立性肺结节(solitary pulmonary nodules,SPNs)的发现比率正逐年增加。不同的文献报道SPNs的发现率差别很大,约为8%~51%。而且,有文献报道,大于50岁的长期吸烟的人群中,有一半以上的人有至少一枚肺结节。有10%的患者在一年左右的时间里会出现一枚新的结节。据统计,美国每年估计约新增15万SPNs患者。

SPN通常是可行治愈性切除的Ⅰ期肺癌,及时准确地鉴别SPN的良恶性并予以及时有效的治疗将显著提高肺癌患者的治愈率,延长生存期。对ⅠA期的非小细胞肺癌的患者,术后5年生存率更可以达到90%以上。可是,如何在临床上及早诊断孤立性肺小结节的性质仍然是目前临床医生所面临的难题,也是大家研究的热点。患者往往缺乏典型的症状和体征,病灶微小,难以早期发现,容易造成误诊、漏诊和延误治疗。没有特异性的检查手段,其手术前病灶定性极为困难,这也给外科医生造成很大困扰。因此,如何有效的对肺部小结节进行诊断和评估,及时正确判断SPN的良、恶性,既能早期发现癌变,早期治疗,提高肺癌患者总体生存率并改善预后,又能避免过度的检查和不必要的手术带来的风险和创伤,就显得尤为重要。

二、肺结节的定义

根据目前国内外公认的定义,肺部结节(pulmonary nodule,PN)是指小的、圆形的、实质性或混合性的、边界清楚的影像学不透明影。依据病灶的数目,可分为单发肺结节即孤立性肺结节(solitary pulmonary nodule,SPN)和多发性肺结节(multiple pulmonary nodule,MPN)。SPN是指单一的、边界清楚的、影像不透明的、直径小于或等于3cm、周围完全由含气肺组织所包绕的,不伴肺不张、肺门增大或胸腔积液表现的圆形病灶。肺微结节(pulmonary micronodule)指的是分散的、圆形的、质地模糊的、直径小于3mm的小病灶。薄层螺旋CT的出现,使得我们能更准确的测量肺部结节的大小和形态特征,依据在CT下肺结节的密度可将肺结节分为实性结节(solid nodule)和亚实性结节(subsolid nodule),而后者又可细分为纯毛玻璃样结节(pure ground-glass nodule,pGGN)和部分实性结节(part-solid nodule)(图7-1)。实性结节指的是均质的组织密度,其中没有明显的血管结构影。毛玻璃样结节(ground-glass opacities,GGO)是指高分辨率CT图像上表现为密度轻度增加,但其内的支气管及血管纹理仍可显示。纯的毛玻璃样结节指的是有较低的组织密度,其中没有血管和(或)气管结构。亚实性结节(又称混合毛玻璃样结节)是指同时具有这两种成分,通常表现为中心部位为实性的结节,而结节的外围表现为毛玻璃样的晕影。习惯上把直径大于3cm的叫占

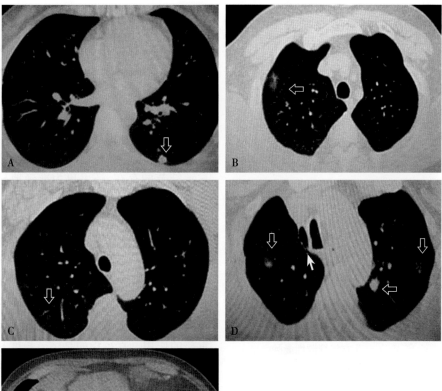

图7-1　各种类型的肺结节
A. 实性结节;B. 部分实性结节;C. 纯毛玻璃样结节;D. 多发肺结节;E. 肺占位

位或肿块,并且被认为是支气管源性的肿瘤可能大。

三、肺结节的病因

　　SPN病因复杂,文献报道大约有80多种疾病,包括各种良性病变(肉芽肿、错构瘤、动静脉畸形等)和恶性病变(支气管肺癌,转移瘤,淋巴瘤等)均可表现为肺结节,给其鉴别诊断带来困难(表7-1)。

四、肺结节的检查和评估

　　SPN的诊断方法大体可分为两类:①无创

表7-1　肺结节的常见原因

原因		病变
肿瘤	恶性病变	原发性肺癌
		原发性肺淋巴瘤
		原发性肺类癌
		肉瘤
		孤立的转移瘤
	良性病变	错构瘤
		脂肪瘤
		软骨瘤
		平滑肌瘤

续表

原因		病变
炎性病变	感染	肉芽肿(结核、非典型分枝杆菌感染、真菌)
		肺炎
		脓肿
	非感染性病变	风湿性关节炎
		韦格纳肉芽肿病
		淀粉样变性
		肉状瘤病
		肺内淋巴结
血管		动静脉畸形
		肺梗死
		血肿
先天性		支气管畸形
		支气管源性囊肿
		肺隔离症

方法,包括 X 线片、胸部 CT 平扫、高分辨 CT 和增强扫描;SPECT 或 PET/CT 检查等;②有创方法,包括经皮或支气管镜肺穿刺活检、开胸活检等。

(一)X 线片

尽管在很多地方,常规 X 线胸片仍是胸部疾病检查的最常用手段,但对于孤立性肺小结节难以发现,容易漏诊,主要是因为两点:①病灶太小,与周围肺组织对比度差,在 X 线胸片上其光学密度小于肉眼的分辨率,以致无法显示。②在正位胸片上,肺组织与纵隔、心脏和膈肌存在重叠,小病灶容易漏诊。有文献认为胸片检查对于 SPN 的漏诊率接近 50%。

(二)肺部结节的 CT 检测

螺旋 CT 是肺部病变影像学诊断中的重大突破,与胸片相比,CT 大大增加了肺结节的检出率,可发现直径≤5mm 的病灶,对早期肺癌的发现率≥70%。一项多中心的国际早期肺癌行动计划(Early Lung Cancer Action Program,ELCAP)研究显示,CT 对肺结节的检出率是胸片的 3 倍。薄层 CT 和高分辨率 CT 扫描是发现孤立性小肺结节的主要手段,特别是现在的层厚为 1~1.25mm 的薄层 CT 扫描对评估毛玻璃样结节或亚实性结节尤为重要。多层螺旋 CT 最大密度投影(maximum intensity projections,MIP)重建图像对肺部微小结节的显示优于常规 CT 和薄层 CT,它不仅能明确显示结节的存在,还可更为准确地显示结节的分布特点。冠状位重建可作为横轴位的补充。2013 年,低剂量 CT 扫描被美国国立综合癌症网络(NCCN)推荐为常规的肺癌筛查方法。

1. 大小和形态

(1) 结节的大小与恶性病变的关系:SPNs 的直径大小对结节良恶性质的鉴别有着至关重要的作用。直径指的是结节长度和宽度的平均值。根据 Swensen 的一项前瞻性研究显示,直径 >4mm 的结节恶性的概率不到 1%;4~7mm、8~20mm、20~30mm 恶性的概率分别约为 0.9%、18%、50%;在结节的恶性似然比(likelihood ratio,LR)中,直径≤1cm、1.1~2.0cm、2.1~3.0cm、>3.0cm 分别为 0.52、0.74、3.67、5.23。因此,SPNs 的直径大小可以作为鉴别良恶性的独立影响因子。根据美国胸科医师学会(ACCP)一项基于循证医学证据的资料显示,随着 SPN 病灶直径增大,其为恶性的可能性逐渐增大:最长径 5mm 以下 SPN 为恶性肿瘤的可能性仅为 0~1%,5~10mm 者肺癌可能性为 6~28%,大于 2cm 者肺癌可能性为 64~82%。在 ELCAP 的研究中,结节的直径小于 5mm 时,发生恶性的概率是 1%,结节直径在 6~10mm 时,恶性的概率是 24%,结节的直径是 11~20mm 时,恶性的概率是 33%,而当结节的直径大于 2cm 的时候,80% 的可能是恶性的。在 Mayo Clinic 进行的一项筛查研究中,对那些偶然检出的直径小于 5mm 的肺部小结节,如果没有恶性肿瘤的病史,在 2 年内发生癌变的可能性小于 1%。结节小于 3mm,恶性的可能是 0.2%,结节在

4~7mm，发生恶性的可能是0.9%，而结节在8~20mm，发生恶性的概率是18%，当结节大于20mm，恶性的可能增大到了50%。可见结节大小与恶性风险有独立相关性。Henschke等通过1993-2002年的2897例肺结节的患者进行回顾性的分析，认为，对那些最大直径小于5mm的结节，一年复查一次即可。而当结节的直径为5~9mm时，在恶性病变的患者中，有6%的患者在随访到4~8个月的时候发现结节的增大。Lillington GA，等认为一个实性的结节如果在2年内大小没有变化，则可能考虑是良性的。因此推荐对有疑问的实性结节要随访2年。在这段期间，做CT对结节的生长进行评估。而Oxnard GR，等认为单纯比较小结节的直径是不精确的，因为一个5mm的结节，体积增大了一倍，也许仅仅是因为结节的直径上增加了1.3mm。而直径上增加2mm以上，才是有临床意义的。

（2）结节的形态与病变性质的关系：除了SPNs的大小，还要结合结节在影像学上表现出来的密度和形态，来判断病灶的性质。

有文献报道，致密均匀的钙化、脂肪密度和微小结节聚集往往提示为良性病变。分叶征、支气管造影征、血管集束征、空泡征、支气管空气征和空洞病变的存在，往往是恶性病变的影像学特征。在2002年，Henschke C等提出根据肺内小结节的密度，把肺结节分为实性结节，亚实性结节和毛玻璃样结节三种。在2005年费莱舍尔学会（Fleischner Society）指南，把肺内小结节按其密度分成3类：纯毛玻璃样结节、部分毛玻璃样结节和实性结节。这3种结节在性质、倍增时间、预后上各有特点。在ELCAP研究中，亚实性结节的恶性概率是63%，纯的毛玻璃样结节是18%，而实性结节为7%。分型的目的旨在提高肺癌的检出率，同时避免过度随访所致的电离辐射损伤。

目前国内外对于外周型SPN的病变性质结果报道不一，原因可能与资料来源、人群分布有关。国外文献报道SPN中20%~40%为肺癌，国内一项较大宗病例研究则报道62.6%（186/297）的SPN为肺癌。其中，恶性实性小结节的病理类型多为浸润性腺癌，以腺泡状、乳头状和实性亚型为主。部分实性结节往往为浸润性腺癌或为预后良好的伏壁生长型。纯毛玻璃样结节往往进展缓慢，甚至数年无变化，也可仅仅表现为密度逐渐增加。这种影像特征在病理上往往对应为不典型腺样增生（AAH）或原位腺癌（AIH）。CT下呈现为磨玻璃样结节的病变，特别是伴有实性成分的毛玻璃样结节可能比实体结节有更高的发展为恶性病的倾向。实性成分占体积越小，病理组织成分中侵袭性也越低。近年来，对GGN的诊断和治疗，逐渐成为了胸外科医师，影像学医师讨论的热点（图7-2）。

对于GGN，应予薄层CT扫描（层厚1.0~1.5mm），以提高诊断敏感性。由于病灶小，很难穿刺明确病理，或者虽然能直接获取组织标本，但是由于获取的标本大小有限，大约有20%的穿刺活检会出现不确定性结果。因此随访中观察有无进展并结合影像学特征是临床上决定是否开胸探查的主要依据。

2. 肺结节的体积测定和结节的生长率 结节的生长是一个三维的过程。所以，相对于单纯从测量结节的直径来评估结节的大小，三维体积测量更为准确。特别是对那些形状不规则的结节来说更是如此。直径上的微小的变化会导致体积上明显的变化。（结节的体积 = $\frac{4}{3}\pi\left(\frac{直径}{2}\right)^3$）。

结节的生长率是一个评价结节性质的非常重要的指标。由结节的"体积倍增时间"来计算的。"体积倍增时间"指的是病变的体积增加到一倍时所需要的时间。可以通过公式计算结节的体积倍增时间（volume doubling time，VDT）（公式1）。

公式1：VDT=(t×ln2)/ln(Vi/Vf)

Vi= 结节最初的体积，Vf= 结节最后的体

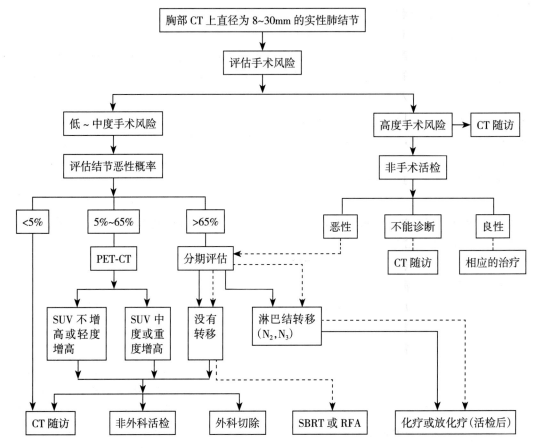

图 7-2　直径为 8~30mm 的实性肺结节的诊疗策略

SBRT:立体定向放射治疗;FA:射频消融治疗

积大小,

t= 两次 CT 检测的间隔的时间,ln= 自然对数。

进行性进展是恶性肿瘤的特点,其生长速度为指数级增长,倍增时间主要决定于组织学类型和肿瘤的血供。一般认为,良性病变比恶性病变的倍增时间要长,而在体积上出现 25% 的变化,是有显著性意义的。一项回顾性研究分析了肿瘤的倍增时间,33% 容积倍增时间(VDT)为 100 天,40%VDT 为 100~400 天,27%VDT 大于 400 天。一般而言,VDT 在 30~400 天时要怀疑恶性的可能;感染性病变的 VDT 小于 1 个月;肉芽肿性病变和错构瘤的 VDT 大于 18 个月;超过 2 年未见增长的结节被认为良性病变的可能性极大。Hasegawa 等报道了一个为期 3 年的肺小结节的随访的分析,他们把肺结节分为毛玻璃样结节,亚实性结节和实性结节。结果显示中位体积倍增时间分别为 813 天、457 天和 149 天。此外,对那些不吸烟的癌性结节的体积倍增时间要明显长于吸烟的癌性结节。有文献报道,恶性结节的倍增时间在 30~400 天。结节的倍增时间小于 30 天的主要考虑为感染。但也有例外,如有时候淋巴瘤也会表现为一个较快的增长。结节的倍增时间大于 400 天的,往往考虑是良性病变。如果结节在 2 年的时间里大小没有变化,则是良性的指标。但临床上仍然观察到数年没有增长的肿瘤,多见于原位癌或癌前期病变不典型腺样增生(AAH),而这些病变多为纯毛玻璃样或半实性的病变,因此倍增时间仍需要结合影像学特点。然而,即使是三维CT也可能是不完全准确,特别是对那些包含毛玻璃成分的结节或是靠近血管分支的结节。与未考虑呼吸运动的3D-CT相比,近年来4D-CT把时间因素纳入CT扫描的三维重建中,可以形成动态的四维CT图像,较好地消除了呼吸运动的伪影,能够更真实再现肿瘤的形态。

3. PET-CT 近年来出现的PET/CT和SPECT从能量代谢的角度,评价SPN病灶的良恶性,具有较高的诊断价值。PET的敏感性和特异性分别是87%和83%。PET-CT的敏感性较高,但是,PET-CT的特异性偏低,在真菌感染和代谢较高的结核肉芽肿性病变中可以出现假阳性。PET的空间分辨力为7~8mm,在直径较小的结节(<1cm)或是低度恶性的小病变中也容易出现假阴性。因此,仍需要结合病史和影像学特征综合判断。

(三)CT引导下细针穿刺活检

对于不愿通过外科手术诊治明确SPNs病变性质的患者来说,经皮肺穿刺活检或针吸活检(fine-needle aspiration biopsy,FNAB)不失为一种较好的获取病理的方式,尤其是对于位于肺周围离胸壁较近的SPNs。常用三种手段引导:荧光镜(透视)、CT、超声。以定位准确的CT引导下穿刺应用较广,适用于穿刺5mm以上的SPNs。一项meta分析报道FNAB诊断恶性SPNs的灵敏度及特异度分别为86%、98.8%,而同时联合透视及CT引导下进行穿刺其灵敏度、特异度可达91%、94%。穿刺的准确性与病变所在的位置深度及大小有明显相关性;对于<2cm的SPNs来说,CT引导下穿刺总的诊断准确性约为77.2%;而对于直径约0.5~0.7cm的结节来说,其灵敏度只有50%;同时,针吸的组织样本多少也严重影响病变性质的诊断,对于直径<1cm的结节来说只有约77%病变采样能满足病理诊断;Tsukada等报道直径6~10mm、11~20mm、21~30mm诊断的准确性分别为66.7%、78.9%、86.7%。FNAB

的常见的并发症为气胸和出血,其发生的概率分别约为15%、1%,多见于小病灶、位置较深的病灶、肺气肿的患者、从侧面或近叶间裂进针穿刺等情况,需进行引流的比例为5%(4%~18%)。其他较少见的并发症包括气体栓塞、肿瘤种植转移等。近年来,一项新的用于周围性肺部病变诊断技术-电磁导航支气管镜(electromagnetic navigation bronchoscopy,EMNB)开始应用于临床,该技术用体外电磁板来引导气管内带微传感器的探针进行穿刺活检,可显著提高肺外周病灶的定位诊断率。

五、肺部结节的评估和管理策略

对肺结节的评估和管理,是值得呼吸内科医生、外科医生和放射科医生共同探讨和研究的。对于外周型SPN的诊治,是目前国内外研究的热点。早在2005年,美国推出了费莱舍尔学会(Fleischner Society)指南,主要针对年龄大于35岁、无已知恶性肿瘤的肺小结节患者的随访和诊治策略。指南强调,先要对不确定的小结节病变进行恶性可能的风险预估,并已有研究运用概率预测方法,量化分析了临床特点中的危险因素。经临床风险评估后分为低风险和高风险人群,然后根据病灶大小决定最初随访间隔时间,再根据病灶的进展情况调整随访间隔时间。

美国胸科医师学会(ACCP)临床指南第3版对肺结节的评估进行了概括。2013年ACCP发布了第3版对单发或多发肺结节的临床处理路径指南,在评估患者的肺部结节时,应将重点放在结节的大小、形态及恶性疾病的危险因素和是否合适进行后续治疗这些方面。

(一)相关的危险因素

通过统计相关的危险因素,可以计算出发生肺癌的恶性概率,能够指导进一步的随访监测和治疗。多种研究提出了肺癌的相关危险因素(表7-2):

表 7-2　肺结节恶性概率的计算因素

来源 / 参考	计算肺结节恶性概率的因素
HYPERLINK www.chestx-ray.com	1. 年龄 2. 吸烟史 3. 有无咯血 4. 原发肿瘤病史 5. 结节的直径 6. 结节所在部位 7. 结节边缘的形态 8. 生长速率 9. 空洞壁的厚度 10. 钙化 11. CT 增强扫描中强化 >15Hu 12. PET
Korst	1. 年龄 2. 吸烟史 3. 慢性阻塞性肺病史 4. 有毒物质接触史 5. 家族史 6. 结节的大小 7. 结节形状 8. 生长速率 9. 结节密度
Swensen 等	1. 年龄 2. 吸烟史 3. 患癌史 4. 结节的直径 5. 毛刺征 6. 结节所在部位
Gould 等	1. 年龄 2. 吸烟史 3. 结节的直径 4. 戒烟时间
李运　等	1. 年龄 2. 结节的直径 3. 肿瘤家族史 4. 毛刺征 5. 钙化 6. 边界
田蓉　等	1. 性别 2. 年龄 3. 吸烟史 4. 结节的直径 5. 毛刺征 6. FDG 摄取程度

Mohamed Sayyouh 等认为,当评价肺结节的性质的时候,可以通过临床的信息和影像学上的表征来得出似然比(LR),进一步提高了诊断的灵敏度和特异度(表 7-3):

表 7-3　肺结节恶性的似然比

参数	特性	似然比
大小(mm)	0~10	0.52
	11~20	0.74
	21~30	3.67
	>30	5.23
部位	上叶 / 中叶	1.22
结节轮廓	光滑,无分叶	0.30
	有分叶	5.54
钙化	均质钙化	0.01
	不均质钙化	2.20
腔壁厚度	≤4mm	0.07
	4~16mm	0.72
	>16mm	37.97
CT 增强	≤15Hu	0.04
	>15hu	2.32
PET SUV 值	≤2.5	0.04
	>2.5	4.30
年龄	20~29	0.05
	30~39	0.24
	50~70	1.90
	>70	4.16
吸烟史	从不吸烟	0.19
	目前吸烟	2.27
恶性肿瘤史		4.95

(二)肺结节诊疗策略

1. 直径为 8~30mm 的实性肺结节　对于直径为 8~30mm 的实性肺结节,先评估其手术风险,并对其临床患癌的概率进行评估,再对其进行 CT 扫描监测、非手术性的活检及外科诊断等后续的处理(图 7-2)。推荐 Mayo Clinic 的多重逻辑回归分析模型,基于 6 个临床上和影像学上的独立的危险因素建立(患者的年龄、吸烟史、胸腔外的肿瘤病史、结节的直径、

毛刺征和结节的位置)(公式2):

公式2:Mayo Clinic 的多重逻辑回归分析模型

Probability of malignancy=ex/(1+ex)(Equation 1)

x=−6.8272+(0.0391×age)+(0.7917×smoke)+(1.3388×cancer)+(0.1274×diameter)+(1.0407×spiculation)+(0.7838×location)(Equation 2)

公式说明:e 是自然对数;age:年龄按年计算;smoke:如果既往有吸烟史(无论是否已戒除)则为1,否则为0;cancer:如果5年前(含5年)有胸外肿瘤史则为1,否则为0;diameter:结节直径以毫米为单位计算;spiculation:如果结节边缘有毛刺则为1,否则为0;location:如果肺结节定位在上叶则为1,否则为0。

2. 直径小于8mm的实性肺结节　当实质性结节直径小于8mm时,恶性程度较低,先要评估患者是否具有发生肺癌的危险因素,然后再根据结节的大小不同来决定用非增强的低剂量螺旋CT进行随访的方案(图7-3):

3. 亚实性肺结节　亚实性的结节包括pGGN 和部分实性结节。据统计,在手术切除的肺部亚实性结节中,发现大量是肺的癌前病变,甚至已经发生癌变。那么如何对亚实性结节进行评估呢?

ACCP 推荐:

(1) 若直径小于等于5mm 的pGGN,不需进行随访。

(2) 对直径大于5mm 的pGGN,应在3个月内复查胸部非增强的薄层CT 扫描。如果结节没有变化,建议每年低剂量CT 随访至少3年。如果pGGN 的大小增长或密度逐渐发展至实质成分,通常提示恶性可能,应考虑手术切除。

(3) 部分实性结节,不管大小如何,都应在3个月内复查胸部非增强的薄层CT 扫描。对直径≥10mm 的部分实质性结节,考虑后续进一步的 PET/CT 检查来评估结节的性质。必要时手术活检以明确诊断。如果存在手术禁忌证时,可以考虑细针穿刺活检。

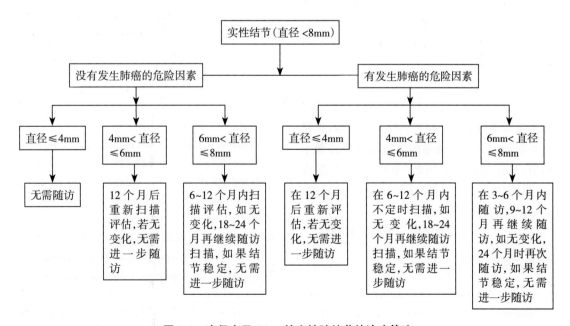

图 7-3　直径小于8mm 的实性肺结节的诊疗策略

注意:

(1) 有多个实质性小结节的患者,CT 扫描的随访时间应根据最大的结节大小而定。

(2) 对直径小于等于8mm 的肺部结节,应该用低剂量,非增强的CT 扫描进行随访监测。

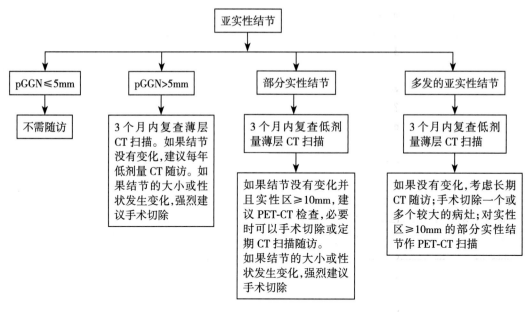

图 7-4　亚实性肺结节的诊疗策略

（4）对多发的亚实性结节，在 3 个月内复查胸部非增强的薄层 CT 扫描。如果结节性状稳定，则需要长期的薄层 CT 扫描随访。如果是部分实性结节或有增大的 pGGN，可考虑手术切除一个或多个较大的病灶。对直径≥10mm 的多发部分实性结节，考虑 PET/CT 检查（图 7-4）。

总之，对肺部小结节进行风险评估、决策分析和治疗方案的选择，需要呼吸科、胸外科和影像医学科等多学科的协作。其目的，正是为了能通过客观可衡量的方法来评价肺部小结节，从而能够使肺癌的"早期发现、早期诊断、早期治疗"成为可能，同时避免不必要的，甚至是过度的检查和治疗。

（林之枫　李钊　林强）

参考文献

1. Albert RH, Russell JJ. Evaluation of the solitary pulmonary nodule. Am Fam Physician, 2009, 80(8): 827-831.

2. Ost D, Fein AM, Feinsilver SH. Clinical practice. The solitary pulmonary nodule. N Engl J Med, 2003, 348(25): 2535-2542.

3. MacMahon H, Austin JHM, Gamsu G, et al. Guidelines for the management of small pulmonary nodules detected on CT scans: a statement from the Fleischner Society. Radiology, 2005, 237: 395-400.

4. McWilliams A, Mayo J. Computed tomography-detected noncalcified pulmonary nodules: a review of evidence for significance and management. Proc Am Thorac Soc, 2008, 5: 900-904.

5. Ost D, Fein A. Evaluation and management of the solitary pulmonary nodule. Am J Respir Crit Care Med, 2000, 162(3 Pt 1): 782-787.

6. Pastorino U. Current status of lung cancer screening. Thorac Surg Clin, 2013, 23: 129-140.

7. Wood DE, Eapen GA, Ettinger DS, et al. Lung cancer screening. J Natl Compr Canc Netw, 2012, 10(2): 240-265.

8. Detterbeck FC, Boffa DJ, Tanoue LT. The new lung cancer staging system. Chest, 2009, 136: 260-271.

9. Henschke CI, Yankelevitz DF, Libby DM, et al. Survival of patients with stage I lungcancer detected on CT screening. N Engl J Med, 2006, 355: 1763-1771.

10. Gould MK, Ghaus SJ, Olsson JK, et al. Timeliness of care in veterans with non-small cell lung cancer, Chest, 2008, 133(5): 1167-1173.

11. Ost DE, Gould MK. Decision making in patients with pulmonary nodules. Am J Respir Crit Care Med, 2012, 185 (4):363-372.

12. Gould MK, Fletcher J, Iannettoni MD, et al. Evaluation of patients with pulmonary nodules: when is it lung cancer? ACCP evidence-based clinical practice guidelines (2nd edition). Chest, 2007, 132:108S-130S.

13. Hansell DM, Bankier AA, MacMahon H, et al. Fleischner Society: glossary of terms for thoracic imaging. Radiology, 2008, 246 (3):697-722.

14. Travis WD, Garg K, Franklin WA, et al. Evolving concepts in the pathology and computed tomography imaging of lung adenocarcinoma and bronchioloalveolar carcinoma. J Clin Oncol, 2005, 23:3279-3287.

15. Varoli F, Vergani C, Caminiti R, et al. Management of solitary pulmonary nodule. Eur J Cardiothorac Surg, 2008, 33 (3):461-465.

16. Austin JH, Muller NL, Friedman I'J, et al. Glossary of terms for CT of the lung: recommendations of the Nomenclature Committee of the Fleischner Society. Radiology, 1996, 200:327-331.

17. Smith MA, Battafarano RJ, Meyers BF, et al. Prevalence of benign disease in patients undergoing resection for suspected lung cancer. Ann Thorac Sarg, 2006, 81 (5):1824-1829.

18. Sayyouh M, Vummidi DR, Kazerooni EA. Evaluation and management of pulmonary nodules: state-of-the- art and future perspectives. Expert Opin Med Diagn. 2013 , 7 (6):629-644.

19. Pollentine A, Edey AJ. Imaging incidental pulmonary nodules. Br J Hosp Med (Lond). 2012 , 73 (11):620-625.

20. McNuhy W, Cox G, Au. Yong I. Investigating the solitary pulmonary nodule. BMJ, 2012, 344:e2759.

21. Henschke CI, McCauley DI, Yankelevitz DF, et al. Early Lung Cancer Action Project: overall design and findings from baseline screening. Lancet, 1999, 354:99-105.

22. Ketai L, Malby M, Jordan K, et al. Small nodules detected on chest radiography: does size predict calcification? Chest, 2000, 118:610-614.

23. Henschke CI, McCauley DI, Yankelevitz DF, et al.

Early lung cancer action project: a summary of the findings on baseline screening. Oncologist, 2001, 6:147-152.

24. Friese SA, Rieber A, Fleiter T, et al. Pulmonary nodules in spiral volumetric and single slice computed tomography. Eur J Radiol, 1994, 18:48-51.

25. Girvin F, Ko JP. Pulmonary nodules: detection, assessment, and CAD. AJR Am J Roentgenol, 2008, 191:1057-1069 .

26. Ahn MI, Gleeson TG, Chan IH, et al. Perifissural nodules seen at CT screening for lung cancer. Radiology, 2010, 254:949-956.

27. Hodnett PA, Ko JP. Evaluation and management of indeterminate pulmonary nodules. Radiol Clin North Am, 2012, 50:895-914.

28. Judice A A, Geetha DK. A Novel Assessment of Various Bio-Imaging Methods for Lung Tumor Detection and Treatment by using 4-D and 2-D CT Images. Int J Biomed Sci, 2013, 9 (2):54-60.

29. Tateishi U, Tsukagoshi S, Inokawa H, et al. Fluctuation in measurements of pulmonary nodule under tidal volume ventilation on four-dimensional computed tomography: preliminary results. Eur Radiol, 2008, 18 (10):2132-2139.

30. 张轶, 丁嘉安. 孤立性肺结节良恶性病变的危险因素分析. 中国胸心血管外科临床杂志, 2006, 13 (3):162-165.

31. Alzahouril K, Vehen M, Arveux P, et al. Management of SPN in France. Pathways for definitive diagnosis of solitary pulmonary nodule: A multicentre study in 18 French districts. BMC Cancer, 2008, 8:93.

32. Wahidi MM, Govert JA, Goudar RK, et al. Evidence for the treatment of patients with pulmonary nodules: when is it lung cancer? ACCP evidence-based clinical practice guidelines (2nd edition). Chest, 2007, 132 (3 Suppl):94S-107S.

33. Erasmus JJ, Connolly JE, McAdams HP, et al. Solitary pulmonary nodules. I. Morphologic evaluation for differentiation of benign and malignant lesions. Radio Graphics, 2000, 20:43-58.

34. Patel VK, Naik SK, Naidich DP, et al. A practical algorithmic approach to the diagnosis and management

of solitary pulmonary nodules. Part 1:Radiological characteristics and imaging modalities. Chest, 2013,143:825-839.

35. 田蓉,苏鸣岗,田野,等.影响孤立性肺结节良恶性鉴别的因素分析及恶性可能性预测,四川大学学报(医学版),2012,43(3):404-408.

36. 李运,陈克终,隋锡朝,等.孤立性肺结节良恶性判断数学预测模型的建立.北京大学学报(医学版),2011,03:450-454.

37. Lacasse Y,Wong E,Guyatt GH,et al. Transthoracic needle aspiration biopsy for the diagnosis of localised pulmonary lesions:a meta-analysis. Thorax,1999,54(10):884-893.

38. Cheung JY,Kim Y,Shim SS,et al. Combined fluoroscopy- and CT-guided transthoracic needle biopsy using a C-arm cone-beam CT system: comparison with fluoroscopy-guided biopsy. Korean J Radiol,2011,12(1):89-96.

39. Ohno Y,Hatabu H,Takenaka D,et al. CT-guided transthoracic needle aspiration biopsy of small (< or=20mm)solitary pulmonary nodules. AJR Am J Roentgenol,2003,180(6):1665-1669.

40. Wiener RS,Schwartz LM,Woloshin S,et al. Population-based risk for complications after transthoracic needle lung biopsy of a pulmonary nodule:an analysis of discharge records. Ann Intern Med,2011,155(3):137-144.

41. Torigian DA,Zaidi H,Kwee TC,et al. PET/MR imaging:technical aspects and potential clinical applications.Radiology,2013,267:26-44.

42. Patel VK , Naik SK , Naidich DP , et al . A practical algorithm approach to the diagnosis and management of solitary pulmonary nodules:part 1: radiologic characteristics and imaging modalities . Chest,2013 ,143(3):825-839 .

43. Ikehara M,Saito H,Kondo T,et al. Comparison of thin-section CT and pathological findings in small solid-density type pulmonary adenocarcinoma: prognostic factors from CT findings . Eur J Radiol, 2012,81(1):189 -194 .

44. Naidich DP ,Bankier AA,Macmahon H,et al. Recommendations for the management of subsolid pulmonary nodules detected at CT:a statement from the Fleischner Society . Radiology,2013,266 (1):304-317.

45. Aoki T,Tomoda Y,Watanabe H,et al. Peripheral lung adenocarcinoma:correlation of thin-section CT findings with histologic prognostic factors and survival. Radiology,2001,220(3):803-809.

46. Cloran FJ,Banks KP,Song WS,et al. Limitations of dual time point PET in the assessment of lung nodules with low FDG avidity. Lung Cancer,2010, 68(1):66-71.

47. Nair VS,Barnett PG,Ananth L,et al. PET scan ^{18}F -fluorodeoxyglucose uptake and prognosis in patients with resected clinical stage ⅠA non-small cell lung cancer. Chest,2010,137(5):1150-1156.

48. Maeshima AM,Tochigi N,Yoshida A,et al. Clinicopathologic analysis of multiple (five or more) atypical adenomatous hyperplasias (AAHs) of the lung:evidence for the AAH-adenocarcinoma sequence. J Thorac Oncol,2010,5(4):466-471.

49. Fabian T,Bryant A,Mouhlas A,et al. Survival after resection of synchronous non-small cell lung cancer. J Thorac Cardiovasc Surg,2011,142:547-553.

50. De Cabanyes Candela S,Detterbeck F. A systematic review of restaging after induction therapy for stage Ⅲa lung cancer:prediction of pathologic stage. J Thorac Oncol,2010,5:389-398.

51. Voltolini L,Rapicetta C,Luzzi L,et al. Surgical treatment of synchronous multiple lung cancer located in a different lobe or lung:high survival in nodenegative subgroup. Eur J Cardiothorac Surg, 2010,37:1198-1204.

52. Shi C,Zhang X,Han B,et al. A clinicopathological study of resected non-small cell lung cancers 2cm or less in diameter:a prognostic assessment. Med Oncol,2011,28:1441-1446.

53. Gu B,Stephanie S,Hoang C,et al. A dominant, invasiveadenocarcinoma associated with multifocal in situlesions does not represent M1 disease and should be treated surgically. Abstract presented at Society of Thoracic Surgeons Meeting. Los Angeles,2013,96(2):411-418.

54. Aberle DR,Adams AM,Berg CD,et al. Reduced lung cancer mortality with low-dose computed tomographic screening. N Engl J Med,2011,365:

395-409.

55. Travis WD, Brambilla E, Noguchi M, et al. International Association for the Study of Lung Cancer/ American Thoracic Society/European Respiratory Society international multidisciplinary classification of lung adenocarcinoma. J Thorac Oncol, 2011, 6: 244-285.

56. Nomori H, Ohba Y, Shibata H, et al. Required area of lymph node sampling during segmentectomy for clinical stage Ia non-small cell lung cancer. J Thorac Cardiovasc Surg, 2010, 139: 38-42.

57. Brandman S, Ko JP. Pulmonary nodule detection, characterization, and management with multidetector computed tomography. J Thorac Imaging, 2011, 26 (2): 90-105.

58. Truong MT, Sabloff BS, Ko JP. Multidetector CT of solitary pulmonary nodules. Thorac Surg Clin, 2010, 20 (1): 9-23.

59. Hanamiya M, Aoki T, Yamashita Y, et al. Frequency and significance of pulmonary nodules on thinsection CT in patients with extrapulmonary malignant neoplasms. Eur J Radiol, 2012, 81 (1): 152-157.

60. Jacobs C, Sanchez CI, Saur SC, et al. Computeraided detection of ground glass nodules in thoracic CT images using shape, intensity and context features. Med Image Comput Comput Assist Interv, 2011, 14 (Pt 3): 207-214.

61. Georgiadou SP, Sipsas NV, Marom EM, et al. The diagnostic value of halo and reversed halo signs for invasive mold infections in compromised hosts. Clin Infect Dis, 2011, 52 (9): 1144-1155.

62. Travis WD, Brambilla E, Noguchi M, et al. International Association for the Study of Lung Cancer/ American Thoracic Society/European Respiratory Society: international multidisciplinary classification of lung adenocarcinoma: executive summary. Proc Am Thorac Soc, 2011, 8 (5): 381-385.

63. Hodnett PA, Ko JP. Evaluation and management of indeterminate pulmonary nodules. Radiol Clin North Am, 2012, 50: 895-914.

64. Koo CW, Anand V, Girvin F, et al. Improved efficiency of CT interpretation using an automated lung nodule matching program. AJR Am J Roentgenol, 2012, 199: 91-95.

65. Swensen SJ, Jett JR, Hartman TE, et al. CT screening for lung cancer: five-year prospective experience. Radiology, 2005, 235 (1): 259-265.

66. Patel VK, Naik SK, Naidich DP, et al. A practical algorithmic approach to the diagnosis and management of solitary pulmonary nodules: Part 2: Pretest probability and algorithm. Chest, 2013, 143: 840-846.

67. Kulesza P, Ramchandran K, Patel JD. Emerging concepts in thepathology and molecular biology of advanced non-small cell lung cancer. Am J Clin Pathol, 2011, 136: 228-338.

68. Warth A, Muley T, Meister M, et al. The novel histologic International Asso-ciation for the Study of Lung Cancer/American Thoracic Society/European Respiratory Society classification system of lung adenocarcinoma is a stage-independent predictor of survival. J Clin Oncol, 2012, 30: 1438-1446.

69. Albahary MV, Ferretti G, Lantuejoul S, et al. Cavitating nodules in a 40-year-old non-smoking woman: a very particular tumor. Rev Mal Respir, 2012, 29: 916-919.

70. Shaw AT, Yeap BY, Solomon BJ, et al. Effect of crizotinib on overall survival in patients with advanced non-small-cell lung cancer harbouring ALKgene rearrangement: a retrospective analysis. Lancet Oncol, 2011, 12: 1004-1012.

71. Yoshizawa A, Motoi N, Riely GJ, et al. Impact of proposed IASLC/ATS/ERS classification of lung adenocarcinoma: prognostic subgroups and implications for further revision of staging based on analysis of 514 stage I cases. Mod Pathol, 2011, 24: 653-664.

72. Suzuki K, Koike T, Asakawa T, et al. A prospective radiological study of thin-section com-puted tomography to predict pathological noninvasiveness inperipheral clinical I A lung cancer (Japan Clinical OncologyGroup 0201). J Thorac Oncol, 2011, 6: 751-756.

73. Mets OM, de Jong PA, Prokop M. Computed tomographicscreening for lung cancer: an opportunity to evaluate other diseases. JAMA, 2012, 308: 1433-

1434.

74. Felix L, Serra-Tosio G, Lantuejoul S, et al. CT characteristics of resolving ground-glassopacities in a lung cancer screening programme. Eur J Radiol, 2011, 77: 410-416.

75. NCCN Clinical Practice Guidelines in Oncology (NCCN Guidelines). Lung Cancer Screening. Version 1. 2012. Available at: http://www.NCCN. org. Accessed October 25, 2011.

76. Lee HY, Lee KS. Ground-glass opacity nodules: histopathology, imaging evaluation, and clinical implications. J Thorac Imaging, 2011, 26: 106-118.

77. Thunnissen E, Beasley MB, Borczuk AC, et al. Reproducibility of histopathological subtypes and invasion in pulmonary adenocarcinoma: an international interobserver study. Mod Pathol, 2012, 25: 1574-1583.

78. Shrager JB. Approach to the patient with multiple lung nodules. Thorac Surg Clin, 2013, 23: 257-266.

79. Asamura H, Hishida T, Suzuki K, et al. Radiographically determined noninvasive adenocarcinoma of the lung: survival outcomes of Japan Clinical Oncology Group 0201. J Thorac Cardiovasc Surg, 2013, 146: 24-30.

80. Lim HJ, Ahn S, Lee KS, et al. Persistent pure ground glass opacity lung nodules >/= 10 mm in diameter at CT scan: histopathologic comparisons and prognostic implications. Chest, 2013, 144: 1291-1299.

第二章　肺部小结节的诊断与治疗——国内诊疗策略

一、概述

肺部小结节是胸外科常见的疾病,它的诊断和治疗却一直是临床上的难点、热点。肺部小结节除了人们通常认为的支气管肺癌外,还包括一些良性的疾病,所以尽早明确结节的性质,合理为患者安排治疗方案,是肺部小结节诊疗的重点。

随着 CT 的广泛应用,临床上发现的肺部孤立结节逐渐增加,且临床上的肺部结节大部分由 CT 扫描发现。肺部孤立结节(solitary pulmonary nodule,SPN),是指直径小于或等于3cm、肺实质内的圆形或椭圆形单一致密影。肺部孤立性的结节可能为磨玻璃样(也称为磨玻璃样密度结节,GGN),也可为实质,或是两者的混合性质。病灶直径在 1cm 以下为小结节,不伴随纵隔和肺门淋巴结肿大、肺不张以及肺炎等症状。当肺部结节并非单一结节或结节周围并非全部由含气肺组织所包绕时,则不再称孤立性结节。肺部结节的发病原因复杂,在临床上缺乏特异性的表现,多数患者由体检时查出,影像学表现多样,患者常无明显不适,良恶性判断困难,易引起误诊,导致患者病情的发展。

二、肺部小结节良恶性的判断

肺部小结节的诊断与肺部较大肿块的诊断有着很大的差异,因为肺部小结节有近半数为良性病变。肺部良性结节主要包括血管瘤、结核、炎性假瘤、肉芽肿等;恶性结节主要为肺腺癌、细支气管肺泡癌等。不管是患者,还是对于胸外科医生而言,在发现肺部小结节之后,最首要也是最重要的步骤就是判断患者结节的良恶性。由于肺部恶性小结节大多为早期肺癌,手术切除效果好,手术范围小,且对组织的损伤小,所以如何及时诊断肺部恶性小结节,成为提高患者生存率的关键。

1. 患者的基本情况　主要包括年龄、肿瘤病史、吸烟史、家族遗传史、COPD 等。患者年龄较大(≥60 岁),曾患有肿瘤,或家族有肿瘤病史,每天吸烟≥1 包,有 COPD 的患者,属于恶性结节高危人群。年龄较小(≤45 岁)、无肿瘤病史、不吸烟、无 COPD 的患者,属于恶性结节低危人群。介于两者之间为中危人群。

2. 影像学资料　由于胸部 X 线片对于肺部小结节诊断的价值较小,故一般均以 CT 检查为主要的影像学诊断方法。对于恶性结节的判断,主要包括以下几个方面:

(1) 结节的大小:一般而言,结节越小,恶性的可能性越低。国内外研究显示,直径小于 5mm 的肺结节的恶性概率为 0~1%,直径在 11~20mm 的肺结节的恶性概率有 33%~64%,而直径大于 20mm 的肺结节的恶性概率达到 64%~82%。但是仅仅依靠结节大小,只能粗略地做出判断。

(2) 分叶征:包括深分叶及浅分叶,恶性结节以深分叶征常见,诊断价值较大,具有一定的特异性。浅分叶还常见于结核及炎性假瘤等良性肿瘤。

(3) 毛刺征:短毛刺常规扫描表现为晕圈状或毛刷状,而薄层 CT 扫描可清晰显示结节表明的毛刺样凸起。此征对 CT 诊断周围型小肺癌具有重要价值。但是直径较小的结节(≤1cm)常不能表现出明显的毛刺样特征。

（4）胸膜凹陷征：主叶间裂部有时仅表现叶间裂胸膜向瘤灶处倾斜或僵直，贴近瘤体，典型表现为三角形或喇叭状。和毛刺征一样，直径小于1cm的结节常无法观察到典型的表现。

（5）结节的密度：结节的密度在很大程度上与良恶性存在关联。点状或偏心状的钙化形式提示一定的恶性可能，需要进一步的检查。弥散型、中央型钙化，以及结节中央呈脂肪密度均提示恶性可能性较低，密切随访即可。磨玻璃样和半实质性的结节恶性概率要大于实质性结节。

（6）增强CT：肺癌与良性病变之间血液供应与代谢有很大不同，故用增强扫描对于鉴别良恶性病变有重要意义，有文献报道肺内小结节在增强后CT值上升小于15Hu为良性结节，而增强后CT值上升超过20Hu为恶性结节，敏感性特异性与准确性分别为98%、73%和85%，但在实际应用中需结合其他指标综合进行判断。

（7）LDCT：即低剂量CT。很多肺小结节患者需要长期进行CT随访，但是HRCT的高辐射剂量也对患者身体造成了很大影响。研究发现，在管电流为25mAs时采用AIR重组影像与管电流100mAs时，FBP重组影像比较影像质量无明显差异，但辐射剂量相比降低75.8%，且影像明显优于同管电流情况下FBP组，由此可见应用迭代重建技术在肺小结节的筛查及随访上具有广阔前景。

3. 其他检查　在肿块型肺癌患者中经常使用的检查，如纤维支气管镜检查和痰细胞学检查，由于阳性率低，故在肺小结节患者中不推荐使用。CT引导下经皮肺肿块穿刺活检是孤立性肺结节确诊的重要手段，对周围型肺癌的诊断准确率很高。但对于肺小结节患者，使用时仍具有很大的局限性。首先由于结节直径小，穿刺的成功率低；其次是操作困难，为了取材的准确，可能需要多次穿刺，增加了血胸、气胸等并发症发生的概率。PET-CT检查：是目前无创检查中敏感性和特异性较高的手段，但同样存在一定的假阴性，包括直径<1cm的小结节，低代谢肿瘤等。假阳性主要是活动期炎症灶肉芽肿，结核和某些真菌病等。PET-CT由于价钱昂贵，且假阳性和假阴性高，对于肺小结节的诊断并不能起到很大的指导作用，故不推荐纳入常规检查。

4. GGO的鉴别诊断　随着高分辨率CT（high-resolution computed tomography，HRCT）应用的增多，我们越来越多的观察到了患者GGO，主要表现为肺部弥漫地图状或补丁状模糊的密度增高影，但仍能见到支气管结构或肺血管的现象，并且肿瘤直径小于3cm。感染性病变（特别是病毒）、过敏性肺炎、肺泡出血、肺水肿、肺肿瘤（肺泡癌和腺癌及淋巴瘤）、代谢性疾病间质性肺炎等疾病均可以引起肺部GGO样改变。GGO常见于女性、亚洲人群及不吸烟者，具体原因尚不明确。根据GGO内是否含有实性成分，分为pGGO和mGGO。国外文献报道，GGO若为实性结节，则其平均倍增时间为189天，部分实性结节的平均倍增时间为457天，而非实性结节为813天。影像学表现为GGO的病变在长时间的随访过程中，其结节形态、大小可能无明显变化。由此可见，GGO不同于一般的肺部结节，不管最终的病理类型如何，GGO平均的倍增时间要长很多。

GGO的影像学特征类似于上述的肺部小结节，主要包括大小、分叶征、毛刺征、胸膜凹陷征等。但是其区分良恶性的方法并不完全依靠形态的改变。因为即使是一些良性病变，如炎症、纤维增生等，CT下依然可以表现出多角形或分叶状。有学者研究指出，pGGO若呈圆形者，则其恶性的可能性要大于良性；mGGO中，其中心若出现密度增高影，则恶性可能性更大。但也有研究指出，病灶形状如圆形，椭圆形，不规则形在病灶良恶性中差异无统计学意义。有文献研究了127例GGO患者，通过CT进行随访，测算了各种测量技术条件下观察者内的变异度与结节增长的比率（增

长 - 变异度比),结果认为质量的测量较直径和体积的测量更能早期探测和评价 GGO 的增长情况并较少受到人为因素的影响。由此可见,GGO 这个特殊的肺部影像,良恶性与其形态是否相关,还存在争议,质量的变化可能更加能反映结节的性质。

GGO 与血管的关系可能也与其性质存在一定的相关性。有团队研究了肺磨玻璃样变与血管的关系及其对于 GGO 的鉴别诊断价值,将 GGO 与其周围血管的关系分为了 4 种,Ⅰ 型血管走行于 GGO 边缘;Ⅱ 型血管紧贴 GGO;Ⅲ 型 GGO 内血管扭曲扩张或弯曲;Ⅳ 型其他更复杂的血管。最后研究认为浸润性癌与Ⅲ型和Ⅳ型血管关系显著相关。

有研究动态随访肺 GGO 病变的直径,mGGO 容易变大且最终病理学诊断多为腺癌或肺泡细胞癌,而 pGGO 病变一般比较稳定,如果稳定几个月甚至数年,其病理类型多数是 AAH 原位腺癌或者是局灶性间质纤维化。所以由于 GGO 早期定性诊断的困难性,随访工作对于肺 GGO 诊断和治疗而言,具有重要的意义。

三、肺部结节病变的处理策略

患者肺部结节的诊疗方案,是医生根据患者的基本情况,结节影像学特征,综合其他相关检查,与患者相互协商之后,做出的在当前情况下对患者最有利的治疗手段。一般情况下,首先要进行风险评估。低风险组,也就是考虑为良性结节的患者,主要是定期的 CT 检查随访,12 个月后首次复查;中风险组,也就是不排除恶性的可能,需进行诊断性的检查,如穿刺活检,PET-CT 等,3~6 个月进行首次复查;对于高风险组的患者,在相关检查完善后,应限期进行手术。一般认为,对于连续 2 年随访,结节仍未进展的患者,可以考虑将随访间隔延长。若发现结节有连续性增长,则需要进一步的 CT 引导下的穿刺活检。CT 引导下的穿刺活检的敏感性和特异性依然要优于其他相关检查。目前越来越多的学者认为应及早明确诊断,对于不能确定为良性病变的肺部小结节要及早行手术治疗,因为长期的观察随访容易因恶性病变的转移而丧失最佳的治疗时机。针对原发周围型肺孤立性小结节患者中良性病变患者通常采取楔形切除治疗方法,对于恶性病变患者通常给予肺叶切除术联合淋巴结清除,针对年龄大且患者的肺功能低下患者给予楔形切除术治疗。对恶性病变患者的临床症状进行密切观察,避免因为失去

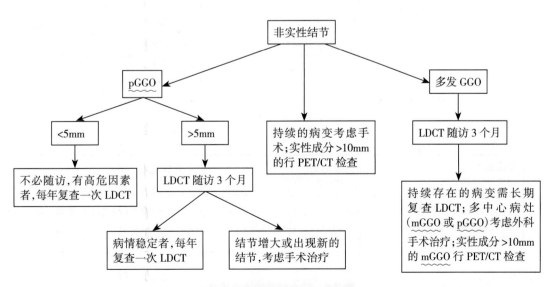

图 7-5　GGO 患者的诊疗策略

最好的治疗时间,对患者的临床治疗效果造成影响。

因此,对于肺部小结节的治疗方案,一旦怀疑有恶性的可能,或者虽认为是良性,但随访过程中结节直径增大的,现在比较一致的看法仍然是尽早的手术切除。

对于手术方法的选择,主要包括传统开胸手术和电视辅助胸腔镜手术。相比较传统开胸手术,胸腔镜手术的优点明显,主要包括:①手术伤口小,时间短,出血少,有利于患者恢复;②术后疼痛轻,利于患者咳嗽咳痰,减少术后肺部并发症;③胸腔镜技术的应用使肺内小结节诊治一次完成,患者易于接受,可减少不必要的反复检查和长期追踪观察。但是若结节直径过小,那胸腔镜下切除可能会有一定的困难,尤其是结节位置较深或者结节直径小于1cm。

国内某些大医院引进了达芬奇机器人,在胸外科,尤其是肺部小结节的切除方面,机器人手术拥有自己的优势。主要表现为:①手术视野为三维立体图像,手术视野图像被放大10~15倍,提供真实的16:9比例的全景三维图像,具有电视胸腔镜所不具有的优势,使手术安全性大大提高;②机器人的手术操作更加灵活方便,达芬奇机器人系统具有振动消除和动作定标系统,可保证机械臂在狭小的手术野内进行精确的操作。当然机器人手术也有其一定的适应证,且手术费用昂贵,适用人群较少。

对于肺部 GGO 病变,国外的研究认为,大多数的 mGGO 和少数的 pGGO 是恶性结节。所以经过数月的随访之后,仍未消失的 pGGO 大部分是浸润前病变、微浸润腺癌或者局部间质纤维化等良性病变,而 mGGO 有继续生长的潜质,病理多为微浸润或浸润性腺癌。对于这些肺部磨玻璃样改变,应积极寻求手术切除。但在国内,我们依然认为,不管是多发的 GGO 病变,还是单发的 pGGO 或 mGGO,在密切随

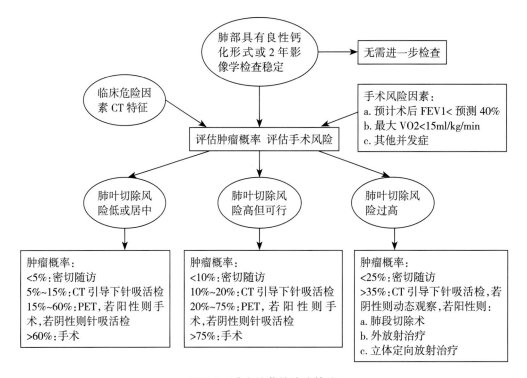

图 7-6 肺小结节的诊疗策略

访 3~6 个月后,磨玻璃样影未消退的患者,应考虑手术切除。具体的手术方式同肺小结节的处理方式。

（林强　秦雄）

参考文献

1. 汪世存,方雷,潘博,等.PET/CT 和 MSCT 联合应用在孤立性肺结节诊断中的价值.安徽医药,2009,13(7):760-762.

2. 刘吉录.肺部孤立性小结节的诊断分析.临床肺科杂志,2010,15(6):8l7-818.

3. 叶仕新,曾志勇,徐驰,等.电视胸腔镜在肺部小结节诊断与治疗中的应用.中国胸心血管外科临床杂志,2012,19(5):567-568.

4. 刘秀民,马巧灵,刘晓梅.多层螺旋 CT 对肺恶性局灶性磨玻璃结节的诊断价值.中国医学工程,2014,22(4):39-40.

5. 陈天忠,韦乐心,余绍立,等.多层螺旋 CT 对肺磨玻璃结节与支气管关系的初探.临床放射学杂志,2014,33(5):711-715.

6. 李亚男,张伟华,余秉翔.肺部 CT 多发磨玻璃结节的病理诊断分析.解放军医学院学报,2014,35(6):585-588.

7. 宋勇,姚艳雯.肺部小结节的诊断和治疗近况.中华肺部疾病杂志,2012,5(4):295-299.

8. 陈群慧,叶晓丹,朱莉,等.肺孤立性磨玻璃密度结节的超高分辨力 C T 表现及与病理的相关性.放射学实践,2014,29(1):57-60.

9. 王涛,陈宝俊,范晓红,等.肺微小结节的临床诊断与治疗.中国胸心血管外科临床杂志,2012,19(3):274-279.

10. 王述民,许世广,童向东,等.应用达芬奇机器人诊治肺周围小结节病变.中华临床医师杂志,2013,7(9):47-50.

11. van't Westeinde SC,de Koning HJ,Xu DM,et al. How to deal with incidentally detected pulmonary nodules less than 10mm in size on CT in a healthy person. Lung Cancer,2008,60(2):151-159.

12. Swensen SJ,Jett JR,Hartman TE,et al. Lung cancer screening with CT:Mayo Clinic experience. Radiology,2003,226(3):756-761.

13. Winer-Muram HT. The solitary pulmonary nodule. Radiology,2006,239(1):34-49.

14. Zwirewich CV,Vedal S,Miller RR,et al. Solitary pulmonary nodule:high-resolution CT and radiologic-pathologic correlation. Radiology,1991,179(2):469-476.

索引

52检